Clinical
Founation Nursing
임상기본간호

임상기본간호
Clinical Foundation Nursing

2020년 2월 20일 1판 1쇄 인쇄
2022년 1월 10일 1판 2쇄 발행

지은이 | 남지란 · 유미진
펴낸이 | 김진환
펴낸곳 | 학지사메디컬
04031 서울특별시 마포구 양화로 15길 20 마인드월드빌딩
대표전화_ 02-330-5188 팩스_ 02-326-0338
등 록 | 2010년 2월 8일 제313-2010-36호
메 일 | hakjisamd@hakjisamd.co.kr
홈페이지 | http://www.hakjisamd.co.kr

ISBN 978-89-6069-868-0 93510

가 격 | 43,000원

Clinical
Founation Nursing

임상기본간호

남지란 · 유미진 지음

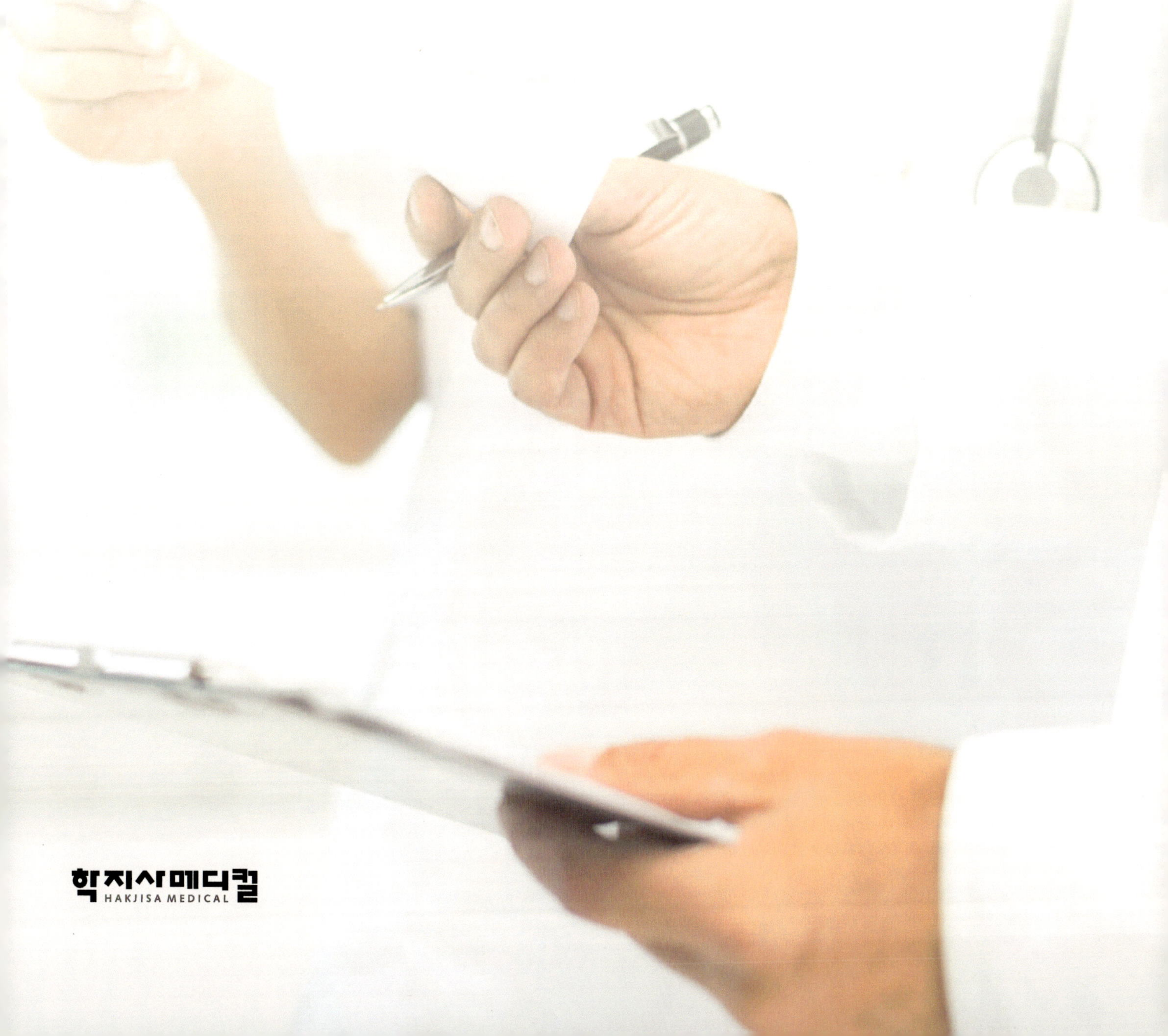

학지사메디컬
HAKJISA MEDICAL

저자 소개

남지란 간호학 박사/구미대학교 간호학과 교수

유미진 간호학 박사/구미대학교 간호학과 교수

머리말

급속하게 변화하는 보건의료환경에서 환자의 권리 보호와 의료에 대한 요구도가 높아짐에 따라 간호학생들은 임상실습현장에서 임상술기를 수행해볼 수 있는 여건이 줄어든 실정이다. 이는 신규간호사의 간호수행능력과 숙련성의 부족으로 이어진다. 따라서 대학에서의 임상간호실무에 대한 효율적인 교육이 더욱 중요해지고 있다. 임상기본간호는 간호전문직으로서의 첫걸음을 인도하는 간호학의 가장 기초가 되는 과목이므로 이론과 실습을 연결함에 많은 도움이 될 것이다.

"우물 속에 사는 개구리는 태양이 오전 11시에 떠서 오후 1시가 되면 지는 것으로 알고 평생을 살아간다."는 이야기처럼 과연, 우리가 지금 알고 있으며 믿고 있는 간호학 지식이 얼마나 정확한 것인지에 대해 항상 의문을 가지고 생각하면 더욱 많은 정보와 채찍이 필요하다는 것을 절실히 느낀다.

성과기반 교육 과정을 효과적으로 달성하고 근거에 기반한 실무를 수행할 수 있도록 임상실습에 일반적으로 많이 이용되는 간호술기의 절차를 최대한 효과적으로 이용할 수 있도록 집필하였다.

실습 준비 물품과 간호절차를 이론적 근거로 명시하여 스스로 학습 능력을 향상시키고 실습 후에는 보고서를 작성, 제출하도록 한후 개별지도를 통하여 총정리할 수 있는 여러 단계의 자가진단과 평가를 거쳐 각 단원마다 꼭 익혀야 할 내용을 점검하도록 하였다. 특히 간호수행 시 주의사항을 추가하여 내용의 이해와 질 높은 간호수행을 돕고자 하였다. 이 책이 앞으로 전문직 간호사가 되고자 하는 간호학생들에게는 임상간호에 대한 지식을 확고히 하고 학습을 도우며, 간호학의 발전을 위해 노력하시는 모든 교수님들에게도 유익하고 사랑받는 책이 되기를 바라며 끊임없는 열정으로 수정·보완해 나갈 것이다.

끝으로 이 책의 내용이 미흡하고 부족한 점이 많으리라 생각이 되나, 이 책의 실무와의 연관성을 검토하여 주신 여러 임상현장의 간호사선생님들과 학지사메디컬 임직원 여러분께 깊은 감사를 드립니다.

2020년 2월

저자 일동

차례

CHAPTER

01 | 입·퇴원 돕는 법

1 입원을 돕는 법

2 퇴원을 돕는 법

Clinical Foundation Nursing

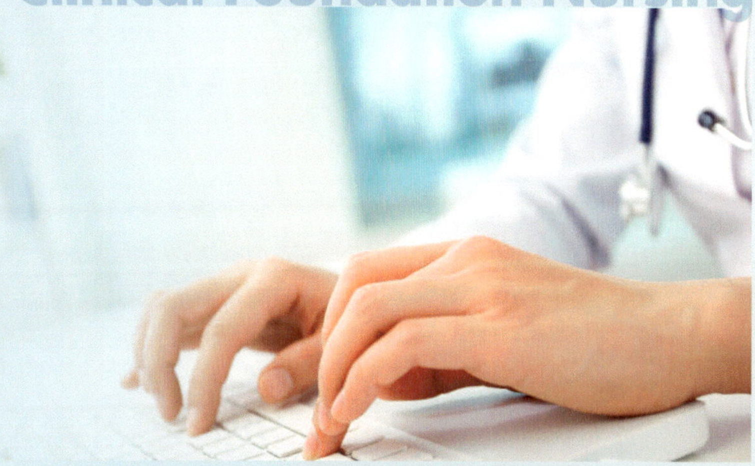

1 입원을 돕는 법

1) 목적

대상자가 병원환경에 쉽게 적응할 수 있도록 도와 대상자의 불안을 경감시키기 위함이다.

2) 수행 및 이론적 근거

수행	이론적 근거
ⓐ 입원대상자에 대하여 미리 파악하고 병실 준비를 해 놓는다.	
ⓑ 대상자가 병동에 도착하면 이름을 확인하고 병실로 안내한다.	
ⓒ 대상자와 보호자에게 간호사 자신을 소개하고 같은 병실을 쓰는 대상자들을 소개한다.	ⓒ 대상자에게 낯선 환경의 이미지를 감소시켜 불안을 경감시킨다.
ⓓ 대상자가 환의로 갈아입고 침대에 편안한 자세로 눕도록 도와준다.	ⓓ 대상자의 프라이버시를 지켜준다.
ⓔ 대상자와 보호자에게 병원환경과 병원 내 규칙 등을 설명해 준다. - 병동의 구조와 병원의 규칙 - 식사시간과 면회시간 - 간호사를 호출하는 방법 - 소지품 보관 방법	ⓔ 이러한 설명은 대상자에게 편안함을 제공하고 사고의 예방에도 도움을 준다.
ⓕ 대상자의 간호력을 사정한다(부록 vital chart 참조).	
ⓖ 대상자의 vital sign(혈압, 체온, 맥박, 호흡)을 측정하고 필요한 검사물을 채취하고 기록한다.	

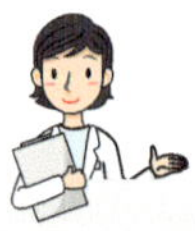

주 의 사 항

1. 대상자에게 낯선 환경의 이미지를 감소시켜 불안을 경감시킨다.
2. 대상자와 보호자에게 병원환경과 병원내 규칙 등을 설명해 준다(병원구조 및 규칙, 간호사 호출방법, 소지품 보관방법).

2 퇴원을 돕는 법

1) 목적

① 대상자의 원활한 퇴원을 돕기 위함이다.
② 효과적인 자가간호 수행방법을 주지시키기 위함이다.
③ 대상자가 입원으로 인하여 단절된 일상생활에 효과적으로 적응하는 것을 돕기 위함이다.

2) 수행 및 이론적 근거

수행	이론적 근거
ⓐ 대상자의 퇴원지시를 확인한다.	ⓐ 대상자의 퇴원결정은 의사의 권한이다.
ⓑ 대상자와 보호자에게 퇴원지시에 대해 알고 있는지 확인한다.	
ⓒ 대상자의 모든 기록을 정리하고 서류를 입 · 퇴원계로 보내어 보호자로 하여금 퇴원수속을 하도록 한다.	
ⓓ 대상자와 보호자에게 퇴원 후 자가간호에 대해 교육시킨다.	ⓓ 퇴원 후 지속적인 관리를 필요로 하므로 대상자가 스스로 이행토록 하기 위함이다.
ⓔ 대상자가 가지고 갈 물품(퇴원약 등)을 준비한다.	
ⓕ 병원비 지불 여부를 확인하고 대상자의 소지품 챙기는 것을 도와준다.	
ⓖ 가능하면 대상자를 현관까지 데려다 준다.	ⓖ 대상자에 대한 친밀감 및 예의의 표시이다.
ⓗ 병실을 정리한다.	

주의사항

1. 대상자의 퇴원계획은 입원 시부터 대상자가 병원에 머무는 동안 계속 된다.
2. 퇴원 후에도 가정간호나 지역사회 관련 기관과 연계하여 지속적인 치료를 받을 수 있도록 한다.

1. 입원 간호력 내용

- 일반적 정보: 입원일, 이름, 연령, 성별, 결혼상태, 종교, 직업, 교육수준, 정보제공자, 주소, 연락처.
- 입원과 관련된 정보: 입원 경로 및 방법, 진단명, 입원동기, 주증상 및 발병일.
- 흡연, 음주 등 건강관련 습관과 형태.
- 과거 내과적 · 외과적 치료력, 현재의 투약, 알레르기, 면역기록, 전염병력, 건강상태의 인지
- 현재의 건강상태
  - ✓ **전반적 상태: 기형, 통증, 식욕, 수면상태, 대변, 소변, 활동상태, 피부상태, 피부색깔, 소화기 장애, 순환기 장애, 부종 및 요흔 유무, 호흡기장애, 의식상태(지남력, 의식, 의사소통), 정서상태, 보조기구 유무 등**
- 발달력, 가족력, 환경력, 사회심리적 상태

2. 입원 생활 관련 주의사항

✓ **간호사는 의문점이 생길 때 간호사에게 문의할 수 있도록 친절하고 예의 바르게 설명한다.**

✓ **대상자와 보호자가 제대로 이해할 수 있도록 쉽고 간단하고 분명하게 설명한다.**

- 대상자에게 입원생활에 필요한 컵, 슬리퍼, 세면도구, 치약, 칫솔, 휴지, 보호자 침구 등 개인 준비물에 대해 설명한다.
- 대상자에게 담당의사와 회진시간, 문의 사항 해결 방법에 대해 설명한다.
- 정해진 식사시간과 식사변경을 원할 경우 미리 간호사실에 알려 줄 것과 탕비실 위치를 안내한다.
- 면회시간에 대해 설명한다. 면회객은 환자의 치료와 안정을 위하여 면회시간을 지켜 줄 것과 환자 안정에 저해되는 행동(고성방가, 취사, 기타) 금지 및 질병에 감염되기 쉬운 13세 이하의 어린이는 출입을 삼갈 것을 설명한다.
- 병실 내 전화사용, 간호사실 위치 및 전화번호, 전기 스위치 및 작동법, 공용 화장실 위치, 샤워실 이용 방법에 대해 안내한다.
- 응급상황 또는 간호사의 도움이 필요한 경우 간호사 호출 벨 사용법에 대해 안내한다.
- 감염예방을 위해 오물실 위치와 알콜솜과 거즈는 반드시 병실 내 의료폐기물 상자에 버릴 것과 기저귀 등은 각 병실 및 오물 처리실에 비치된 의료폐기물 상자에 버릴 것을 설명한다.
- 화재예방을 위해 금연, 화재 시 대피요령, 취사 및 전열기구(난로, 커피포트 등) 사용 금지에 대해 안내한다.
- 도난예방을 위해 귀중품이나 현금은 집으로 돌려보내거나 전적으로 대상자의 책임 하에 주의해서 소지할 것을 설명한다.
- 낙상예방을 위해 침상 바퀴를 고정하고 침대 난간은 항상 올려놓을 것과 침대 위에서 일어서지 않도록 하며 침대난간 위로 넘나들지 않도록 주의사항에 대해 설명한다. 또한 낙상 위험이 있는 대상자는 혼자 화장실에 가지 않도록 설명한다.
- 진단서 및 진료 기록사본 발급 과정 및 퇴원시 절차에 대해 설명한다.
- 기타: 환자권리와 책임, 주차안내, 학대와 폭력 피해자를 위한 신고기관, 국제 의료센터, 장애인 서비스기관, 외래진료 예약 안내, 고충상담안내, 예배 안내, 편의시설 이용 안내, 각종 상담 등에 대해 입원생활 안내문을 설명한 후 대상자와 보호자에 준다.

3. 욕창발생 위험요인 사정도구: Braden scale

욕창발생 위험이 높은 대상자 및 위험요인

- 신경계나 근골격계 질환자(무의식, 마비), 의식수준 저하, 부동
- 요실금 환자, 변실금 환자
- 만성질환자(당뇨병)
- 감각운동 기능 장애
- 영양상태 불량환자(탈수, 부종, 빈혈)
- 고열환자
- 건조하고 피부가 민감한 환자

Key Point

4. 낙상 위험요인 사정도구: Morse Fall Scale

낙상 위험이 높은 대상자 및 위험요인

- 아동, 65세 이상 대상자
- 과거 낙상 경험자
- 환경적 요인: 낯선 환경, 평평하지 못한 곳, 미끄러운 바닥, 잘 안 보이는 곳(어두운 조명), 장애물, 문지방, 급한 경사, 울퉁불퉁한 융단 등
- 신체적 요인: 혼돈, 지남력 저하, 시력 및 균형 감각 손상, 보행 또는 자세 변화, 뇌졸중, 간질, 소뇌질환(운동실조), 저혈압, 당뇨, 심근경색
- 약물: 진정제, 이뇨제, 혈압강하제, 수면제, 진통제.

5. 통증위험요인 사정도구: Pain Faces Scale, NRS(Numeric Rating Scale)

통증에 영향을 미치는 요인

- 민족과 문화: 통증을 표현하도록 배우기도 하고 통증을 표현하지 말도록 배우는 문화가 있다. 통증 역치는 개인차가 거의 없지만 문화적 배경은 통증을 참는 정도에 영향을 준다.
- 환경과 지지자: 소음, 불빛, 낯선 병원 환경, 보호자가 없는 사람은 통증을 더 심하게 느낄 수 있다.
- 과거통증경험: 통증경험은 통증에 대한 민감성을 변화시킨다. 통증을 예상하기 때문에 아파보지 못했던 사람보다 더 위협을 받는다.
- 만성통증: 만성통증을 경험하는 사람들은 정신적으로 더 비관적이며 무력감, 절망감을 경험한다.
- 불안과 기타 스트레스 요인: 불안과 스트레스는 지각된 통증의 정도를 증가시킨다.

등록번호 이 름 성별/나이 진 료 과 병실	간호정보조사지

일반적 정보

입원일시 ____________년 ________월 ________일 ________시 가계도 및 가족병력

정보제공자 ____________ 작성간호사 ____________

직업 ____________ 교육정도 ____________

종교 ____________ 전화번호 ____________

현주소 ____________

흡연 ____________갑/일 기간 ____________년

음주 종류 ____________ 양 ____________병/회 횟수 ____________회/월 기간 ____________년

입원과 관련된 정보

입원경로 ☐ 외래 ☐ 응급실 ☐ 기타 ____________

입원방법 ☐ 도보 ☐ 휠체어 ☐ 눕는차 ☐ 기타 ____________

활력증후 ____________ 키 ____________ 몸무게 ____________

입원동기 주증상 ____________

____

____

과거병력 ☐ 고혈압 ☐ 당뇨 ☐ 결핵 ☐ 기타 ____________

____

수술명 ____________ 알레르기 ☐ 없음 ☐ 있음 ____________

최근투약상태 ____________

병에 대한 인식 ____________

신체검진

전반적 상태

기형 ☐ 없음 ☐ 있음 ☐ 부위 ____________

동통 ☐ 없음 ☐ 있음 ☐ 부위 ____________(둔함, 쑤심, 퍼짐, 예리함, 찌르는 듯함, 기타)

식욕 ☐ 좋음 ☐ 보통 ☐ 나쁨 체중변화 ☐ 없음 ☐ 있음

수면상태 수면시간 ____________시간/일 수면장애 ____________ 수면을 돕는 법 ____________

대변 횟수 ____________회/( )일 색깔 ____________ ☐ 설사 ☐ 변비 ☐ 동통 ☐ 기타

소변 횟수 ____________회/( )일 양 ____________ 색깔 ____________ 냄새 ____________

☐ 빈뇨 ☐ 핍뇨 ☐ 혈뇨 ☐ 긴급 요의 ☐ 실금 ☐ 작열감 ☐ 배뇨 곤란

활동상태 ☐ 자유로움 ☐ 자유롭지 못함

간호정보조사지(성인용)

신체검진(계속)

피부 피부상태 □ 정상 □ 비정상(발진, 물집, 흉터, 상처, 반점, 욕창, 발한, 건조, 소양감, 불결함) 부위 ______

피부색깔 □ 정상 □ 비정상(창백, 홍조, 청색증, 황달) 부위 ______

소화기계 소화기장애 □ 없음

□ 있음(연하곤란, 오심, 구토, 토혈, 소화장애, 복부팽만, 복부동통, 액변, 인공장루)

순환기계 순환기장애 □ 없음

□ 있음(심계항진, 흉통, 청색증, 호흡곤란, 식은땀, 부정맥, 심잡음)

부 종 □ 없음 □ 있음 부위(전신, 사지, 상지, 하지, 얼굴, 안건, 기타)

요 흔 □ 없음 □ 있음

호흡기계 호흡기장애 □ 없음

□ 있음(호흡곤란, 가래, 기침, 폐잡음, 청색증, 객혈, 이상호흡음, 기관절개관)

신 경 계 동공크기(대칭, 비대칭) 빛반사 좌(반응, 무반응) / 우(반응, 무반응)

시력장애 □ 없음 □ 있음(좌 / 우)

청력장애 □ 없음 □ 있음(좌 / 우): 청력저하, 이명, 청각상실, 기타

신경근육 □ 이상없음 □ 무감각/저림 □ 통증 부위 ______

마 비 □ 없음 □ 있음 부위 (상지: 좌 / 우, 하지: 좌 / 우)

의식상태 지 남 력 사람(있음/없음) 시간(있음/없음) 장소(있음/없음)

의 식 □ 명료 □ 혼돈 □ 반의식 □ 무의식(통증에 반응: 있음/없음)

의사소통 □ 원만함 □ 곤람함 □ 불가능함

정서상태 □ 안정 □ 불안 □ 슬픔 □ 분노 □ 우울 □ 흥분 □ 안절부절 □ 기타

보조기구 □ 없음

□ 있음(의치, 안경, 콘텍트렌즈, 보청기, 보조기, 의안, 가발, 목발, 지팡이, pace maker)

입원 시 간호 및 교육내용

□ 입원 시 준비물

□ 병실 내 시설 안내

□ 침대 □ 침상식탁 □ 침상등 □ 전화 □ TV □ 샤워실 □ 간호사호출기

□ 병원 시설 안내

□ 배선실 □ 은행 □ 우체국 □ 매점 □ 식당 □ 공중전화

□ 가스, 전열기구 사용금지 및 화재방지

□ 귀중품 관리 및 도난방지

□ 낙상방지

□ 보호자 면회 및 식사시간

□ 지정진료, 진단서 발급, 의사회진시간

대상자 (보호자) 서명 ______

욕창발생 위험요인 사정도구 Braden Scale

항목	내 용	상세설명	점수	날짜		
감각인지 불편감을 주는 압력에 대해 의미 있게 반응하는 능력	완전 제한	의식이 저하되거나 진정제로 인해 통증자극에 대해 전혀 반응 없음. 또는 신체의 대부분에 감각이 떨어짐	1			
	매우 제한	통증자극에 대해서만 반응함 신음하거나 안절부절 못하는 것 외에는 불편감을 호소하지 못함. 또는 신체의 1/2이상의 감각이 떨어짐.	2			
	약간 제한	구두명령에 반응을 보이나 항상 불편감에 대한 의사소통을 보이지 않음. 또는 1개 또는 2개 사지의 감각이 떨어짐.	3			
	장애 없음	구두로 요구를 표현 할 수 있으며 감각 기능 장애가 전혀 없음.	4			
습기정도 피부가 습기에 노출되는 정도	지속적으로 습함	땀, 소변 등으로 피부가 계속 습한 상태임. 돌리거나 움직일 때마다 축축함.	1			
	습함	항상은 아니나 자주 습한 상태임. 적어도 8시간 마다 침대보를 교환해야 함.	2			
	때때로 습함	하루에 한 번 정도로 린넨을 교환할 정도로 습한 상태임.	3			
	거의 습하지 않음	피부가 거의 습하지 않음. 정해진 간격으로 린넨을 교환하여도 됨.	4			
활동정도 신체 활동 정도	침상 안정	계속적으로 침대에 누워 있어야 함.	1			
	의자에 앉을 수 있음	보행능력이 없거나 매우 제한 됨. 몸을 지탱할 수 없거나 의자나 휠체어로 옮길 때 도움이 필요로 함.	2			
	때때로 보행	낮 동안은 때때로 걸으나 짧은 거리만 가능함. 대부분을 침대나 의자에서 보냄.	3			
	정상	적어도 하루에 두 번 정도는 산책할 수 있음.	4			
기동력 체위를 변경하고 조절할 수 있는 능력	전혀 없음	도움 없이는 몸이나 사지를 전혀 움직이지 못함.	1			
	매우 제한	가끔은 몸이나 사지를 움직이나 혼자서 자주 하지는 않음.	2			
	약간 제한됨	혼자서 약간씩 움직임.	3			
	정상	도움 없이도 자주 체위변경 가능.	4			
영양상태 평소 음식 섭취 양상	불량	금식. 제공된 음식의 1/3이상을 먹지 못함. 5일 이상 IV유지.	1			
	부적절	보통 제공된 음식의 1/2정도를 먹음. 유동식이, Tube Feeding.	2			
	적절함	대부분 반 이상을 먹음. Tube Feeding, TPN받음.	3			
	양호	거의 다 먹음.	4			
마찰력 응전력	문제 있음	이동시 많은 도움을 필요로 하며 끌지 않고는 드는 것이 불가능함. 종종 침대나 의자에서 미끄러져 자세를 다시 취해야 함. 경직, 경축, 초조가 계속적으로 마찰을 일으킴.	1			
	잠재적 문제 있음	최소한의 조력으로 움직일 수 있음. 이동시 시트, 의자, 억제대나 다른 도구에 약간 끌림. 때때로 미끄러지나 의사나 침대에서 대부분은 좋은 자세를 유지함.	2			
	문제 없음	침대나 의자에서 스스로 움직일 수 있고 움직이는 동안은 몸을 들어 올릴 수 있음. 항상 침대나 의자에서 좋은 자세를 유지 할 수 있음.	3			
총점						

※ 결과 해석: (Braden , 2001)

19-23: 위험 없음 15-18: 약간의 위험 있음 13-14: 중간 정도의 위험 있음 10-12: 위험이 높음 9 이하: 위험이 매우 높음

낙상 위험환자 평가도구 Morse Fall Scale

구분	척도		대상자 점수
1. 낙상 경험	있음	25	
	없음	0	
2. 이차적 진단	있음	15	
	없음	0	
3. 보행보조	가구를 잡고 보행함	30	
	목발/지팡이/보행기 사용함	15	
	보조기 사용하지 않음/침상안정/간호사가 도와줌	0	
4. 정맥수액요법/Heparin Lock	있음	20	
	없음	0	
5. 걸음걸이	장애가 있음	20	
	허약함	10	
	정상/침상안정/부동	0	
6. 의식장애	자신의 기능수준을 과대평가하거나 잊어버림	15	
	자신의 기능수준에 대해 잘 알고 있음	0	
결과해석	**정상 0~24점** **저위험군 25~50점** **고위험군 51~125점**	**총점**	

입원관리하기 수행절차 및 이론적 근거

1

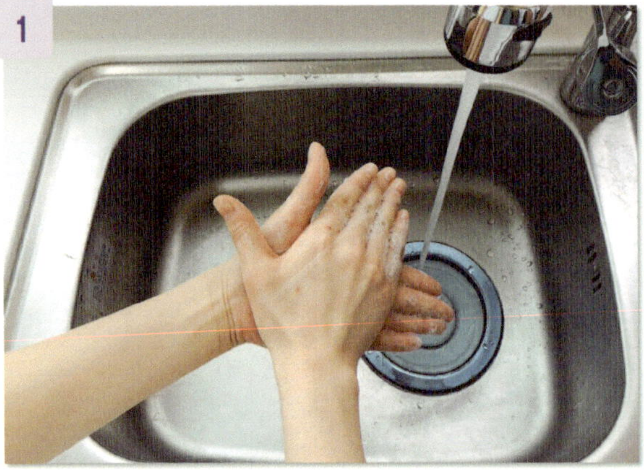

입원대상자에 대하여 미리 파악하고 병실 준비를 해 놓는다.
대상자의 안위를 도모하고 불필요한 기다림을 예방하기 위함이다.
물과 비누로 손위생을 실시한다.

2

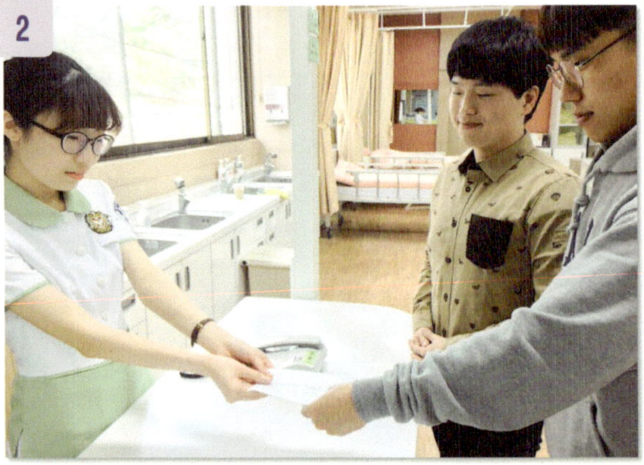

대상자의 이름, 등록번호 등을 개방형으로 질문하여 대상자를 확인한다.

3

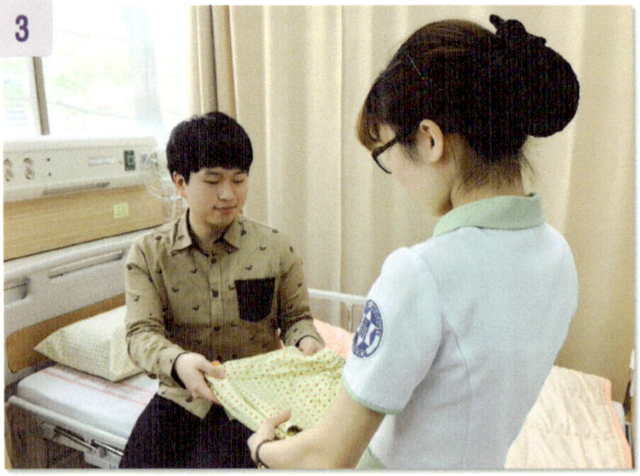

환의를 챙겨서 입원실로 안내한 후 환의를 입도록 설명한다.

4

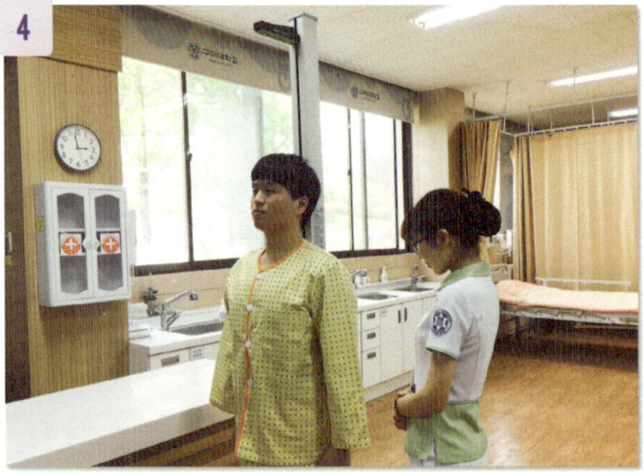

대상자를 간호사실로 나오도록 한 후 키와 체중을 측정하고 측정치를 대상자에게 알린다.
입원 당시 키와 체중 측정치를 확인하기 위함이다.

5

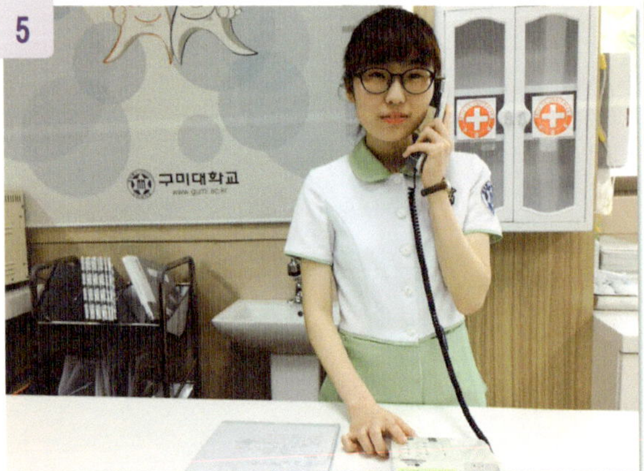

대상자를 병실에 들어가도록 안내한 후 담당의사에게 환자 입원을 알린다.

6

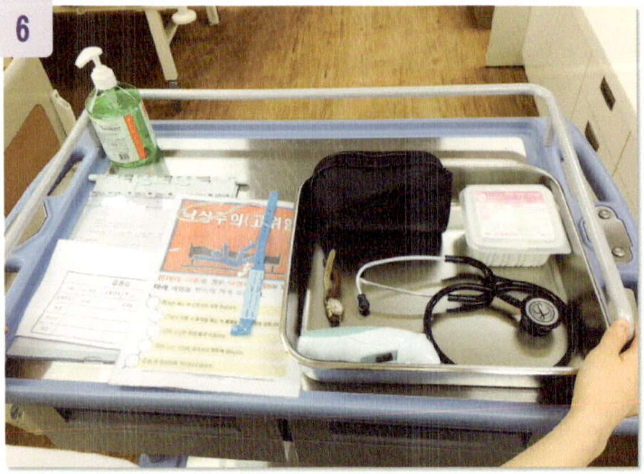

필요한 물품을 준비한다.

입원관리하기 수행절차 및 이론적 근거(계속)

7

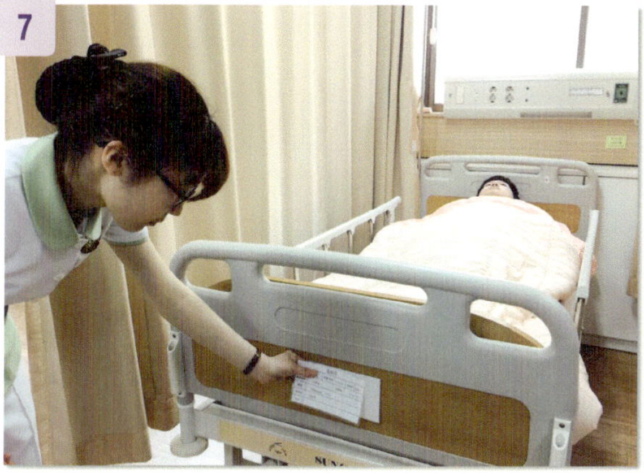

환자이름표를 병실 앞, 침대에 부착한다.

8

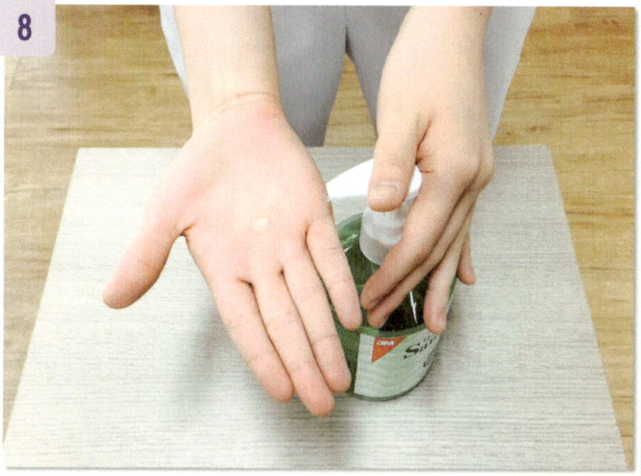

손소독제로 손위생을 실시한다.

9

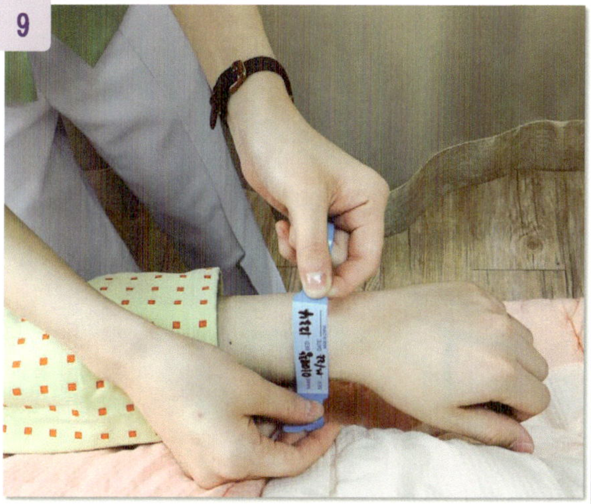

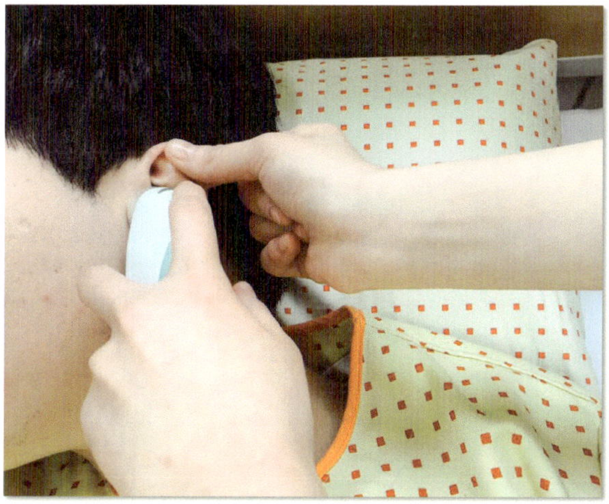

팔찌를 대상자 팔목에 부착하고, 활력징후를 측정한다.

10

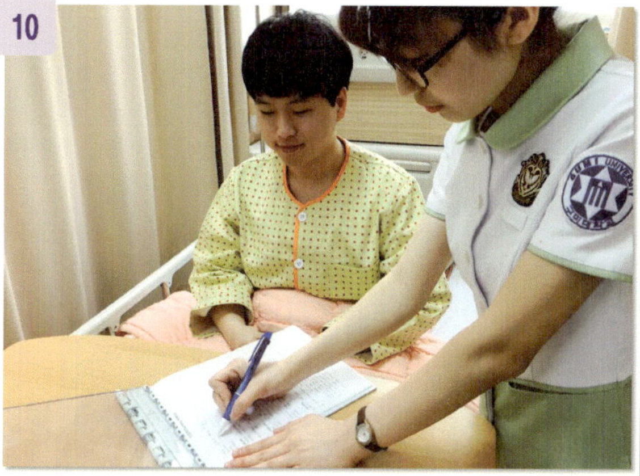

대상자에게 입원 간호정보조사지의 각 항목에 대해 질문하여 자료를 수집하고 기록한다.

11

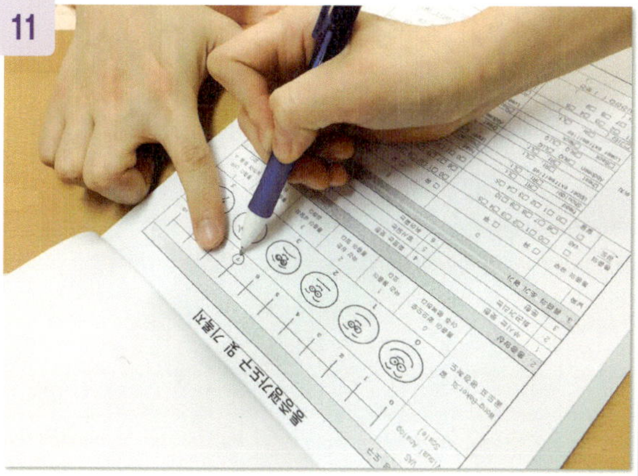

현재 통증이 있는지 질문하고 통증점수를 측정한다.

입원관리하기 수행절차 및 이론적 근거(계속)

12

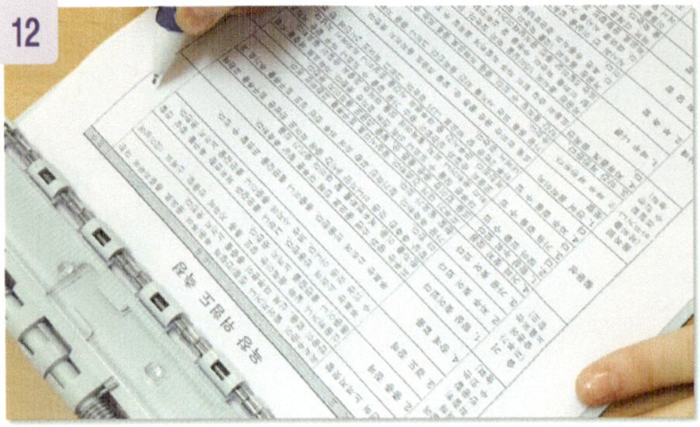

욕창 위험도를 사정한다.

13

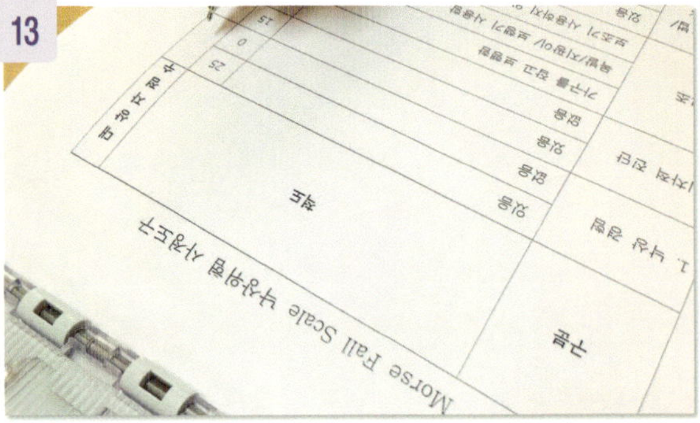

낙상 위험도를 사정한다.

14

낙상 위험도에 따라 낙상 예방 간호를 실시한다.

1) 낙상 고위험군에게 낙상 예방 간호 실시

⇒ side rail 올림, 침대바퀴 고정 등 환자교육(대상자와 보호자에게 낙상 예방활동 교육 자료를 제공/교육, 24시간 보호자 옆에 있도록 교육, 인수인계 시 낙상위험군의 정보를 공유, 낙상예방 스티커를 부착, 시설 환경을 점검, 바닥에 액체가 떨어지면 즉시 닦음, 잠자기 전에 화장실에 다녀오도록 함.)

① 저위험군: 침상난간 올리기, 환자교육
② 중위험군: 침상난간 올리기, 환자교육, 낙상위험표지 부착
③ 고위험군: 침상난간 올리기, 환자교육, 낙상위험표지 부착

15

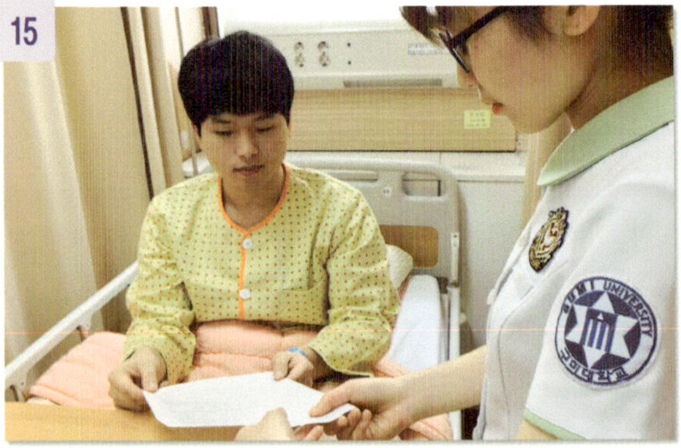

입원생활안내문(입원준비물, 식사시간, 탕비실 위치, 면회시간, 회진시간, 병실 내 전화사용, 간호사실 위치 및 전화번호, 간호사 호출 벨 사용법, 전기 스위치 위치 및 작동법, 샤워실 이용, 금연, 화재시 대피요령, 진단서 및 진료 기록사본 발급, 감염예방, 공용 화장실 위치, 오물실 위치, 퇴원안내, 환자권리와 책임, 주차안내, 학대와 폭력 피해자를 위한 신고기관, 국제 의료센터, 장애인 서비스기관, 외래진료 예약 안내, 고충상담안내, 예배 안내, 편의시설 이용 안내, 귀중품 관리, 도난주의, 각종 상담 등)을 가지고 설명한 후 대상자에게 안내물을 준다.

이러한 설명은 대상자에게 편안함을 제공하고 사고의 예방에도 도움을 준다.

16

준비해야 할 물품을 설명한다(물컵, 세면도구 등).

17

입원 및 앞으로의 치료(수술)에 대해 불안해하는지 확인하고 필요시 불안 완화 간호를 실시한다.

18

사용한 물품을 정리한다.

19

물과 비누로 손위생을 실시한다.

20

수행 결과를 간호기록지에 기록한다.

1) 사정내용(간호정보조사지 내용, 통증, 욕창, 낙상 위험도) 2) 수행내용 3) 교육내용

실습보고서

년 월 일				담당교수명
학번		이름		

1. 입원할 환자의 불안감을 경감시키는 방법에 대하여 서술하시오.

2. 입원시 가장 기본적으로 시행하여야 하는 신체사정에 대하여 서술하시오.

3. 간호사가 퇴원하는 환자에게 가르쳐야 하는 사항들에 대하여 서술하시오.

CHAPTER

02 | 침상만들기

1 빈침상 만들기

2 개방침상 만들기

3 든침상 만들기

4 크레들 침상 만들기

5 골절대상자 침상 만들기

6 수술대상자 침상 만들기

Clinical Foundation Nursing

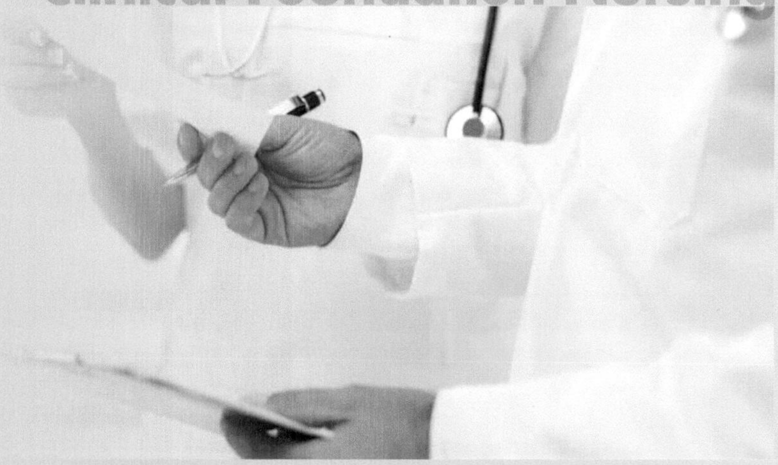

1 빈침상 만들기 Closed bed making

1) 목적

① 새로 입원할 대상자를 위하여 만드는 침상이다.

② 사용하지 않는 침상의 베개를 침상보로 완전히 덮어 정돈하기 위함이다.

③ 환자가 사용하는 동안 편안하고, 정결한 모습을 유지할 수 있는 침상을 만든다.

2) 준비물품

① 침상보 1장

② 반고무포 1장

③ 반홑이불 2장

④ 홑이불 2장

⑤ 담요 1장

⑥ 베개 1개

⑦ 베갯잇 1장

3) 수행 및 이론적 근거

수행	이론적 근거
ⓐ 필요한 물품을 준비한 후 사용할 순서에 맞추어 침상 가까이에 둔다.	ⓐ 시간과 노력을 줄이고 동선을 최소화한다.
ⓑ 베개와 침상 주변의 물건을 치운다.	ⓑ 간호사가 움직이는데 불편함이 없다.
ⓒ 침요를 머리쪽으로 끌어올려 침상 중앙에 놓는다.	ⓒ 대상자가 누우면 침요가 발치로 밀려 내려가기 쉽다.
ⓓ 밑홑이불의 중앙선을 침요의 중앙에 맞추고 침상 발치 쪽의 홑이불을 끝과 맞추어 편다.	ⓓ 머리 쪽에 여분을 많이 두어야 사용 중에 홑이불이 빠지지 않는다.
ⓔ 한쪽의 침상 머리쪽 홑이불을 침요밑으로 집어넣어 모서리는 봉투접기로 마무리하고 같은 쪽 발치도 집어넣는다.	ⓔ 모서리 쪽의 홑이불이 빠지지 않도록 하기 위함이다.
ⓕ 나머지 한쪽의 홑이불을 팽팽하게 당겨 같은 순서로 집어 넣는다.	ⓕ 주름이 없어야 욕창(bed sore)이 생기지 않는다.
ⓖ 고무포를 침상 가운데에 오도록 놓고 중앙선을 맞추어 한쪽을 먼저 넣은 다음 나머지 쪽도 팽팽하게 잡아당겨 넣는다.	ⓖ 고무포는 등 중간에서 대퇴 중간 정도에 위치하여 요실금이나 변실금으로부터 침요가 젖는 것을 방지한다.
ⓗ 반홑이불을 중앙선에 맞추고 고무포가 덮이게 하여 침요밑으로 집어넣는다.	ⓗ 대상자의 몸에 직접 고무포가 닿지 않도록 하기 위함이다.
ⓘ 윗홑이불은 솔기가 겉으로 보이게 하여 침상 중앙선에 맞추고 머리쪽 윗홑이불의 끝을 침요의 끝에 맞추어 놓는다.	ⓘ 담요의 솔기가 대상자의 피부에 직접 닿으면 알레르기 반응이나 가려움증이 올 수 있다.

수행	이론적 근거
ⓙ 담요는 침상머리 쪽의 20cm 가량 아래에 편다.	ⓙ 대상자가 누웠을 때 어깨까지 덮을 수 있도록 하기 위함이다.
ⓚ 담요 위로 침상보의 상단을 나란히 펴고 윗홑이불의 여분을 덮는다.	
ⓛ 발치는 윗홑이불과 담요를 가로로 10~15cm 가량의 주름을 만들고 모서리는 봉투접기로 마무리한다.	ⓛ foot drop을 방지하고 발을 편안하게 움직일 수 있도록 하기 위함이다.
ⓜ 베개는 베갯잇을 씌워 막힌 쪽이 출입문을 보게 하여 윗홑이불 위에 놓는다.	ⓜ 베갯잇의 터진 쪽은 베개를 지저분하게 보이게 한다.
ⓝ 침상머리쪽의 침상보로 베개를 덮는다.	ⓝ 대상자가 사용하기 전까지 만들어 둔 침상을 보호한다.
ⓞ 만약 침상을 움직였다면 위치를 바로 하고 침상옆 의자나 기타 가구를 정돈한다.	

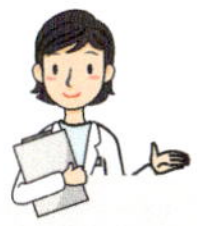

주 의 사 항

1. Bed making을 할 때 bed sore를 예방하기 위해 침요를 팽팽하게 당겨 깐다.
2. 담요는 침상 머리 쪽의 20cm 가량 아래에 편다(담요는 피부에 직접 닿지 않도록 한다).
3. Foot drop을 방지하기 위하여 10cm 가량의 주름을 만들고, 모서리는 봉투접기로 마무리한다.

빈침상 만들기

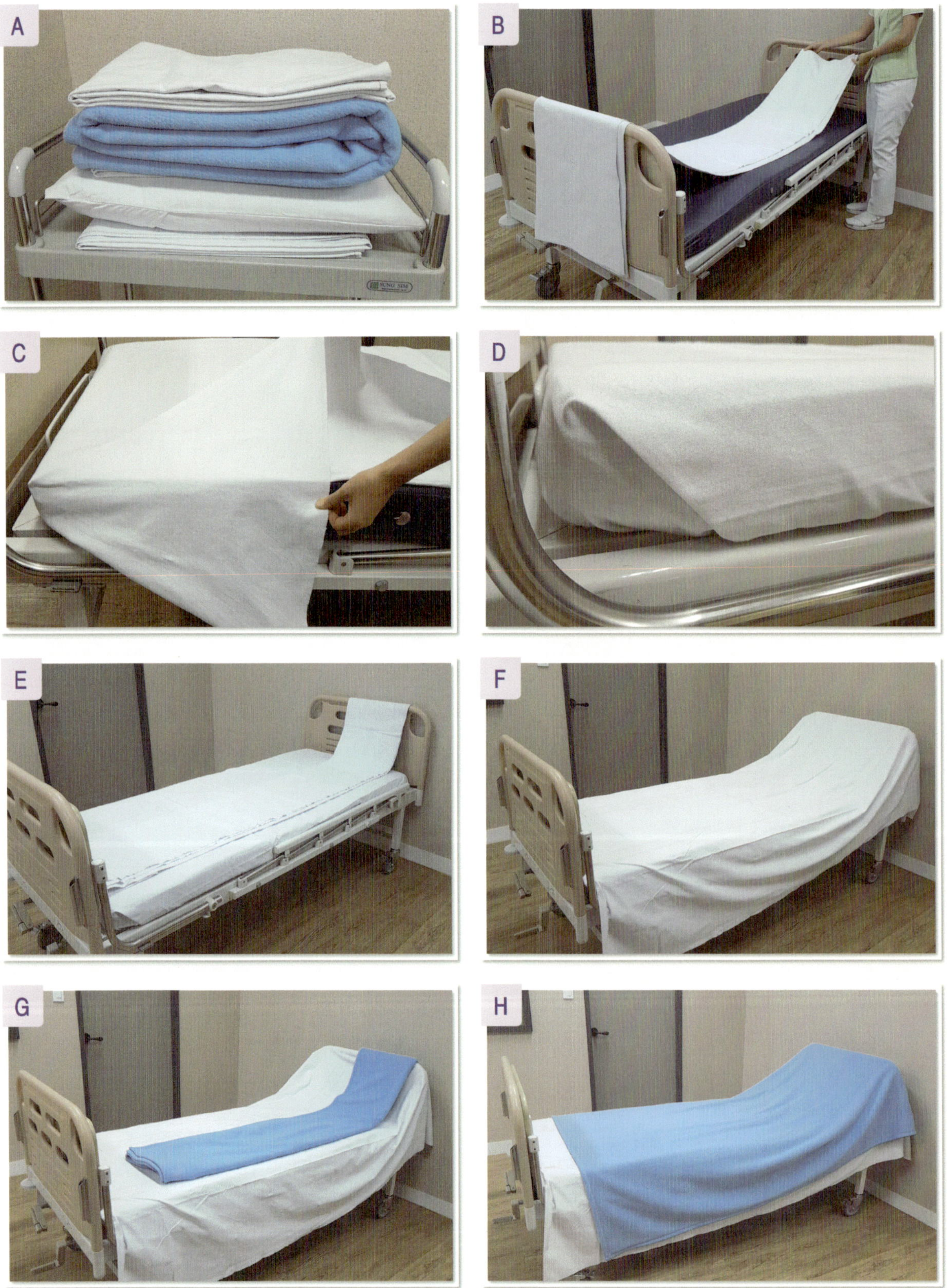

빈침상 만들기(계속)

I

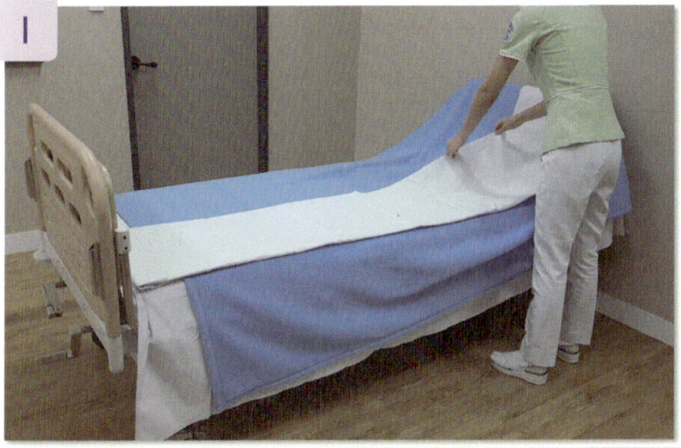

J

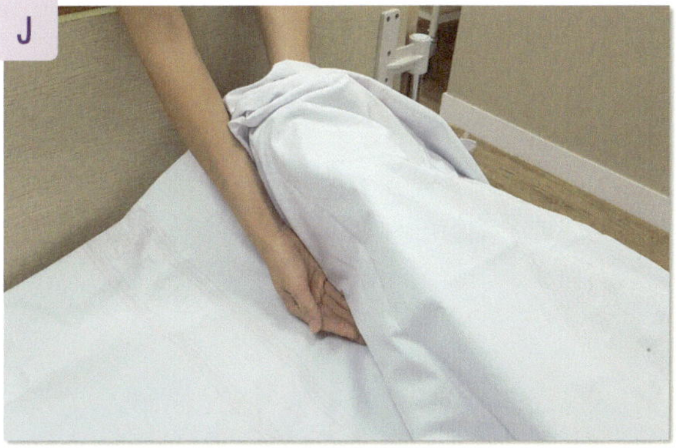

K

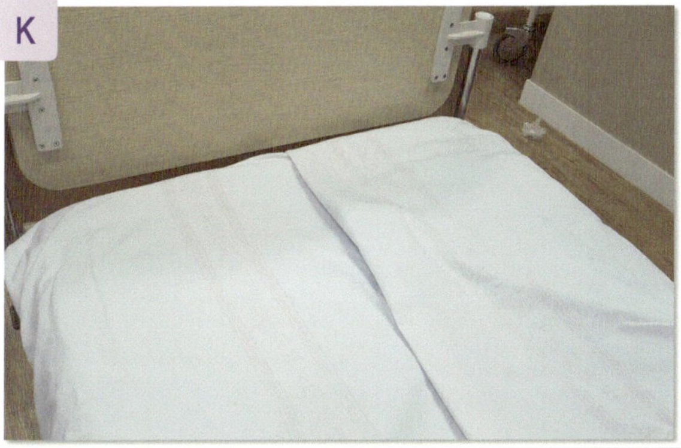

L

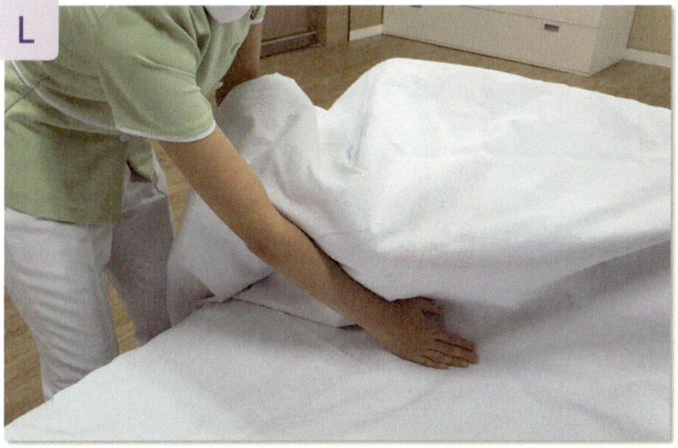

M

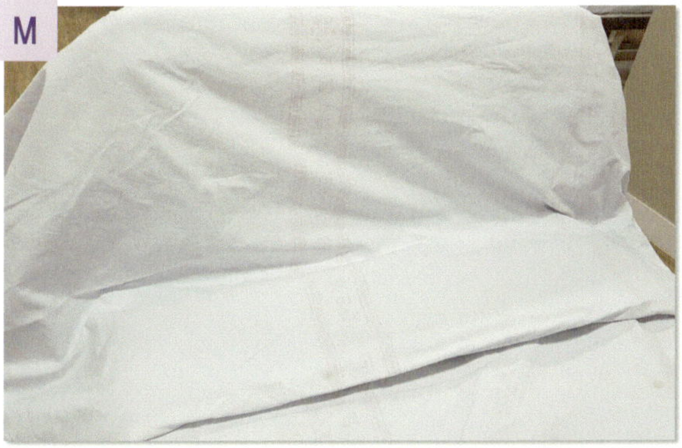

N

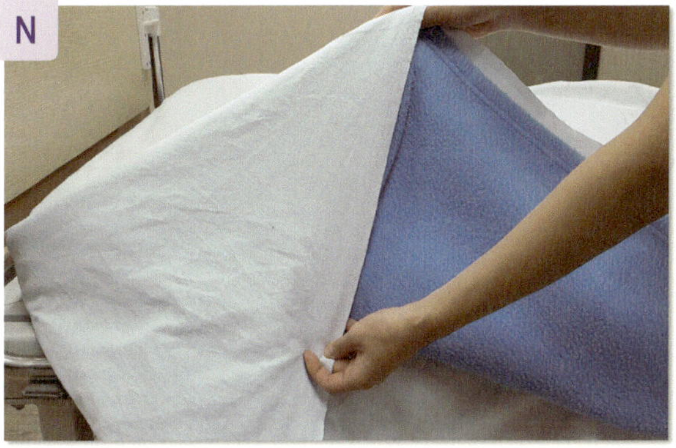

O

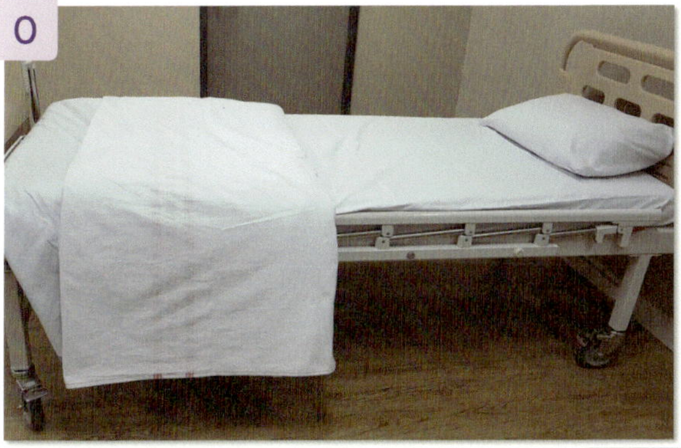

2 개방침상 만들기 Open bed making

1) 목적

① 빈침상을 사용할 수 있도록 준비하기 위함이다.
② 환자에게 깨끗한 침상을 제공한다.
③ 편안하게 정돈된 침상을 만든다.
④ 환자의 불편함을 최소화하면서 침상을 교환한다.

2) 준비물품

빈침상 만들기와 동일하다.

3) 수행 및 이론적 근거

수행	이론적 근거
ⓐ~ⓜ 까지는 빈침상 만들기와 동일하다.	
ⓝ 침상 머리쪽의 침상보를 담요 밑으로 접어 넣고 윗홑이불 상단을 침상보 위로 접어 내린다.	ⓝ 대상자가 들어가기 쉽게 하기 위함이다.
ⓞ 윗 침구 전체를 부채 모양으로 접어 침상 발치 쪽에 정리한다.	

3 든침상 만들기 Occupied bed making

1) 목적

① 환자에게 깨끗한 침상을 제공한다.
② 대상자가 침대에 누워 있는 상태에서 편안하게 침구를 교환하고 침상을 만들기 위함이다.

2) 준비물품

① 필요한 수량의 홑이불과 베갯잇
② 세탁물 주머니
③ 목욕담요
④ 스크린

3) 수행 및 이론적 근거

수행	이론적 근거
ⓐ 필요한 물품을 침상가에 준비한 후 대상자에게 목적과 과정을 설명한다.	ⓐ 대상자의 이해를 도우면 훨씬 협조를 잘 할 수 있게 된다.
ⓑ 만약 다인실이라면 침상 주위에 스크린을 친다.	ⓑ 대상자의 사생활이 침해받지 않도록 하기 위함이다.
ⓒ 침상 주위에 탁상과 의자를 치운다.	
ⓓ 윗 침구를 걷어 내기 쉽도록 풀고 침상보와 담요를 차례로 걷어 재사용할 것을 제외하고 나머지는 세탁물 주머니에 넣는다.	
ⓔ 윗홑이불을 걷을 때는 목욕담요의 끝을 대상자가 잡게 한 후 목욕담요의 발치 쪽과 윗홑이불을 함께 잡아 발치 쪽으로 가면서 걷어 낸다.	ⓔ 불필요한 노출을 막기 위함이다.
ⓕ 베개를 빼서 의자나 소탁자위에 놓는다.	
ⓖ 대상자를 침상의 한 쪽으로 옮겨 중앙선이 드러나도록 한다.	ⓖ 중앙선이 노출되어야 밑홑이불을 효과적으로 교환할 수 있다.
ⓗ 대상자의 반대쪽 밑홑이불을 푼 다음 순서대로 하나씩 말아서 대상자 밑으로 집어넣는다.	ⓗ 하나씩 정리해야 고무포와 같이 재사용이 가능한 물건을 쉽게 분리할 수 있다.
ⓘ 새홑이불을 발치에서부터 중앙선에 맞추어 머리 쪽으로 가면서 편 다음 반은 대상자 밑으로 말아 넣고 나머지 반은 간호사 쪽으로 내어 침요 밑으로 넣고 모서리는 봉투접기로 마무리한다.	

수행	이론적 근거
ⓙ 고무포는 주름이 없게 펴고 새 반홑이불을 절반으로 접어서 고무포 위에 놓고 나머지 부분은 말아서 대상자 밑으로 넣는다.	
ⓚ 대상자를 새홑이불 위로 돌려 눕히고 반대쪽도 똑같이 정리하되 가능한 한 새 침구와 사용했던 침구가 닿지 않게 주의한다.	ⓚ 더러워진 침구는 미생물이나 세균을 전파시킬 수 있으므로 사용한 침구는 침요부분이 드러나도록 감고, 새침구도 침요로 향할 아랫부분이 드러나도록 감아 오염을 최소화한다.
ⓛ 윗홑이불을 걷었던 방법으로 목욕담요를 걷어낸다.	
ⓜ 윗침구 전체를 개방 침상 만들기와 같은 방법으로 끝맺는다.	
ⓝ 베갯잇을 새것으로 바꿔 대상자의 머리와 목 전체를 지지할 수 있도록 넣어 준다.	ⓝ 목 부분의 피로감을 없애 주기 위함이다.
ⓞ 침상 주위를 정돈한다.	

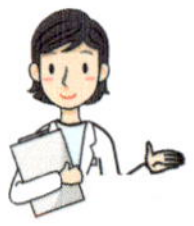

주의사항

1. 대상자의 사생활이 침해받지 않도록 스크린을 친다.
2. 밑 홑이불을 효과적으로 교환하기 위하여 대상자를 침상의 한쪽으로 옮긴다.
3. 환자 이동시 반드시 side rail을 올린다.

든침상 만들기

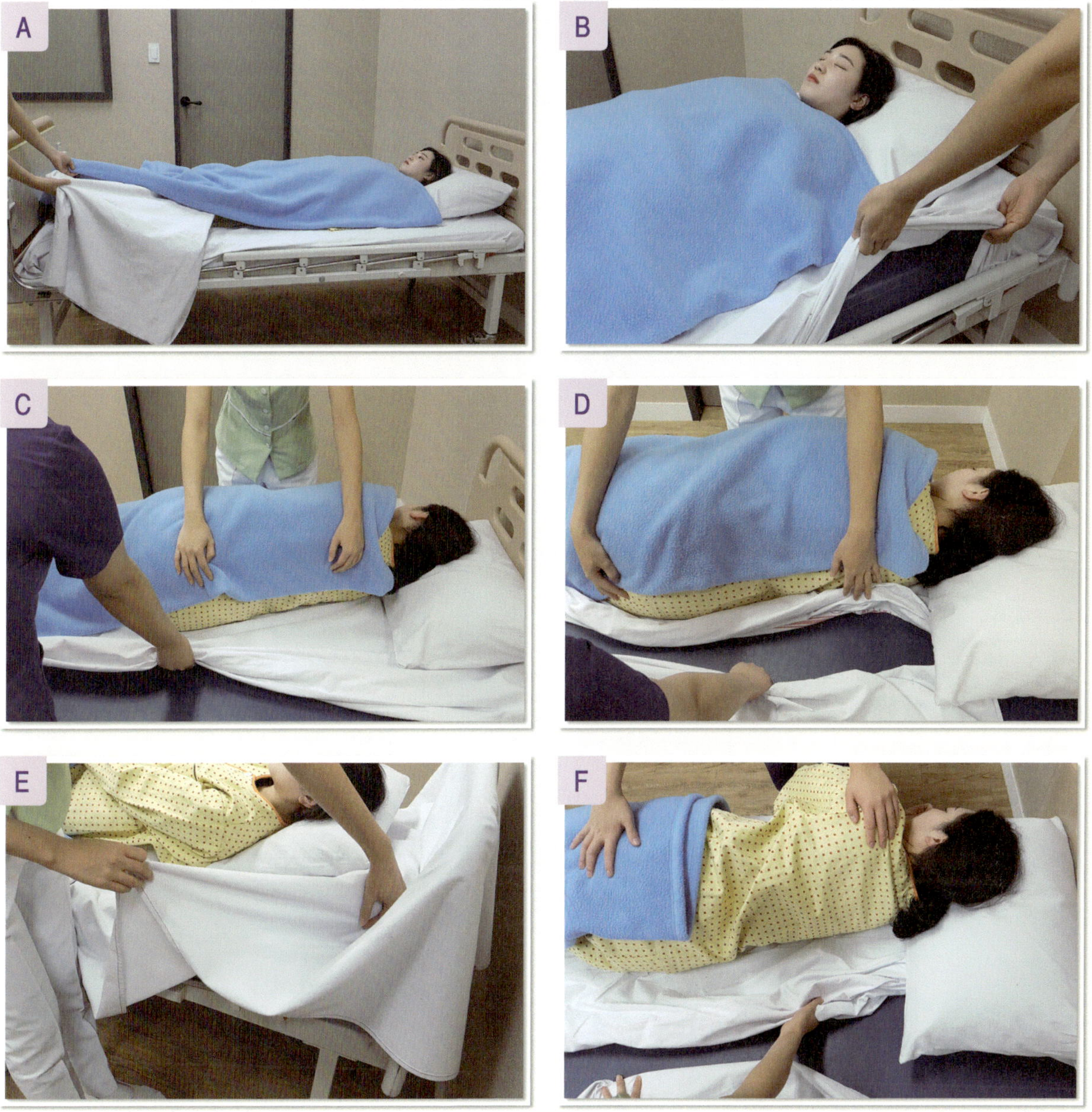

4 크레들 침상 만들기 Cradle bed making

1) 목적

개방성 상처나 화상 등 윗 침구가 몸에 닿아서는 안 되는 대상자에게 cradle을 사용하여 침상을 만들기 위함이다.

2) 준비물품

① 빈침상 만들기와 동일한 물품
② cradle
③ 붕대, 신문지
④ 여분의 담요 1장

3) 수행 및 이론적 근거

수행	이론적 근거
ⓐ 필요한 물품을 준비하여 침상가로 간다.	
ⓑ 신문지를 바닥에 깔고 그 위에 크레들을 놓는다.	ⓑ 바닥의 세균이나 미생물로부터 보호하기 위함이다.
ⓒ 빈침상 만들기와 같이 밑침구를 만든다.	
ⓓ 환부가 위치할 곳에 크레들을 놓고 크레들과 침상 가장자리를 붕대로 잡아매어 고정시킨다.	
ⓔ 윗홑이불은 크레들 위에 놓고 대상자의 어깨를 충분히 덮을 수 있도록 펴고 윗홑이불 상단에 맞추어 담요를 편다.	
ⓕ 발치 쪽의 담요가 모자라는 경우 여분의 담요를 편다.	ⓕ 보온 효과를 유지하기 위함이다.
ⓖ 침상발치에서 담요와 윗홑이불을 방법대로 침요 밑으로 넣고 모서리를 집어넣는다.	
ⓗ 침상보를 덮고 크레들 모양대로 귀를 접고 늘어진 것은 그대로 둔다.	
ⓘ 침상 주위를 정돈한다.	

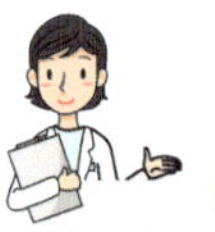

주 의 사 항

1. 환부가 위치할 곳에 크레들을 놓고 침상 가장자리를 붕대로 고정시킨다.
2. 발치 쪽의 담요가 모자라는 경우 여분의 담요를 편다.

5 골절대상자 침상 만들기 Fracture bed making

1) 목적

골절 부위를 지지해 주기 위함이다.

2) 준비물품

① 빈침상 만들기와 동일한 물품

② 침상용 판자(bed board)

3) 수행 및 이론적 근거

수행	이론적 근거
ⓐ 필요한 물품을 준비하고 침상을 만들기 전에 용수철 위에 침상용 판자를 얹는다.	ⓐ 침상틀과 판자의 크기는 같아야 하고 판자가 침요옆으로 빠져 나오지 않게 한다.
ⓑ 침요를 판자 위에 놓고 방법대로 침상을 만든다.	
ⓒ 침상 주변을 정돈한다.	

6 수술대상자 침상 만들기 Post-operation bed making

1) 목적

① 수술후 대상자를 편리하게 침상에 옮겨 눕히기 위함이다.
② 수술후 대상자의 구토물이나 배설물로 침요가 더러워지는 것을 방지하기 위함이다.

2) 준비물품

① 빈침상 만들기와 동일한 물품
② 여분의 고무포와 반홑이불
③ 곡반, 압설자, IV걸이
④ 휴지나 거즈

3) 수행 및 이론적 근거

수행	이론적 근거
ⓐ 필요한 물품을 준비한다.	
ⓑ 든침상에서와 같은 방법으로 윗침구를 걷어 내고 반홑이불을 편다.	
ⓒ 침상 머리쪽에 준비한 고무포를 깔고 그 위에 반홑이불을 편 후 늘어진 부분은 침요밑으로 집어넣고 모서리는 봉투접기로 정리한다.	ⓒ 마취에서 깰 때 구토물로 침요가 젖는 것을 막기 위함이다.
ⓓ 윗홑이불과 담요, 침상보를 방법대로 편다.	
ⓔ 발치 쪽의 침구를 침요밑으로 넣지 않고 침요의 끝에 맞추어 걷어올려 접어 넣는다.	
ⓕ 대상자 운반차가 들어올 방향의 윗침구를 부채 모양으로 접어 넣는다.	ⓕ 대상자를 쉽게 옮겨 눕힐 수 있게 미리 윗침구를 열어 둔다.
ⓖ 베갯잇이 더러우면 교환하고 베개는 침상 머리쪽 난간에 세워 둔다.	ⓖ 마취에서 깰 때까지 베개는 사용하지 않는 것이 좋다.
ⓗ 휴지와 곡반은 침상 탁자에 놓아두고 IV 걸이를 준비해 둔다.	ⓗ 수술후 대상자는 회복기에 구토물이나 분비물을 뱉어야 하기 때문이다.

주 의 사 항

1. 대상자 운반차가 들어올 방향의 윗침구를 부채 모양으로 접어 넣는다.
2. 침상 머리 쪽에 고무포를 깔아 수술후 대상자의 회복기에 구토물이나 분비물로 인해 침요가 젖는 것을 방지한다.

실습보고서

년 월 일				담당교수명
학번		이름		

1. Bed Making을 할 때 bed sore를 예방하기 위해 주의해야 할 사항을 서술하시오.

2. Cradle bed를 사용해야 하는 환자들을 분류하시오.

3. 고무포를 사용하는 목적에 대하여 서술하시오.

4. Occupied bed making을 시행할 때 환자의 안전을 위해 반드시 취해야 하는 조치에 대하여 서술하시오.

CHAPTER

03 | 활력징후 측정법

Clinical Foundation Nursing

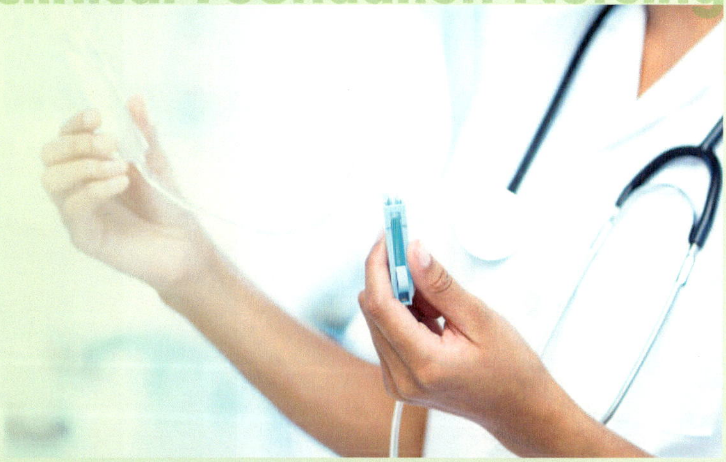

1 체온측정법

1) 구강체온 측정법

(1) 목적

구강으로 정확한 체온을 측정하여 기초자료를 수집하기 위함이다.

(2) 준비물품

① 전자체온계
② 알코올 스펀지/휴지
③ 일회용 장갑(필요시)

(3) 수행 및 이론적 근거

수행	이론적 근거
ⓐ 손을 씻고 필요한 물품을 준비한다.	ⓐ 교차감염을 예방하기 위함이다.
ⓑ 대상자를 확인하고, 목적과 방법을 설명한다.	ⓑ 대상자의 불안감 감소와 협조를 구할 수 있다.
ⓒ 전자체온계의 끝부분에서부터 체온계의 손잡이 쪽으로 소독솜으로 닦고 휴지로 한 번 더 닦는다.	ⓒ 체온계 끝부분의 오염을 감소시키고 체온계에 묻어 있은 소독제를 씻어 내어 구강점막의 자극을 최소화함.
ⓓ 전자체온계의 디지털 화면에 'L' 표시가 나타날 때까지 기다린다.	
ⓔ 혀밑 주름띠(frenulum)의 좌측 혹은 우측 heat pocket에 탐침이 놓이게 하고 입술을 가볍게 다물도록 한다.	ⓔ 대상자의 중심온도를 측정하려면 큰 혈관이 있는 혀 후저부(posterior base)의 heat pocket이 가장 정확한 측정이 가능하나 말을 하거나 입을 벌리게 되면 그 정확도가 감소한다.
ⓕ 전자체온계는 체온계에서 종료를 알리는 벨소리가 울리면 체온계를 꺼내 읽는다.	ⓕ 세균이 적은 부위에서 많은 부위로 닦아내는 것이 세균전파를 최소화시킬 수 있다.
ⓖ 전자체온계의 손잡이 쪽에서 반대쪽으로 알코올 스펀지로 체온계를 닦아 보관한다.	
ⓗ 손을 씻고, 기록지에 측정한 체온을 기록한 다음 "O"라고 표시한다.	

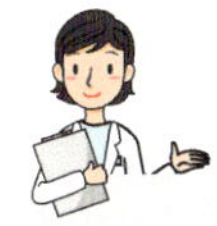

주 의 사 항

1. 구강체온을 측정할 때 30분 후에 측정해야할 경우

① 뜨겁거나 차가운 음식을 먹은 경우

② 담배를 피운 경우

③ 껌을 씹은 경우

④ 뜨겁거나 차가운 물에 목욕한 경우

⑤ 운동을 한 경우

2. 구강체온 측정 금기 대상자

① 입으로 숨을 쉬거나 산소요법을 받고 있는 대상자

② 구강수술을 받고 회복 중인 대상자

③ 간질병력이 있는 대상자

④ 오한이 있는 대상자

⑤ 의식이 혼미하거나 무의식 상태인 대상자

⑥ 신생아, 영아, 소아

⑦ 비협조적인 대상자

⑧ 체온계를 깨물 우려가 있는 대상자

2) 액와체온 측정법

(1) 목적

① 액와로 정확한 체온측정을 하기 위함이다.

② 구강이나 항문으로 체온을 측정할 수 없는 경우 적용한다.

(2) 준비물품

① 체온계 ② 알코올 스펀지 ③ 휴지나 수건

(3) 수행 및 이론적 근거

수행	이론적 근거
ⓐ 손을 씻고 필요한 물품을 준비한다.	ⓐ 교차감염을 예방하기 위함이다.
ⓑ 대상자를 확인하고, 목적과 방법을 설명한다.	ⓑ 대상자의 불안감 감소와 협조를 구할 수 있다.
ⓒ 전자체온계의 끝부분에서부터 체온계의 손잡이 쪽으로 소독솜으로 닦는다.	
ⓓ 액와부위에 종이타월로 가볍게 두드려 습기를 제거한다.	ⓓ 습기와 마찰열은 체온을 부정확하게 측정되게 한다.
ⓔ 전자체온계의 디지털 화면에 'L'표시가 나타날 때까지 기다린다.	
ⓕ 전자체온계의 탐침이 액와 중심부에 오도록 하고, 체온계가 빠지지 않도록 체온계가 삽입된 쪽 팔로 반대편 어깨부분을 잡게 한다.	ⓕ 액와중심부는 외부의 영향이 적으므로 피부와 잘 접촉되도록 하여 정확하게 측정하도록 하며, 대상자가 움직이면 체온계를 떨어뜨릴 수 있으므로 주의한다.
ⓖ 전자체온계는 체온계에서 종료를 알리는 벨소리가 울리면 체온계를 꺼내 읽는다.	
ⓗ 전자체온계의 손잡이 쪽에서 반대쪽으로 알코올 스펀지로 체온계를 닦아 보관한다.	
ⓘ 손을 씻고, 기록지에 측정한 체온을 기록한 다음 "A"라고 표시한다.	

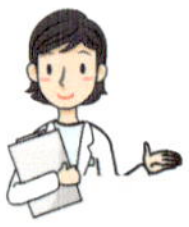

주 의 사 항

1. 액와 체온은 접근이 쉽고 안전하므로 신생아와 무의식환자에게 적합하다.
2. 액와 체온은 체온변화가 빠를 때 측정이 심부체온을 반영하지 못한다.
3. 액와 중심부는 외부의 영향이 적으므로 피부와 잘 접촉되도록 하여 정확하게 측정하도록 하며, 대상자가 움직이면 체온계를 떨어뜨릴 수 있으므로 주의한다.

A

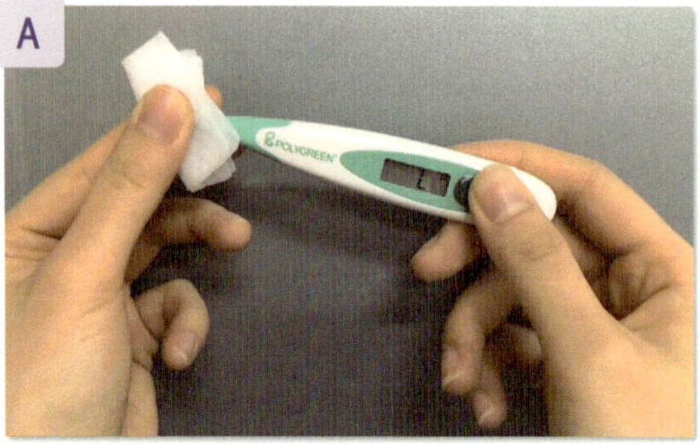

소독솜으로 체온계 닦기

B

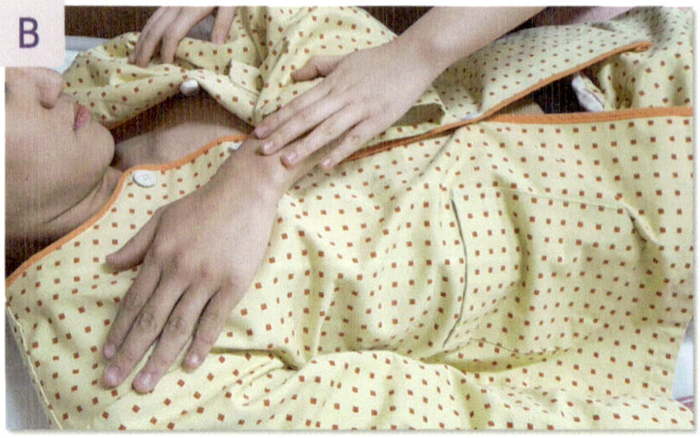

액와체온 측정법

3) 항문체온 측정법

(1) 목적

항문으로 정확한 체온을 측정하기 위함이다.

(2) 주의사항

① 가장 빠르고 정확하나 의식 있는 성인에게는 잘 적용하지 않는다.
② 소아, 의식이 없는 대상자, 구강수술 대상자나 액와체온 측정이 불가능한 대상자에게 적용할 수 있다.
③ 항문수술 대상자나 치질, 설사가 있는 대상자에게는 사용하지 않는다.

(3) 준비물품

① 항문용 체온계
② 알코올 스펀지/휴지
③ 수용성 윤활제
④ 거즈
⑤ 일회용 장갑

(4) 수행 및 이론적 근거

수행	이론적 근거
ⓐ 손을 씻고 필요한 물품을 준비한다.	ⓐ 교차감염을 예방하기 위함이다.
ⓑ 대상자를 확인하고, 목적과 방법을 설명한 후 커튼을 친다.	ⓑ 대상자의 프라이버시를 유지하고 편안함을 제공하기 위함이다. 충분한 설명은 대상자의 불안감 감소와 협조를 구할 수 있다.
ⓒ 대상자로 하여금 간호사를 등진 자세로 돌아눕게 하고 윗다리를 구부려 심스위(Sims' position)를 취하게 한다. 시트나 담요로 대상자의 상체와 하지를 덮어준다.	ⓒ 이 체위는 항문이 잘 노출되어 체온계를 정확한 각도로 삽입할 수 있다. 신생아나 영아의 경우 누운 자세에서 양쪽 다리를 잡아 올린다.
ⓓ 일회용 장갑을 착용한다. 전자체온계 탐침 위에 일회용 커버를 씌우고 삽입할 부위에 거즈를 사용하여 수용성 윤활제를 바른다. 성인은 약 5 정도, 유아는 2.5cm 정도가 적당하다.	ⓓ 윤활제는 삽입시 항문의 손상과 삽입시 불편감을 줄일 수 있다.
ⓔ 항문괄약근을 잘 보이도록 벌린 후 삽입하는데, 성인은 약 3.5cm 정도, 아동은 2.5cm, 유아는 1cm 정도 삽입한다. 불필요한 노출이 없도록 하며, 체온계는 배꼽방향으로 삽입한다.	ⓔ 삽입방향은 직장의 구부러진 방향과 일치해야 한다.
ⓕ 체온계에서 종료를 알리는 벨소리가 들릴 때까지 체온계를 잡고 유지시킨다.	ⓕ 대상자가 움직여 체온계가 빠지거나 상처를 입을 수도 있으므로 주의한다.
ⓖ 체온계를 조심스럽게 뺀 다음 휴지로 체온계의 손잡이 쪽에서 반대쪽으로 분비물을 닦은 후 체온계를 읽는다. 휴지와 커버는 적절한 용기에 버린다.	
ⓗ 대상자의 항문주위를 닦아주고 편안하게 해준다.	
ⓘ 장갑은 뒤집어 벗은 후 적절한 장소에 버리고 체온계는 미온수와 비눗물로 씻은 후 헹구어 건조시켜 보관한다.	ⓘ 점막조직의 단백질이 묻어 나오므로 체온계는 미온수와 비눗물로 씻도록 한다.
ⓙ 손을 씻고, 기록지에 측정한 체온을 기록한 다음 "R"로 표시한다.	

주 의 사 항

1. 체온계 삽입 중 저항이 느껴지면 강제로 삽입하지 않는다.
2. 성인은 약 3.5cm, 아동은 2.5cm, 유아는 1cm 정도 삽입한다.
3. Sim's position을 취하고 불필요한 노출은 없도록 하고 체온계의 배꼽 방향으로 삽입한다.
4. 무의식 pt. 유아는 움직여 체온계가 빠지거나 상처를 입을 수 있으므로 꼭 잡고 있는다.
5. 직장체온계는 직장용으로만 사용해야 한다.

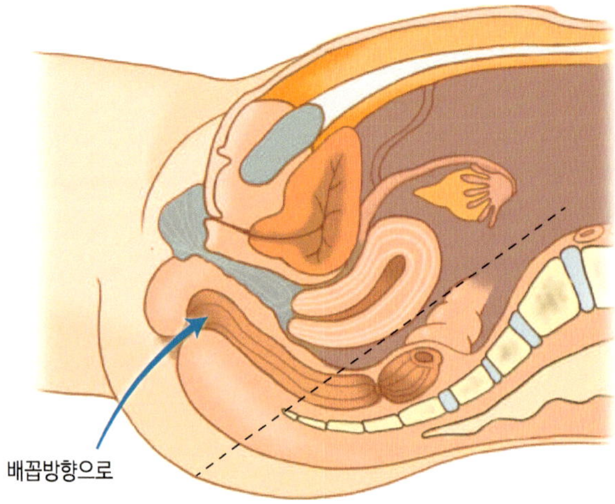

직장의 해부학적 구조

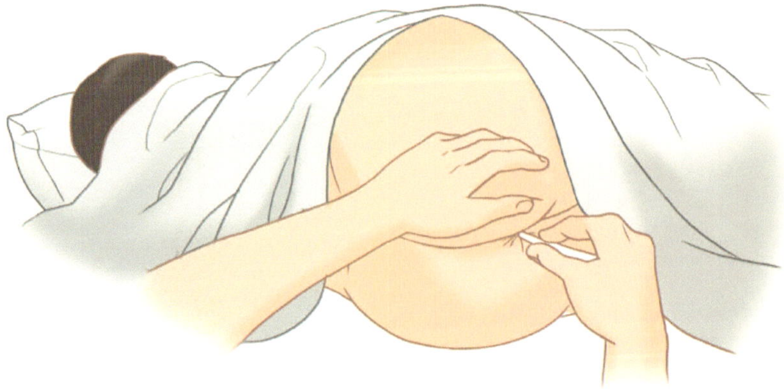

Sim's position에서 항문체온계 삽입하는 모습

4) 고막체온 측정법

(1) 목적

① 고막으로 정확한 체온측정을 하기 위함이다.

(2) 준비물품

① 고막체온계

② 1회용 탐침커버

(3) 수행 및 이론적 근거

수행	이론적 근거
ⓐ 손을 씻고 필요한 물품을 준비한다.	ⓐ 교차감염을 예방하기 위함이다.
ⓑ 대상자를 확인하고, 목적과 방법을 설명한다.	ⓑ 대상자의 불안감 감소와 협조를 구할 수 있다.
ⓒ 고막체온계에 1회용 탐침 커버를 부착한다.	
ⓓ 체온계를 'ON'한다.	ⓓ 대상자 별로 매 측정 시마다 교환함으로써 교차감염을 예방한다.
ⓔ 대상자의 외이를 후상방으로(어린이: 후하방) 당긴 상태에서 고막체온계의 적외선 센서가 고막을 향하도록 삽입한 후 소리가 날 때까지 1~2초 동안 버튼을 누른다.	
ⓕ 체온계를 제거한 후 체온계를 읽는다.	ⓕ 외이도가 일자형이 되어 적외선 센서가 고막에 잘 닿게 된다.
ⓖ 1회용 탐침커버를 버리고 체온계를 정리한다.	
ⓗ 손을 씻고, 기록지에 측정한 체온을 기록한 다음 "T"라고 표시한다.	

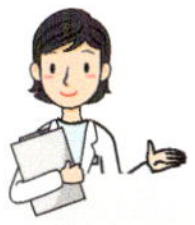

주 의 사 항

1. 고막체온 측정 금기 대상자
   ① 귀 수술이나 고막 수술한 환자
   ② 귀에 감염이 있는 대상자
2. 측정 전에 보청기를 제거해야 한다.
3. 중이염과 귀지가 많을 경우 잘못 측정된다.
4. 외이도의 해부학적 구조상 신생아, 영아, 3세 이하의 어린이에게 정확하게 삽입하기가 어렵다.
5. 직장체온계는 직장용으로만 사용해야 한다.

A

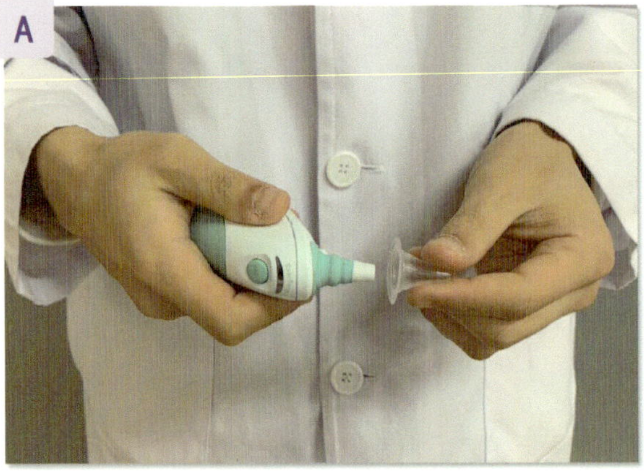

고막체온계 일회용 탐침 씌우기

B

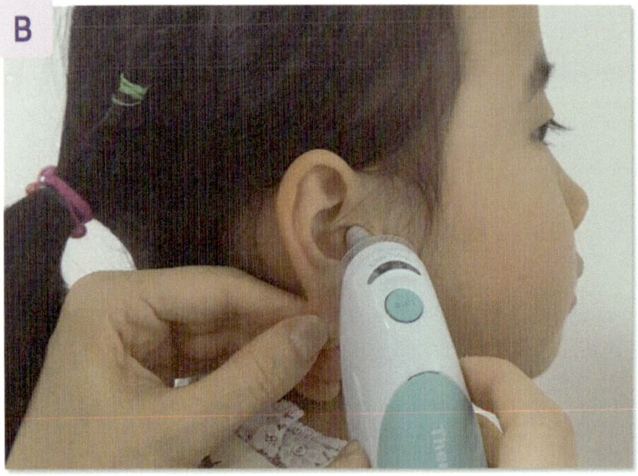

고막체온 측정: 어린이(후하방)

C

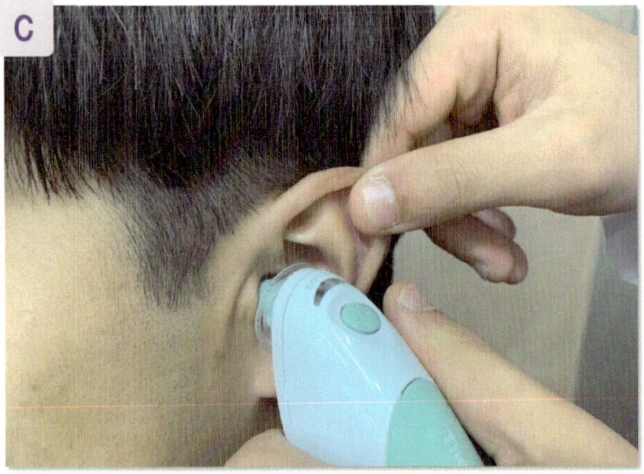

고막체온 측정: 성인(후상방)

D

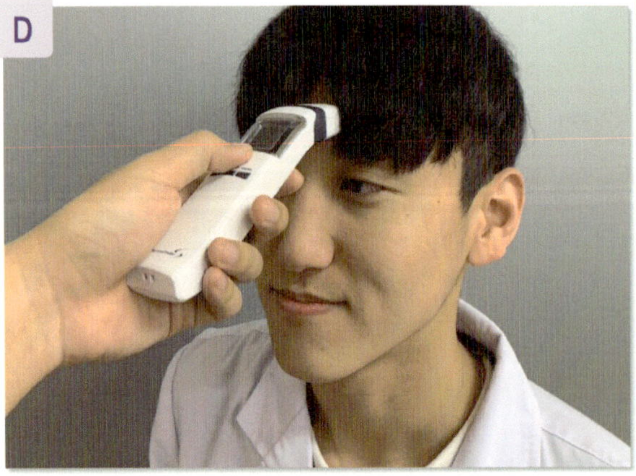

이마체온 측정

2 맥박측정법

1) 요골맥박 측정법

(1) 목적

① 기초자료 수집을 위하여 요골부위에서 정확하게 맥박을 측정하기 위함이다.
② 맥박의 특성을 사정하여 심맥관계의 상태를 알기 위함이다.

(2) 준비물품

① 초시계
② 기록지와 펜

(3) 수행 및 이론적 근거

수행	이론적 근거
ⓐ 맥박 사정하기 전에 잠시 휴식을 취하게 한다.	ⓐ 운동은 맥박을 일시적으로 증가시키기 때문이다.
ⓑ 눕거나 앉은 자세에서 대상자가 팔을 편안하게 펴게 한다. 이때 손바닥이 아래를 향하도록 한다.	ⓑ 좌위에서는 팔꿈치를 90°로 굽히는 것이 좋다.
ⓒ 요골동맥 위에 둘째, 셋째, 넷째 손가락을 얹고 적당한 압력을 준다.	ⓒ 엄지손가락에는 굵은 혈관이 있어 간호사 자신의 맥박과 대상자의 맥박이 혼돈될 수 있으므로 사용하지 않는다. 이때 요골동맥을 너무 심하게 압박하면 맥박이 소실되고, 너무 약하게 압박하면 맥박이 잘 촉지되지 않게 된다.
ⓓ 1분간 맥박수를 세면서 강도, 리듬, 율, 동맥벽의 탄력성 등도 사정한다.	ⓓ 강도, 리듬, 율로 심장의 기능을 알 수 있고, 동맥벽의 탄력성은 동맥경화를 사정할 수 있다.
ⓔ chart에 기록한다.	

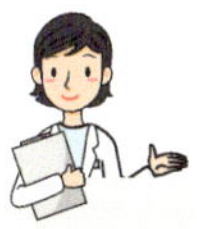

주 의 사 항

1. 엄지손가락에는 굵은 혈관이 있어 간호사 자신의 맥박과 대상자의 맥박이 혼돈될 수 있으므로 사용하지 않는다. 또한, 요골동맥을 너무 심하게 압박하면 맥박이 소실되고 너무 약하게 압박하면 맥박이 잘 촉지되지 않는다.
2. 1분간 맥박수를 세면서 강도 · 리듬 · 율, 동맥벽의 탄력성 등도 사정한다.

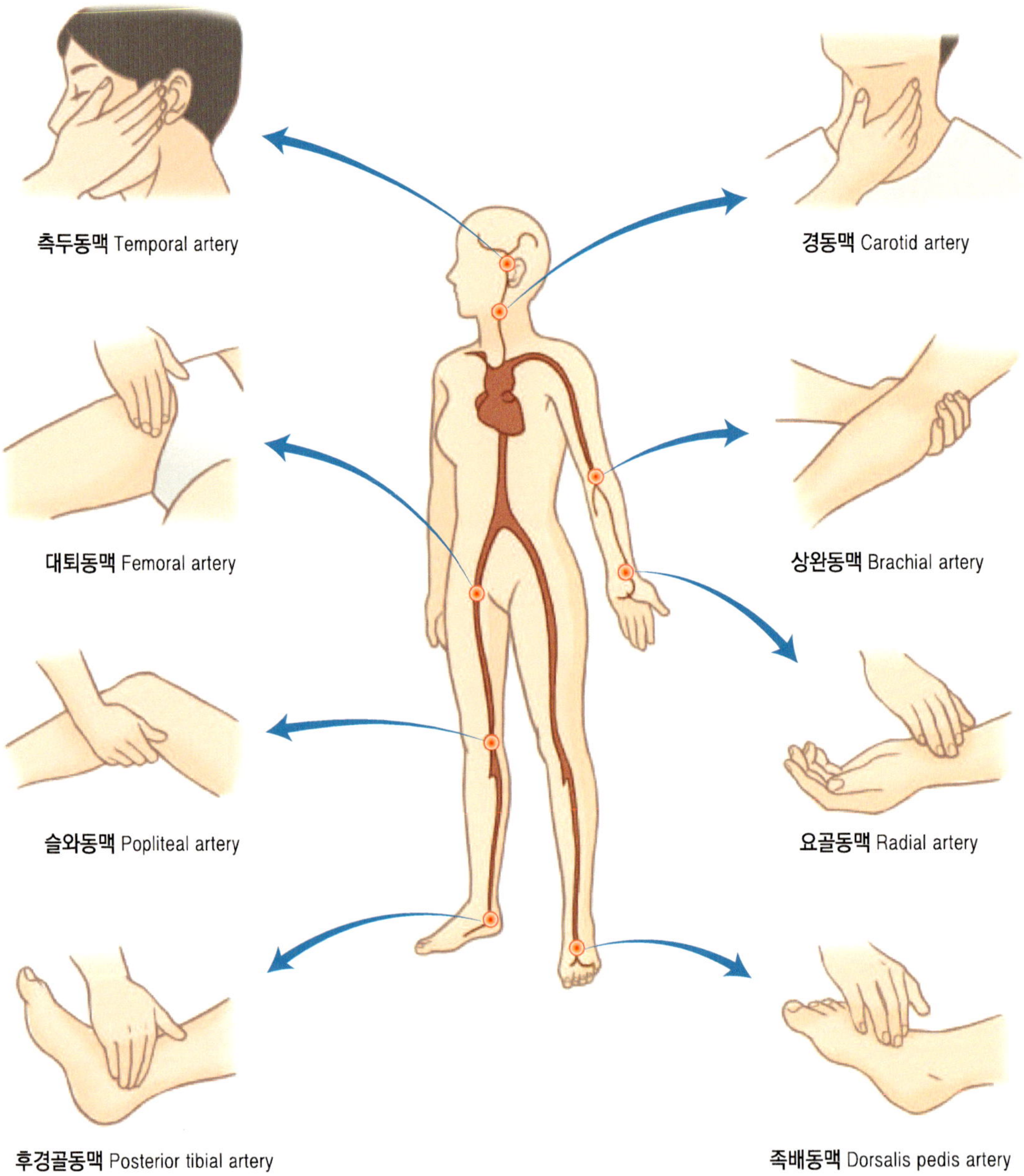

측두동맥 Temporal artery
경동맥 Carotid artery
대퇴동맥 Femoral artery
상완동맥 Brachial artery
슬와동맥 Popliteal artery
요골동맥 Radial artery
후경골동맥 Posterior tibial artery
족배동맥 Dorsalis pedis artery

맥박 촉진 부위

A

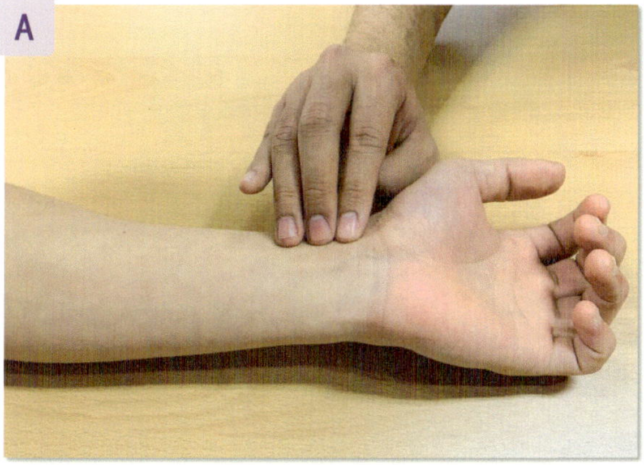

요골동맥 Radial artery

B

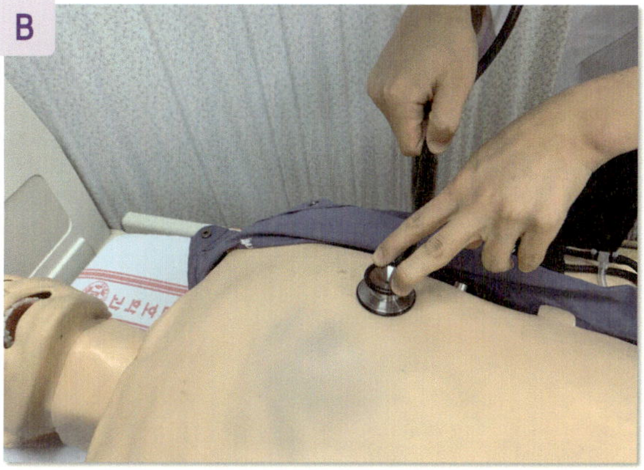

심첨맥박 Apical pulse

C

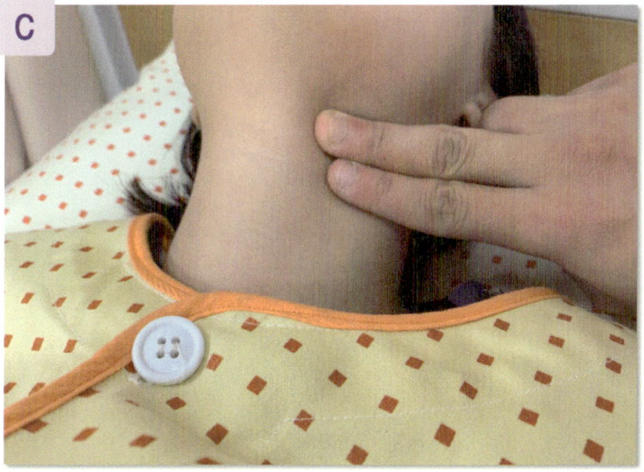

목동맥 Common carotid artery

D

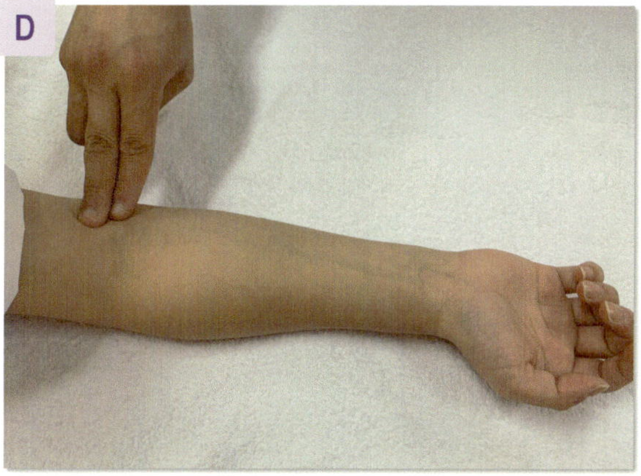

상완동맥 Brachial artery

E

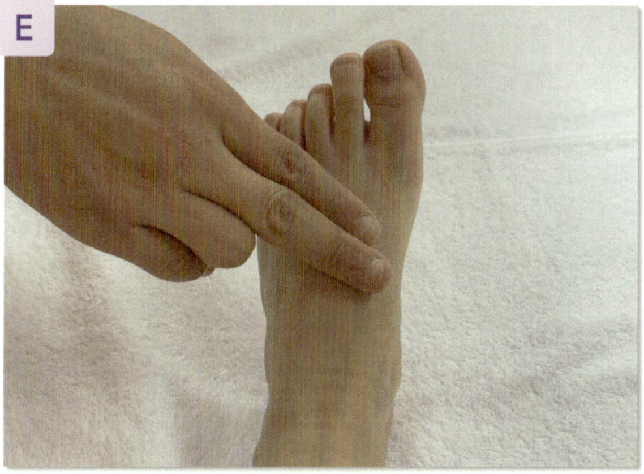

족배동맥 Dorsalis pedis artery

F

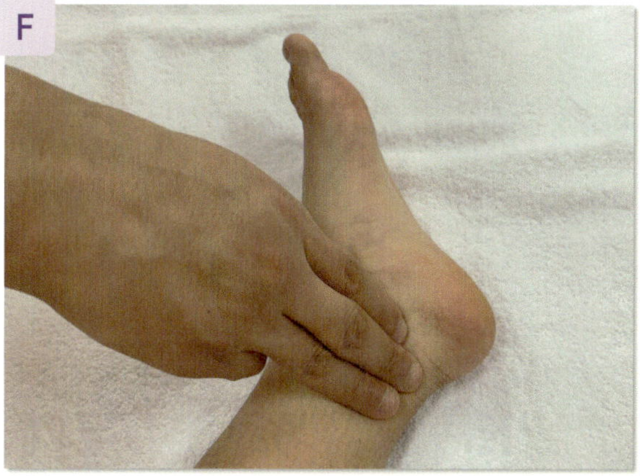

후경골동맥 Posterior tibial artery

2) 심첨맥박 측정법

(1) 목적

① 기초자료 수집을 위하여 심첨부위에서 정확하게 맥박률과 맥박의 특징을 측정하기 위함이다.
② 유아나 요골맥박이 잘 사정되지 않을 때 맥박을 측정하기 위함이다.
③ 다른 부위에서 맥박 측정이 어려운 대상자나 맥박이 불규칙한 경우, 정확한 측정을 하기 위함이다.
④ 심장기능을 사정하기 위함이다.

(2) 준비물품

① 초시계　　② 기록지와 펜

(3) 수행 및 이론적 근거

수행	이론적 근거
ⓐ 맥박을 사정하기 전에 잠시 휴식을 취하게 한다.	ⓐ 운동은 맥박을 일시적으로 증가시키기 때문이다.
ⓑ 절차를 설명한 후, 눕거나 앉은 자세에서 가슴부위를 노출시킨다.	ⓑ 불필요한 노출을 줄여 대상자의 프라이버시를 존중해 준다. 청진기를 간호사가 손으로 감싸 차갑지 않게 준비해 둔다.
ⓒ 성인은 왼쪽 가슴의 제5늑간 부위, 소아는 제4늑간 부위에 청진기를 댄다.	ⓒ 이 부분이 심첨부위로 심장박동 소리가 가장 잘 들리는 부위이다.
ⓓ 1분간 측정한다.	
ⓔ 차트에 기록한다.	

주의사항

1. 불필요한 노출을 줄여 프라이버시를 존중한다.
2. 청진기가 차지 않게 간호사가 손으로 감싸 따뜻하게 한다.

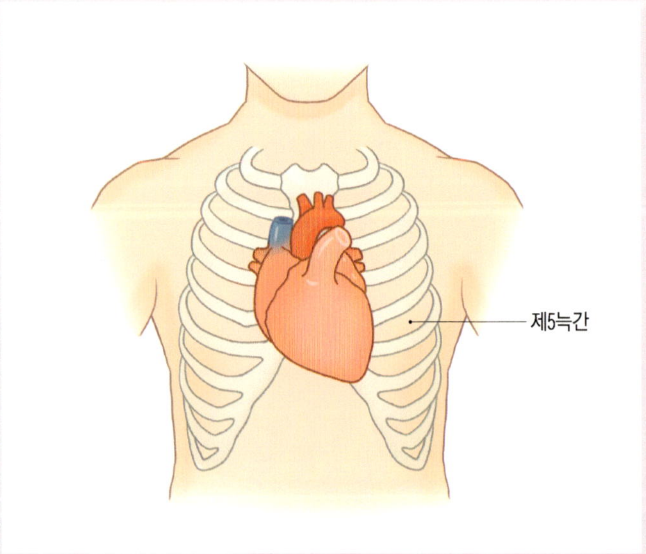

심첨의 해부학적 위치

3) 요골-심첨맥박 측정법

(1) 목적

① 요골맥박과 심첨맥박의 차이를 측정하여 결손맥을 알아내기 위함이다.
② 심장의 상태를 사정하기 위함이다.

(2) 준비물품

① 초시계
② 기록지와 펜

(3) 수행 및 이론적 근거

수행	이론적 근거
ⓐ 맥박을 사정하기 전에 잠시 휴식을 취하게 한다.	ⓐ 운동은 맥박을 일시적으로 증가시키기 때문이다.
ⓑ 절차를 설명한 후, 눕거나 앉은 자세에서 손바닥이 아래를 향하도록 하여 편안하게 팔을 펴게 하고, 가슴을 노출시킨다.	ⓑ 좌위에서는 팔꿈치를 90°로 굽히는 것이 좋다.
ⓒ 두 명의 간호사가 측정하게 되는데, 위에서 설명한 방법대로 한 명은 요골맥박을 다른 한 명은 심첨맥박을 동시에 측정한다.	
ⓓ 반드시 1분간 맥박수를 측정해야 한다.	ⓓ 결손맥을 관찰하기 위함이다.
ⓔ 차트에 기록한다.	

주 의 사 항

1. 좌위에서 팔꿈치를 90°로 굽히는 것이 좋다.
2. 한 명은 요골맥박, 다른 한명은 심첨맥박을 1분간 동시에 측정한다(결손맥 확인).

A

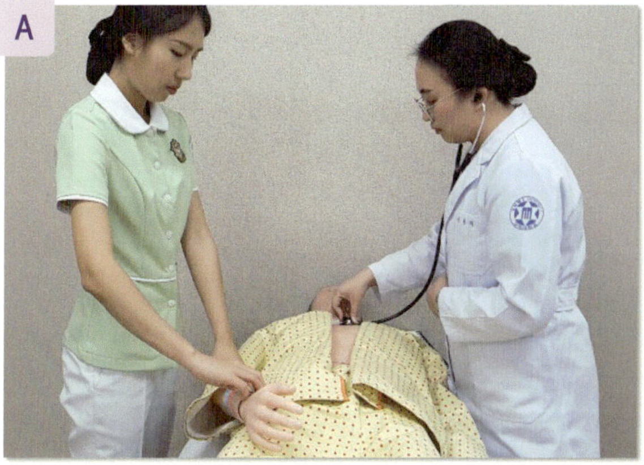

요골-심첨맥박 측정

3 혈압측정법

1) 목적

대상자의 기초사정을 위하여 정확한 혈압을 측정하기 위함이다.

2) 준비물품

① 혈압계
② 청진기
③ 기록지와 펜

3) 수행 및 이론적 근거

(1) 상지 측정법

수행	이론적 근거
ⓐ 손을 씻는다.	
ⓑ 물품을 준비하고 대상자를 확인한다.	
ⓒ 대상자에게 목적을 설명한 후 앉거나 눕게 한다.	ⓒ 편안한 상태를 유지하게 한다. 불안이나 긴장은 혈압을 상승시키는 요인이 된다.
ⓓ 손바닥이 위로 오도록 하여 팔을 편다. 이때 팔의 높이는 심장과 같아야 한다.	ⓓ 보다 정확한 혈압을 측정하기 위함이다.
ⓔ 커프를 팔꿈치 2cm 정도 윗부분에서부터 상박의 ⅔정도를 덮도록 감는다. 커프의 줄은 상완동맥과 평행이 되도록 하고, 수은주 기둥과 눈은 평행이 되어야 한다.	
ⓕ 동맥을 촉지하고 청진기를 댄다.	ⓕ 청진기가 동맥을 직접 압박하여야 정확한 측정을 할 수 있다.
ⓖ 밸브를 잠그고 예상되는 혈압보다 30mmHg 정도 높게 펌핑한다.	ⓖ 160~200mmHg 정도까지 보통 펌핑하지만 고혈압이 있는 대상자의 경우는 더 높게 펌핑한다. 커프의 불편감이 크므로 필요이상으로 압력을 가하지 않도록 한다.
ⓗ 조절기를 열어 2~3mmHg/sec의 속도로 서서히 압력을 줄여나가면서 처음 들리는 소리는 수축기압으로 기억한다.	ⓗ 너무 빠르거나 느린 속도로 압력을 감소시키면 측정이 부정확하다.
ⓘ 소리의 변화를 주의해서 들으며 갑자기 소리가 약해지면서 들리지 않게 되는 점을 이완기압으로 기억한다.	ⓘ 부정확하여 다시 측정해야 하는 경우 20~30초의 여유를 둔 후 다시 측정한다.
ⓙ 커프의 나머지 공기를 제거하고 커프를 푼다.	
ⓚ 차트에 기록한다.	

주 의 사 항

1. 편안한 상태를 유지한다.
2. 팔의 높이와 심장과 같게 한다.
3. 정상은 160~200mmHg 정도까지 펌핑, 고혈압 대상자는 더 높게 보통 30mmHg정도 펌핑한다.
4. 조절기를 열어 2~3mmHg/sec 속도로 측정한다.
5. 재측정시 20~30초의 여유를 둔 후 측정한다.

(2) 하지 혈압측정법

수행	이론적 근거
ⓐ 상지에서 혈압을 측정할 수 없는 대상자는 복위나 측위를 취하게 한다.	
ⓑ 커프를 대퇴나 발목 위에 감는다.	ⓑ 대퇴에 사용하는 커프의 넓이는 20cm 정도로 상완에 사용하는 커프보다 넓어야 한다.
ⓒ 슬와동맥(popliteal artery), 후경골동맥(post-ti- bial artery)을 촉지하여 청진기를 댄다.	
ⓓ 상지 혈압측정법과 같은 방법으로 혈압을 측정한다.	
ⓔ 혈압을 기록한다.	

주 의 사 항

1. 슬와동맥(popliteal artery), 후경골동맥(post-tibial artery)을 촉지하여 청진기를 댄다.
2. 대퇴에 사용하는 커프는 20cm 정도로 상완에 사용하는 커프보다 넓어야 한다.

상완혈압 측정

A

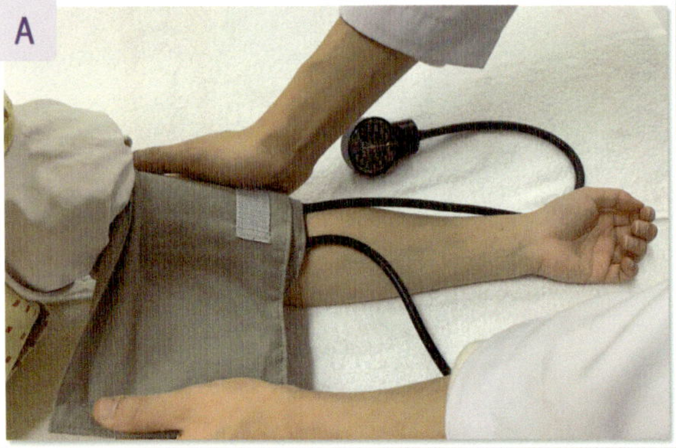

B

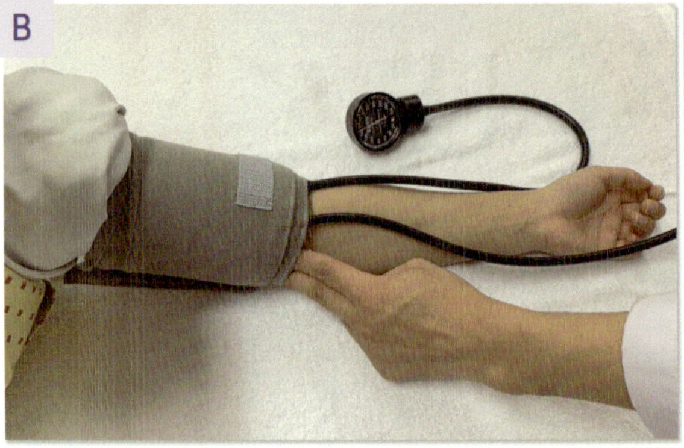

C

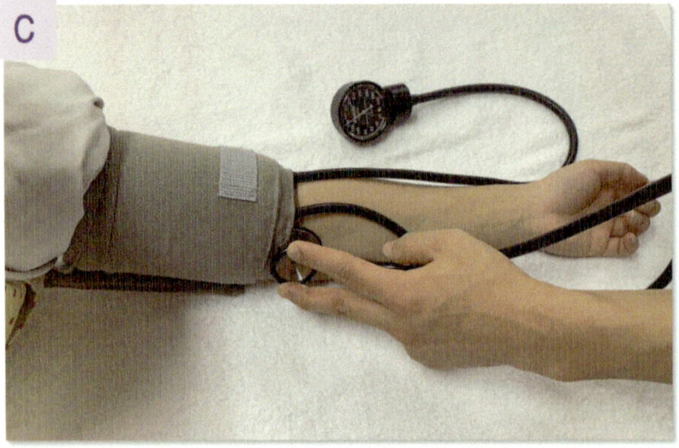

대퇴혈압 측정

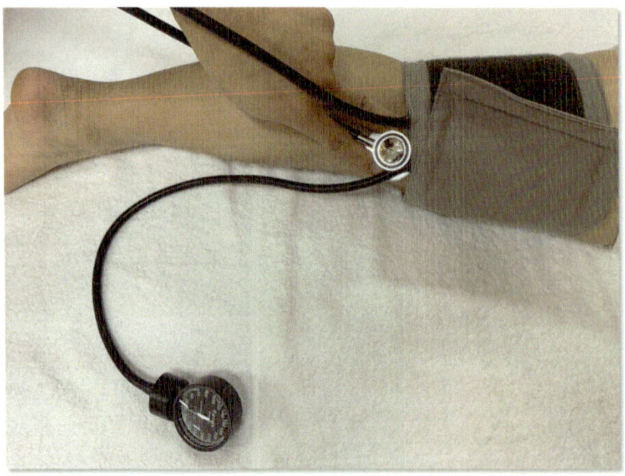

4 호흡측정법

1) 목적

정확한 호흡률과 호흡양상을 측정하기 위함이다.

2) 준비물품

① 초침시계
② 기록지와 펜

3) 수행 및 이론적 근거

수행	이론적 근거
ⓐ 맥박을 측정한 자세 그대로 자연스럽게 호흡을 측정하도록 한다.	ⓐ 호흡은 임의로 조절이 가능하기 때문에 대상자가 알지 못하는 사이에 하는 것이 좋다.
ⓑ 대상자의 호흡이 정상이면 30초 정도를 측정하여 2배의 수치를 기록하거나 비정상시에는 1분간 측정하도록 한다.	
ⓒ 호흡을 측정하면서 호흡수와 깊이, 리듬, 규칙성을 함께 사정한다.	
ⓓ 차트에 기록한다.	

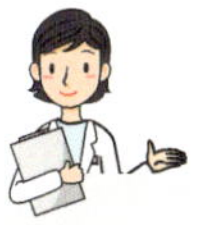

주 의 사 항

1. 대상자가 알아차리지 못하는 사이에 측정(호흡수 · volume 측정).
2. 정상이면 30초 정도를 측정하여 2배의 수치를 기록한다(abnormal rate시 1분간 측정).
3. 호흡수와 깊이, 리듬, 규칙성을 함께 사정한다.

실습보고서

년 월 일				담당교수명
학번		이름		

1. 혈압에 영향을 미치는 요인을 기술하시오.

1) 내적 요인

2) 외적 요인

2. 구강, 액와, 직장 체온 측정시 각각의 금기환자에 대하여 서술하시오.

3. 맥박 측정이 가능한 부위에 대해서 나열하시오.

4. 호흡측정시 고려해야 할 사항에 대해서 서술하시오.

Key Point

1. 체온, 맥박, 호흡, 혈압의 정상범위

	체온(℃)	맥박(회/min)	호흡(회/min)	혈압(mmHg)	
				수축기압	이완기압
신생아	36.1~37.7	70~190	30~60	60~90	20~60
유아	37.2~37.6	80~130	24~40	80~110	50~80
성인	**36.5~37.0**	**60~100**	**12~20**	**90~120**	**60~80**
노인	35.6~37.2	60~100	12~20	90~140	60~90

범주	혈압(mmHg)	
	수축기압	이완기압
정상	<120	<80
전고혈압	120~139	80~89
고혈압 1단계	**140~159**	**90~99**
고혈압 2단계	**>160**	**>100**

2. 체온에 영향을 미치는 요인

- 연령: 영아는 환경의 온도에 크게 영향을 받으므로 극심한 온도의 변화로부터 보호해야 한다. 75세 이상 노인은 부적절한 식사, 피하지방의 소실, 활동부족, 체온조절력 감소 등의 이유로 저체온의 위험성이 높다.
- 24시간 주기 리듬: 하루 중 체온이 가장 높은 시간대는 오후 4~6시까지이고 가장 낮은 시간은 새벽 4~6시 사이로 잠자는 동안 낮아진다.
- 운동: 심한 활동이나 격렬한 근육운동은 신진대사를 증가시키고 열 생산을 증가시켜 체온이 상승한다.
- 호르몬: 여성은 남성보다 호르몬의 변동이 더 심하며, 특히 배란기에 프로게스테론이 분비되면 평소 체온보다 0.3~0.6℃ 정도 체온이 올라간다.
- 스트레스: 교감신경의 자극은 에피네프린과 노르에피네프린 분비를 증가시켜 신진대사와 체내 열 생산이 증가한다.
- 환경: 옷을 얇게 입고 추운 날씨에 노출되면 체온이 떨어질 수 있고 실내 온도가 너무 덥고, 대류, 전도, 복사에 의한 체온조절이 안 되면 체온이 상승할 수 있다.
- 약물: 일부 약물들은 발한, 혈관수축 또는 혈관이완을 증진시키고 체온조절중추인 시상하부의 기능을 방해한다.

✓ 체온측정 부위

- 체온측정에 가장 보편적으로 이용되는 부위는 구강(oral), 직장(rectal), 액와(axillary), 고막(tympanic membrane), 피부/측두동맥(skin/temporal artery)이다.
- 체온측정 부위에 따라 측정된 체온이 각각 다르다. 대개 액와체온은 구강체온보다, 구강체온은 직장체온보다 0.5℃ 낮게 측정된다.
- 액와체온(정상범위 36~37℃) < 고막/구강체온(정상범위 36.5~37.5℃) < 직장체온(정상범위 37~37.5℃)

Key Point

3. 맥박에 영향을 미치는 요인

- 연령: 연령이 증가하면 맥박은 점차 감소한다.
- 성별: 사춘기 이후 남성의 평균 맥박은 여성의 맥박보다 약간 더 낮다.
- 운동: 운동이나 활동을 하면 맥박수가 증가한다. 운동선수는 심장의 근육이 발달되어 수축 강도와 효율성이 좋기 때문에 맥박 수의 증가 정도가 보통 사람보다 적다.
- 발열: 체온이 상승하면 말초혈관이 확장되어 혈압이 떨어지고, 신진 대사율이 증가하여 맥박은 증가한다.
- 투약: 약물이 맥박 수에 영향을 미친다. 강심제(예: digitalis 제제)는 심박동수를 감소시키고 epinephrine은 심박동수를 증가시킨다.
- 저혈량증/탈수: 순환혈량이 줄어들면 신체는 보상작용으로 혈압을 올리기 위해 심박수를 증가시킨다.
- 스트레스: 스트레스에 의해 교감신경이 자극되면 심장활동이 증가한다. 스트레스는 심장박동의 강도와 횟수를 모두 증가시킨다. 불안이나 공포, 심한통증이 교감신경을 자극한다.
- 체위 변경: 사람들이 앉거나 서 있으면 하지쪽 정맥계 혈관들이 울혈되어 심장으로 정맥 귀환 혈량이 감소되면서 혈압은 떨어지고 맥박수는 증가한다.
- 병리적 상태: 심장질환이나 산소화에 손상이 있는 대상자들은 안정 시 맥박이 변화될 수 있다.

✓ **맥박측정 부위**

맥박측정에 주로 사용되는 부위는 측두동맥(temporal artery), 경동맥(carotid artery), 상완동맥(brachial artery), 요골동맥(radial artery), 대퇴동맥(femoral artery), 슬와동맥(오금동맥, popliteal artery), 후경골동맥(posterior tibial artery), 족배동맥(pedal or dorsalis pedis artery), 심첨(apex)이다.

✓ **심첨(apex)**

성인의 경우 흉골(sternum; breastbone)에서 왼쪽으로 약 8cm, 5번째 갈비뼈사이에 위치하며, 심장비대를 야기할 수 있는 상황의 노인인 경우 좀 더 왼쪽에 위치한다. 4세 이하 어린이는 좌측 쇄골중앙선의 왼쪽에, 4~6세 어린이는 쇄골중앙선상에 위치하고, 7세에서 9세까지의 어린이는 4번째와 5번째 늑간에 위치한다.

4. 호흡에 영향을 미치는 요인

- 운동: 운동을 하면 인체에 추가적으로 산소를 공급하고 이산화탄소를 제거해야 하므로 호흡이 깊고 빨라진다.
- 통증: 통증은 호흡횟수와 리듬을 변화시키고 호흡이 얕아진다.
- 불안: 불안은 교감신경을 자극하여 호흡의 횟수와 깊이를 증가시킨다.
- 흡연: 만성적인 흡연은 호흡 기도를 변화시켜 흡연을 하지 않는 휴식 시에도 호흡수를 증가시킨다.
- 체위: 반듯이 선 자세는 가슴이 완전히 확장되도록 도와주며 등을 구부리거나 웅크린 자세는 환기를 방해한다.
- 약물: 마약성 진통제, 전신마취제, 안정제 등은 호흡수와 깊이를 감소시킨다. 암페타민, 코카인은 호흡수와 깊이를 증가시키고 기관지 확장제는 기도확장으로 호흡이 느려진다.
- 신경손상: 뇌간의 손상은 호흡중추에 손상을 미쳐 호흡수와 리듬을 억제한다.
- 헤모글로빈 기능: 헤모글로빈 수치의 감소는 혈액의 산소운반량을 감소시켜 호흡률이 증가한다. 고도가 높아지면 산소포화도가 떨어져 호흡수와 깊이가 증가한다.

5. 혈압에 영향을 미치는 요인

- 연령: 신생아의 평균 수축기압은 75mmHg이다. 나이가 들면 혈압이 높아져 사춘기 시작에서 절정에 달하고, 그 다음부터 다소 감소하는 추세이다. 더 나이가 많아지면 동맥의 탄력성이 감소되어 동맥은 굳어지고 유연성이 적어져서, 수축기압이 상승한다. 혈관벽은 혈액의 압력에 더 이상 확장되지 못하기 때문에 이완기압도 상승한다.
- 운동: 신체운동이 심박출량을 증가시키고 혈압을 상승시킨다. 운동이나 활동을 하고 난 후에는 20~30분간 휴식을 취해야 신뢰성 있는 혈압측정치를 얻을 수 있다.
- 스트레스: 교감신경계 자극은 심박출량을 증가시키고 세동맥을 수축시켜 혈압을 상승시킨다. 그러나 심한 통증은 혈관운동중추를 방해하고, 혈관확장을 초래하여 혈압을 감소시킬 수 있다.
- 성별: 일반적으로 사춘기 이후 여성은 같은 연령의 남성보다 혈압이 더 낮다. 이는 호르몬의 차이에 의한 것으로 생각된다. 대개 폐경기 이후의 여성은 이전보다 더 높은 혈압을 나타낸다.
- 약물: 항고혈압제와 마약성 진통제는 혈압을 떨어뜨리고 혈관수축제는 혈압을 상승시킨다.
- 비만(obesity): 비만인 성인이나 어린이가 고혈압이 되는 경향이 있다.
- 일주기 변동: 신진대사율이 가장 낮은 이른 아침에 혈압이 가장 낮고, 점차 상승해서 늦은 오후 혹은 초저녁에 혈압이 가장 높다.
- 질환: 심박출량, 순환혈량, 혈액의 점도와 동맥의 순응에 영향을 미치는 질병은 혈압에 직접적인 영향을 미친다.
- 온도: 대사율의 증가 때문에 발열 시 혈압이 상승한다. 그러나 외부의 열은 혈관을 확장하여 혈압을 떨어뜨리고, 냉(cold)은 혈관수축으로 혈압을 상승시킨다.
- 처치: 어린이에게는 불안을 초래하는 검사나 처치 후에는 혈압을 측정하지 않는다.

6. Korotkoff sounds 6단계

- 1단계: 수축기압, 처음 들리지만 깨끗하면서 분명한 소리
- 2단계: '휙휙' 하는 소리 혹은 '쉭쉭' 거리는 소리가 들린다.
- 3단계: 혈액은 점차 확장된 동맥을 통하여 자유롭게 흐르고 소리는 뚜렷하고 강하다
- 4단계: 부드러운 소리가 점차 약해지는 시기로 어린아이의 이완기압
- 5단계: 마지막 소리가 들리는 지점의 눈금이 성인의 이완기압

✓ 혈압측정 부위

- 상지: 상완이나 전완에 커프를 감고 상완동맥, 요골동맥에서 청진 또는 촉진.
  금기) 정맥염이 있는 부위의 팔, 동정맥루, 혈액투석 받는 팔.
  말초 삽입형 중심 정맥관을 삽입한 팔, cast, 통증이 있는 팔.
  유방절제술을 받은 환자의 수술 받은 쪽 팔(순환 방해하여 림프부종 유발)
- 하지: 발목 위나 대퇴에 커프를 감고 슬와동맥, 후경골동맥, 족배 동맥에서 청진 또는 촉진.

7. 기록

- 해당된 시간에 정확히 기록한다.
- 호흡. 체온, 혈압은 흑색, 맥박은 적색으로 기록하되 체온 맥박의 경우 연결된 선으로 기록한다.
- 비정상 소견이나 기대되지 않은 결과는 자세히 기록한다.
- 대상자와 가족의 교육내용을 기록한다.
- 활력징후 기록시 측정한 방법과 부위를 기록한다.

활력징후 측정 수행절차 및 이론적 근거

1

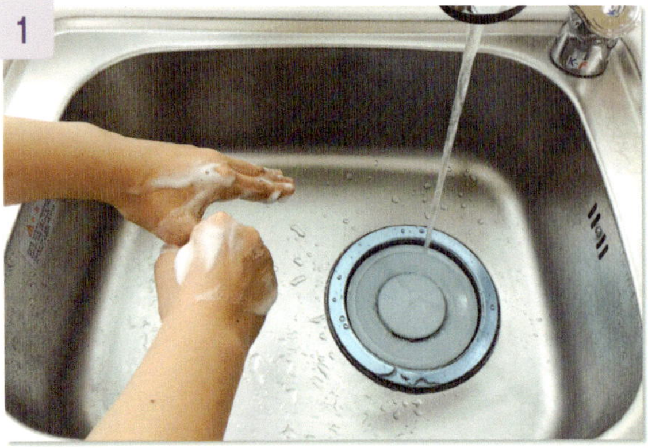

물과 비누로 손위생을 실시한다.

2

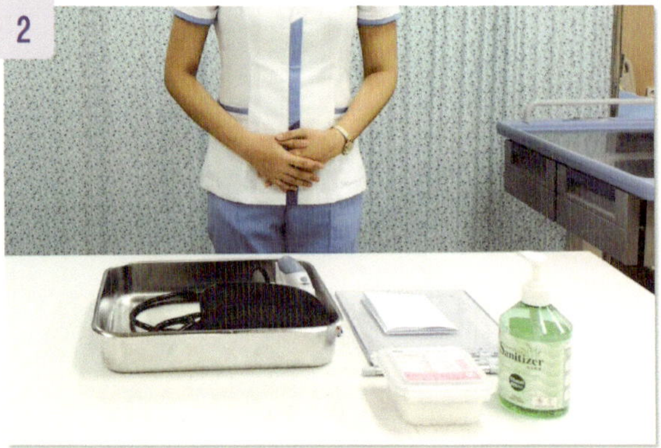

필요한 물품을 준비하고, 작동여부를 확인한다(청진기, 체온계, 혈압계).

3

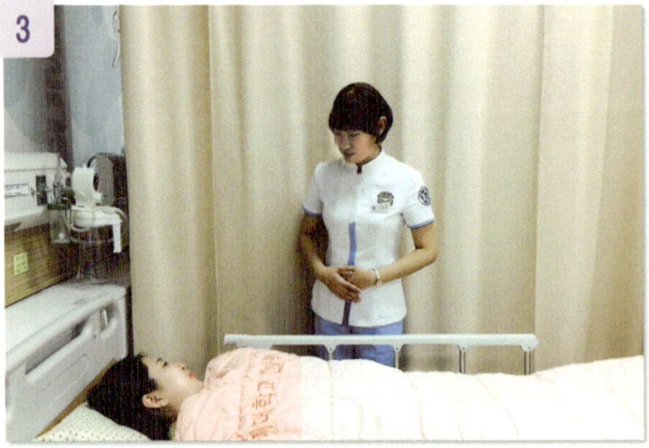

준비한 물품을 가지고 대상자에게 가서 간호사 자신을 소개한다.

대상자가 지침에 따르도록 하며, 불안을 감소시켜준다.

4

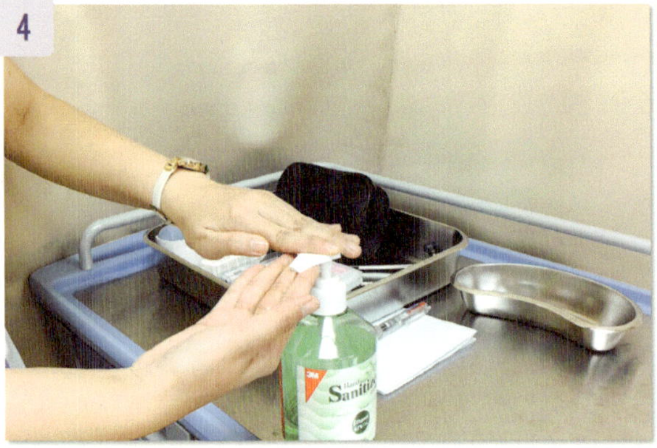

손소독제로 손위생을 실시한다.

미생물의 전파를 감소시킨다.

5

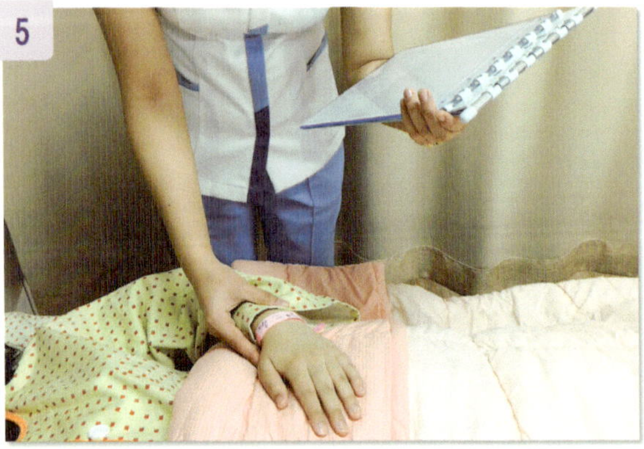

대상자의 이름을 개방형으로 질문하여 대상자를 확인하고, 입원팔찌와 환자리스트(또는 처방지)를 대조하여 대상자(이름, 등록번호)를 확인한다.

올바른 대상자에게 적절한 사정이나 치료를 제공하고 실수를 줄인다.

6

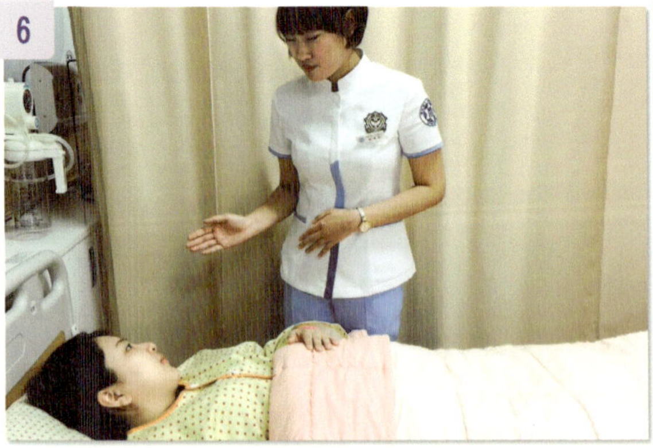

대상자에게 체온, 맥박, 호흡, 혈압을 측정하는 목적과 절차를 설명한다.

활력징후 측정 수행절차 및 이론적 근거(계속)

7

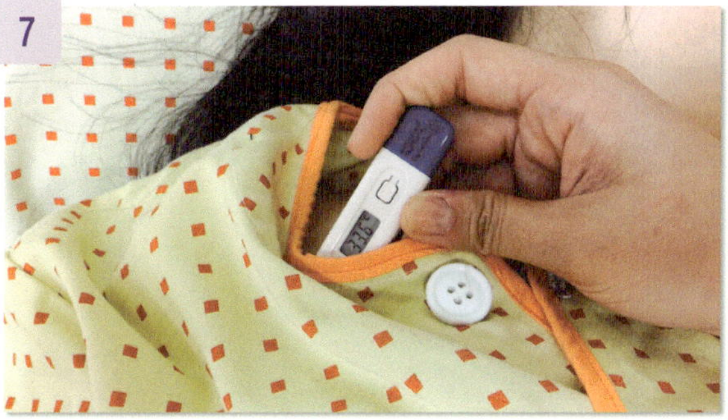

전자체온계를 꺼내어 끝부분을 소독솜으로 닦은 후 겨드랑이 중앙에 삽입하여 체온계가 빠지지 않도록 지지한다.

체온계가 액와 혈관 부위에 위치하게 하여 체온을 정확히 측정할 수 있다.

8

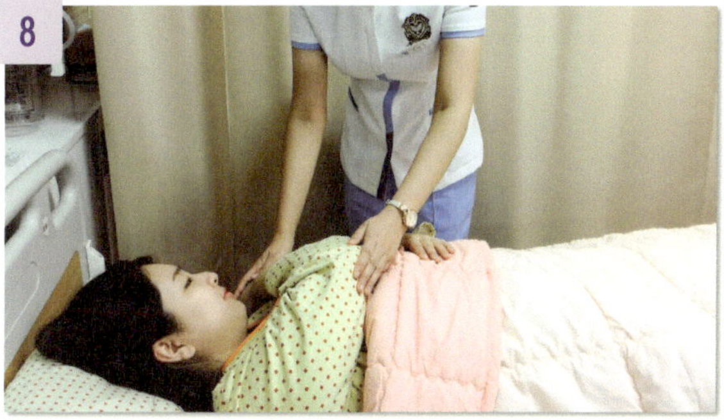

대상자에게 체온이 측정(체온계 화면에 나타난 글자가 더 이상 깜박이지 않거나 "삐~" 소리 등 해당 전자체온계의 작동방법 적용)될 때까지 체온계가 유지되도록 설명한다.

9

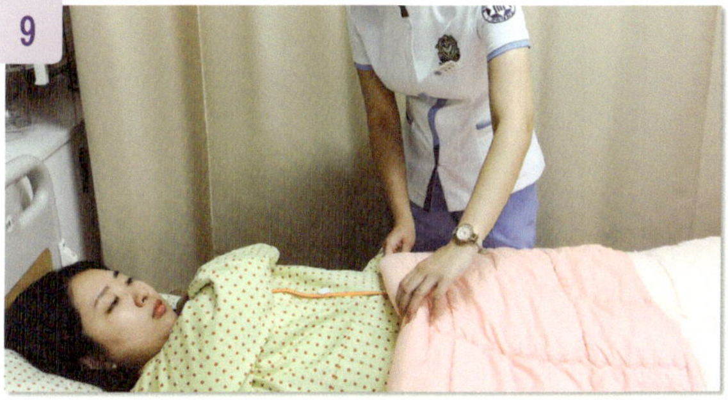

대상자의 팔을 편한 자세로 놓고, 대상자의 이불을 내려 가슴이 보이도록 한다.

10

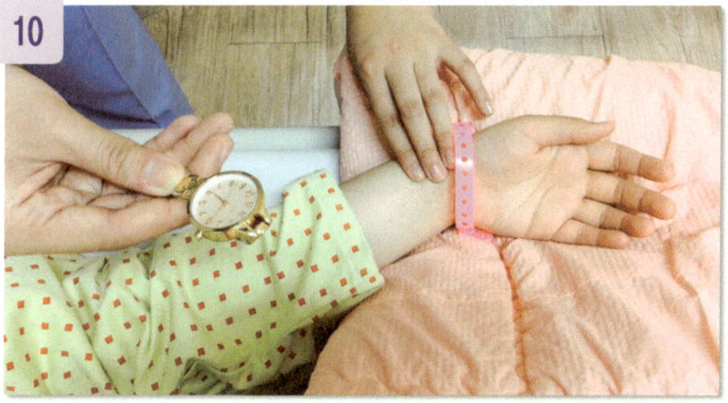

손가락으로 요골동맥을 찾아서 그 위에 놓고, 맥박 부위를 확인한 후, 맥박을 측정한다.

[처음 입원 시] 1분간 맥박수를 측정한다.

[입원 중 규칙적임을 확인한 후] 30초 동안 맥박수를 측정한 후 2배를 한다.

둘째, 셋째, 넷째 손가락으로 요골동맥을 찾아서 그 위에 놓는다. 엄지손가락에는 굵은 혈관이 있어 간호사 자신의 맥박과 대상자의 맥박이 혼돈될 수 있으므로 사용하지 않는다.

동맥위에 놓인 손가락에 살짝 힘을 주어 동맥을 누른다. 요골동맥을 너무 심하게 압박하면 맥박이 소실되고, 너무 약하게 압박하면 맥박이 잘 촉지되지 않게 된다. 만약 맥박이 불규칙하다면, 입원 중이라도 1분 동안 세는 것이 정확하다.

11

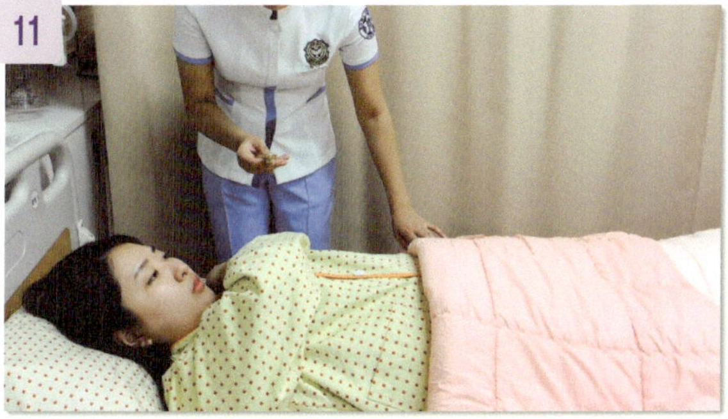

맥박을 측정한 후 동맥에 손을 그대로 댄 채로 호흡을 측정한다.

[처음 입원 시] 1분간 호흡수를 측정한다.

[입원 중] 30초 동안 호흡수를 측정한 후 2배를 한다.

호흡수와 깊이, 리듬, 규칙성을 함께 사정하며 비정상시에는 1분간 측정하는 것이 정확하다.

12

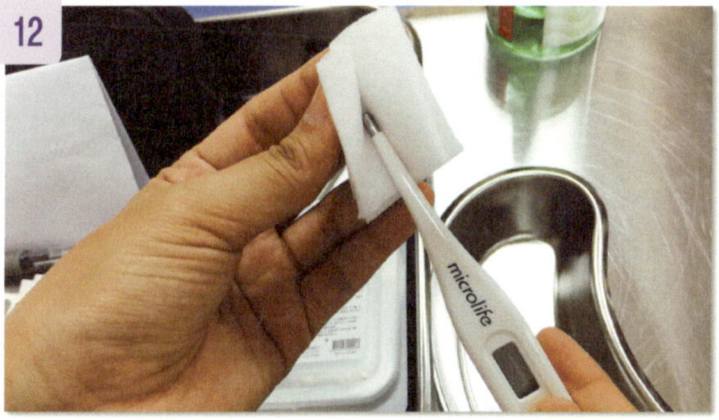

체온이 측정되면 체온계를 빼고, 소독 솜으로 닦은 후 체온계의 전원을 끄고 용기에 넣는다.

활력징후 측정 수행절차 및 이론적 근거(계속)

13

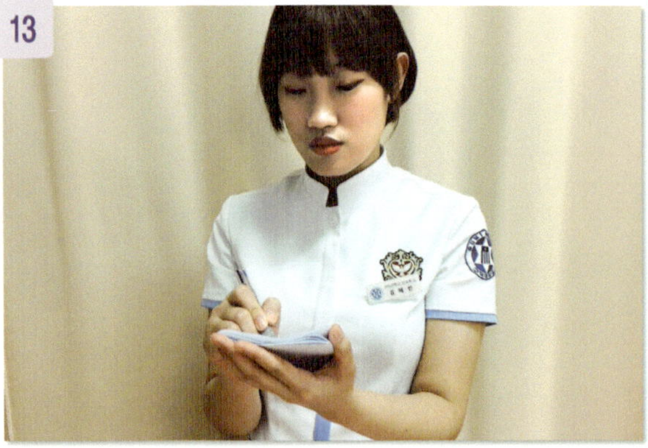

측정된 맥박과 호흡, 체온을 메모한다.

14

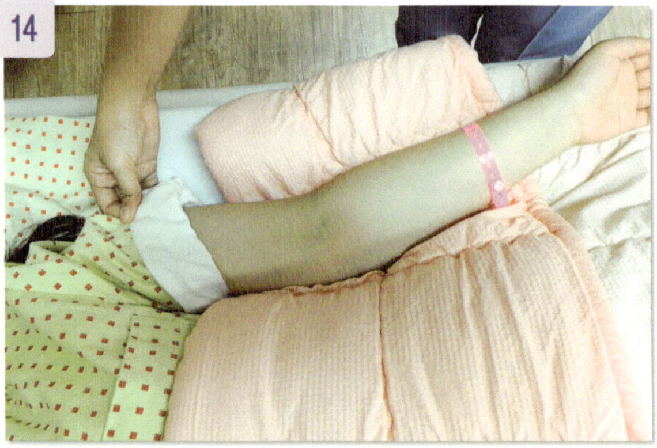

대상자가 편안한 자세를 취하게 한 후, 대상자의 팔을 심장과 같은 높이로 놓고 팔을 노출시킨다.

15

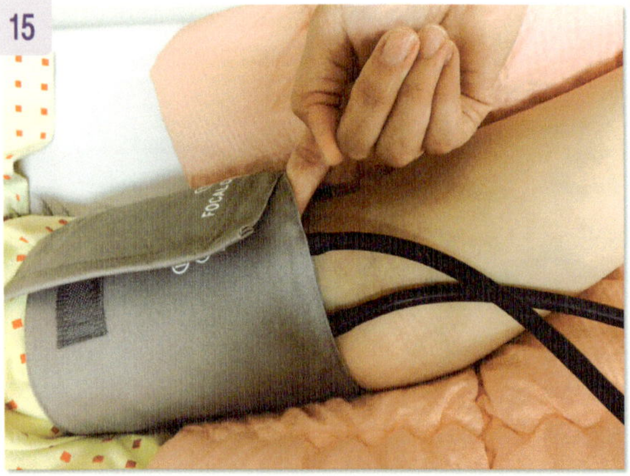

팔오금 상완동맥 2-3Cm 위에 커프의 bulb에 연결된 줄이 상완동맥과 평행이 되게 놓이도록 하고 손가락 하나가 들어갈 정도의 여유를 주고 감는다.

커프를 균일하게 감아 공기압을 균등하게 배분하여 정확하게 혈압을 측정하기 위함이며, 느슨하게 감은 경우 혈압이 높게 측정 된다.

16

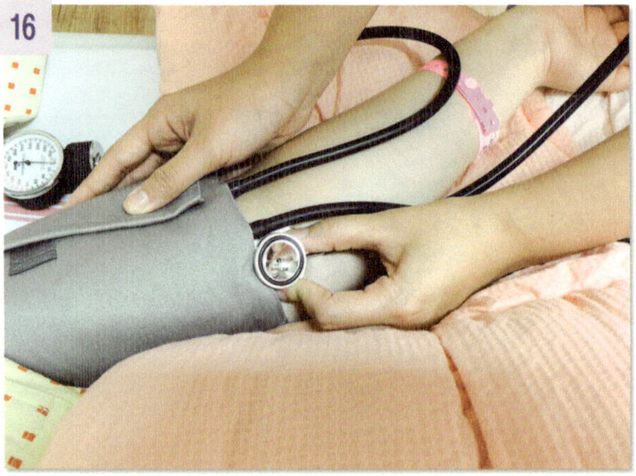

손가락으로 상완동맥을 찾아 그 위에 청진기를 대고, 움직이지 않게 손으로 고정한다.

※ 참고) 처음(initial) 혈압측정인 경우 다음의 사항을 15번 후에 먼저 시행한다.

1. 한 손으로 혈압계의 조절 밸브를 잠그고 압력 밸브를 눌러 커프에 공기를 넣고, 다른 손의 손가락을 상완동맥 또는 요골동맥 위에 올려놓는다.
2. 상완동맥 또는 요골동맥을 촉지 하여 맥박이 소실되는 지점에서 혈압계의 눈금을 30mmHg 정도 더 올린다.
3. 조절 밸브를 천천히 열어 눈금을 1초에 2mmHg의 속도로 내리면서 상완동맥이나 요골동맥에서의 맥박이 다시 촉지 되는 지점의 눈금을 읽어서 기억한다.
4. 커프의 공기를 완전히 뺀 후 최소한 15초 동안 기다린다.

정맥이 충혈되는 것을 기다려 혈압이 높게 측정되지 않도록 한다.

활력징후 측정 수행절차 및 이론적 근거(계속)

17

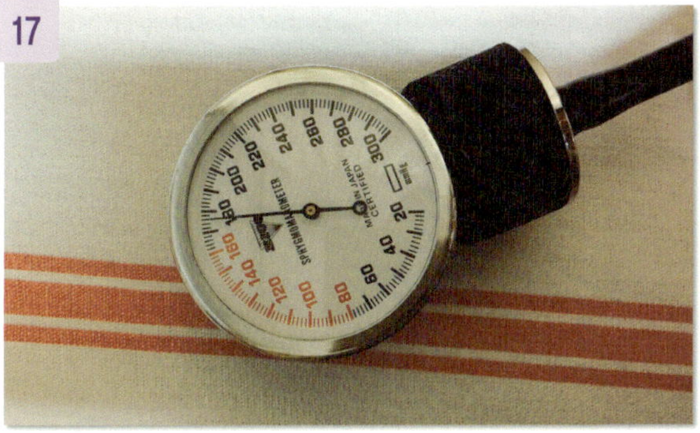

혈압계의 조절 밸브를 잠그고 압력 bulb를 눌러 혈압계의 눈금이 160-200mmHg까지 올라가게 공기를 넣는다.

※ 처음(initial) 측정인 경우, 다음의 사항을 시행한다.
혈압계의 조절 밸브를 잠그고 압력 bulb를 눌러 혈압계의 눈금이 상완동맥이나 요골동맥에서의 맥박이 다시 촉지 되었던 지점의 눈금을 기억하여 눈금보다 30mmHg 더 올라가게 혈압계의 눈금을 올린다.

18

조절 밸브를 천천히 열어 1초에 2mmHg씩 눈금을 내리면서 처음 소리가 들리는 지점의 눈금을 읽어서 기억한다.

만약 너무 빠르거나 느리게 풀면 혈압이 부정확하게 측정될 수도 있다.

19

조절 밸브를 천천히 열어 차츰 커프에서 공기를 빼면서 소리가 없어지는 지점의 눈금을 읽어서 기억한다.

이완기압을 측정하기 위함이며 성인의 경우 이완기 혈압이 5번째 Korotkoff음이고, 어린이의 경우 4번째 Korotkoff음이 이완기 혈압이다.

20

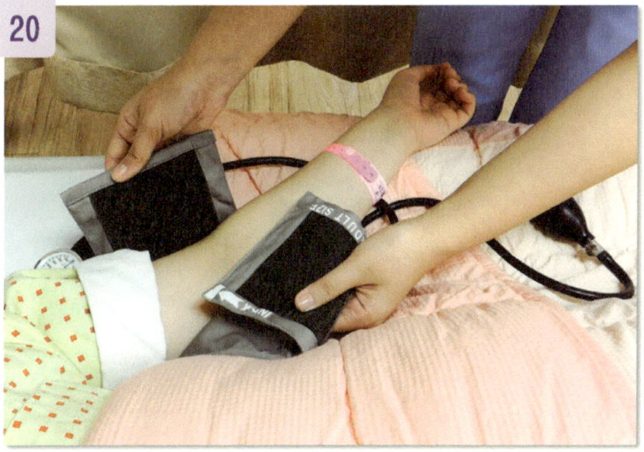

조절 밸브를 완전히 열어 커프에서 공기를 완전히 뺀 후 커프를 풀어, 혈압계를 정리한다.

21

대상자의 환의를 정리한다.

22

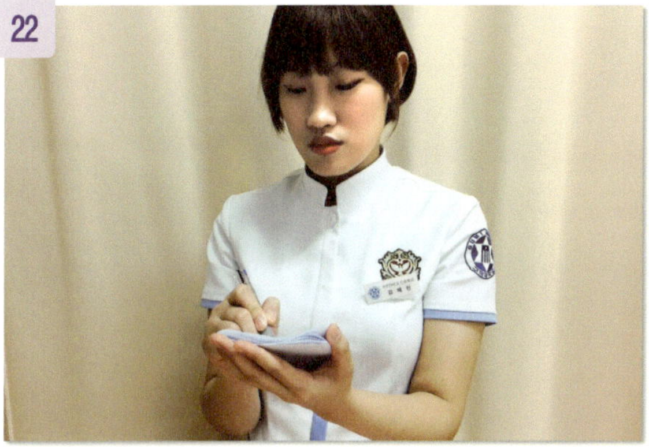

측정한 혈압을 메모한다.

활력징후 측정 수행절차 및 이론적 근거(계속)

23

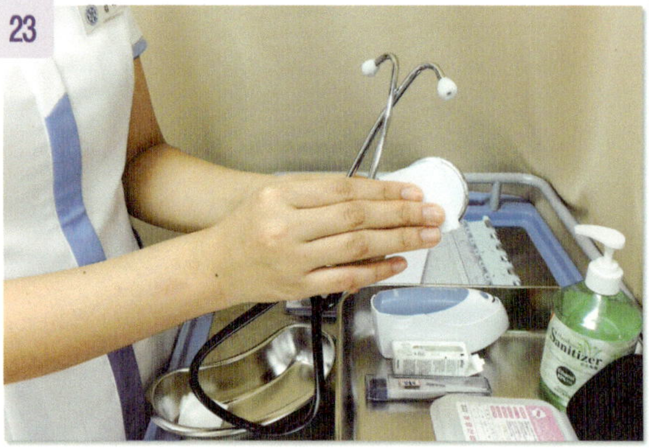

청진기의 귀꽂이(ear piece)와 판막(diaphragm)을 소독솜으로 닦는다.

24

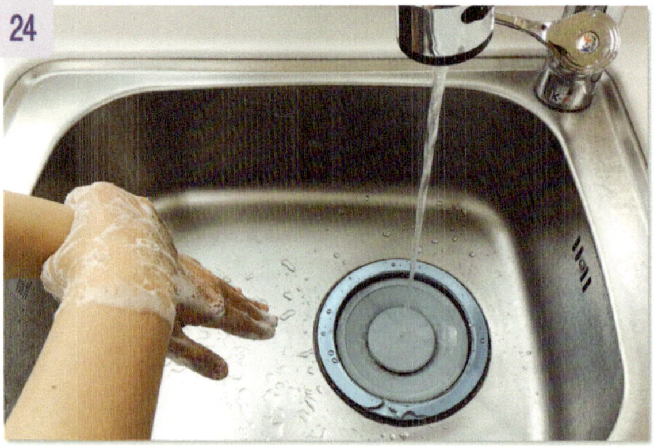

물과 비누로 손위생을 실시한다.

25

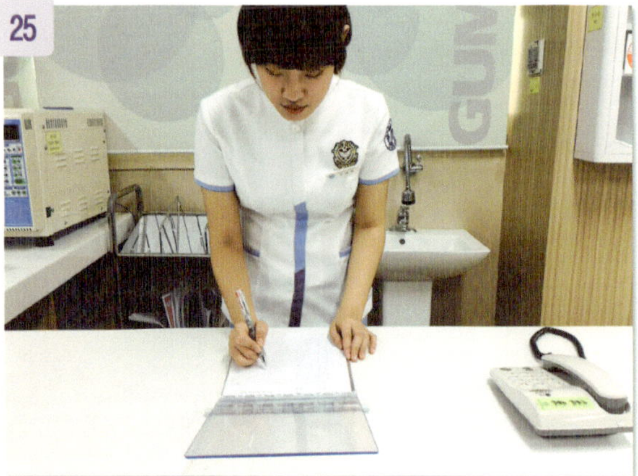

간호기록지에 호흡, 체온, 맥박, 혈압측정치를 기록한다.

체온을 고막으로 측정하는 경우 다음 절차로 체온, 맥박, 호흡을 측정한다.

활력징후 측정 수행절차 및 이론적 근거 (고막체온 측정 수행절차)

1

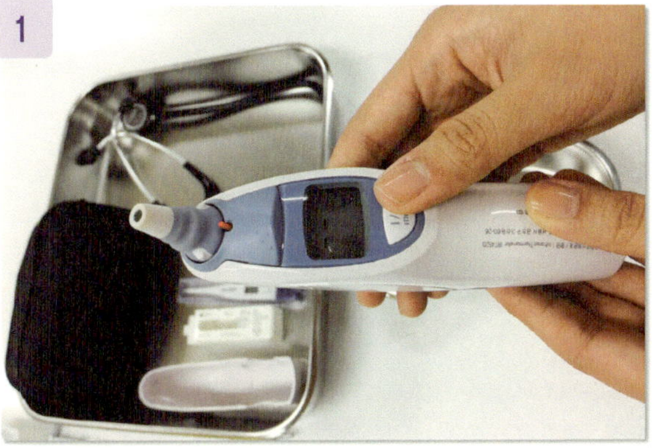

필요한 물품을 준비하고 작동여부를 확인한다.

2

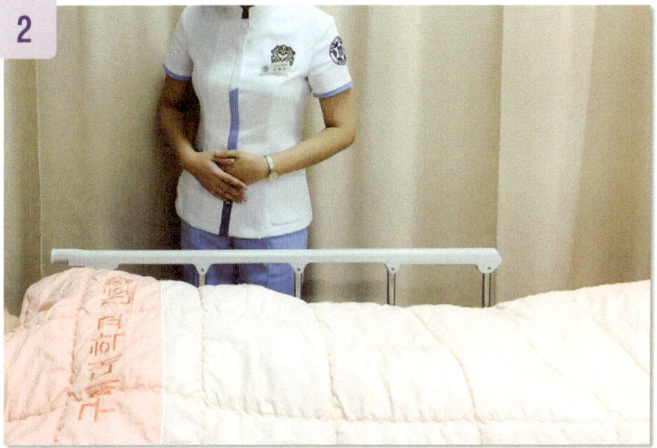

준비한 물품을 가지고 대상자에게 가서 간호사 자신을 소개한다.

3

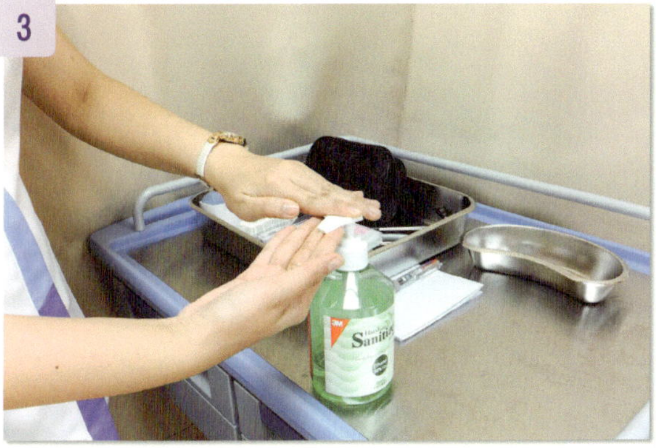

손소독제로 손위생을 실시한다.

4

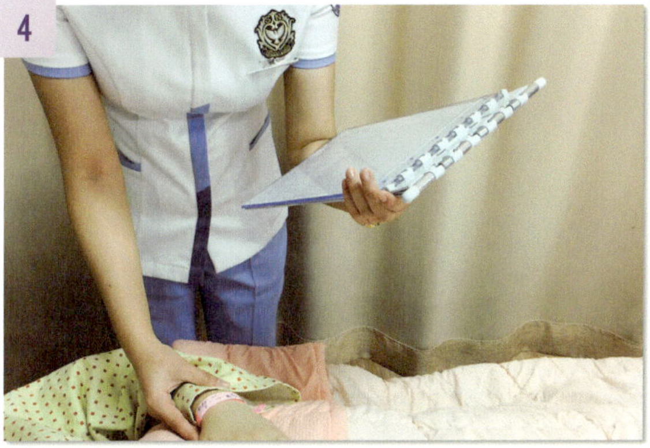

대상자의 이름을 개방형으로 질문하여 대상자를 확인하고, 입원팔찌와 환자리스트(또는 처방지)를 대조하여 대상자(이름, 등록번호)를 확인한다.

5

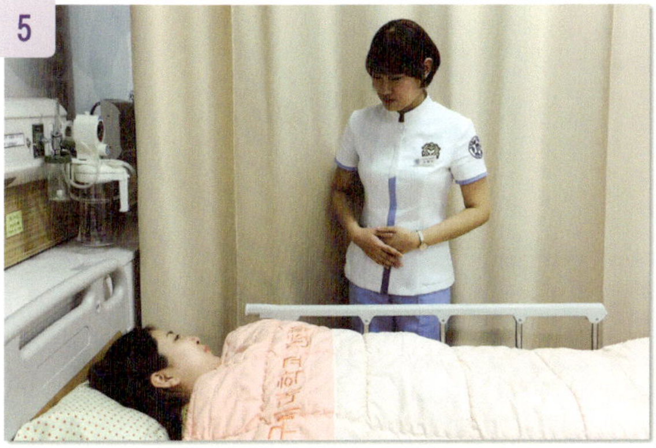

대상자에게 체온을 측정하는 목적과 절차를 설명한다.

6

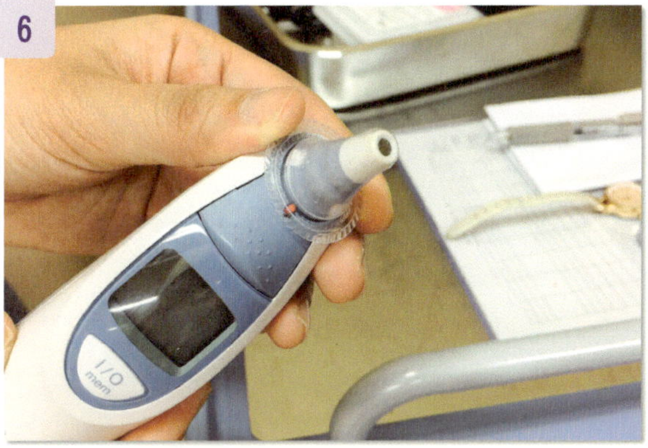

용기에서 탐침 덮개를 꺼낸 후 탐침 덮개를 고막체온계에 덮는다.

활력징후 측정 수행절차 및 이론적 근거 (고막체온 측정 수행절차)(계속)

7

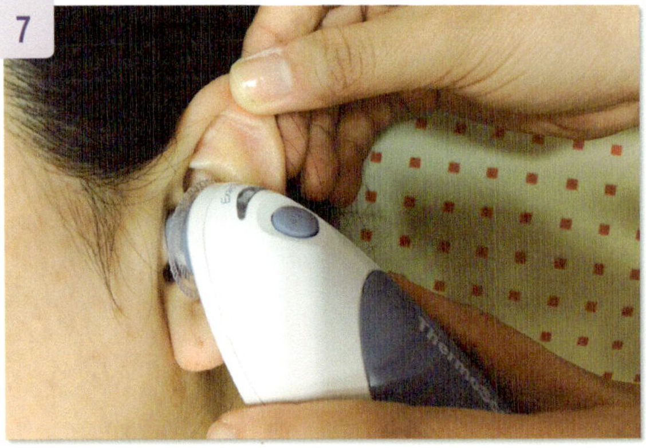

대상자의 머리를 한 쪽으로 돌려 체온을 측정할 귀를 노출시킨 후 귓바퀴를(성인의 귓바퀴는 후상방으로, 소아는 후하방으로) 당긴 다음 탐침을 부드럽게 외이도로 삽입하여 체온을 측정한다.

외이도가 일직선으로 되도록 하여 측정을 정확하게 하기 위함이다.

8

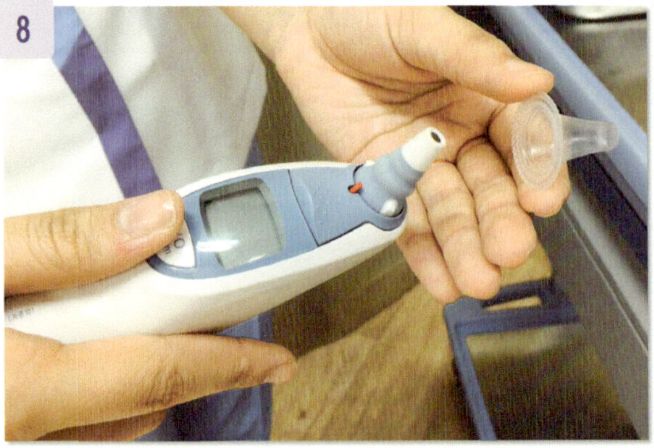

탐침 덮개를 제거 한 후 체온을 메모한다.

9

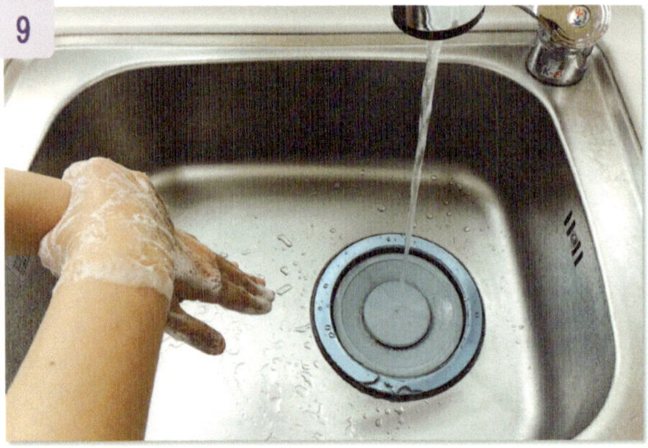

물과 비누로 손위생을 실시한다.

10

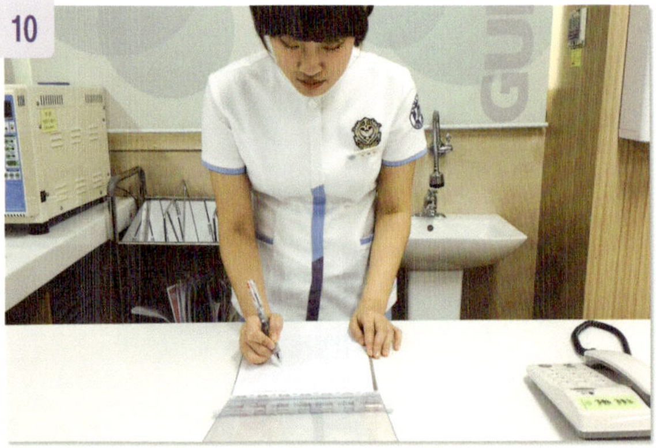

간호기록지에 체온을 기록한다.

CHAPTER

04 | 내과적 무균술

1 손씻기

2 마스크 착용법

3 가운 착용법

4 장갑 착용법

Clinical Foundation Nursing

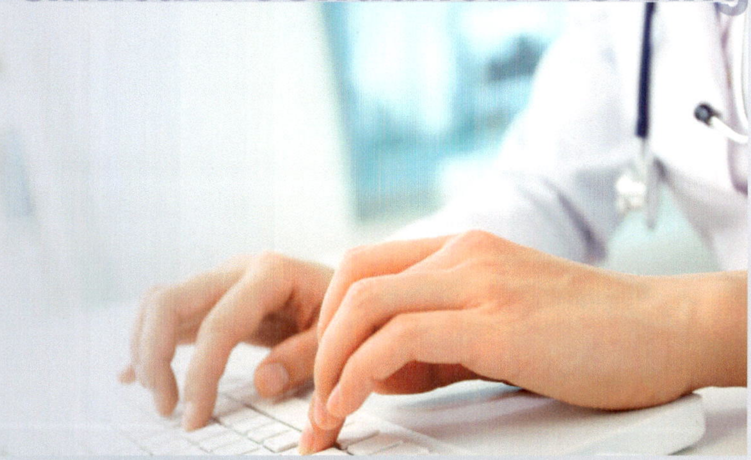

1 손씻기 Hand washing

1) 목적

손의 때나 먼지를 제거하여 단기균(transient)이 상주균(resident)으로 되는 것을 예방한다.

2) 준비물품

① 비누, 손소독제
② 흐르는 미온수
③ 타월

3) 수행 및 이론적 근거

수행	이론적 근거
ⓐ 물품을 확인한다.	
ⓑ 반지, 시계를 모두 제거하고 옷은 팔꿈치 위까지 걷어 올린다.	ⓑ 균 서식이 가능한 모든 환경을 제거한다.
ⓒ 세면기와 10~15cm 정도 떨어져 다리를 벌리고 선다.	ⓒ 세면대는 비소독 영역이므로 옷과 손이 세면기에 닿지 않도록 한다.
ⓓ 손은 팔꿈치보다 낮게 하여 손을 씻는다. 손을 씻는 동안 온수는 계속 흐르게 한다.	ⓓ 손의 세균이 팔을 오염시키지 않고 아래를 흘러내릴 수 있도록 하기 위함이다. 온수는 냉수보다 세척효과를 증대시킨다.
ⓔ 주위로 물이 많이 튀지 않도록 조심하며 비누나 세제로 1분 이상 문지른다.	ⓔ 습할 경우 병원체의 증식이 용이하기 때문이다.
ⓕ 손톱 밑, 손가락 사이를 철저히 씻는다. 이때 손톱으로 긁어 상처가 나지 않도록 한다.	ⓕ 손톱 밑, 손가락 사이는 병원체 성장이 용이하기 때문이며, 상처난 부위로 감염될 가능성이 높으므로 주의하여 손을 씻어야 한다.
ⓖ 비누가 완전히 제거되도록 흐르는 물에 충분히 헹군다.	
ⓗ 일회용 타월로 손가락에서 손목쪽으로 닦고 버린다.	ⓗ 수건으로 문질러 피부가 상하지 않도록 유의한다.
ⓘ 수도꼭지는 사용한 타월로 잠근다.	ⓘ 수도꼭지는 비소독 영역이므로 손이 오염되지 않도록 한다.

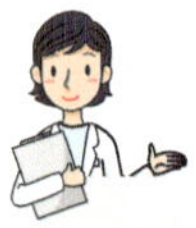

주 의 사 항

1. 세면대는 비소독 영역이므로 옷과 손이 세면기를 닿지 않도록 한다.
2. 손톱밑, 손가락 사이는 병원체 성장이 용이하기 때문이며, 상처난 부위로 감염될 가능성이 높으므로 주의하여 손을 씻어야 한다.
3. 수건으로 문질러 피부가 상하지 않도록 한다(손끝 → 팔꿈치).
4. 수도꼭지는 비소독 영역이므로 손이 오염되지 않도록 한다.

손씻기 수행절차 및 이론적 근거

1

시계와 반지를 빼고 옷을 팔꿈치까지 걷어 올린 다음 내려오지 않도록 고정한다.

세균이 시계와 반지의 틈사이에 상주할 수 있다.

2

세면대와 6인치 정도 떨어져 발을 벌리고 선다.

세면대는 오염된 것으로 간주되며 유니폼을 통해 병원체를 옮길 수 있다.

3

물을 틀고 따뜻하게 온도를 맞춘다.

뜨거운 물보다 따뜻한 물이 모공을 열리게 하고 피부로부터 기름기를 덜 제거시켜 피부를 덜 거칠게 한다.

4

물을 튀지 않도록 하고 젖은 싱크대에 기대지 않는다.

오염된 세면대로부터 튀겨진 물은 유니폼을 오염시킨다.

5

손을 팔꿈치보다 낮게 유지하고 흐르는 물에 손과 아래팔을 충분히 적신다

손은 가장 오염되어 있으므로 물은 덜 오염된 손목에서 오염된 부위인 손가락 쪽으로 흐르게 한다.

6

비누나 소독제를 손에 소량 묻힌다.

7 **손 씻기 수행의 6단계**

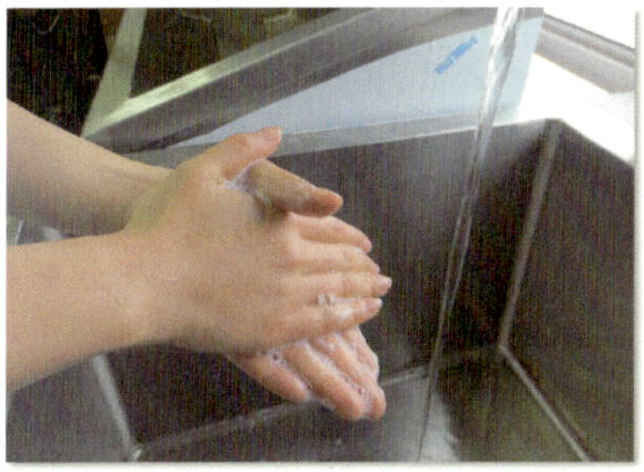

1단계: **비누거품을 충분하게 내면서 손바닥과 손바닥을 마주 대고 문질러 준다.**

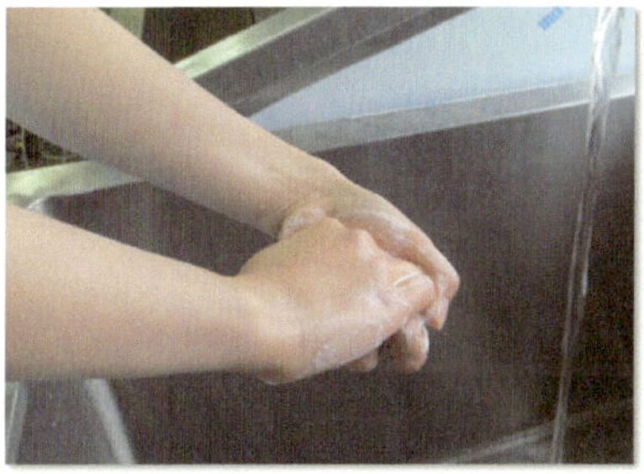

2단계: **손가락을 마주잡고 문질러 준다.**

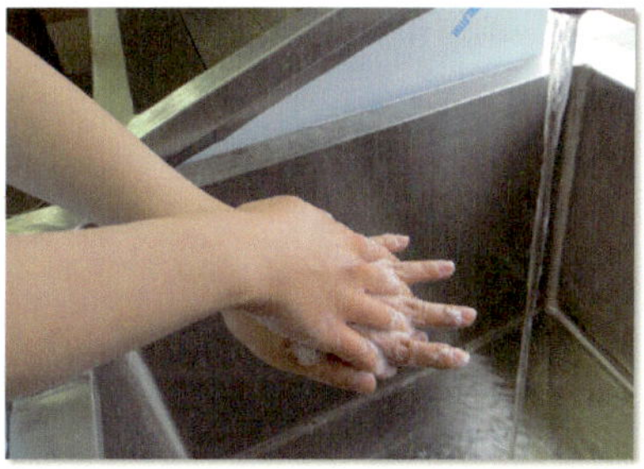

3단계: **손등과 손바닥을 마주 대고 문질러 준다.**

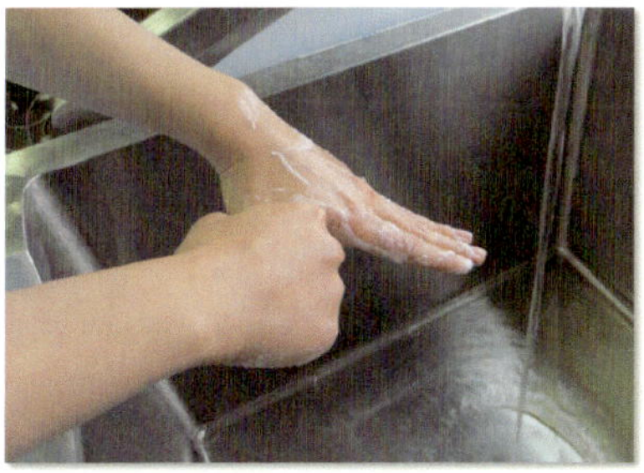

4단계: **엄지손가락을 다른편 손바닥으로 돌려주면서 문질러 준다.**

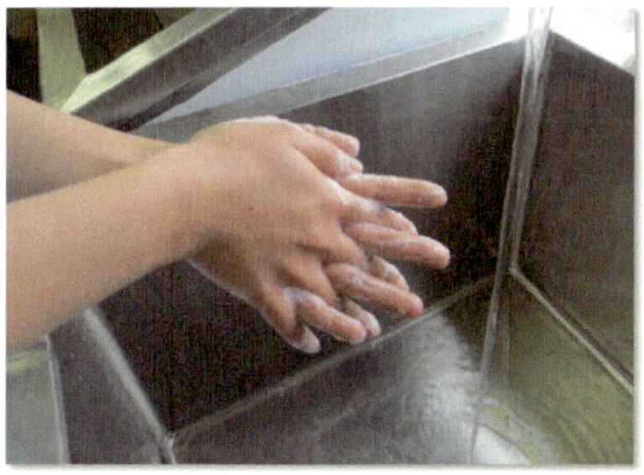

5단계: **손바닥을 마주대고 손깍지를 끼고 문질러 준다.**

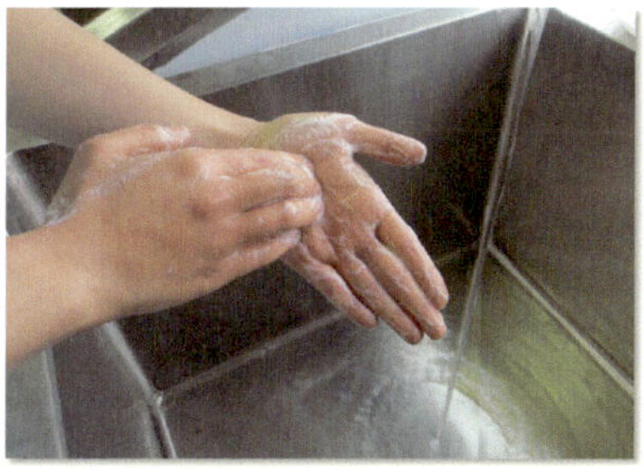

6단계: **손가락을 반대편 손바닥에 놓고 문지르며 손톱 밑을 깨끗하게 한다.**

8

손목을 잡고 비빈다.

9

흐르는 물에 손을 헹구고 종이 타월로 수도꼭지를 잠근다.

종이타월로 잠그면 깨끗한 손이 더러운 표면에 접촉되는 것을 방지한다.

2 마스크 착용법 Masking

1) 목적

간호사 자신을 병원체로부터 보호하고 특히 비말감염을 예방하기 위함이다.

2) 준비물품

마스크

3) 수행 및 이론적 근거

수행	이론적 근거
ⓐ 손을 세척한다.	
ⓑ 코와 입이 완전히 덮이도록 마스크를 대고 위쪽 끈을 먼저 머리에 묶는다.	ⓑ 마스크는 항상 가장 먼저 착용하고, 가장 나중에 손을 세척한 후 제거하도록 한다.
ⓒ 아래쪽 끈을 묶는다.	
ⓓ 마스크는 젖으면 새것으로 교환한다.	ⓓ 2~3시간 사용하여 습해진 마스크에는 균이 증식할 가능성이 있다.
ⓔ 마스크를 풀 때는 아래쪽 끈을 먼저 풀고 위쪽 끈을 푼다.	ⓔ 위쪽 끈을 먼저 풀면 마스크가 흘러내려 안쪽이 오염되기 때문이다.
ⓕ 사용한 마스크는 용도에 따라 세탁주머니에 넣거나 버린다.	

주 의 사 항

1. 마스크는 항상 가장 먼저 착용하고, 가장 나중에 손을 세척한 후 제거하도록 한다.
2. 2~3시간 사용시 습해진 마스크에 균이 증식할 가능성이 있으므로 새것으로 교환한다.
3. 마스크를 위쪽 끈을 먼저 묶고, 아래 끈을 맨다(풀 때는 아래 끈 → 위쪽 끈).

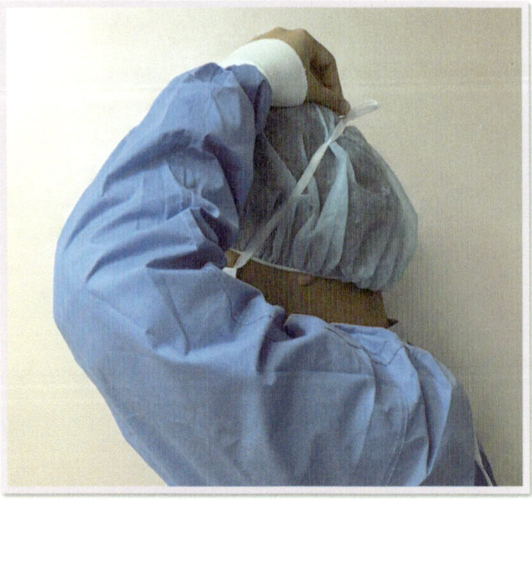

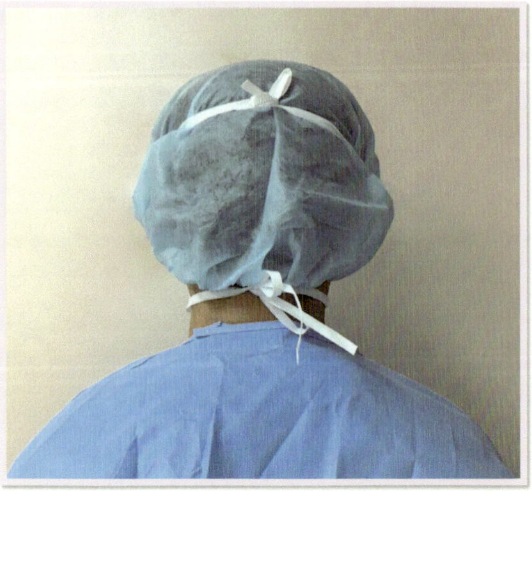

3 가운 착용법 Gowning

1) 목적

① 감염성 대상자 간호시 오염된 환경에 노출되는 것을 방지하여 간호사 자신을 보호한다.
② 수술실, 신생아실, 분만실 등에서는 간호사의 옷이 환경을 오염시키는 것을 방지하여 감염요인을 최소화하기 위함이다.

2) 준비물품

가운

3) 수행 및 이론적 근거

(1) 격리실 밖에서 가운 착용

수행	이론적 근거
ⓐ 손을 세척한다.	
ⓑ 걸대에서 가운을 벗겨 깨끗한 면을 잡고 양 팔을 낀다.	ⓑ 가운의 안쪽이 깨끗한 면이므로 가운 바깥쪽은 손으로 만지지 않는다.
ⓒ 목뒤로 끈을 맨다.	ⓒ 목끈은 오염되지 않은 것으로, 허리끈은 오염된 것으로 생각한다.
ⓓ 병실에 들어가서 허리끈을 묶는다.	
ⓔ 가운을 벗을 때는 허리끈은 병실에서 풀어놓고 나온다.	
ⓕ 손을 세척한 후 목끈을 푼다.	
ⓖ 한 손을 반대쪽 소매 속으로 넣어 소매를 당겨서 벗는다. 다른 손은 소매가 덮인 상태로 팔을 당겨서 벗는다.	ⓖ 오염된 부분끼리 맞닿게 하여 옷을 벗는다.
ⓗ 가운 안쪽으로 손을 넣어 어깨솔기를 겹쳐서 겉이 안으로 가도록 한 후 한쪽 면을 뒤집어서 걸대에 건다.	ⓗ 가운의 오염된 영역이 노출되어 환경을 재오염시키는 것을 예방한다.

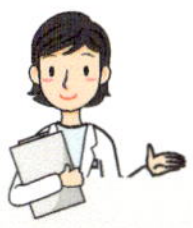

주 의 사 항

1. 가운의 안쪽이 깨끗한 면이므로 가운 바깥쪽은 손으로 만지지 않는다.
2. 목끈은 오염되지 않은 것으로, 허리끈은 오염된 것으로 생각한다.
3. 오염된 부분끼리 맞닿게 하여 옷을 벗는다.
4. 가운의 오염된 영역이 노출되어 환경을 재오염시키는 것을 예방한다.

(2) 격리실 안에서 가운착용

수행	이론적 근거
ⓐ 신체부위가 가급적 병실에 닿지 않도록 하며 병실로 들어간다.	ⓐ 격리실 문의 안쪽은 오염된 영역이다.
ⓑ 목끈을 잡고 걸대에서 가운을 벗긴다.	
ⓒ 접혀져 있던 가운의 안쪽이 몸으로 오도록 하여 가운을 펴서 양 손을 가운 소매속으로 넣는다.	ⓒ 가운은 겉면이 병실에 노출되도록 접혀 있으므로 안쪽은 오염되지 않은 것으로 본다.
ⓓ 손으로 가운의 겉면을 만지지 않도록 하면서 가운을 입는다.	
ⓔ 가운을 벗을 때는 먼저 허리끈을 풀고 격리실 밖에서 가운착용법과 동일한 방법으로 가운을 벗는다.	
ⓕ 가운의 목끈을 잡고 가운의 안쪽에 손을 넣어 겉면의 어깨선이 맞도록 가운을 잡은 다음 그대로 걸대에 건다.	ⓕ 가운의 겉면은 오염되었으므로 손으로 겉면을 만지지 않도록 하며, 격리실안의 환경에 겉면이 드러나도록 가운을 걸어둔다.
ⓖ 격리실을 나온 후에는 즉시 손을 씻는다.	ⓖ 손을 씻지 않은 채 격리실 외부의 물건을 만져 오염시키지 않도록 한다.

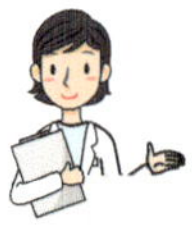

주 의 사 항

1. 가운의 겉면은 오염되었으므로 손으로 겉면을 만지지 않도록 하며, 격리실안의 환경에 겉면이 드러나도록 가운을 걸어둔다.
2. 손을 씻지 않은 채 격리실 외부의 물건을 만져 오염시키지 않도록 한다.

수술실 멸균가운 착용법

A

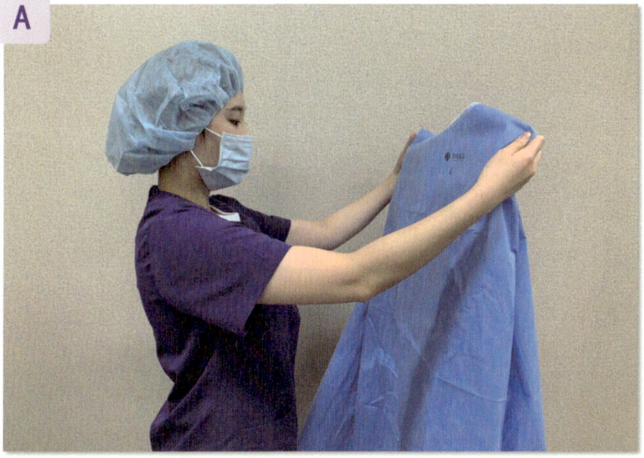

B

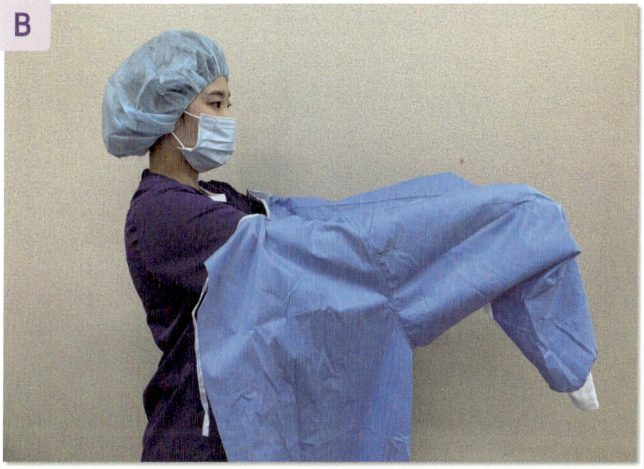

C

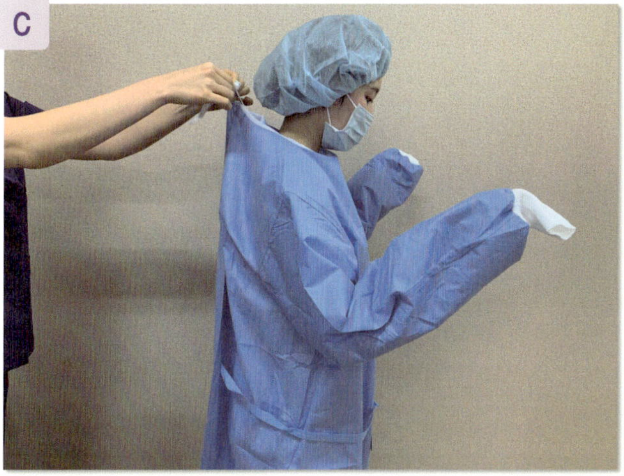

4 장갑 착용법 Gloving

1) 목적

오염된 물품으로부터 간호사 자신을 보호하기 위함이다.

2) 준비물품

소독 장갑

3) 수행 및 이론적 근거

수행	이론적 근거
ⓐ 손을 세척한다.	
ⓑ 몸에서 멀리 있는 순서대로 소독포를 펼친다.	ⓑ 장갑의 크기를 확인하여 손의 크기에 적당한 것을 사용하여야 편안하다.
ⓒ 소독장갑의 접힌 부분을 잡고 손을 낀다.	ⓒ 장갑의 안쪽은 오염된 것으로 간주한다.
ⓓ 장갑을 낀 손으로 다른 장갑의 접힌 부분의 밑으로 손가락을 넣어 장갑을 들어올린다.	ⓓ 장갑 낀 손으로는 멸균되지 않은 부분은 만지지 않는다.
ⓔ 장갑을 벗을 때는 손목 앞부분을 잡고 장갑이 뒤집히도록 벗는다.	ⓔ 사용한 장갑은 많이 오염되었으므로 몸에 닿는 것을 피하며 뒤집어 벗어서 병균의 전파를 줄인다.
ⓕ 장갑을 벗은 손은 다른 손의 장갑 안쪽으로 손가락을 넣고 역시 뒤집혀지도록 벗는다.	
ⓖ 다시 손을 세척한다.	ⓖ 정상균은 장갑속의 습해진 피부에서 급속도로 증식하므로 깨끗이 씻도록 한다.

주 의 사 항

1. 장갑의 크기를 확인하여 손의 크기에 적당한 것을 사용하여야 편안하다.
2. 장갑의 안쪽은 오염된 것으로 간주한다.
3. 장갑 낀 손으로는 멸균되지 않은 부분은 만지지 않는다.
4. 정상균은 장갑속의 습해진 피부에서 급속도로 증식하므로 깨끗이 씻도록 한다.

개방식 멸균장갑 착용 및 벗기

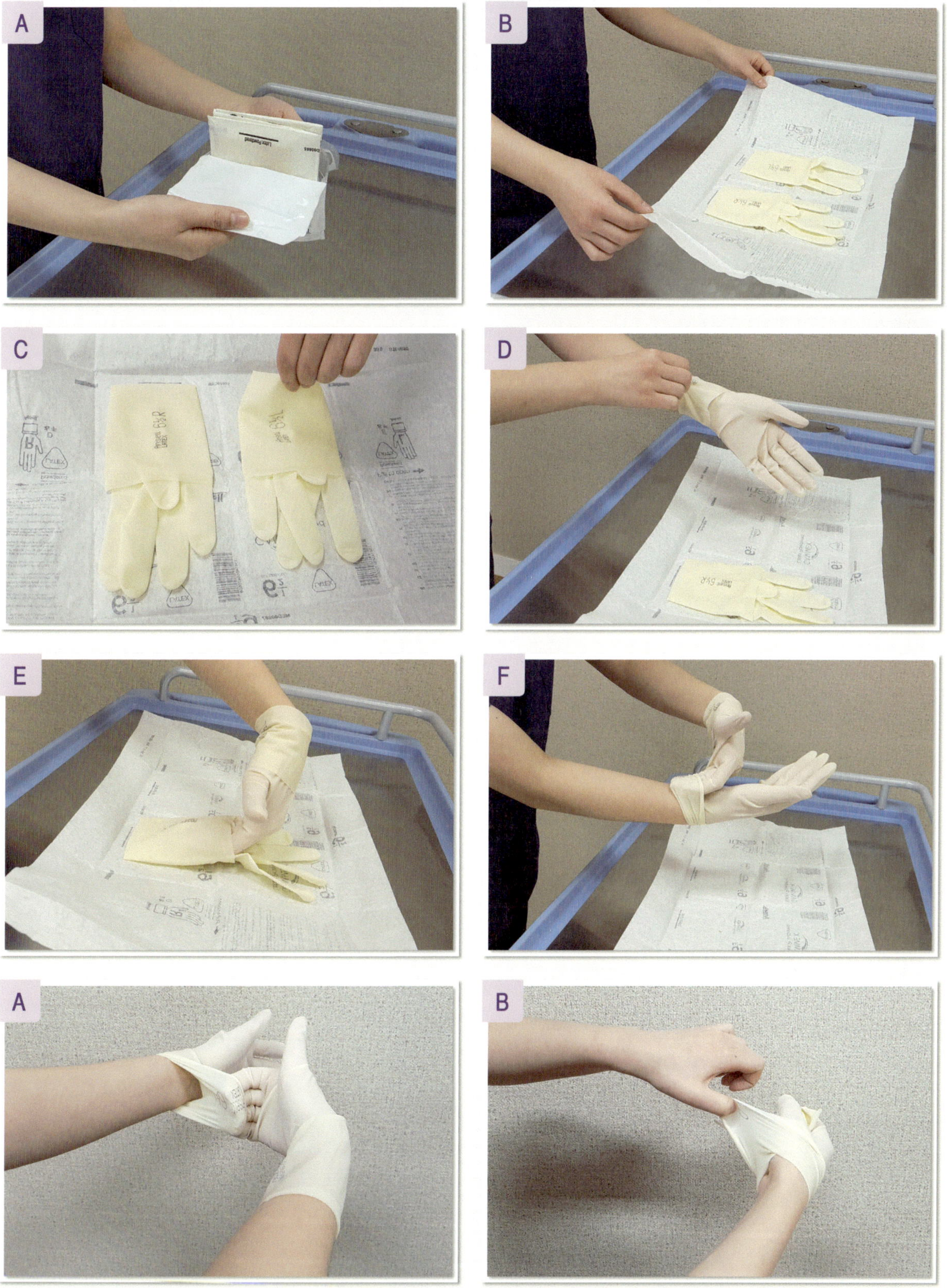

폐쇄식 멸균장갑 착용

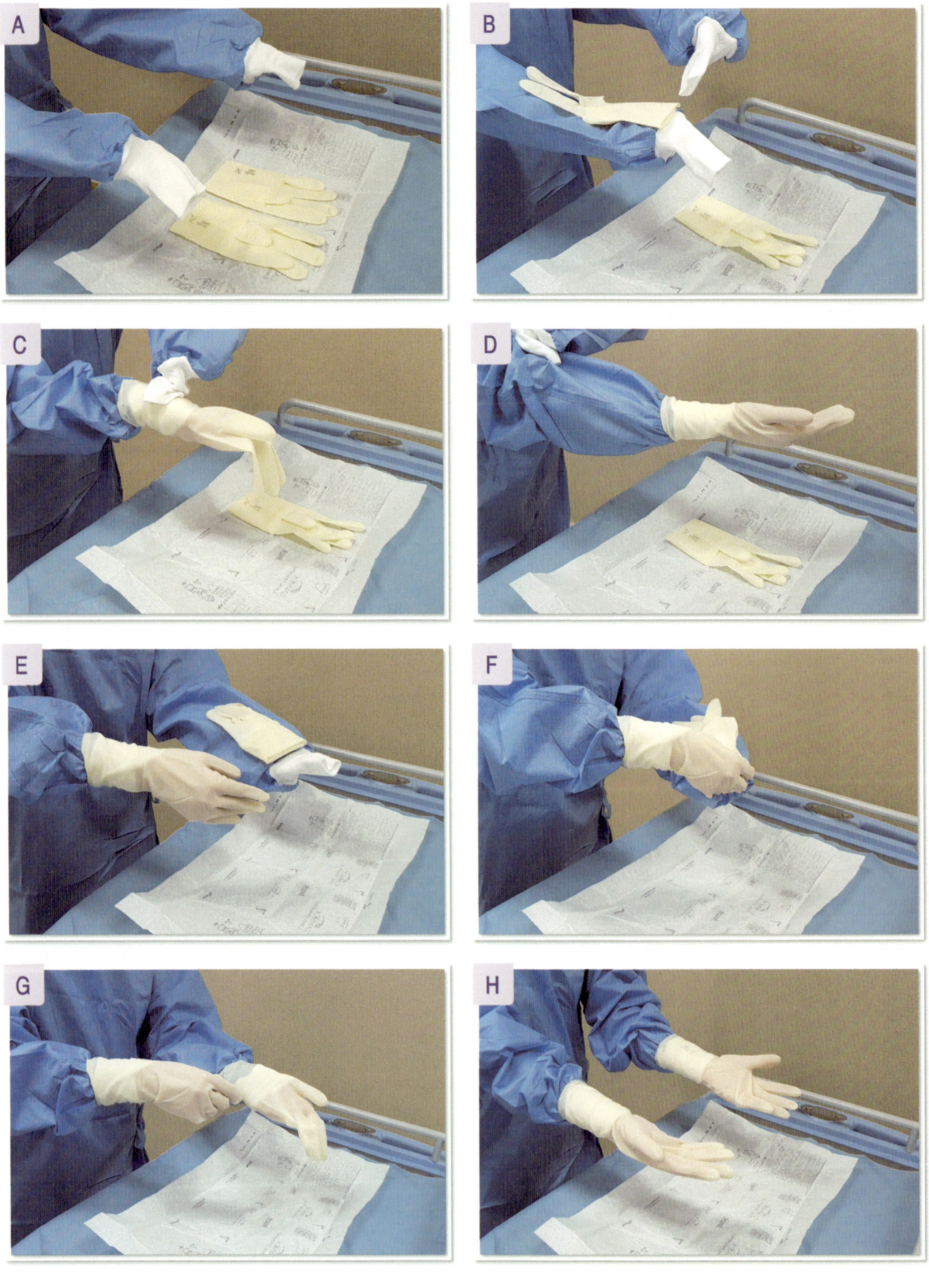

실습보고서

년 월 일				담당교수명
학번		이름		

1. 내과적 무균술에서 손씻기의 단계와 방법에 대하여 서술하시오.

2. 마스크를 교환하는 이유와 교환 간격에 대하여 서술하시오.

3. 역격리와 격리의 차이에 대하여 서술하시오.

4. 격리실 안팎에서 가운을 벗을 때의 절차를 비교 설명하시오.

CHAPTER

05 | 외과적 무균술

Clinical Foundation Nursing

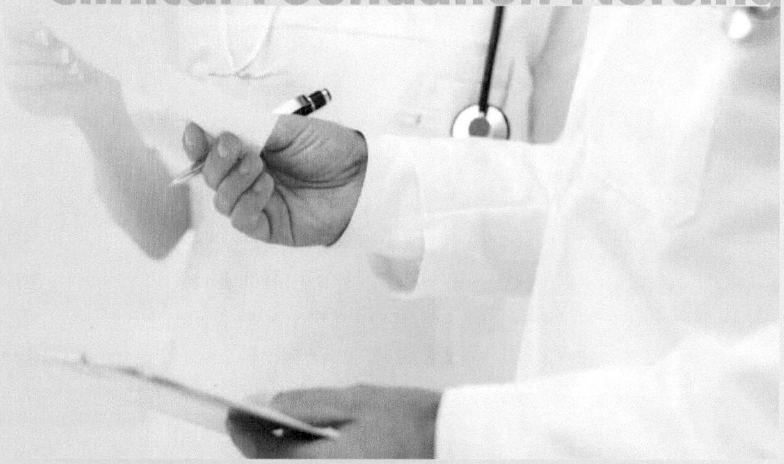

1 손씻기 Hand washing

1) 목적

손의 때나 먼지를 제거하여 단기균(transient)이 상주균(resident)으로 되는 것을 예방한다.

2) 준비물품

① 비누나 세제
② 흐르는 물
③ 멸균된 타월
④ 세척솔

3) 수행 및 이론적 근거

수행	이론적 근거
ⓐ 시계, 반지 등 액세서리는 모두 제거하고 옷은 팔꿈치 위까지 걷는다.	
ⓑ 세면기와 조금 떨어져서 편안하게 선다.	
ⓒ 수도꼭지가 팔꿈치 위에 있어 물이 손끝에서 팔꿈치로 흘러내리도록 하며, 물이 튀지 않도록 주의한다. 물은 손을 씻는 동안 계속 흐르도록 한다.	ⓒ 간호사로부터 대상자를 보호하기 위한 것이므로 손끝이 가장 깨끗해야 하기 때문이다. 손을 낮추어 팔로 흐르던 물이 역류되지 않도록 주의한다.
ⓓ 소독비누액으로 손과 팔을 한번 닦아내고 다시 소독비누로 손가락, 손톱부위와 밑을 철저히 닦아내야 하며 세척솔을 사용하기도 한다.	ⓓ 약 15분 정도 닦아야 충분하며, 상처가 나지 않도록 한다. 이는 물리적, 화학적으로 균을 효과적으로 제거하기 위함이다.
ⓔ 흐르는 온수에 충분히 헹군 후 멸균된 타월로 손끝에서 팔꿈치의 순서로 닦아낸다.	ⓔ 손끝이 재오염되지 않도록 주의한다. 씻은 손은 항상 가슴 앞에 위치하도록 한다.
ⓕ 발등으로 수도꼭지를 잠근다.	ⓕ 수도꼭지는 오염되었으므로 손으로 다시 잡지 않도록 한다.

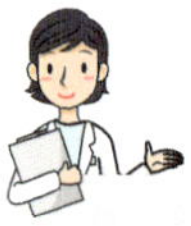

주 의 사 항

1. 모든 액세서리는 제거한다(시계, 반지 등).
2. 손을 낮추어 팔로 흐르던 물이 역류되지 않도록 주의한다.
3. 약 15분 정도 닦아야 충분하며, 상처가 나지 않도록 한다.
4. 손끝이 재오염되지 않도록 주의한다(씻은 손은 항상 가슴 앞에 위치하도록 한다).
5. 수도꼭지는 오염되었으므로 손으로 다시 잡지 않도록 한다.

외과적 손씻기

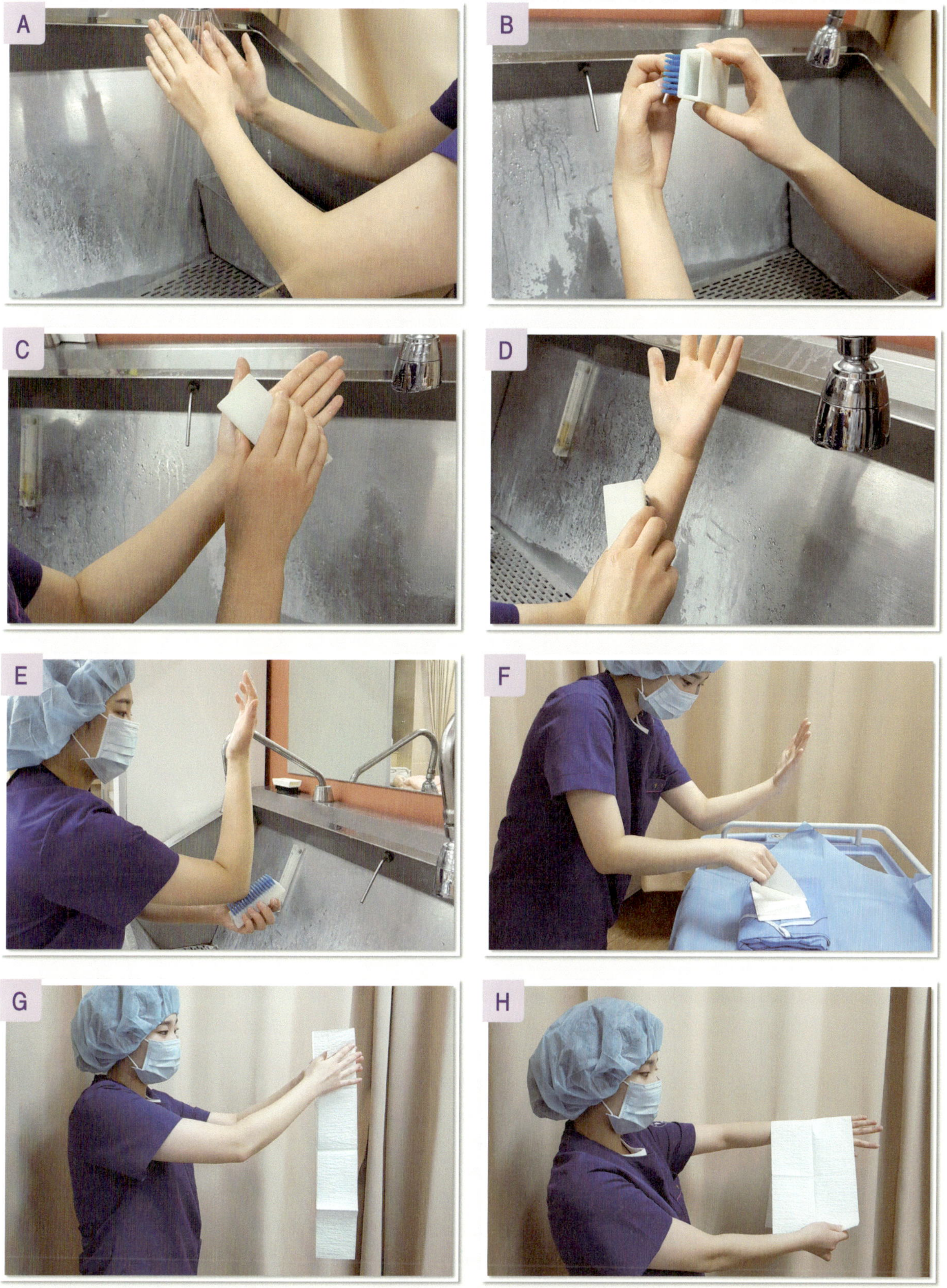

2 멸균포 사용법

1) 목적

① 멸균된 영역내를 오염시키지 않으면서 물품을 준비하기 위함이다.
② 필요한 멸균물품을 오염시키지 않으면서 추가로 공급하기 위함이다.

2) 준비물품

① 소독꾸러미(드레싱 세트 등)
② 추가할 멸균물품

3) 수행 및 이론적 근거

수행	이론적 근거
ⓐ 멸균포를 펼 장소가 건조하고 깨끗한 위치인지를 확인한다.	ⓐ 오염의 가능성을 최대로 줄이고 습한 곳에서는 멸균포가 젖어 오염될 가능성이 높다. 멸균포를 사용할 장소는 허리보다 높은 곳이어야 한다.
ⓑ 손을 세척한 후 사용할 소독꾸러미의 유효기간과 포장이 완전한지 확인한다.	ⓑ 포장이 열려있거나 젖은 경우, 기간이 지난 것은 오염된 것으로 간주한다.
ⓒ 필요한 물품이 모두 준비되었는지 다시 확인하여 포를 펼친 후에는 멸균지역을 떠나지 않도록 한다.	ⓒ 멸균포를 펼친 후 다른 곳으로 이동하면 오염된 것으로 간주된다.
ⓓ 포의 제일 윗부분을 잡고 간호사의 반대쪽으로 펼친 후, 양쪽의 접힌 부분도 같은 방법으로 펼친다.	ⓓ 멸균포의 안쪽은 손으로 만지지 않도록 하여 오염가능성을 줄인다.
ⓔ 물품을 추가할 때는 물품의 유효기간을 확인한다.	
ⓕ 포장의 끝부분을 잡고 다른 손으로 포장을 벗길 때 내용물과 접촉하거나 포장이 멸균포에 닿지 않도록 한다.	ⓕ 내용물의 오염을 방지하기 위함이다.
ⓖ 멸균 물품을 소독간호사에게 직접 건네주거나 무균영역으로 떨어뜨린다. 혹은 소독된 감자를 이용하여 옮기기도 한다.	ⓖ 무균영역 위에서 털거나 던지지 않는다.

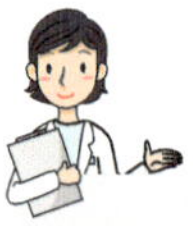

주 의 사 항

1. 멸균포를 사용할 장소는 허리보다 높은 곳이어야 한다.
2. 멸균포를 펼친 후에는 멸균지역을 떠나지 않도록 한다.
3. 멸균포의 안쪽은 손으로 만지지 않도록 한다.
4. 무균영역 위에서 털거나 던지지 않는다.

멸균포 열기

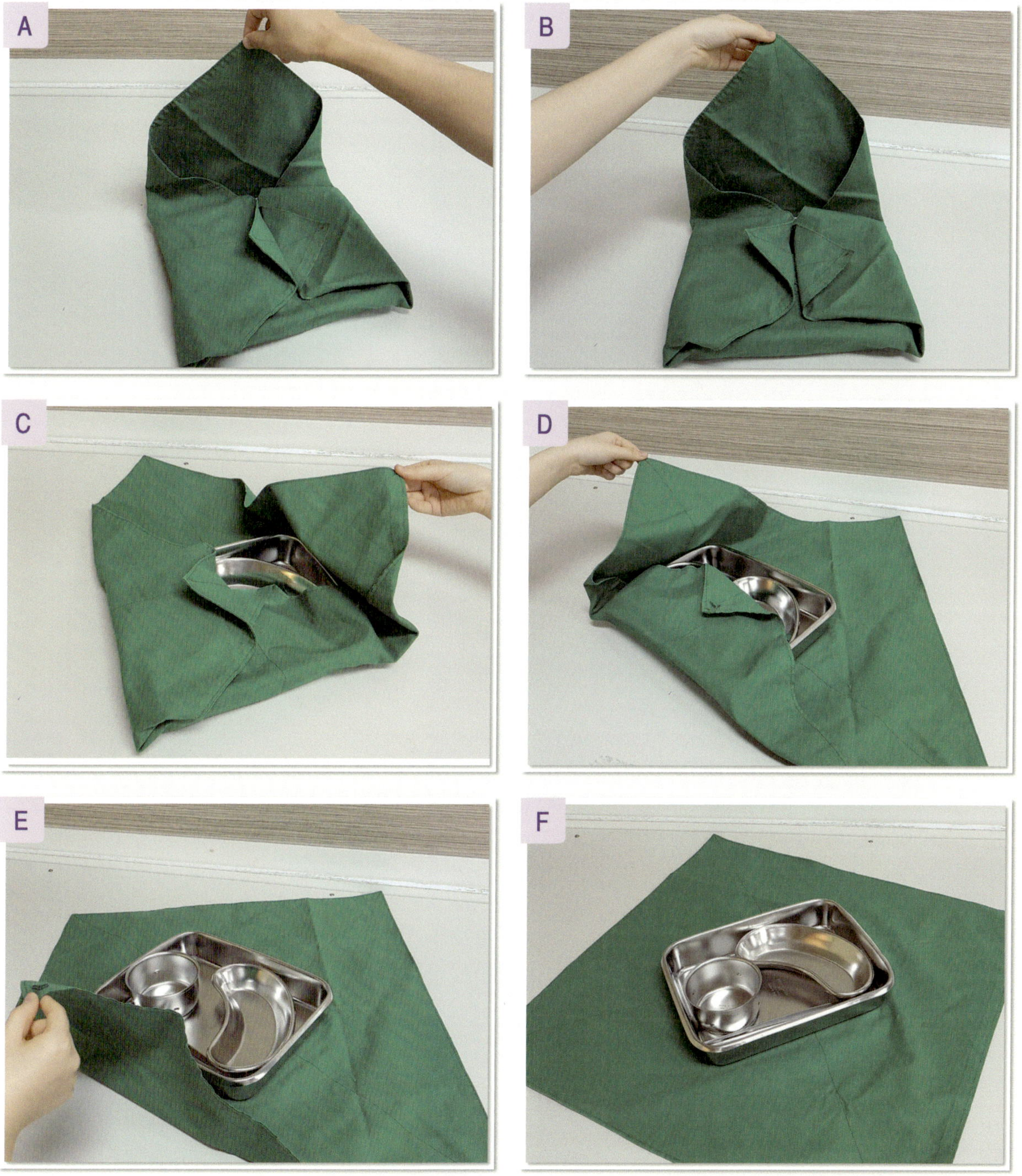

3 전달감자 사용법

1) 목적

멸균된 감자를 오염시키지 않으면서 사용하는 방법을 익히기 위함이다.

2) 준비물품

① 멸균된 전달감자와 감자통
② 드레싱 세트

3) 수행 및 이론적 근거

수행	이론적 근거
ⓐ 감자는 감자통에 하나씩만 꽂아두도록 하며, 감자를 꺼낼 때는 가장자리나 바깥부분에 닿지 않게 한다.	ⓐ 감자통의 바깥부분이나 가장자리는 오염된 것으로 간주한다. 감자도 끝의 ⅓만 멸균상태로 인정한다.
ⓑ 감자는 간호사의 시야 내에 두고 허리 위쪽에서 사용한다.	ⓑ 시야 밖의 영역과 허리 아래는 오염된 것으로 간주한다.
ⓒ 감자로 물품을 잡을 때는 항상 감자끝이 아래로 향하도록 하여 사용하도록 한다.	ⓒ 끝을 위로 올리면 감자가 오염될 수 있기 때문이다.
ⓓ 드레싱 세트 등 멸균된 통의 뚜껑을 열어서 그대로 들고 있을 때는 내면이 아래로 향하도록 하고 내려놓을 때는 내면이 위로 올라오도록 한다.	ⓓ 오염을 최대한 방지하기 위함이다.
ⓔ 젖은 스펀지를 전달할 때는 주는 간호사가 위쪽, 사용하는 간호사가 아래쪽을 잡는다.	ⓔ 사용하는 간호사의 감자는 오염되었으므로 용액에 의하여 전달하는 간호사의 깨끗한 감자를 오염시킬 수 있기 때문이다.
ⓕ 멸균된 물건을 이동할 경우, 감자의 끝이 바닥에 닿지 않도록 한다.	

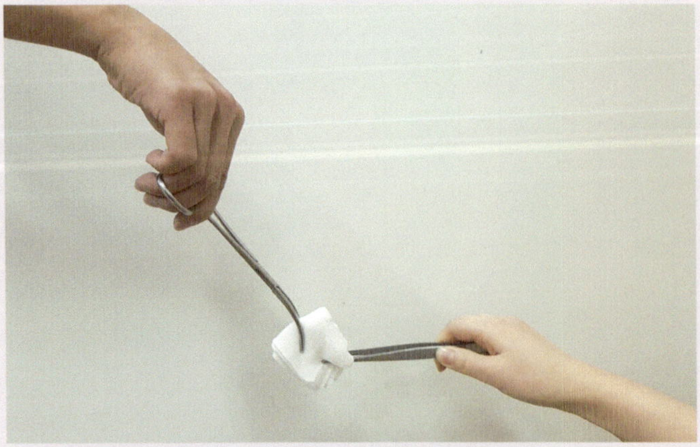

전달감자 사용

4 멸균용액을 따르는 법

1) 목적

병에 든 용액을 무균상태를 유지하면서 따르기 위함이다.

2) 준비물품

병에 든 멸균용액

3) 수행 및 이론적 근거

수행	이론적 근거
ⓐ 용액은 필요한 시간에 따른다.	ⓐ 용액 자체가 오염되거나 엎질러져 다른 소독부위가 오염되는 것을 방지한다.
ⓑ 용액의 뚜껑은 안쪽이 위로 가도록 하여 바닥에 놓는다.	ⓑ 뚜껑의 안쪽이 오염되지 않게 하기 위함이다.
ⓒ 정확한 멸균용액인지 확인한다.	
ⓓ 처음 2~3cc 정도의 용액은 버리고 난 후, 용기에서 15cm 정도 떨어진 곳에서 천천히 따른다. 이때 용액이 다른 곳으로 튀지 않도록 주의한다.	ⓓ 병의 가장자리는 오염된 것으로 간주하므로 오염의 가능성을 줄이기 위함이다.
ⓔ 사용이 끝난 용액의 뚜껑은 반드시 막아둔다.	

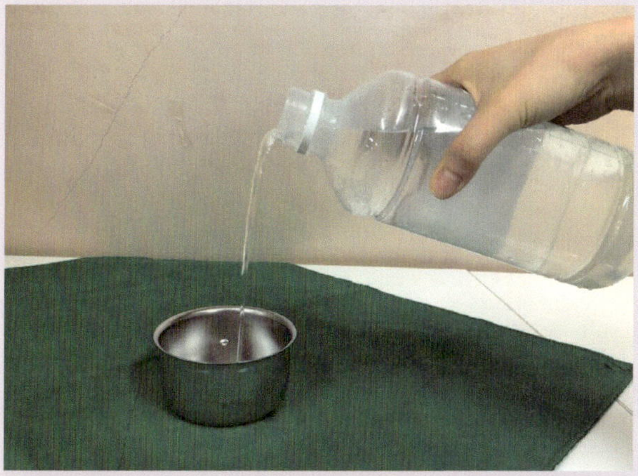

멸균용액 따르기

[참고자료] 에틸렌 옥사이드 가스멸균

목적

1. 열에 약한 품목의 소독시에 사용하기 위함.
2. 내시경, 특수섬유 카테터(woven catheter), 폴리에틸렌 제품, 앰플 등의 멸균시 사용하기 위함(50%의 습도와 54℃에서 5시간 노출시킨다.)

(1) E.O. 가스의 장점

1. 열에 약한 물품을 멸균하는 데 사용한다.
2. 모든 미생물이나 아포를 죽인다.
3. 비부식성이고 물품에 손상을 주지 않는다.
4. 구멍이 있는 모든 물질을 완전히 투과한다.
5. 가스는 위험하지 않다.
6. 흡입했을 때 약간 유해하나 환기가 된다.
7. 멸균기에서 멸균된 물품을 꺼낼 때 공기내로 이 가스는 흩어진다.
8. 막이 없다.
9. 쉽게 저장하고 취급할 수 있다.
10. 구두나 침요의 냄새를 없앤다.

(2) E.O. 가스의 단점

1. 특수하고 비싼 기계가 필요하다.
2. 멸균시간이 증기보다 오래 걸린다.
3. 가스의 값이 비싸다.

(3) 유의사항

1. 가스의 농도를 높여 시간을 단축시킬 수 있으며, 온도를 높여 주면 주어진 농도에서 효과가 증가된다(약 60~65℃ 정도로 열을 가한다).
2. 습도를 30~60%로 조절하면 가장 살균작용이 활발하다.
3. 멸균기내의 공기를 vacuum으로 뽑아내는 것은 가스를 투과시키는 데 도움이 된다.
4. 상온에서 무색가스로 가연성이 강하다.
5. 사용하는 포장지의 종류가 가스 투과시간에 영향을 준다. 모슬린과 종이가 가장 빨리 투과된다.
6. 모든 물품은 포장하기 전에 건조시켜야 하며, 수분이 있으면 위험하다(가스가 물에 녹아 강한 독성으로 작용한다).
7. 포장한 물품의 크기와 모양, 포장지의 두께가 투과시간에 영향을 준다.
8. 멸균한 물품은 공기에 노출시켜야 된다.

1. 내과적 무균법 Medical asepsis

① 일정지역에 있는 미생물의 숫자를 줄이고, 현재 부위로 부터 다른 부위나 장소로 미생물이 전파되는 것을 방지하는 것

② 청결(clean)에서 무균에 이르는 환경을 지키는 것

③ 비누로 손을 씻거나 격리법, 환자의 분비물, 배설물, 환자와 접촉했던 모든 기재를 다루고 소독하는 기술

내과적 손씻기

- 손의 더러움이나 균을 감소시켜 미생물 및 감염성 미생물의 전파를 예방하기 위해 사용한다.
- 간호 업무 시작과 끝, 침습적 시술 직전, 물품을 준비하기 전, 모든 대상자에게 접촉 전, 후에는 손을 씻는다.
- 혈액, 체액, 분비물 등 오염된 물건을 만졌을 경우 장갑 착용 여부와 상관없이 손을 씻는다.
- 동일한 환자라도 다른 부위를 처치할 경우 손위생을 실시한다.
- 평상시에는 일반비누를 사용해도 무방하나 감염관리상 필요한 경우에는 소독비누를 사용한다.
- 시계나 반지 등 장신구는 미생물이 상주할 수 있으므로 가능한 손의 장신구를 제거한다.
- 손소독제의 사용량은 1-2회의 펌프로도 충분하며, 미생물 감소 효과를 얻기 위해 손소독제가 완전히 마를 때까지 마찰한다.
- 손씻기는 손이 팔꿈치 보다 아래로 있게 하여 흐르는 물에 비누를 묻혀 30초 이상 강하게 비비면서 씻는다.

✓손씻기 수행 6단계

① 1단계: 비누거품을 내고 손바닥과 손바닥을 마주 대고 문질러 준다.
② 2단계: 손가락을 마주잡고 문질러 준다.
③ 3단계: 손등과 손바닥을 마주 대고 문질러 준다.
④ 4단계: 엄지손가락을 다른 편 손바닥으로 돌려주면서 문질러 준다.
⑤ 5단계: 손바닥을 마주대고 손깍지를 끼고 문질러 준다.
⑥ 6단계: 손가락을 반대편 손바닥에 놓고 문지르며 손톱 밑을 깨끗하게 한다.

✓손소독제를 이용한 손위생

① 알코올이 함유된 손소독제를 적당량 손바닥에 덜어 낸다(일반적으로 펌프 1~2회 정도가 적당량이다).
② 15초 정도 손바닥, 손톱 끝, 손가락 사이, 손등 및 손목, 전박에 마찰한다.
③ 물과 비누로 손씻기와 같은 방법과 순서로 각 부위를 5회 이상 문지르고, 완전히 건조될 때까지 문질러야 미생물 감소효과가 가장 크다.

2. 외과적 무균법 Surgical asepsis

① 병원균이나 어떠한 미생물도 없는 멸균상태를 유지하는 것

② 무균적 자재와 기구 및 기술로 오염되지 않은 상태에서 시술하는 것

외과적 손씻기

- 손톱은 짧고, 깨끗한지 그리고 손에 상처가 없는지 사정한다. 긴 손톱은 장갑을 손상시킬 수 있으며, 손톱 밑에는 세균이 많이 상주한다.
- 수술용 신발, 모자, 마스크, 보호용 안경을 착용한다
- 무릎이나 발을 이용하여 물을 틀고 적절한 온도와 수압을 조절한다.
- 물이 튀어서 옷이 젖지 않도록 한다. 옷에 습기가 있으면 소독 가운이 오염될 수 있다.

① 흐르는 물에 손과 팔 전체를 적신다.

② 소독액을 팔꿈치 위 5cm 이상 전체를 문지르고 흐르는 물에 팔을 구부려 손을 위로 향하게 하고 물을 팔꿈치 쪽으로 흘러내리게 헹구어 먼지와 기름기를 제거한다.

③ 네일 클리너로 흐르는 물에서 손톱 밑을 깨끗이 한다.

④ 솔통에서 솔을 꺼내어 소독 액을 도포한다.

⑤ 솔을 수직으로 잡고 모아진 손톱을 20회씩 문지른다.

① 손가락은 앞, 뒤, 양 옆의 4면으로 나누어 아래 위의 방향으로 각각 20회씩 문지른다.

② 손바닥, 손등의 순서로 원형을 그리며 각각 20회씩 문지른다.

③ 손목도 4면으로 나누어 각각 20회씩 문지른다.

④ 손목에서 팔꿈치 위 2인치까지 1/3로 나누어 4면으로 원을 그리며 20회씩 문지르며 팔꿈치는 더욱 철저히 닦는다.

⑤ 새로운 솔을 꺼내어 다른 쪽의 손과 팔도 같은 방법으로 닦는다.

⑥ 솔질이 끝나면 손끝을 위로 한 상태에서 솔을 떨어뜨리고 물이 팔꿈치 방향으로 흐르게 하면서 손과 팔을 헹구어 낸다.

① 물을 잠그고 팔꿈치를 굽혀 손끝을 올린 상태로 몸으로부터 멀리하여 수술실로 들어간다.

✓손 닦기

① 물방울이 멸균영역 위로 떨어지지 않도록 주의하면서 멸균 수건으로 넓게 펼쳐서 상단의 삼분의 일은 양 손바닥을 닦는다.

② 길게 접어 한쪽 팔을 손목에서 팔꿈치 쪽으로 닦고 반대면으로 다시 접어 다른 쪽 팔을 닦는다.

3. 보호장구 착용과 제거법

1) 마스크 착용와 제거법

①공기 또는 비말로 전파되는 호흡기 감염을 예방하기 위함이다. 호흡기나 비말 전파가 가능한 환자의 병실에 들어가기 전, 수술실에서 수술 전, 손 소독을 실시하기 전에 착용한다.

②입과 코를 완전히 가린다.

③마스크의 윗 부분을 콧마루 위에 놓고 마스크의 하단부는 턱 밑에 고정시킨다. (안경을 쓴 경우는 마스크가 안경 밑으로 들어가도록 한다.)

④마스크의 금속선을 콧마루에 맞추어 눌러 밀착시킨다.

⑤끈으로 된 마스크는 위쪽에 달린 끈을 머리 뒤쪽으로 가져가 정수리 쪽으로 묶은 뒤 아래 끈은 목뒤에서 묶는다. 벗을 때는 끈 부분에만 손이 닿도록 하여 아래 끈을 먼저 푼다.

⑥ 1회 사용을 원칙을 하며 한번 제거하면 재사용하지 않는다.

⑦ 목에 걸치거나 주머니에 넣고 다니지 않는다.

⑧ 마스크의 재질에 따라 착용 가능한 시간은 달라질 수 있으므로 이 시간 내에 교환하도록 한다.

2) 멸균장갑 착용와 제거법

① 환자의 혈액이나 체액, 상처의 분비물, 배설물과 접촉하거나 점막과 접촉할 때 손의 오염을 방지하기 위해서 착용한다.

② 간호사의 손에 묻어 있는 미생물이 대상자에게 전파될 가능성을 줄이기 위함이다.

③ 멸균영역에서 멸균물품을 자유롭게 다룰 수 있도록 하기 위함이다.

④ 손이 노출된 상태에서는 개방식 멸균장갑 착용법(Open gloving technique)을 적용하며, 수술실에서는 폐쇄식 멸균장갑 착용(Closed gloving technique)을 적용한다.

✓ 개방식 멸균장갑 착용법 Open gloving technique

① 멸균 포장을 열고 오른손잡이의 경우 왼손 엄지와 검지로 접힌 커프의 가장자리를 잡고 장갑 속으로 오른손을 넣고 왼손으로 장갑을 잡아당긴다(커프는 접힌 대로 둔다).

② 멸균 장갑을 낀 손으로 다른 장갑의 커프 아래에 넣어 집어 올린 후 손을 넣으면서 커프를 당겨 올린다.

✓ 폐쇄식 멸균장갑 착용 Closed gloving technique

① 양손 모두 가운의 소매 안에 둔 채로 손이 밖으로 나오지 않도록 주의하며 멸균장갑의 속포장지를 펼치고 왼손으로 오른쪽 장갑의 손목부분을 집어 올린다(양쪽 장갑을 모두 착용할 때까지 손은 소매 밖으로 나오지 않아야 함).

② 왼손으로 집어올린 오른쪽 장갑의 손목부분이 오른쪽 가운 소매의 끝부분에 오도록 하고 장갑의 엄지 손가락부분은 몸의 바깥쪽(소매 안의 손바닥 엄지손가락쪽)을 향하게 하여 오른쪽 가운 소매 위에 올려놓는다(장갑의 손가락 부분이 팔 쪽으로 향하게 됨).

③ 오른손으로 장갑 소매부분을 잡고, 왼쪽 손으로 장갑 끝을 잡아 가운의 오른쪽 소매 끝부분을 완전히 뒤집어씌운 다음, 왼손으로 소매부분을 잡아당기며 장갑을 착용한다.

④ 오른손으로 왼쪽 장갑을 잡아 같은 방법으로 왼손 가운소매 위에 올려놓고, 왼손으로 장갑 소매부분을 잡고 오른손으로 장갑 끝을 잡아 가운의 왼쪽 소매 끝부분을 완전히 뒤집어씌운 다음, 오른손으로 소매부분을 잡아당기며 장갑을 착용한다.

✓ 멸균장갑 제거법

① 장갑을 벗을 때는 장갑의 외면끼리 접촉하도록 주의하면서 장갑의 내면이 드러나게 벗으면서 먼저 벗은 장갑이 나중에 벗은 장갑 속으로 들어가도록 벗는다.

② 격리실에서 사용한 장갑은 방을 나가기 직전에 벗고, 다인용 병실에서는 다른 환자에게 이동전에 접촉한 환자 주변에서 벗는다.

③ 1회 사용을 원칙으로 한다.

④ 같은 환자에게 사용하더라도 사용 부위가 달라지면 교환하도록 한다.

Key Point

3) 가운 착용과 제거법

① 의료종사자나 방문객의 의복에 미생물이나 오물이 오염되는 것을 방지하기 위함이다.

② 가운을 입을 때는 가운의 앞면 상반신 쪽을 무균지역으로 간주하고 이곳을 접촉하지 않도록 한다.

③ 가운의 끈을 목, 허리 순으로 푼다. 오른쪽 검지를 오염가운의 왼쪽 소매 밑에 넣어서 소매 끝을 손등 위로 조금 끌어 내린다.

④ 오염가운의 오른편 소매를 소매에 덮인 왼손으로 잡고 약간 끌어내린다.

⑤ 손을 소매 속에서 움직이면서 어깨의 내면을 잡고 가운을 벗은 다음, 일회용의 경우 격리의료 폐기물 전용 용기에 넣고 재사용 가운의 경우는 오염세탁물 수집용기에 넣는다.

⑥ 가운을 벗을 때에는 앞면을 오염된 곳으로 간주하며, 접촉하지 않도록 조심하여 벗는다.

⑦ 가운을 벗은 후 손을 씻는다.

⑧ 한번 사용한 가운은 다시 입지 않도록 한다.

⑨ 가운이 필요한 지역을 떠날 때는 떠나기 전에 벗는다.

4. 폐기물 관리 및 처리

① 의료폐기물의 종류에 따라 격리의료폐기물, 위해의료폐기물, 일반의료폐기물 전용용기에 분리하여 버린다.

- 주사바늘은 사용 즉시 뚜껑을 되씌우지 않고 주사바늘 수거 통에 분리하여 버리고 주사기는 주사바늘 분리 후 일반의료폐기물 박스에 분리한다.
- 유치도뇨관은 일반의료폐기물 박스에 분리하여 버리고 소변주머니의 소변을 오염물 처리시설에 버리고 소변 주머니를 일반의료폐기물 박스에 분리한다.
- 장티푸스, 이질 등과 같은 감염성 질병으로 격리된 환자에게 발생한 의료폐기물은 모두 격리의료폐기물 박스에 분리한다.

② 의료폐기물은 간호행위나 치료 및 검사 등으로 발생한 때부터 전용용기에 넣어 내용물이 새어나오지 않도록 보관한다.

③ 의료폐기물의 투입이 끝난 전용용기는 밀폐포장하고 전용용기 바깥쪽에는 의료폐기물임을 나타내는 도형, 취급 시 주의사항, 배출자, 종류 및 성질과 상태, 사용개시 연월일, 수거자 등을 기록한다.

보호장구 및 착용 및 폐기물 관리 수행절차 및 이론적 근거

멸균가운과 보호 장구 착용 수행절차 및 이론적 근거

1

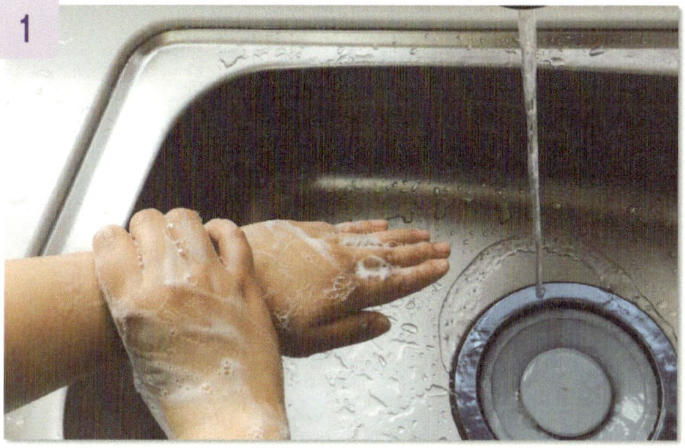

물과 비누로 손위생을 실시한다.

2

필요한 물품을 준비한다.

3

가운의 멸균포를 몸에서 먼 바깥쪽부터 차례대로 열어 펼친다.

4

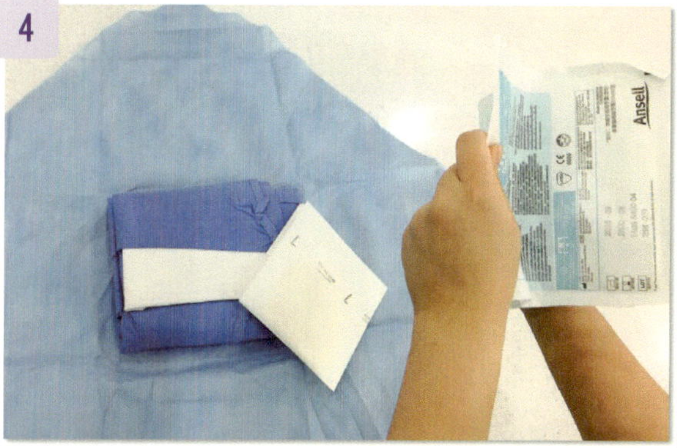

수술용 장갑(Surgical glove)의 겉포장 끝을 벌려서 속포장지가 오염되지 않도록 주의하며 가운을 펼친 멸균포 안에 넣는다.

5

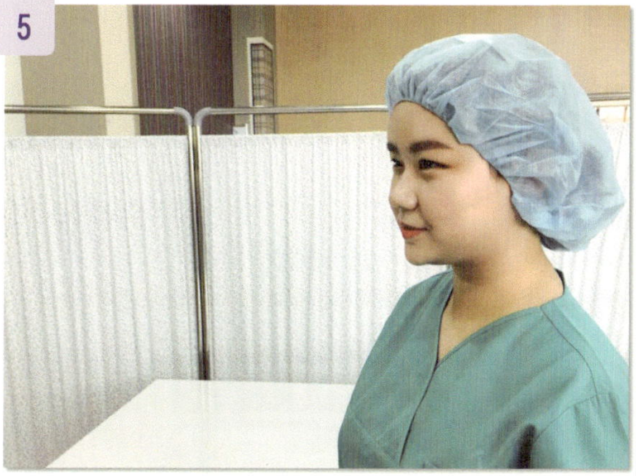

모자 착용: 머리카락이 나오지 않도록 모자를 착용한다.

6

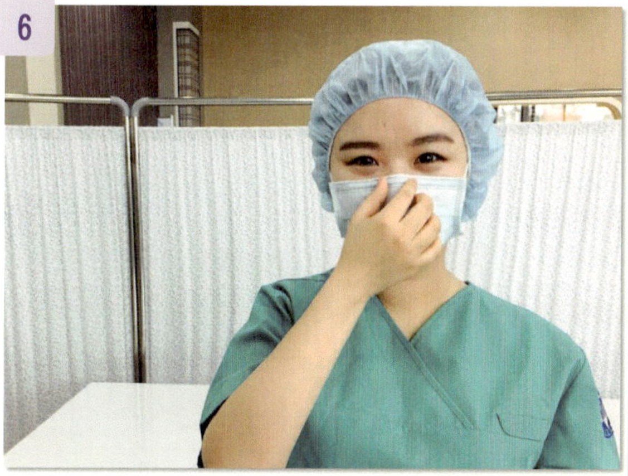

마스크 착용: 코와 입이 완전히 덮이도록 마스크를 착용한다.

① 마스크의 윗 부분을 콧마루 위에 놓고 마스크의 하단부는 턱 밑에 고정시킨다(안경을 쓴 경우는 마스크가 안경 밑으로 들어가도록 한다).

② 마스크의 금속선을 콧마루에 맞추어 눌러 밀착시킨다.

보호장구 및 착용 및 폐기물 관리 수행절차 및 이론적 근거(계속)

7

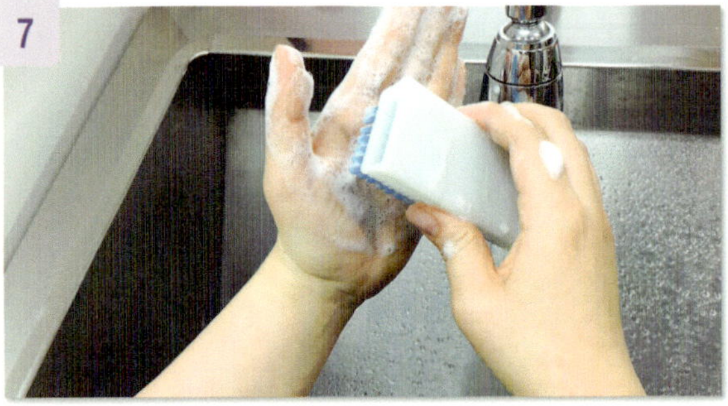

외과적 손위생을 실시한다(※ 외과적 손씻기 후 멸균 타올을 보조자가 건네준다).

8

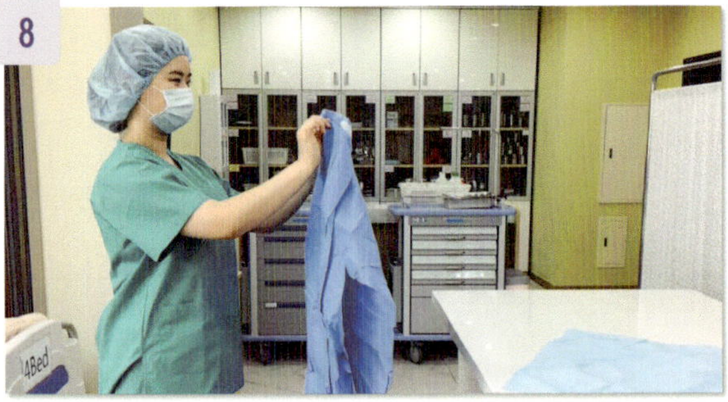

멸균가운 착용: 가운 내부의 목둘레 아래 5~7cm 부위를 잡고 주변이 오염되지 않도록 들어 올려 가운을 길게 늘어뜨린 후 소매로 들어가는 구멍(arm hole)을 찾는다.

9

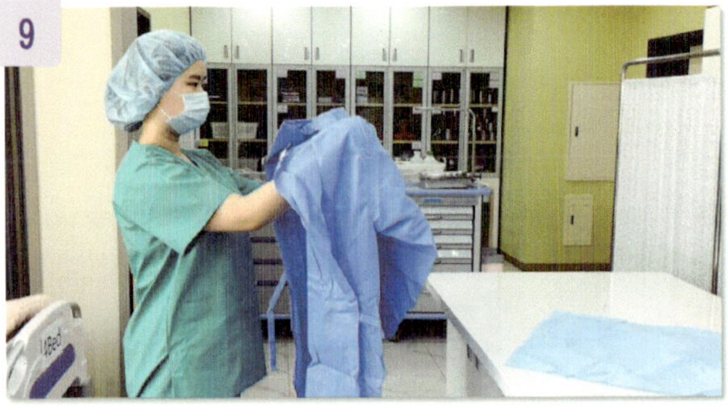

양쪽 손으로 각각의 구멍(arm hole)을 잡은 후 양쪽 손을 동시에 소매 안으로 밀어 넣어 손이 가운소매 밖으로 나오지 않게, 양쪽 팔을 가운의 소매까지만 집어넣는다.

깨끗한 손으로 가운의 겉면을 오염시키지 않으면서 가운의 안쪽면을 만진다. 가운의 바깥 면은 멸균상태이다.

10

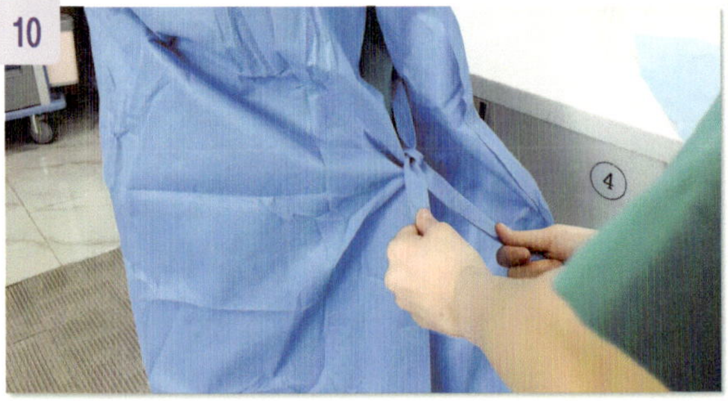

보조자가 멸균가운 착용자의 등 뒤에 서서, 보조자의 손이 멸균가운의 앞부분과 접촉하지 않도록 주의하며 가운 착용자의 손이 멸균가운 소매 밖으로 나오지 않도록 가운 뒷부분을 잡아당긴 후 등 쪽의 가운 끈을 묶어준다.

가운이 안에 입은 옷을 완전히 감싸야 한다.

11

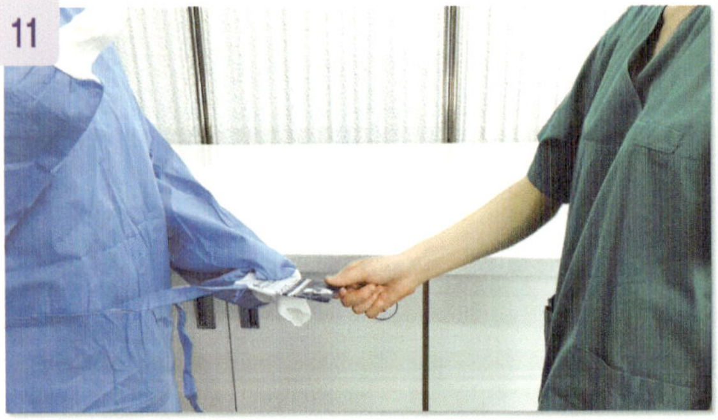

손은 가운소매 속에 위치한 채로 몸을 앞으로 살짝 구부려 양쪽 허리띠가 앞으로 늘어지도록 하며 보조자는 양쪽 허리띠 끝부분을 각각 잡아 가운 착용자의 허리 뒤쪽에서 묶어준다.

※ 참고) 1회용 가운인 경우:

① 가운의 앞면에 늘어진 끈 중에 짧은 끈은 가운 착용자가 잡고 있고, 긴 끈은 끝에 달린 종이와 함께 보조자에게 건네준다.

② 보조자는 끈에 달린 종이의 끝 부분만 잡고, 긴 끈을 가운착용자의 등 뒤로 한 바퀴 돌린 후 다시 가운 착용자에게 건네주며 종이를 꼭 잡고 있는다.

③ 가운 착용자는 전달받은 긴 끈을 당겨서 종이가 떨어지게 한 후, 짧은 끈과 함께 허리 앞쪽에서 묶는다.

12

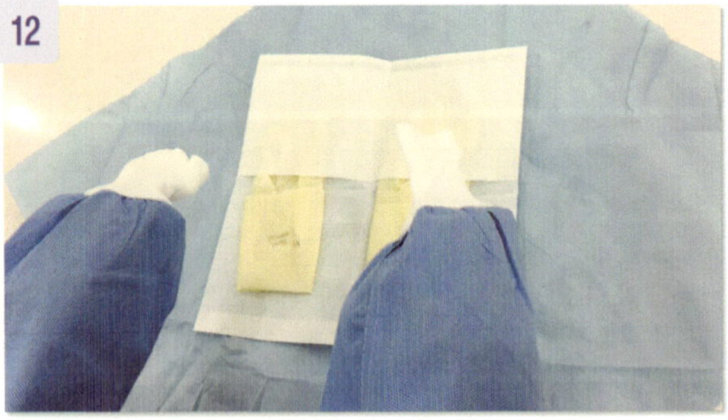

멸균장갑 착용: 〈폐쇄법〉

양손 모두 가운의 소매 안에 둔 채로 손이 밖으로 나오지 않도록 주의하며 멸균장갑의 속포장지를 펼치고 왼손으로 오른쪽 장갑의 손목부분을 집어 올린다(양쪽 장갑을 모두 착용할 때까지 손은 소매 밖으로 나오지 않아야 함).

보호장구 및 착용 및 폐기물 관리 수행절차 및 이론적 근거(계속)

13

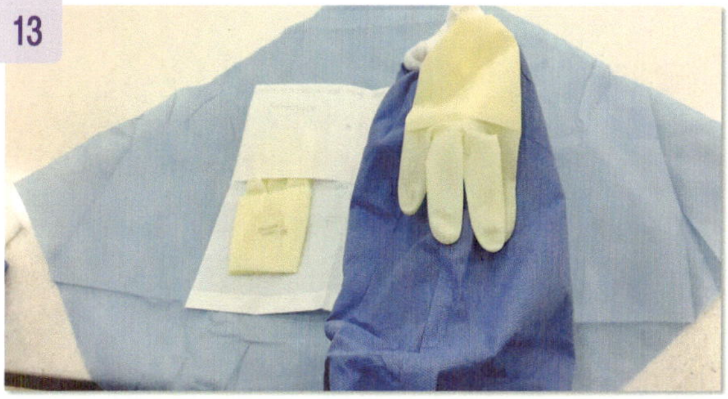

왼손으로 집어올린 오른쪽 장갑의 손목부분이 오른쪽 가운 소매의 끝부분에 오도록 하고 장갑의 엄지 손가락부분은 몸의 바깥쪽(소매 안의 손바닥 엄지손가락쪽)을 향하게 하여 오른쪽 가운 소매 위에 올려놓는다(장갑의 손가락 부분이 팔 쪽으로 향하게 됨).

14

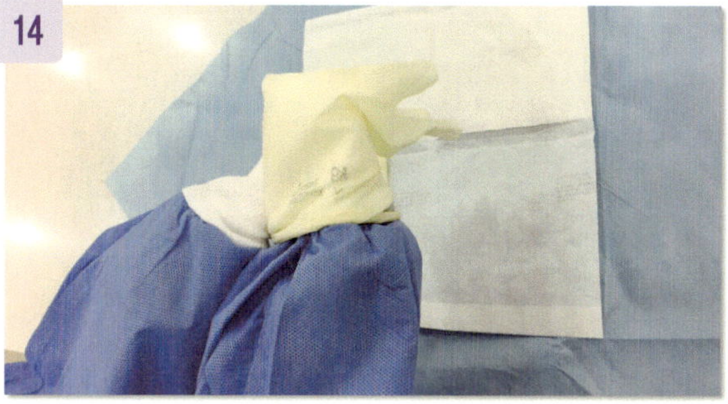

오른손으로 장갑 소매부분을 잡고, 왼쪽 손으로 장갑 끝을 잡아 가운의 오른쪽 소매 끝부분을 완전히 뒤집어씌운 다음, 왼손으로 소매부분을 잡아당기며 장갑을 착용한다.

15

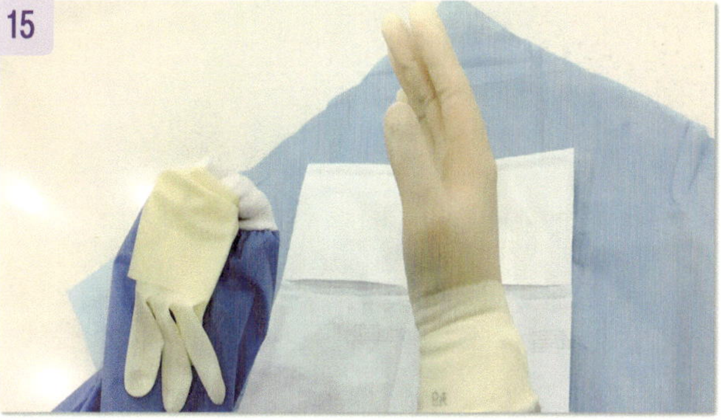

오른손으로 왼쪽 장갑을 잡아 같은 방법으로 왼손 가운소매 위에 올려 놓고, 왼손으로 장갑 소매부분을 잡고 오른손으로 장갑 끝을 잡아 가운의 왼쪽 소매 끝부분을 완전히 뒤집어씌운 다음, 오른손으로 소매부분을 잡아당기며 장갑을 착용한다.

※ 참고: 수술실에서는 폐쇄식 멸균장갑 착용(Closed gloving technique)을 권장하며, 손이 노출된 상태에서는 개방식 멸균장갑 착용법(Open gloving technique)을 적용한다.

오염가운과 보호 장구 벗기 수행절차 및 이론적 근거

1

장갑을 벗는다.

1) 한 쪽 장갑의 소매 끝을 잡고 손가락 끝 위로 장갑을 뒤집으며 벗지는 않는다.

2

2) 다른 쪽 장갑의 소매 끝을 잡아 아래쪽으로 뒤집으며 벗는다.

3

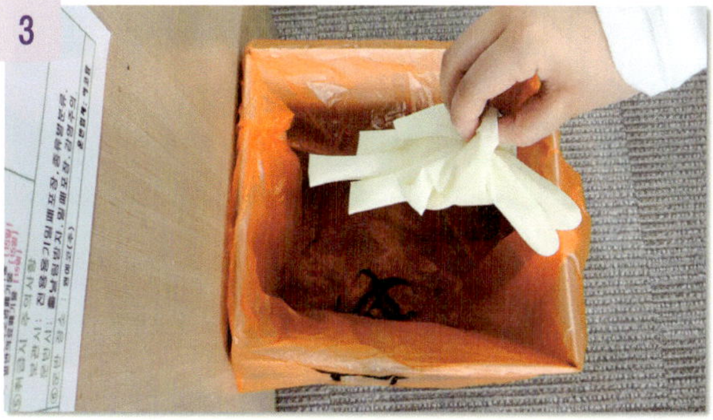

3) 남은 장갑의 안쪽을 잡아당겨 뒤집어 벗으며 양쪽 장갑을 모아 감염성 폐기물 전용용기에 넣는다.

4

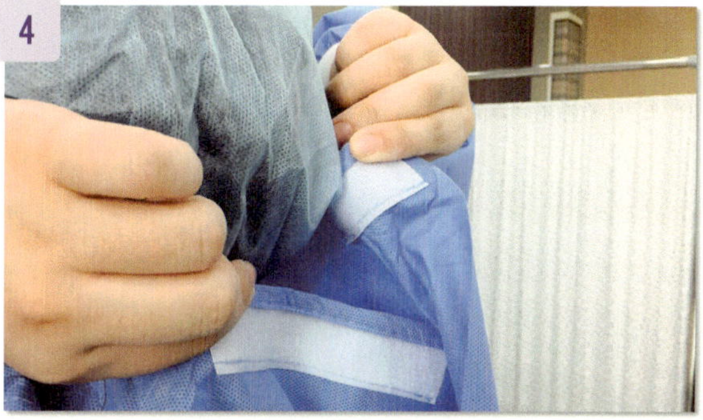

가운의 끈을 목, 허리 순으로 푼다.

※ 참고: 가운의 허리끈을 앞(복부)에 묶는 경우에는 끈을 풀고 장갑을 제거하며, 가운의 허리끈을 뒤(등)에 묶는 경우에는 장갑을 벗고 끈을 목→등의 순서로 푼다.

보호장구 및 착용 및 폐기물 관리 수행절차 및 이론적 근거(계속)

5

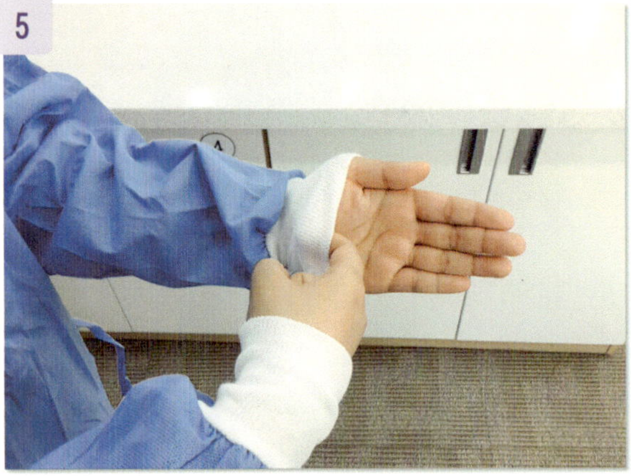

오른쪽 검지를 오염가운의 왼쪽 소매 밑에 넣어서 소매 끝을 손등 위로 조금 끌어 내린다.

6

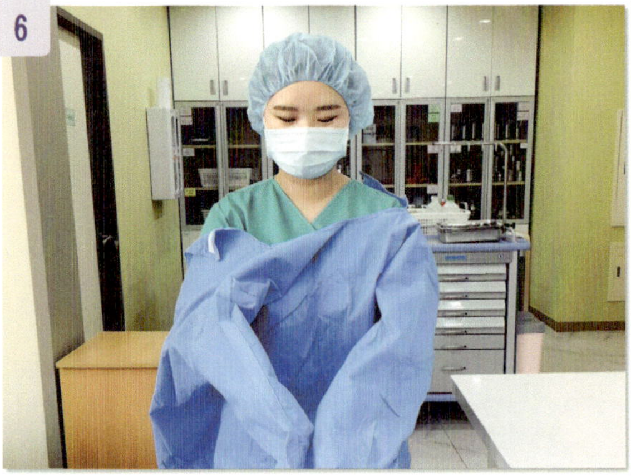

오염가운의 오른편 소매를 소매에 덮인 왼손으로 잡고 약간 끌어내린다.

7

손을 소매 속에서 움직이면서 어깨의 내면을 잡고 가운을 벗은 다음, 일회용의 경우 격리의료 폐기물 전용 용기에 넣고 재사용 가운의 경우는 오염세탁물 수집용기에 넣는다.

8

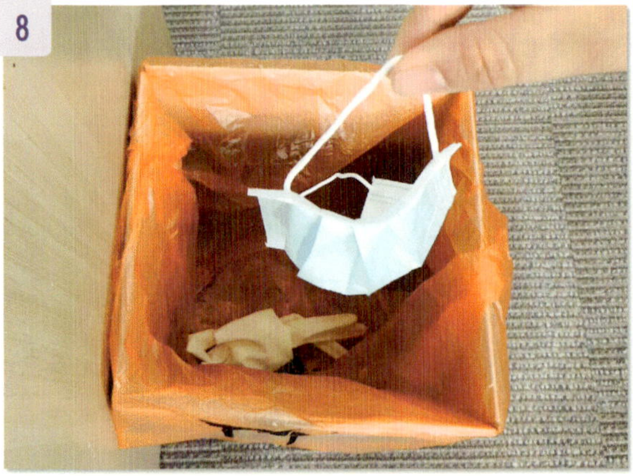

마스크를 벗어 감염성 폐기물 전용 용기에 넣는다.

9

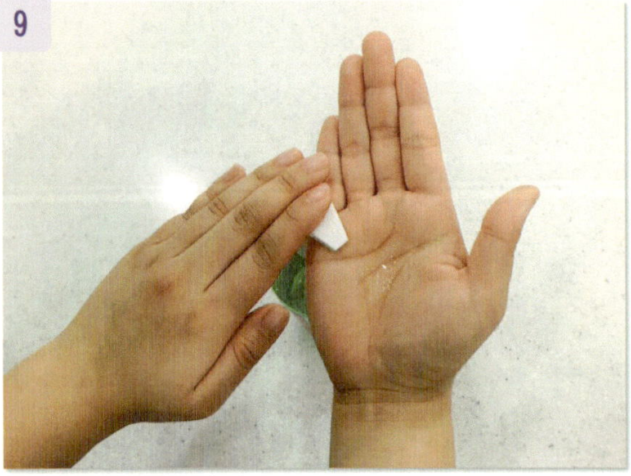

손소독제로 손위생을 실시한다.

10

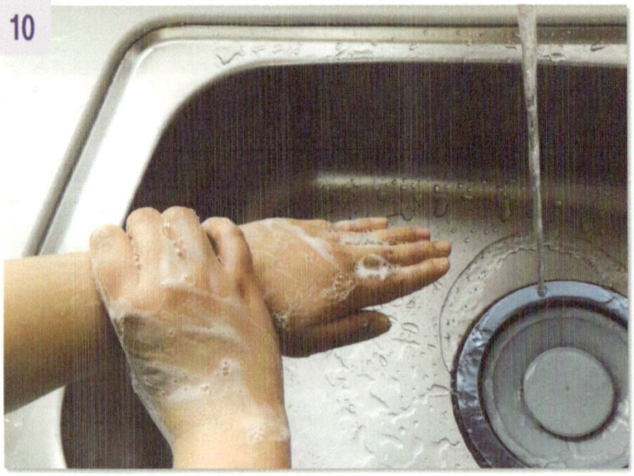

방 밖으로 나와서 물과 비누로 손위생을 실시한다.

실습보고서

년 월 일				담당교수명
학번		이름		

1. 외과적 무균술을 내과적 무균술에 비교하여 차이점을 설명하시오.

2. 전달감자를 사용할 때 항상 감자의 끝을 아래로 향하게 하는 이유에 대하여 서술하시오.

3. 멸균포를 펴는데 있어서 포장을 뜯기 전에 확인해야 할 사항과 펴는 순서에 대하여 서술하시오.

CHAPTER

06 | 체위

Clinical Foundation Nursing

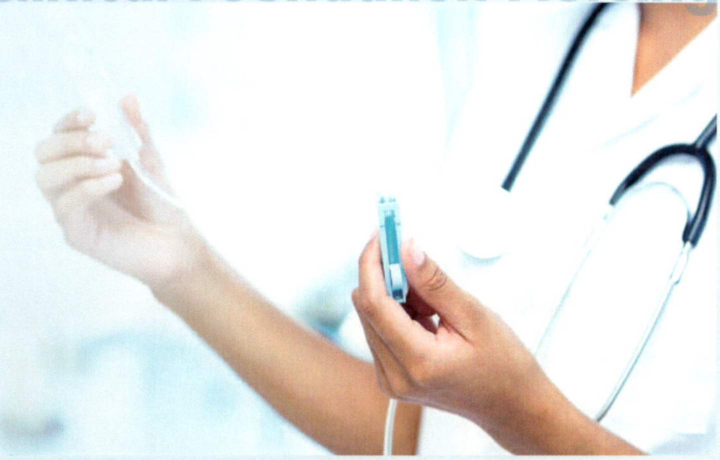

1 체위 변경의 목적

① 바른 자세를 유지한다.

② 편안한 자세를 유지한다.

③ 욕창, 순환기계 및 호흡기계 장애 등의 합병증 예방에 효과적이다.

④ 호흡을 용이하게 한다.

⑤ 배액(drainage)을 용이하게 해준다.

⑥ 검사나 처치 혹은 간호수행시 적합한 자세를 유지함으로써 효과를 증대시킬 수 있다.

2 체위 변경 수행시 주의사항

① 해부학적 체위에 가까울수록 좋은 체위이다.

② 체위 변경을 적어도 2시간 간격으로 시행하여 욕창(bed sore)을 예방하도록 한다.

③ 필요한 경우 지지대나 베개 등을 적절히 사용하여 최적의 신체 선열을 유지하게 한다.

④ 관절을 장시간 신전된 자세로 두면 근육에 불필요한 긴장이 오게 되므로 약간 굴곡상태를 유지하는 것이 중요하다.

⑤ 치료적으로 운동이 금지된 경우를 제외한 모든 대상자는 매일 운동을 필요로 하며 가능한 한 관절의 최대 운동 범위를 움직이게 한다.

3 체위의 종류

1) 해부학적 체위 또는 직립 자세

해부학적 체위(anatomical or standing position)는 일반적으로 바로 서 있는 자세를 기본으로 하여 신체를 시상면(sagittal), 전두면(frontal), 횡단면(transverse) 등의 3면으로 구분한다.

(1) 수행 및 이론적 근거

수행	이론적 근거
ⓐ 똑바로 서 있는 자세에서 몸은 곧게 하고 팔을 아래로 내려 자연스럽게 몸의 양옆에 붙이고 손바닥은 앞으로 향하게 한다.	ⓐ 올바른 신체 선열을 유지하기 위함이다.
ⓑ 머리는 바로 세워 시선은 자신의 눈높이에 둔다.	
ⓒ 무릎을 약간 구부린 듯 하고 발끝은 앞을 향하도록 한다.	ⓒ 관절을 장시간 신전시키면 근육에 긴장이 오므로 약간 구부린 듯한 자세가 좋다.

(2) 수행목적

- 자세 검사
- 척추 검사
- 골격 및 영양 상태 검사
- 정맥류 검사

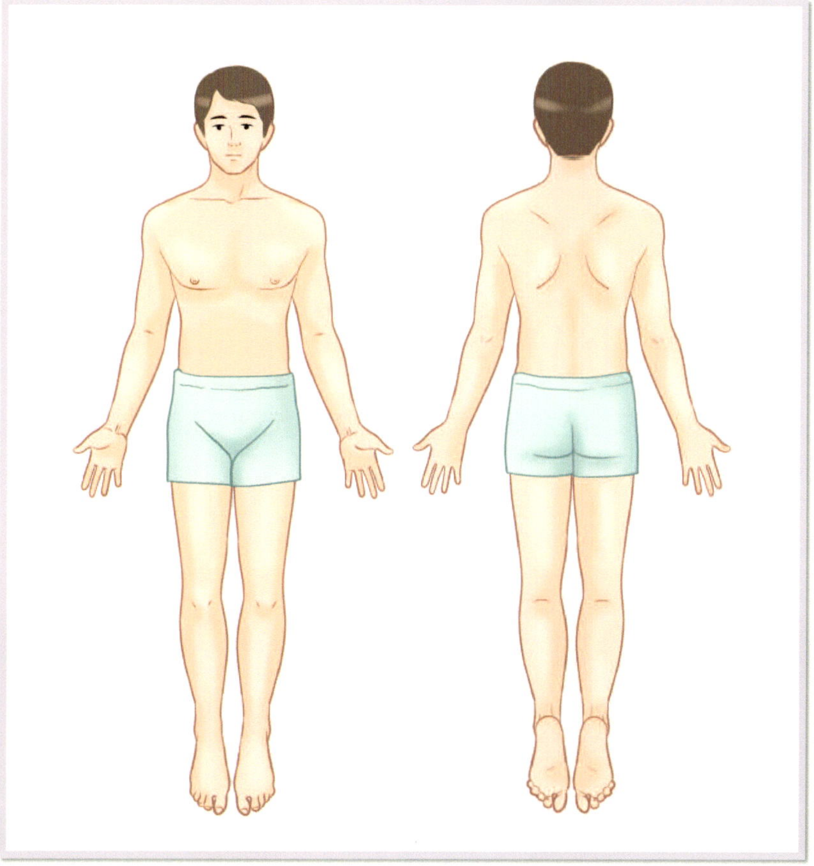

2) 앙와위

앙와위(supine or dorsal position)는 바로 누운 자세에서 직립 자세를 취하는 것이며 모든 체위의 기본이 된다.

(1) 준비물품

① 작은 베개 5~6개
② trochanter roll 2개
③ hand roll 혹은 팔목 부목
④ 발판(foot board)

(2) 수행 및 이론적 근거

수행	이론적 근거
ⓐ 대상자가 똑바로 눕도록 도와준다.	
ⓑ 대상자의 머리와 어깨 밑에 적당한 크기의 베개로 지지해 준다.	ⓑ 베개는 목의 과도신전을 예방하기 위함이다. 이때 너무 높은 베개는 목이 굴곡되어 경축이 생길 수 있다.
ⓒ 요추만곡 부위에는 작은 베개를 사용한다.	ⓒ 요추만곡을 지지하고 요추의 굴곡을 예방하기 위함이다.
ⓓ 의식이 없거나 허약한 대상자에게는 trochanter roll을 대퇴의 대전자 부위에 대어 준다.	ⓓ 대퇴의 외회전을 예방하기 위함이다.
ⓔ 발치에는 발판이나 베개를 대어 발을 지지해 준다.	ⓔ 오랫동안 앙와위로 누워있으면 족저굴곡이 되기 쉽다.
ⓕ 만일 의식이 없거나 손가락이나 팔에 굴곡 장애가 있는 경우에는 hand roll이나 팔목 부목을 사용한다.	ⓕ 손가락의 경축이나 굴곡을 예방하기 위함이다.
ⓖ 무릎관절 아래와 팔꿈치 아래에 작은 베개를 대어 준다.	ⓖ 하지의 혈액순환을 원활하게 하고 팔의 부종을 예방하고 편안하게 해준다.

주 의 사 항

1. 너무 높은 베개는 목이 굴곡되어 경축이 생길 수 있다.

(2) 수행목적

- 휴식과 수면시에 편안하게 해준다.
- 척추 수술 또는 척추 손상시 척추의 선열을 유지한다.
- 요추천자(Lumbar puncture) 후에 요통을 방지한다.
- 수술을 위해 척추 마취를 한 대상자는 반드시 베개를 사용하지 않는 앙와위로 24시간 정도를 지내야 한다.

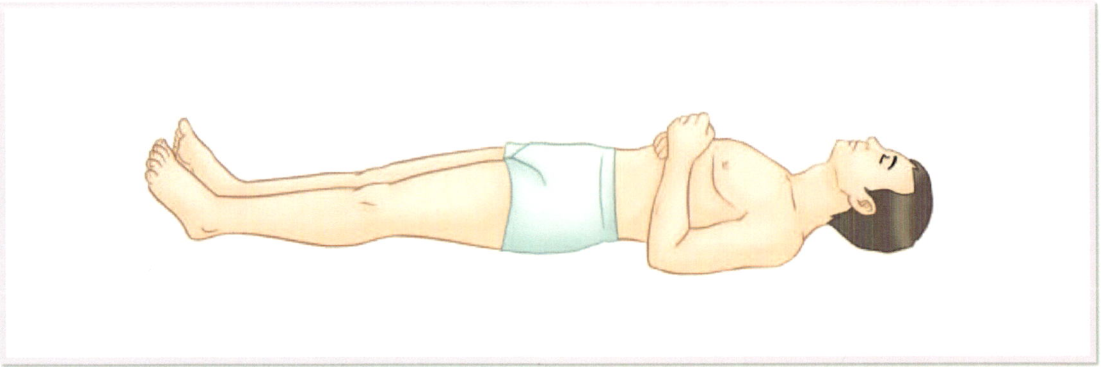

3) 배횡와위

배횡와위(dorsal recumbent position)는 앙와위에서 두 팔은 머리 위로 올리고 양쪽 무릎은 벌려서 세우고 발바닥은 침상에 놓이게 하는 체위이다.

(1) 수행 및 이론적 근거

수행	이론적 근거
ⓐ 베개를 베고 침상에 등을 대고 눕도록 도와준다.	
ⓑ 양 팔을 머리 위로 올린다.	
ⓒ 다리를 약간 벌리고 발바닥이 침상에 놓이게 무릎을 구부린다.	ⓒ 복벽의 긴장감을 감소시킨다.

(2) 수행목적

- 복부 검사
- 질 검사
- 유치도뇨 수행(catheterization)

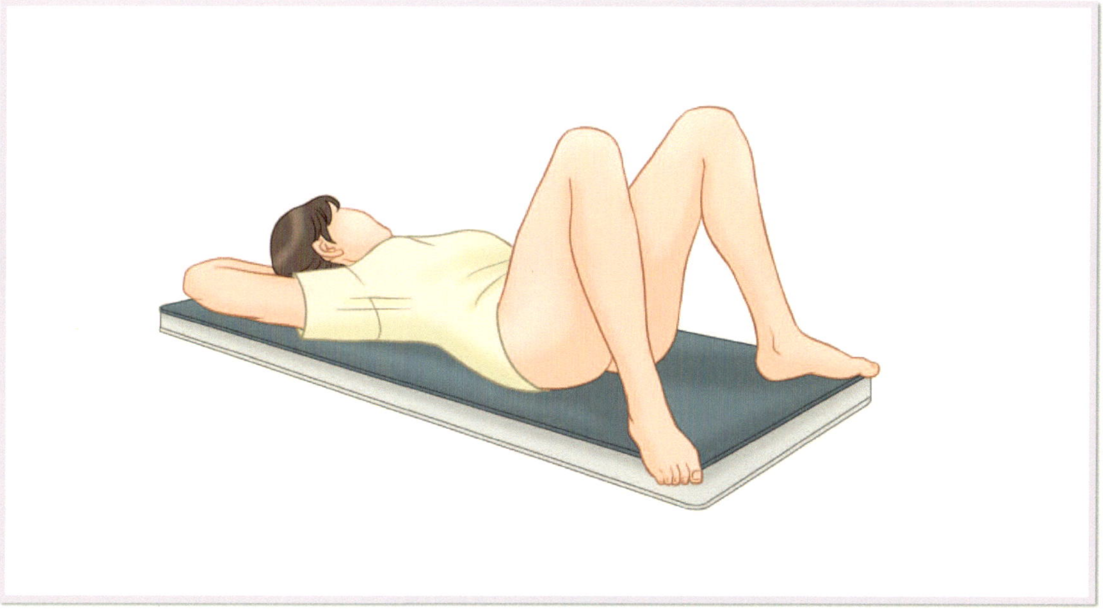

4) 복위

복위(prone position)는 엎드린 상태에서 머리를 옆으로 돌린 자세를 말한다.

(1) 수행 및 이론적 근거

수행	이론적 근거
ⓐ 대상자가 엎드리도록 도와준다.	
ⓑ 머리를 옆으로 향하도록 돌리고 이때 작은 베개를 대어 주기도 한다.	ⓑ 의식장애가 있는 경우에는 분비물 배출을 용이하게 하기 위해서 베개를 사용하지 않는다.
ⓒ 두 팔을 구부려서 팔꿈치가 머리 부위까지 오게 한다.	
ⓓ 무릎과 발목 사이에 작은 베개를 대어주기도 한다.	ⓓ 무릎을 굴곡시키고 족저굴곡을 적게 해주기 위함이다.
ⓔ 횡격막 아래에 작은 베개를 대어주어 척추가 일직선으로 유지되면 더욱 좋다.	ⓔ 요추의 과신전을 예방하고 가슴부위의 압박을 줄여 준다.

(2) 수행목적

- 척추 검사
- 등에 외상을 입었을 때
- 등의 피로한 근육에 휴식을 제공함
- 상복부 및 기관의 분비물 제거시

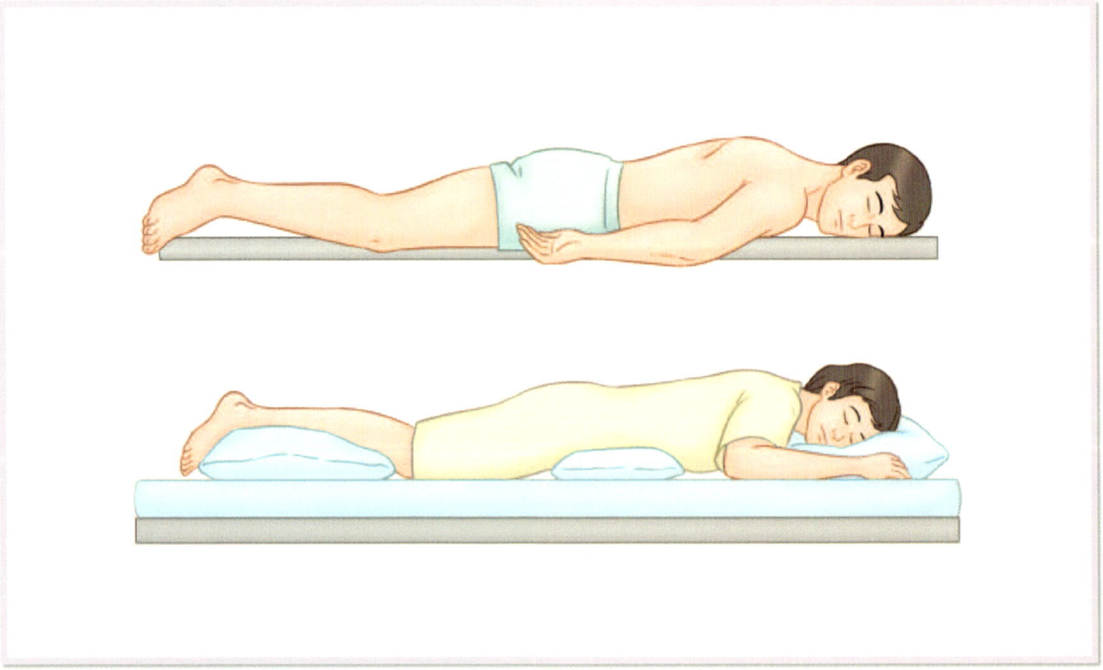

5) Fowler's position

Fowler's position은 침상 머리를 45°로 올리는 체위로 폐확장을 최대로 하여 호흡 곤란을 완화시켜 주는 체위이다. Hige-Fowler's position은 90° 상승, Semi-Fowler's position은 30° 상승시킨다.

(1) 준비물품

① 작은 베개 5~6개 ② trochanter roll 2개 ③ 발판(foot board)

(2) 수행 및 이론적 근거

수행	이론적 근거
ⓐ 침대 머리를 올리기 전에 대상자의 무릎을 약간 구부리게 한다.	ⓐ 무릎을 구부려야 침상 머리를 올렸을 때 발치 쪽으로 미끄러지지 않는다.
ⓑ 침상 머리를 30°나 45° 정도의 높이로 올린다.	ⓑ 호흡의 용이를 위해서 폐를 최대한 확장시킨다.
ⓒ 작은 베개를 머리 밑에 놓는다.	ⓒ 베개는 척추만곡을 지지해 주지만 너무 높은 베개는 목의 굴곡을 초래한다.
ⓓ 침상 안석을 올려 무릎을 굴곡시키거나 무릎과 발목 사이에 적당한 크기의 베개를 놓는다.	ⓓ 무릎을 너무 높게 올리면 슬와 부위의 신경과 혈관을 압박할 위험이 있다.
ⓔ 대상자의 발을 발판으로 지지해 준다.	

주 의 사 항

1. 너무 높은 베개는 목의 굴곡을 초래하므로 사용하지 않는다.
2. 무릎을 너무 높게 올리면 슬와 부위의 신경과 혈관을 압박할 위험이 있다.

(2) 수행목적

- 호흡곤란시
- 흉곽수술 후
- 심장수술 후
- 심장질환이 있는 경우
- 배농관을 이용한 배액 수행시

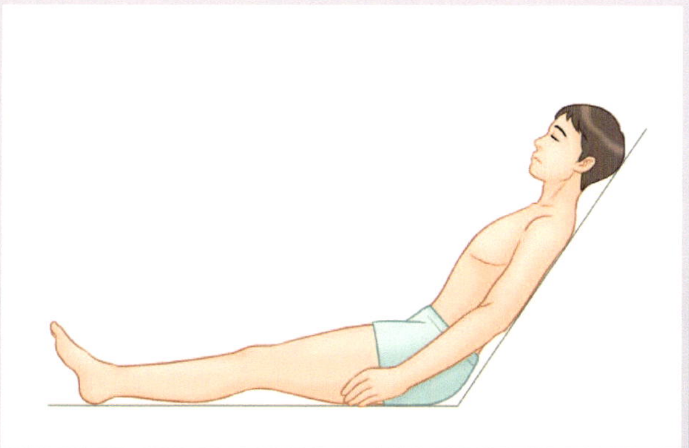

Semi-Fowler's position

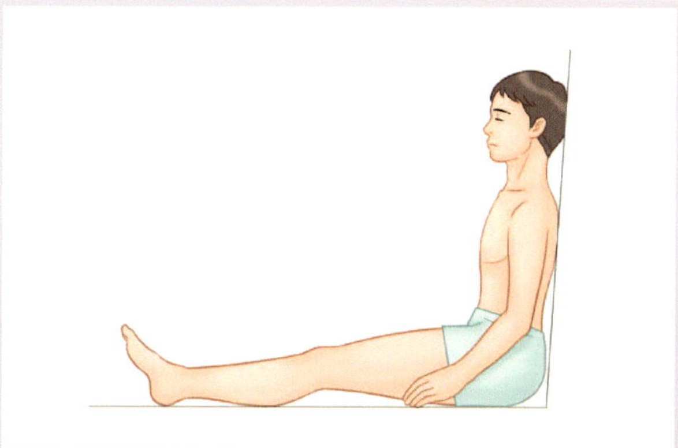

High-Fowler's position

6) 측위

측위(lateral or side-lying position)는 옆으로 누워 위쪽 둔부 무릎 관절 및 어깨를 굴곡시킨 자세로 위쪽 다리를 아래쪽보다 더 많이 굴곡시킨다. 앙와위나 Fowler's position을 장기간 취하는 대상자의 천골과 무릎에 가해지는 압력을 경감시키는데 도움이 된다.

(1) 수행 및 이론적 근거

수행	이론적 근거
ⓐ 대상자가 옆으로 눕도록 도와준다.	
ⓑ 머리와 어깨 밑에 베개를 대어주어 척추가 일직선이 되도록 한다.	ⓑ 베개는 척추의 측위 굴곡과 목 근육의 긴장을 예방하고 어깨도 편안하게 한다.
ⓒ 위쪽 팔로 큰 베개를 안게 해준다.	ⓒ 위쪽 팔이 가슴을 눌러 폐활량이 감소되고 팔의 내회전과 어깨의 내전이 오기 쉽다.
ⓓ 위쪽 다리 밑에 베개로 지지하여 침상과 평형 상태가 되도록 한다.	ⓓ 대퇴의 내회전을 방지하고 아래쪽 다리에 가해지는 압력을 줄여 혈전을 예방하게 된다.
ⓔ 어깨가 hip과 같은 높이로 되게 한다.	
ⓕ 허리 밑에 공간이 많이 있으면 작은 베개로 지지하여 허리가 뜨지 않도록 한다.	

(2) 수행목적

- 배액과 호흡용이
- 휴식 및 수면에 알맞은 체위

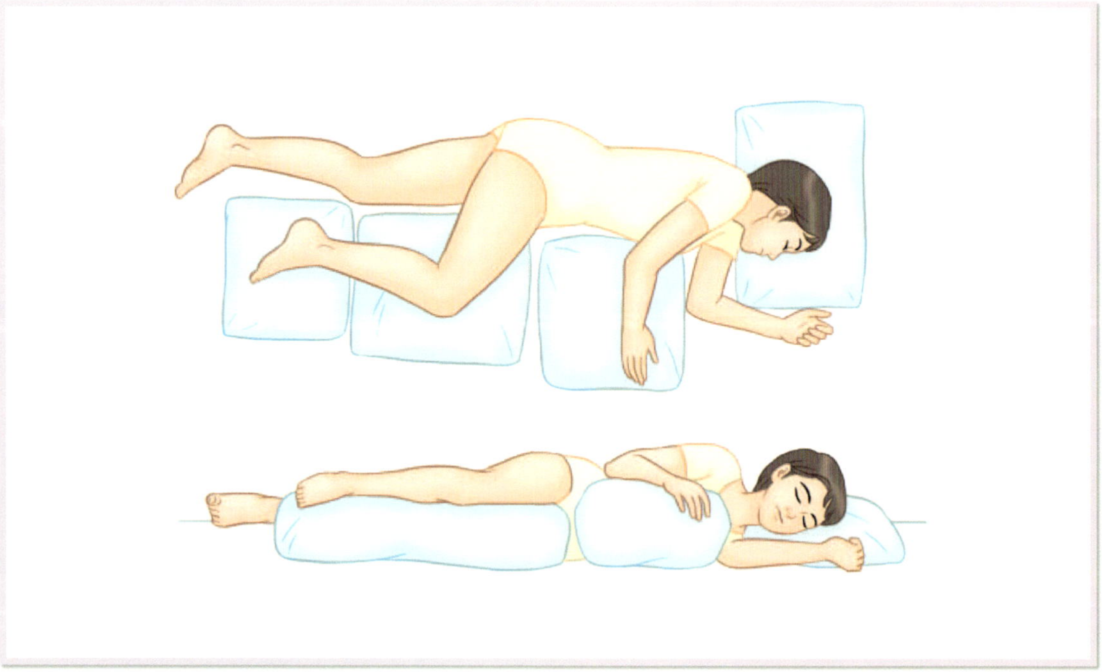

7) Sim's position

Sim's position은 semi-prone position으로 측위와 유사하나 체중이 어깨와 장골 앞쪽으로 치우친다.

(1) 수행 및 이론적 근거

수행	이론적 근거
ⓐ 대상자가 옆으로 눕도록 도와준다.	
ⓑ 무의식 상태이거나 구강에 점액성 배액이 있는 경우가 아니면 베개를 환자의 머리 밑에 넣어 준다.	
ⓒ 아래쪽에 있는 팔을 등 뒤로 놓아 눌리지 않도록 한다.	
ⓓ 위쪽 팔을 몸체에서 떼고 팔꿈치를 굴곡시킨다.	
ⓔ 베개로 복부, 골반, 대퇴 등을 지지한다.	

(2) 수행목적

- 마비 환자의 천골이나 대전자 부위에 압박을 감소시
- 관장(enema) 수행시
- 등마사지(back rub) 수행시
- 무의식 환자의 토물배출에 용이함
- 항문 검사
- 체위 검사
- 수면시

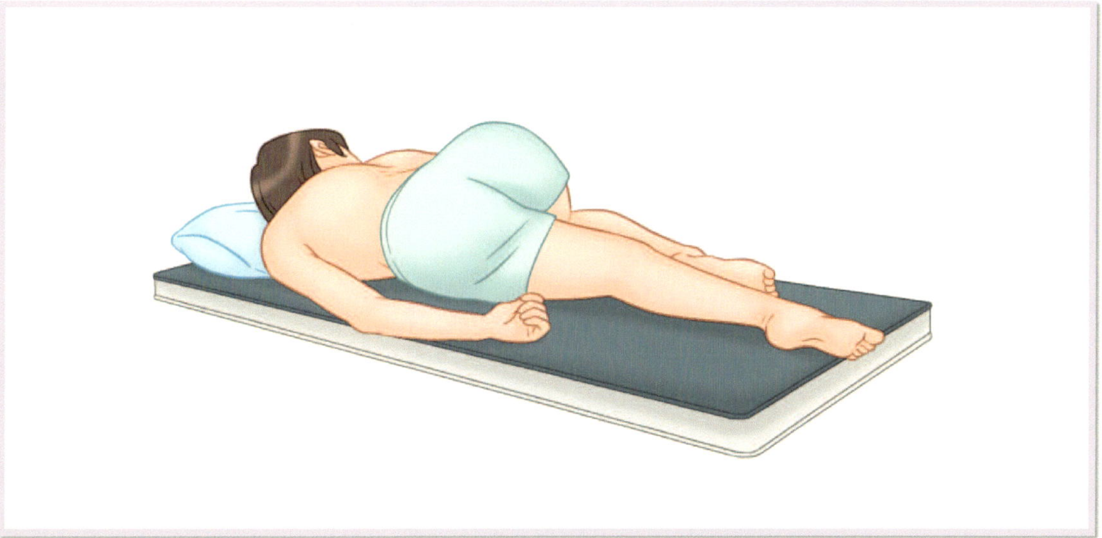

8) 슬흉위

슬흉위(knee-chest position)는 골반 부위의 압박을 덜고 골반 장기를 이완시키는 자세이다.

(1) 수행 및 이론적 근거

수행	이론적 근거
ⓐ 무릎을 꿇은 자세로 대퇴는 다리와 직각이 되게 한다.	ⓐ 무릎은 어깨 폭 정도로 벌려야 균형이 잘 잡히고 안정되어 있다.
ⓑ 머리와 가슴 윗부분은 침상에 대고 팔은 앞으로 펴서 팔꿈치에서 굽힌다.	
ⓒ 머리는 옆으로 돌리고 체중을 무릎과 가슴에 의지하게 한다.	
ⓓ 춥거나 부끄럽지 않게 잘 덮어준다.	

(2) 수행목적

- 직장 및 대장 검사
- 월경통 완화
- 산후 운동
- 자궁의 위치 교정

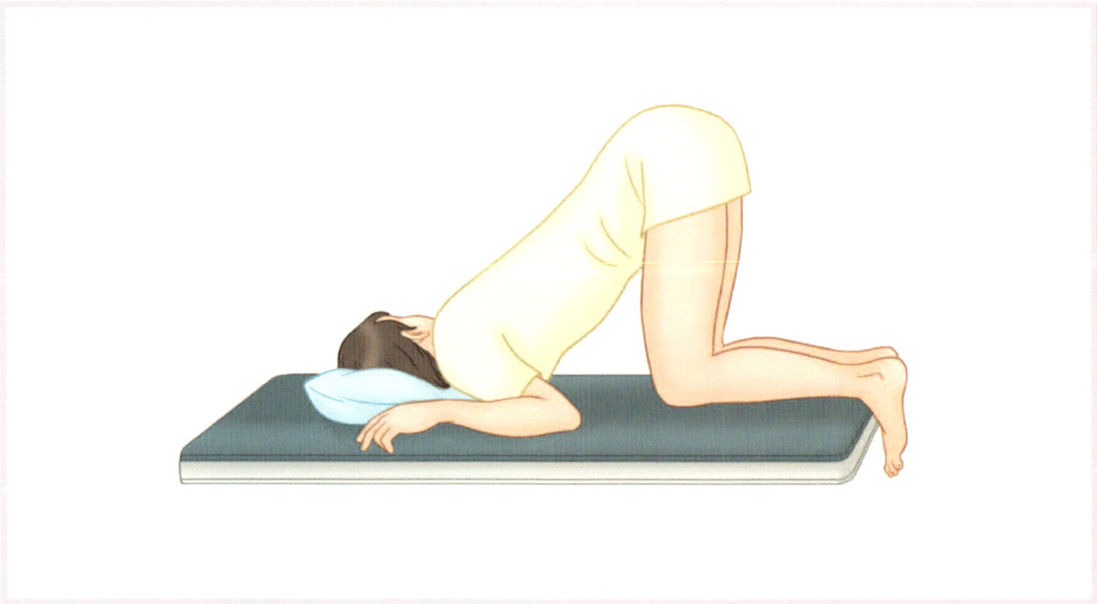

9) 절석위

절석위(lithotomy position)는 진찰대 위에 똑바로 눕혀 둔부와 무릎을 굴곡시키고 양 다리를 약간 외전시킨 상태의 체위이다.

(1) 수행 및 이론적 근거

수행	이론적 근거
ⓐ 대상자를 진찰대 위에 똑바로 눕게 한다.	
ⓑ 둔부를 진찰대 하단에 오게 하고 대상자가 배횡와위를 취하도록 도와준다.	
ⓒ 다리를 벌린 후 진찰대 양편에 있는 발걸이에 다리를 올려놓게 한다.	

(2) 수행목적

- 방광 및 직장 검사
- 분만
- 자궁경부 및 질검사
- 회음부 검사 및 수술

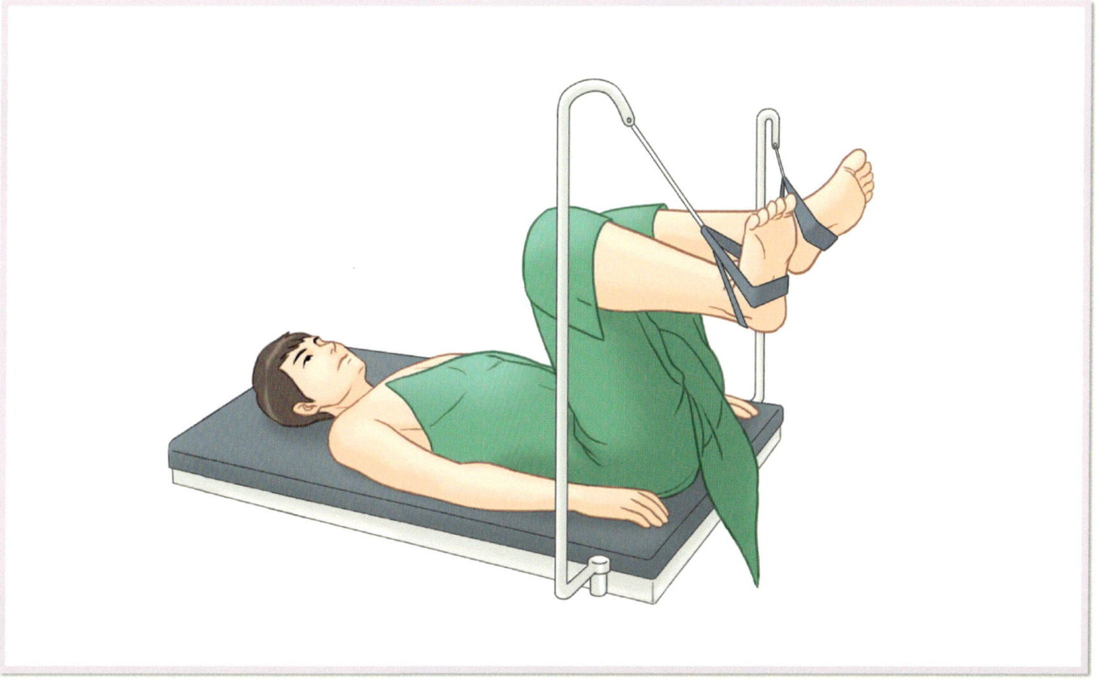

10) Jack-knife position | Abdominal position

이 체위는 엎드린 자세에서 머리와 다리를 낮추고 둔부를 높게 조절하여 항문 부위가 노출되게 하는 체위이다.

(1) 수행 및 이론적 근거

수행	이론적 근거
ⓐ 대상자를 엎드리게 하고 팔은 머리 위로 올리게 한다.	
ⓑ 대퇴와 둔부를 올려서 머리와 다리가 둔부보다 낮아지게 한다.	

(2) 수행목적

- 치질이나 항문수술

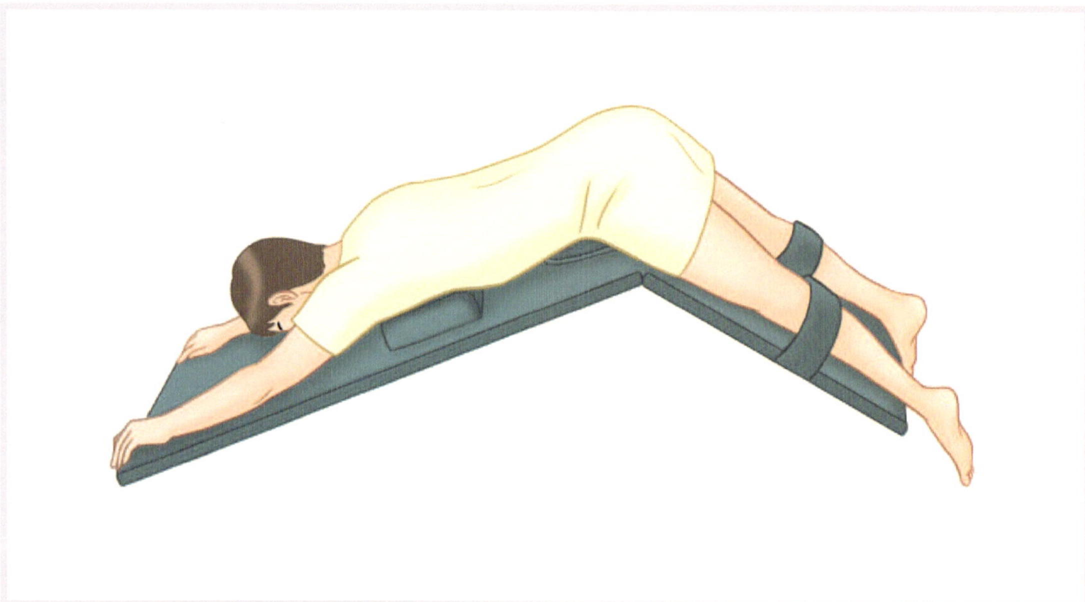

11) Jack-knife position II Back position

이 체위는 어깨가 약간 상승되게 베개를 등에 대고 누운 상태에서 대퇴가 복부에 직각이 되게 구부리고 다리를 대퇴에 직각이 되게 구부린 자세이다.

(1) 수행 및 이론적 근거

수행	이론적 근거
ⓐ 대상자의 어깨가 상승되게 베개를 사용하여 등을 대고 눕는다.	
ⓑ 대퇴를 직각이 되게 구부린다.	
ⓒ 다리를 직각이 되게 구부린다.	

(2) 수행목적

- 방광경 삽입시
- 요도 소식자 삽입시

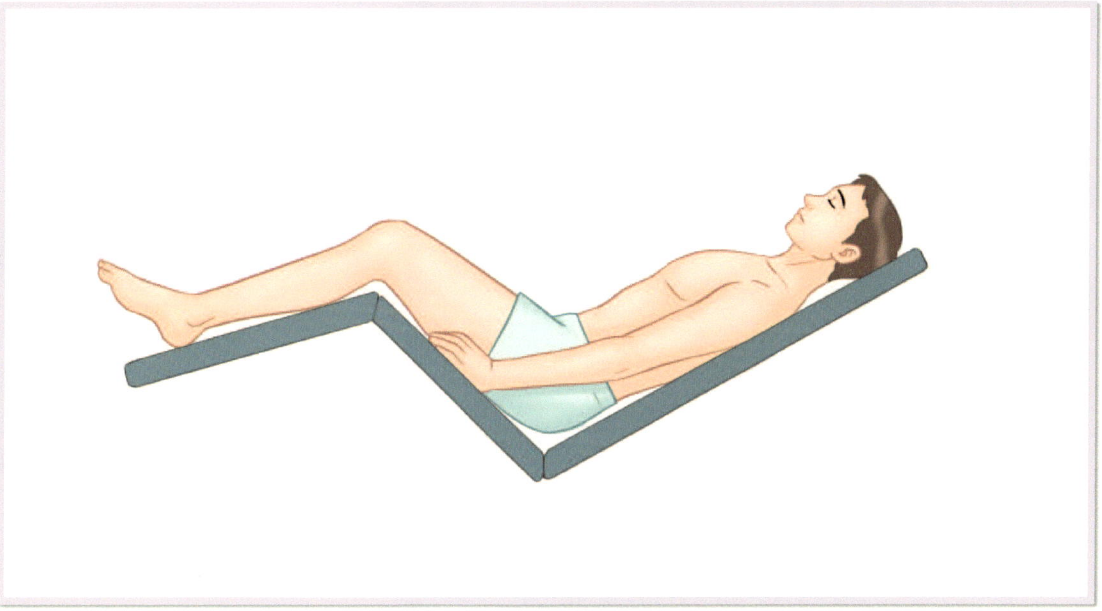

12) Jack-knife position Ⅲ Lateral jack-knife position

침상가에 등을 대고 옆으로 눕힌다.

(1) 수행 및 이론적 근거

수행	이론적 근거
ⓐ 침상가에 등을 대고 옆으로 눕힌다.	
ⓑ 요추곡선이 잘 드러나도록 양쪽 무릎을 가슴에 붙여 척추 사이를 넓히도록 한다.	

(2) 수행목적

- 요추천자

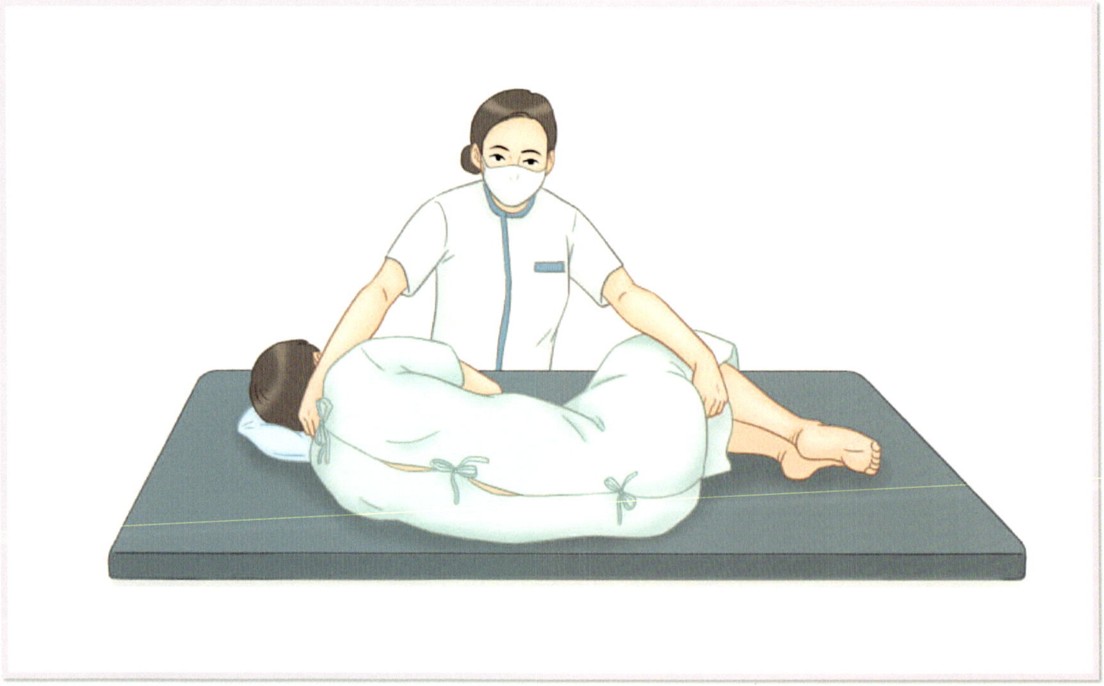

13) Trendelenburg's position

등을 대고 바로 눕혀 다리쪽을 45° 높여서 머리와 어깨를 다리보다 낮추는 자세이다.

(1) 수행 및 이론적 근거

수행	이론적 근거
ⓐ 대상자는 등을 대고 바로 눕게 한다.	
ⓑ 침상 발치에 벽돌이나 의자로 괴어서 다리쪽이 45° 정도 올라가게 하여 머리, 둔부가 다리보다 낮게 한다.	

(2) 수행목적

- 상복부 검사
- 쇼크 치료

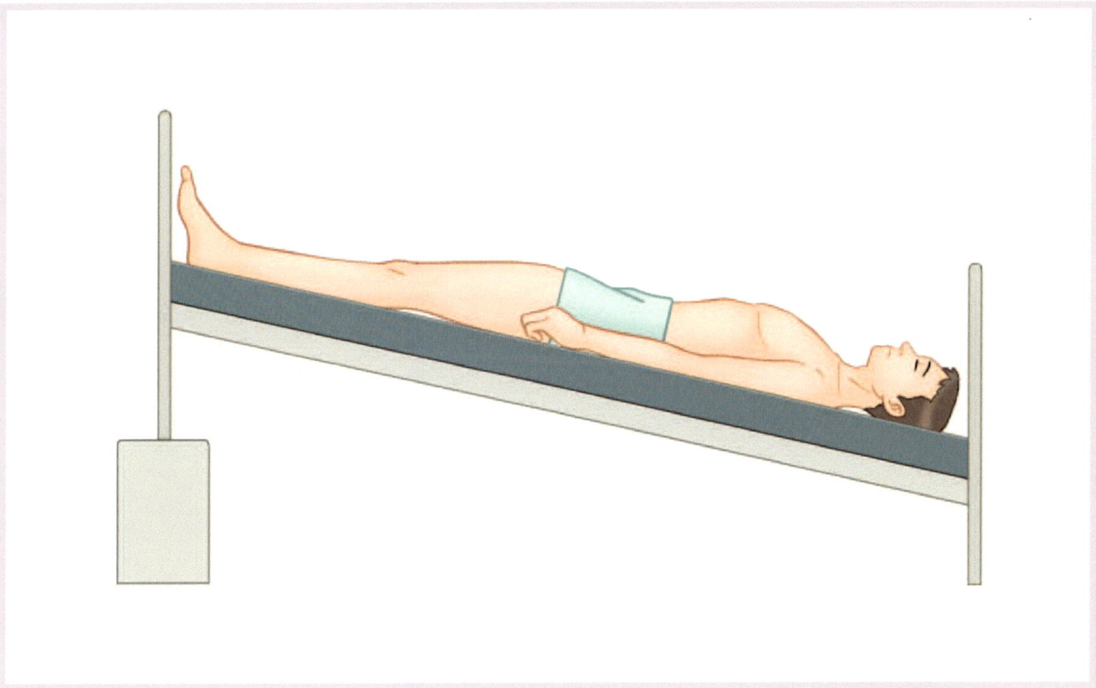

14) 변형된 Trendelenburg's position Head down position

등을 대고 바로 눕게 하고 하지쪽을 높여 둔부가 굴곡되게 한 체위이다.

(1) 수행 및 이론적 근거

수행	이론적 근거
ⓐ 등을 대고 바로 눕게 한다.	
ⓑ 하지쪽을 높여 둔부가 굴곡되게 한다.	

(2) 수행목적

- 쇼크 치료
- 하지 출혈시
- 질 세척시 용액 주입

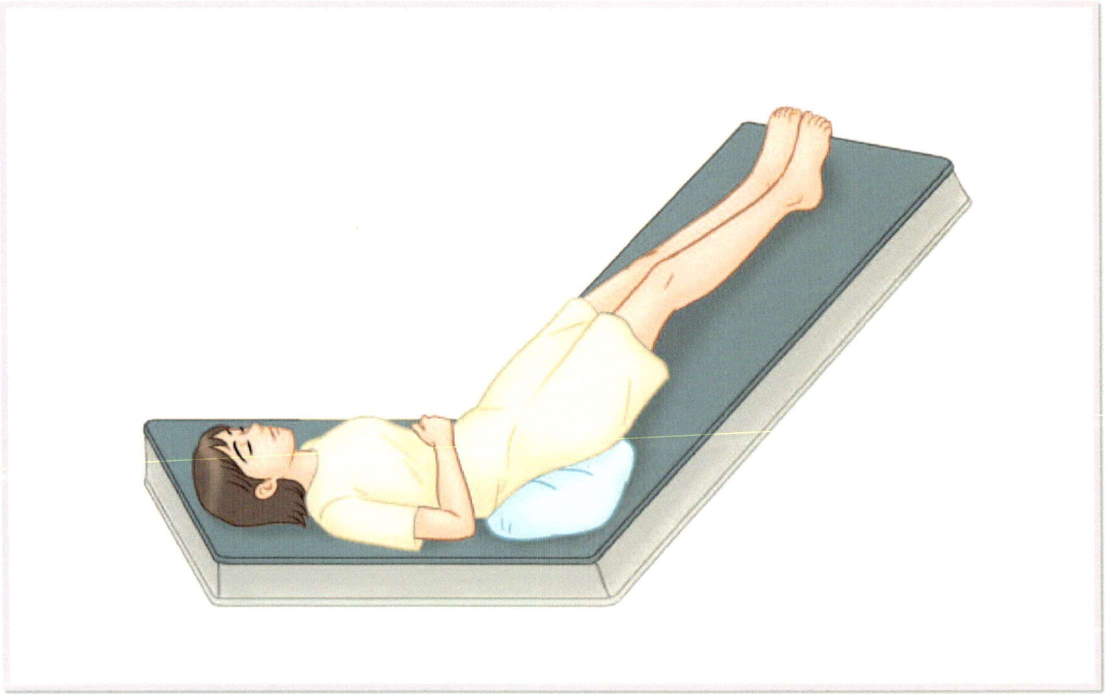

실습보고서

년 월 일				담당교수명
학번		이름		

1. 체위 변경으로 얻을 수 있는 치료적 효과에 대하여 서술하시오.

2. 체위 변경시 유의할 사항에 대하여 서술하시오.

3. Sim's position에 대하여 간략하게 서술하시오.

4. 앙와위를 취할 때 베개를 사용하지 않는 경우를 설명하시오.

CHAPTER

07 | 위생에 대한 간호

Clinical Foundation Nursing

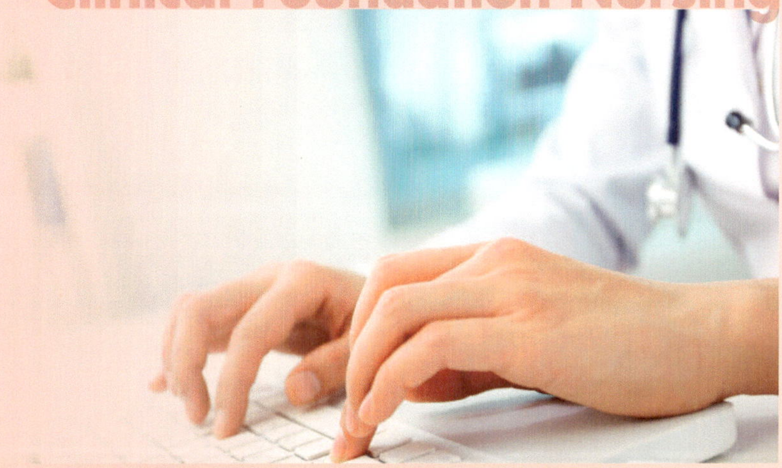

1 누워 있는 대상자의 양치질을 돕는 법

1) 목적

누워 있는 대상자가 편안하게 양치질을 할 수 있도록 도와주기 위함이다.

2) 준비물품

① 타월
② 치솔, 치약
③ 곡반(pus pan)
④ 양치물

3) 수행 및 이론적 근거

수행	이론적 근거
ⓐ 대상자에게 방법과 절차를 설명하고 편안한 자세를 취하도록 도와준다.	
ⓑ 물품을 사용이 편리하도록 정리한다.	
ⓒ 타월을 깔고 베개로 머리를 높여 준다.	ⓒ 양치액을 삼키지 않게 하기 위함이다.
ⓓ 칫솔에 물을 묻히고 치약을 바른다.	
ⓔ 치은에서 치관 쪽으로 닦아 낸 후 이의 안쪽과 혀, 잇몸 등을 깨끗이 칫솔질한다.	ⓔ 치은부위와 이 사이의 이물질을 제거하고, 구강 내의 혈액순환을 돕는다.
ⓕ 머리를 한쪽으로 돌리게 한 후 입안에 고인 치약과 침을 혀로 밀어내게 하여 pus pan에 받는다.	ⓕ 많이 고이게 되면 삼키게 되기 때문이다.
ⓖ 머리를 바로 한 다음 입을 벌리게 하고 양치물을 입안에 붓는다. 물이 고일 때까지 입을 벌리고 있게 한다.	ⓖ 물이 입에 닿으면 반사적으로 입을 다물게 되기 때문이다.
ⓗ 머리를 옆으로 돌리게 하고 입안에 고인 것을 혀로 밀어내게 한다.	

2 특별 구강 간호법 Special mouth care

1) 목적

① 스스로 양치질을 할 수 없는 대상자의 구강을 청결하게 유지하기 위함이다.
② 고열 대상자나 구강으로 호흡하는 대상자, 또는 산소 흡입을 하는 대상자의 구강에 습기를 주기 위함이다.
③ 상기도 감염을 예방하기 위함이다.

2) 준비물품

① 구강 세척제
② 면봉, 거즈, 섭자
③ 온수가 담긴 컵
④ 글리세린이나 바셀린연고
⑤ pus pan, 빨대, 압설자
⑥ 타월, 위생장갑

3) 수행 및 이론적 근거

수행	이론적 근거
ⓐ 필요한 물품을 준비한 후 위생장갑을 착용한다.	
ⓑ 대상자의 머리를 옆으로 돌리고 턱 아래에 타월을 깐다.	ⓑ 양치액을 삼키지 않게 하고 액체가 입 밖으로 쉽게 흘러내리게 하기 위함이다.
ⓒ 대상자의 턱과 뺨, 입으로 흘러나온 액체를 받을 수 있도록 적당한 위치에 곡반을 놓는다.	
ⓓ 섭자의 끝부분에 거즈나 솜을 감싸서 풀리지 않도록 쥔 후 세척액이 흐르지 않을 정도로 묻힌다.	
ⓔ 혀, 이, 잇몸, 입안, 입술을 깨끗이 닦아 낸다. 이 때 솜은 자주 갈아주며 한 번 사용한 솜은 다시 사용하지 않도록 한다.	
ⓕ 가능하면 대상자 스스로가 빨대를 이용하여 입안을 헹궈 내도록 한다. 무의식 대상자는 입을 벌린 후 양치액을 묻혀 낸다.	
ⓖ pus pan을 치우고 타월로 입 주위의 물기를 닦는다.	
ⓗ 입술에 글리세린이나 바셀린연고를 발라 준다.	ⓗ 입술의 갈라짐과 이차적인 감염을 예방한다.
ⓘ 대상자의 주위를 정돈한다.	

3 등 마사지 법 Back rub

1) 목적

① 말초 혈액 순환이 활발히 되도록 돕는다.
② 근육 긴장을 완화시킨다.
③ 욕창을 예방하기 위함이다.

2) 준비물품

① 목욕담요, 목욕타월
② 마사지용 로션이나 25~50% 알코올
③ 마사지 파우더

3) 수행 및 이론적 근거

수행	이론적 근거
ⓐ 대상자에게 목적과 절차에 대해 설명한다.	ⓐ 등 마사지에 대한 불안감을 완화시키기 위함이다.
ⓑ 대상자가 복위를 취하게 도와준 후 환의를 걷어 올리고 목욕타월을 배 밑으로 깔아 넣는다.	
ⓒ 따뜻한 물로 등을 부분 목욕시킨다.	
ⓓ 간호사의 손에 알코올을 묻혀 대상자의 등을 문질러 피부를 건조시킨다.	ⓓ 알코올은 혈관수축과 근육의 긴장을 촉진한다. 피부가 건조하면 로션을 사용한다.
ⓔ 피부가 완전히 건조되면 피부의 상태에 따라 로션이나 파우더를 이용하여 등 전체를 골고루 마사지한다.	
- 경찰법(effleurage) 8회 실시	- 손바닥으로 문지르는 것으로 모든 마사지의 시작과 끝에 사용한다.
- 유날법(petrissage) 3회 실시	- 손바닥으로 반죽하듯이 마사지하는 방법이다.
- 지압법(friction) 2회 실시	- 엄지손가락으로 힘 있게 누르는 방법으로 경추로부터 척추를 따라 누른다.
- 경타법(tapotement) 2회 실시(4가지 방법 중 한가지 방법을 선택)	- 두드리는 방법이다.
• hacking	• 손을 세워서 모로 두드린다.
• clapping	• 손을 컵 모양으로 구부려 두드린다.
• tapping	• 손가락 끝으로 두드린다.
• beating	• 주먹을 쥐고 두드린다.
ⓕ 목욕타월을 치우고 환의를 정리하고 갈아입는 것을 도와준다. 침상 주변을 정돈한다.	

경찰법

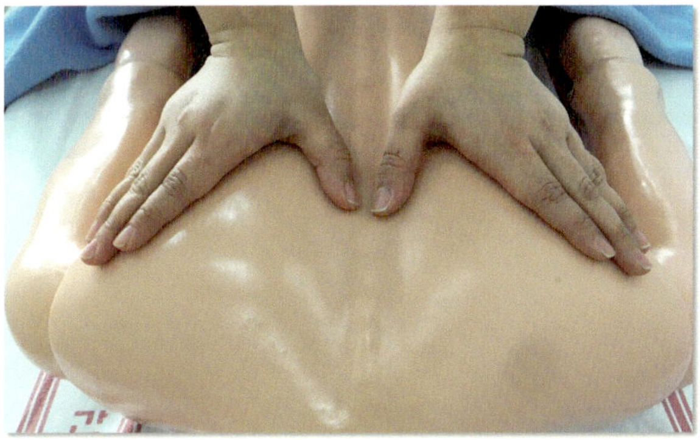

피부 표면을 손바닥으로 문지르는 것

경타법

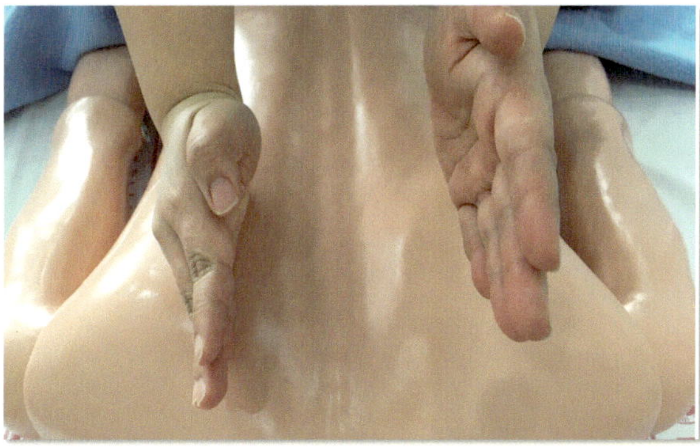

A. Hacking: 손의 측면으로 등을 두드림

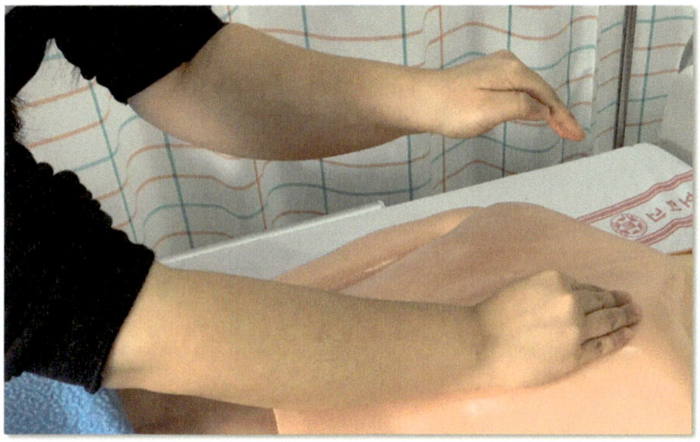

B. Clapping: 컵모양으로 손을 구부려 등을 두드림

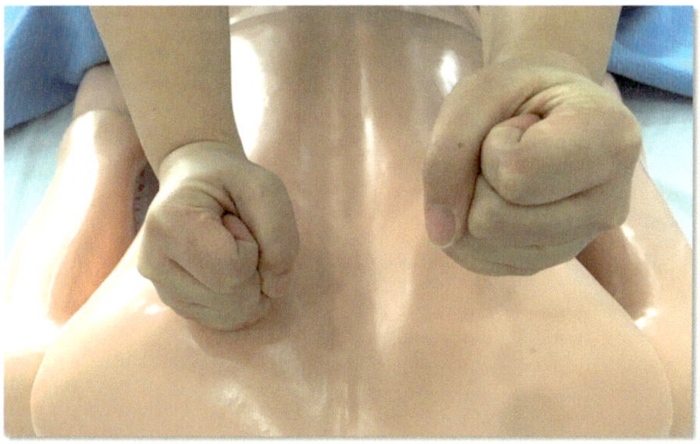

C. Beating: 주먹을 쥐고 등을 두드림

4 침상 세발법 Bed shampoo

1) 목적

① 스스로 세발을 할 수 없는 대상자의 두피와 모발을 청결하게 유지하기 위함이다.
② 모낭의 혈액순환을 증진시키기 위함이다.

2) 준비물품

① 목욕담요, 고무포 2장
② 목욕타월 2장, 빗
③ 대야나 세발대(고무포를 사용하여 만든 것)
④ 양동이, 주전자
⑤ 비누나 샴푸

3) 수행 및 이론적 근거

수행	이론적 근거
ⓐ 준비한 물품을 편리한 곳에 놓고 창문을 닫아 실내온도에 유의한다.	ⓐ 실내가 춥지 않아야 한다.
ⓑ 윗 침구를 대상자의 허리선까지 접고 목욕담요를 덮는다.	ⓑ 불필요한 노출을 피하고 보온을 유지하기 위해서이다.
ⓒ 대상자의 윗환의의 단추를 두 개 정도 열어 옷의 안쪽으로 접어 넣는다.	
ⓓ 침상 머리 쪽에 고무포를 깔고 베개는 대상자의 등 밑에 넣어 어깨 밑에 받친다.	ⓓ, ⓔ 세발하는 동안 물이 목으로 흘러 들어가는 것을 방지하기 위함이다.
ⓔ 대상자의 목과 어깨를 타월로 감싼다.	
ⓕ 머리 밑에 세발대를 펴고 끝이 양동이에 들어가도록 늘어뜨린다. 대야를 사용할 수도 있다.	ⓕ 사용한 물이 침구를 버리지 않고 바로 양동이로 흘러내리게 한다.
ⓖ 대상자의 머리에서 끈이나 핀을 제거하고 빗질을 한다.	
ⓗ 대상자의 눈을 수건으로 덮는다.	
ⓘ 머리에 물을 부어 완전히 적신 후 비누나 샴푸를 골고루 발라 두피를 마사지하며 잘 비빈다.	ⓘ 손가락 끝으로 마사지해서 두피를 긁지 않도록 한다.
ⓙ 비눗기가 완전히 없어질 때까지 헹군다.	
ⓚ 타월로 물기를 닦아내고 세발대, 고무포 등을 제거한다.	
ⓛ 머리를 빗질하여 정돈한다.	
ⓜ 환의를 정리하고 침상 주변을 정돈한다.	
ⓝ 수행내용을 기록한다.	

주 의 사 항

1. 사용한 물이 침구를 버리지 않고 바로 양동이로 흘러내리게 한다.
2. 손가락 끝으로 마사지해서 두피를 긁지 않도록 한다.

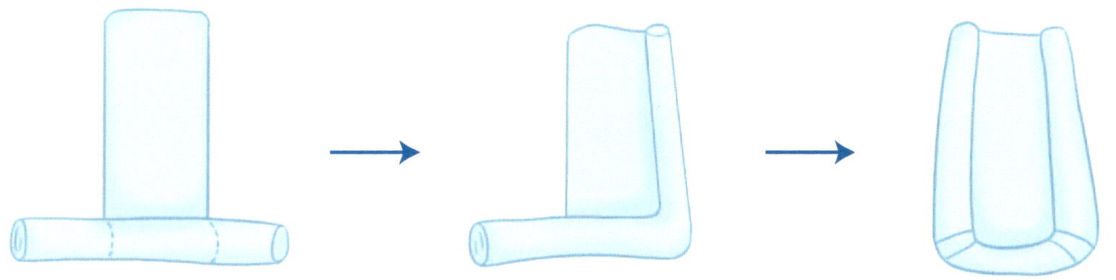

세발대 만드는 법

5 회음부 간호

1) 목적

① 자연배뇨를 돕고 회음부 부위의 불편을 감소시키기 위함이다.
② 부위를 청결하게 유지하고 상처의 치유를 촉진시키기 위함이다.
③ 골반강 내의 울혈 및 염증을 완화시키기 위함이다.

2) 준비물품

① 목욕타월
② 목욕담요
③ 위생장갑
④ 솜이나 스펀지
⑤ 용액병
⑥ 물을 담을 용기
⑦ 헹굼물을 받을 그릇
⑧ 회음패드

3) 수행 및 이론적 근거

수행	이론적 근거
ⓐ 스크린을 치고 대상자에게 수행목적과 방법에 대해 설명해 준다.	ⓐ 대상자의 privacy를 보호하고 불안감이나 난처함을 경감시켜 준다.
ⓑ 침상발치에서 윗홑이불을 올려 하의를 벗기고 회음부를 노출시킨다.	
ⓒ 목욕타월을 대상자의 둔부 아래에 깔고 dorsal recumbent position을 취하게 하되 다리를 넓게 벌리게 한다.	ⓒ 목욕타월의 아래 끝은 회음부를 닦는데 사용하고 위쪽 끝은 직장부위를 닦는데 사용한다.
ⓓ 목욕담요로 대상자의 몸과 다리를 덮어준다. 다리의 안쪽 면 아래에 목욕담요의 아래 모서리를 덮어 다리에 걸친다.	ⓓ 노출을 최소화한다.
ⓔ 위생장갑을 착용하고 대퇴 안쪽을 씻고 건조시킨다.	
ⓕ 음순 사이와 회음부의 염증, 찰과상, 종창의 유무를 주의깊게 관찰하고 분비물이나 냄새에 주의를 한다.	
ⓖ 생식기를 씻기고 물기를 제거한다.	
ⓗ 대음순을 씻은 다음 소음순 사이의 주름을 씻는다.	ⓗ 소음순 주위에는 구지가 모여 있어 박테리아의 성장을 촉진한다.
ⓘ 목욕타월을 4부분으로 나누어 사용하고 음부에서 직장쪽으로 닦는다.	ⓘ 미생물의 전파를 막기 위함이다. 직장쪽이 음부보다 더 오염되어 있기 때문이다.
ⓙ 생리중이거나 도뇨를 하는 대상자에게는 면봉이나 거즈를 사용한다. 닦을 때마다 새로운 면봉을 사용한다.	
ⓚ 헹군 다음 대상자 아래에 변기를 놓고 그 부위에 따뜻한 물을 부어준다.	
ⓛ 음순 사이의 주름에 주의하면서 회음부의 물기를 완전히 닦는다.	ⓛ 습기는 많은 미생물의 성장에 필수적이다.

수행	이론적 근거
ⓜ 회음부에 상처가 없는지 살펴본다.	
ⓝ 대상자가 옆으로 눕도록 도와 둔부사이와 항문 주위를 씻는다.	
ⓞ 둔부의 물기를 제거한다.	
ⓟ 분만 후 여성에게는 앞에서 뒤쪽으로 회음패드를 넣어 대어 준다.	ⓟ 항문으로부터 질과 요도의 오염을 방지한다.
ⓠ 침상과 물품을 정돈하고 대상자가 환의를 입는 것을 도와준다.	
ⓡ 수행내용과 홍반, 종창, 분비물과 같은 중요한 사정을 기록한다.	

주의사항

1. 대상자의 privacy를 보호한다.
2. 노출을 최소화 한다.
3. 거즈나 면봉은 1회 사용한다.

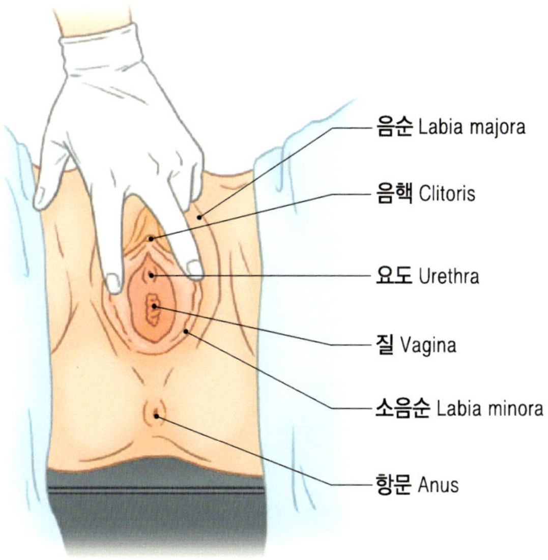

ⓕ

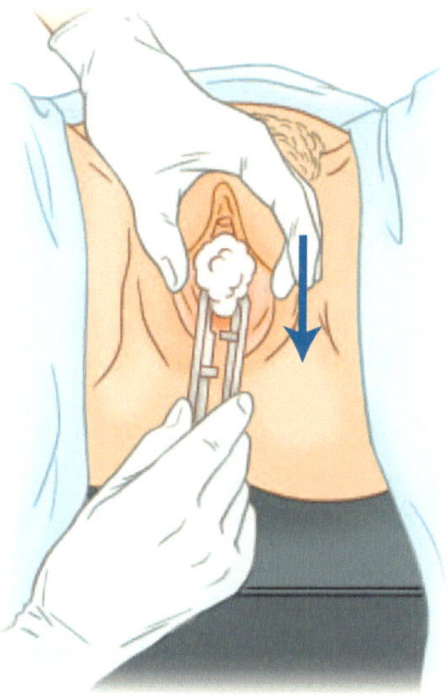

ⓗ

6 침상목욕 Bed bath

1) 목적

① 거동이 어려운 대상자를 침상에서 편안하게 목욕을 시키기 위함이다.
② 혈액순환을 자극하고 긴장된 근육을 이완시킨다.

2) 준비물품

① 더운물(43~46℃)
② 대야, 비누
③ 빗, 손톱깎이, 거울
④ 일회용 장갑
⑤ 목욕담요, 목욕타월
⑥ 물수건 2~3장, 목욕수건 1장
⑦ 스크린
⑧ 소변기 또는 변기

3) 수행 및 이론적 근거

수행	이론적 근거
ⓐ 창문을 닫아 방의 통풍을 차단하고 스크린을 친다.	ⓐ 환자의 열손실을 막고 privacy를 지켜주기 위함이다.
ⓑ 대상자에게 설명을 하며 미리 용변을 보게 한다.	
ⓒ 준비한 물품을 편리한 곳에 놓고 더운물을 대야의 ⅓~½정도 준비한다.	
ⓓ 윗침구를 걷으면서 목욕담요를 덮는다.	ⓓ 윗침구를 보호하고 노출을 최소화한다.
ⓔ 목욕담요 밑에 손을 넣어 환의를 벗긴다.	
ⓕ 환자의 가슴 위에 목욕타월을 얹고 목욕수건으로 목욕장갑을 만든다.	ⓕ 삼각형과 직사각형 모양이 있다.
ⓖ 목욕장갑에 물을 묻혀 눈의 안쪽에서 눈꼬리 쪽으로 닦는다.	ⓖ 분비물이나 이물이 누공으로 들어가는 것을 막기 위함이다.
ⓗ 얼굴, 귀, 목의 순서로 씻는다. 이 때 비눗기를 잘 씻은 후 물기를 닦는다.	
ⓘ 목욕타월을 환자의 팔 밑에 넣고 전박에서 상박쪽으로 씻고 액와부를 씻은 후 물기를 닦는다. 같은 방법으로 반대쪽 팔을 씻은 후 목욕타월 위에 대야를 올려놓고 환자의 손을 대야에 직접 담가 씻는다.	ⓘ 침대가 젖는 것을 방지하기 위함이다.
ⓙ 목욕타월을 가슴에 덮고 목욕담요를 환자의 허리까지 내린 후 가슴을 씻고 물기를 닦은 후 수건으로 덮는다.	
ⓚ 목욕담요를 더 아래쪽으로 내리고 복부를 씻는다.	
ⓛ 환자를 복위나 측위로 눕게 하고 목욕타월을 등 밑에 깔고 등을 노출시킨 후 목 뒤, 등, 둔부, 뒤쪽 대퇴를 씻고 건조시킨다.	ⓛ 이때 등 마사지를 함께 수행하는 것이 좋다.

수행	이론적 근거
ⓜ 대상자를 똑바로 눕히고 목욕담요로 한쪽 다리만 노출시키고 목욕타월을 깐 후 발목에서 무릎쪽으로, 무릎에서 대퇴쪽으로 씻고 건조시킨다. 반대쪽 다리도 같은 방법으로 씻긴 후 양쪽 발은 대야에 담가 씻는다.	ⓜ 심장을 기준으로 원위부에서 근위부로 씻는 것은 정맥혈의 흐름을 자극한다.
ⓝ 깨끗한 물을 준비하여 회음부를 닦는다. 가능하면 대상자 스스로 닦도록 한다.	
ⓞ 침상을 정돈하고 환의를 입도록 도와준다.	
ⓟ 대상자의 머리를 빗겨주며 필요하면 손톱과 발톱을 손질한다.	
ⓠ 신체, 피부의 이상 유무를 기록하며 시간과 목욕방법을 기록한다.	

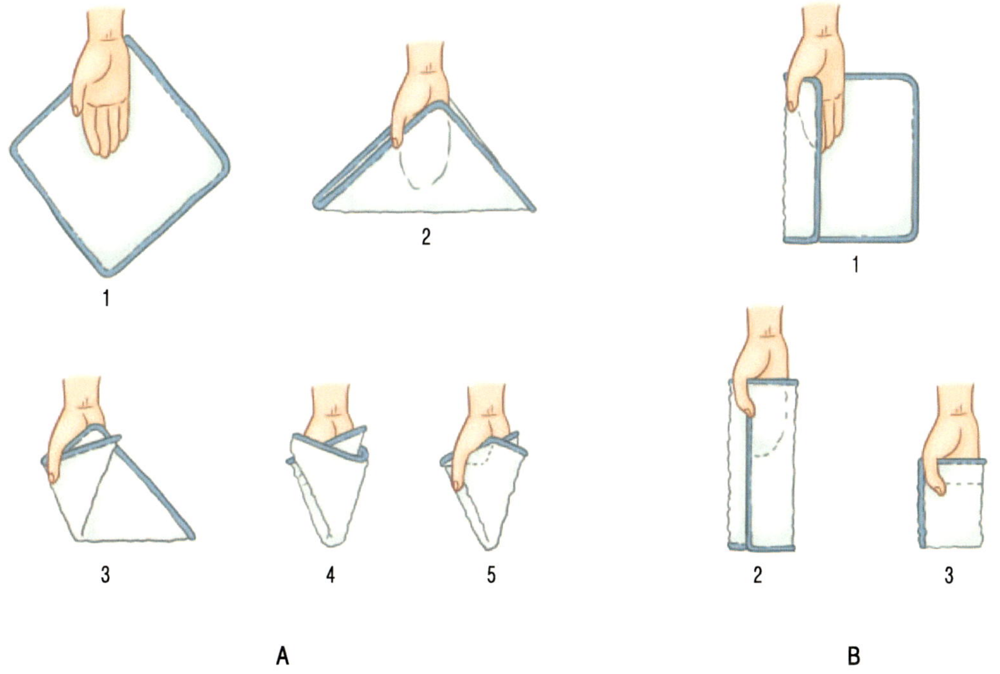

ⓕ: 목욕수건 접는 법

실습보고서

년 월 일				담당교수명
학번		이름		

1. Back rub 수행시 종류와 방법에 대하여 설명하시오.

2. 구강 간호 수행시 유의할 사항에 대해 서술하시오.

3. 회음부 간호 수행시 유의할 사항에 대하여 서술하시오.

4. 목욕장갑을 접어서 사용하는 목적에 대해 서술하시오.

CHAPTER

08 | 체온 유지법

Clinical Foundation Nursing

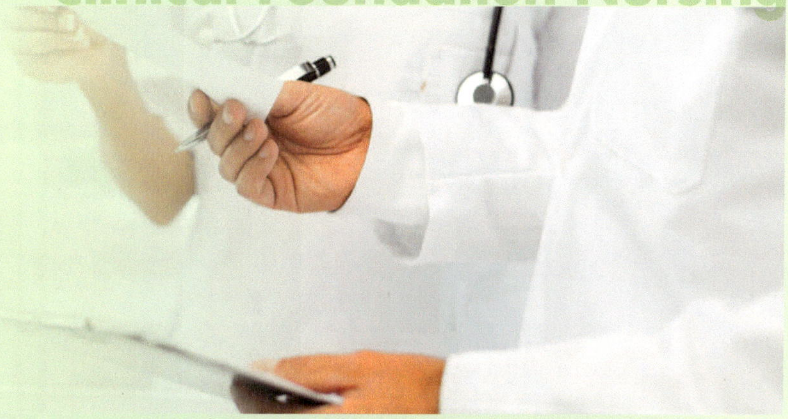

1 얼음주머니 사용법 Ice bag

1) 목적

① 체온을 내리기 위함이다.
② 상처부위의 염증과 화농작용을 억제시키기 위함이다.
③ 출혈시 혈관을 수축시켜 지혈시키기 위함이다.
④ 타박상이나 상처난 부위의 변색이나 부종을 예방하기 위함이다.
⑤ 동통을 감소시키기 위함이다.

2) 준비물품

① 얼음주머니
② 마른수건
③ 얼음, 송곳
④ 얼음주머니를 쌀 수건

3) 수행 및 이론적 근거

수행	이론적 근거
ⓐ 얼음주머니에 물을 부어 새는 곳이 없는지 확인한다.	
ⓑ 얼음을 호도알 크기로 깨서 물을 부어 끝이 뾰족하지 않게 한다.	ⓑ 모가 난 얼음은 주머니를 상하게 하고 환자의 피부에 직접 닿으면 불편감을 준다.
ⓒ 얼음을 주머니에 ½~⅔정도 채운 뒤 공기를 완전히 제거하여 입구를 잠근다.	ⓒ 주머니 안의 공기는 온도의 전도성을 감소시키고 체표면에 잘 닿지 않게 한다.
ⓓ 표면의 물기를 닦고 수건으로 싼다.	
ⓔ 대상자에게 사용목적과 방법을 설명해 준다.	
ⓕ 가능한 대상자의 체위를 편안하게 해주고 압박되지 않는 적당한 부위에 댄다.	ⓕ 압박되면 동상 등 손상 위험이 높다.
ⓖ 총 30분~1시간 정도 적용한다. 대상자의 피부가 창백하거나 무감각, 얼얼한 감각, 푸른 반점 등 피부순환이 원활치 않은 징후가 있으면 중지하고 위의 징후가 없어진 후 재시행한다.	
ⓗ 수행 중 10분 간격으로 체온을 재어 기록한다.	
ⓘ 수행한 시간과 부위, 피부상태, 대상자의 반응 등을 기록한다.	ⓘ 사용한 얼음주머니는 비워서 씻은 다음 거꾸로 걸어 공기가 잘 통하게 건조시킨다.

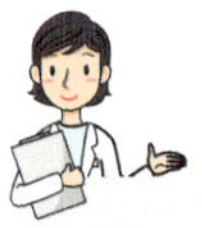

주의사항

1. 모가 난 얼음은 주머니를 상하게 하고 환자의 피부에 직접 닿으면 불편감을 주므로 끝이 뾰족하지 않게 한다.
2. 얼음주머니는 고무 제품이므로 공기를 넣어 건조시킨다.
3. 수행 중 10분 간격으로 체온 측정한다.

2 찬물찜질 혹은 냉습포 Cold compress

1) 목적

얼음주머니 사용법과 동일하다.

2) 준비물품

① 얼음 조각을 담은 대야(15.5~21℃)
② 찜질수건(적용부위에 맞는 크기)
③ 방수포
④ 반홑이불

3) 수행 및 이론적 근거

수행	이론적 근거
ⓐ 필요한 물품을 준비하여 침상가로 가서 환자에게 목적과 절차를 설명해 준다.	
ⓑ 시행할 부위 밑에 고무포와 반홑이불을 깐다.	
ⓒ 습포를 얼음물에 담갔다가 짠다.	
ⓓ 습포가 일정한 습도와 온도를 유지할 수 있게 2~3분마다 교환하여 실시하되 20분을 넘지 않도록 한다.	
ⓔ 치료가 끝나면 부위를 깨끗이 말려주고 환자를 편안하게 해준다.	
ⓕ 침상 주변을 정돈하고 찜질 부위, 치료기간, 피부상태, 환자의 반응을 기록한다.	

주 의 사 항

1. 일정한 습도와 온도를 유지할 수 있게 2~3분마다 교환한다.

3 미온수 스펀지목욕 Tapid sponge beth

1) 목적

상승된 체온을 하강시켜 대상자를 편안하게 하기 위함이다.

2) 준비물품

① 미온수, 대야
② 수온계, 체온계
③ 목욕타월, 물수건 2장, 방수포

3) 수행 및 이론적 근거

수행	이론적 근거
ⓐ 대상자와 가족에게 목적과 절차를 설명하여 협조를 얻는다.	
ⓑ 대상자의 활력증상을 측정한다.	ⓑ 수행 후 비교하기 위함이다.
ⓒ 적용부위 아래에 방수포를 깐다.	ⓒ 침상이 젖는 것을 방지하기 위함이다.
ⓓ 물수건에 물을 적셔 이마, 겨드랑이, 서혜부에 대어준다. 젖은 물수건은 약 5분간 혹은 물수건이 따뜻해질 때까지 그 자리에 두고 미온수욕을 하는 동안 자주 바꿔 준다.	ⓓ 액와부와 서혜부는 열을 전하는 다량의 표재성 혈관이 지나간다. 액와부위와 서혜부에 댄 물수건은 비교적 빨리 더워진다.
ⓔ 목욕타월로 얼굴, 팔, 다리, 등, 둔부의 순으로 5분간 혹은 대상자가 견딜 수 있을 때까지 천천히 부드럽게 닦는다. 대상자가 스펀지욕 초기의 오한이나 추위에 적응하도록 충분한 시간을 주면서 닦아준다.	ⓔ 피부를 문지르면서 닦으면 세포운동을 증가시켜 열이 발생하므로 천천히 부드럽게 닦아준다. 갑작스럽게 실시하면 오한이 일어나 오히려 열 발생량이 증가할 수 있다.
ⓕ 자주 찬물을 마시게 하고 10분~30분간 적용한다.	ⓕ 장시간의 적용은 반대효과를 초래한다.
ⓖ 부위마다 문지르지 말고 가볍게 눌러 말린다.	
ⓗ 복부, 팔목, 발목은 닦지 않는다.	ⓗ 복부에 찬 것이 닿으면 장의 연동운동을 항진시켜 복통을 초래할 수 있다. 팔목과 발목에는 혈액순환이 피부에 밀접하여 이루어지고 있기 때문이다.
ⓘ 15분 뒤에 활력증상을 측정한다.	
ⓙ 겨드랑이와 서혜부에 댄 물수건을 제거하고 이 부위를 건조시킨다.	
ⓚ 적용 시간, 대상자의 반응, 활력증상을 기록한다.	

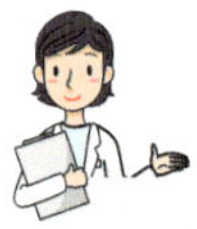

주 의 사 항

1. 피부를 문지르면서 닦지 않는다.
2. 복부, 팔목, 발목은 닦지 않는다(복부에 찬 것이 닿으면 장의 연동운동을 항진시키고 복통을 초래할 수 있다).

4 Ice Collar 사용법

1) 목적

편도선 수술 후 수술부위의 효과적인 지혈을 위함이다.

2) 준비물품

① Ice Collar
② 거즈나 작은 린넨 조각
③ 얼음조각
④ 송곳

3) 수행 및 이론적 근거

수행	이론적 근거
ⓐ 환자에게 목적과 절차를 설명한다.	
ⓑ 얼음을 ice collar에 들어 갈 수 있게 잘게 부순다(ice collar가 없으면 넓이 10cm 정도의 비닐을 적당한 길이로 잘라 한쪽 끝을 묶어 사용할 수도 있다).	
ⓒ 잘게 깨뜨린 얼음을 물에 씻어 ice collar에 넣고 공기 제거 후 입구를 잠근다.	ⓒ 공기는 열전도력을 저하시킨다.
ⓓ ice collar의 외부에 묻은 물기를 닦고 거즈나 린넨으로 싼다.	
ⓔ 환자의 체위를 편안하게 해주고 목주위에 ice collar를 대어 준다.	
ⓕ 10~20분간 적용한다.	ⓕ 장시간의 적용은 반동현상을 일으켜 역효과를 초래한다.
ⓖ 적용 시간, 환자의 반응, 치료기간, 피부상태를 기록한다.	

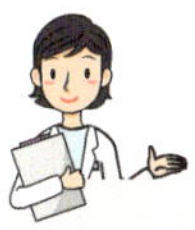

주의사항

1. ice collar는 공기제거를 위해 더운물을 넣는다.고
2. 적용 시간, 환자의 반응, 치료기간, 피부 상태를 기록한다.

5 더운물 주머니 사용법 Hot bag

1) 목적

① 저체온 대상자의 체온을 올리기 위함이다.
② 동통과 근경련을 경감시키기 위함이다.
③ 화농과정을 촉진시키기 위함이다.
④ 근육이나 관절의 강직을 완화시키기 위함이다.
⑤ 울혈이나 부종을 경감시키기 위함이다.

2) 준비물품

① 더운물 주머니
② 수온계
③ 커버용 린넨
④ 46~52℃의 더운 물

3) 수행 및 이론적 근거

수행	이론적 근거
ⓐ 물주머니에 새는 곳이 있는지 확인한다.	
ⓑ 물주머니를 46~52℃의 물로 ½~⅔정도 채운다. 평면 위에 놓아 주머니 입구까지 물이 올라오게 기울여 공기를 빼고 마개로 잠근다.	ⓑ 화상을 피하기 위하여 영아와 노약자는 40.5~46℃, 성인은 46~52℃ 정도로 조절해 준다.
ⓒ 주머니 밖의 물기를 제거한 후 린넨으로 싼다.	ⓒ 물은 좋은 열전도체이므로 주머니 겉의 물기는 물주머니와 피부사이의 화상의 위험을 증가시킨다.
ⓓ 대상자와 가족에게 적용 목적과 방법, 유의사항에 대하여 설명한다.	
ⓔ 대상자의 피부상태를 관찰한 후 적절한 방법을 사용하여 대어준다.	ⓔ 무의식 환자, 영아, 극도로 쇠약한 환자에게는 담요 밖에 다 적용해야 한다. 혈관이나 림프의 질환, 신장, 심장, 폐기능 장애환자, 악성종양환자, 피부손상부위, 급성염증부위, 치염, 충수돌기염에는 금한다.
ⓕ 20~30분간 지속한다. 계속해야 할 경우에는 최소한 2시간마다 물을 바꾸어 준다.	ⓕ 45분 이상 지속되면 혈관수축 등의 2차적인 작용이 갑자기 발생한다.
ⓖ 처치가 끝난 후 피부에 습기가 남아 있으면 닦아서 제거한다.	
ⓗ 물의 온도, 피부상태, 대상자의 반응을 기록한다.	
ⓘ 물주머니는 마르는 동안 붙지 않도록 공기가 잘 통하게 거꾸로 매달아 놓는다.	

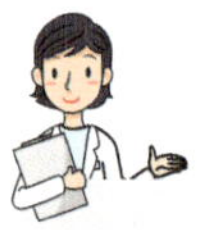

주 의 사 항

1. 물주머니는 46~52℃의 물로 채운다.
2. 30분~1시간 정도 적용한다.

6 더운물 찜질 혹은 온습포 Hot compress

1) 목적

더운물 주머니 사용법과 동일하다.

2) 준비물품

① 거즈나 수건

② 방수포

③ 46~52℃의 더운 물(개방창상인 경우는 소독된 용액을 이용한다)

④ 수온계

3) 수행 및 이론적 근거

수행	이론적 근거
ⓐ 대상자에게 목적과 방법에 대해 설명해 준 다음 적용 부위 밑에 고무포를 깐다.	
ⓑ 준비된 더운물에 수건을 담가 꼭 짠 뒤에 적용 부위에 올려놓는다.	ⓑ 성인은 46~52℃, 노약자와 영아는 40.5~46℃정도로 준비한다.
ⓒ 15~20분간 적용하고 찜질 부위를 계속해서 관찰한다.	ⓒ 오래 찜질을 하게 되면 피부가 연약해지고 저항력이 떨어진다. 45.5℃의 온도에서 30분 이상 접촉시 피부에 손상을 입게 된다.
ⓓ 침상과 물품을 정돈하고 대상자가 편안하게 휴식을 취할 수 있도록 도와준다.	
ⓔ 적용부위, 적용 기간, 물의 온도, 대상자의 피부상태와 반응을 기록한다.	

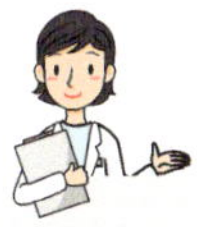

주 의 사 항

1. 성인은 46~52℃, 노약자와 영아는 40.5~46℃ 정도로 준비한다.
2. 30분 이상 지속하지 않는다.

7 램프 사용법 Heat lamp

1) 목적

① 피부 치료를 위함이다.
② 화상환자의 보온을 돕기 위함이다.
③ 국소적 열적용으로 혈액순환을 돕기 위함이다.

2) 준비물품

치료용 heat lamp(30watt)

3) 수행 및 이론적 근거

수행	이론적 근거
ⓐ 사용하기 전에 전기 코드와 전구를 점검하고 깨끗이 닦는다.	
ⓑ 대상자를 확인하고 목적과 절차에 대하여 설명한다.	
ⓒ 적용부위를 노출시키고 드레싱이 있으면 제거한다.	
ⓓ lamp를 적용부위로부터 25~30cm 거리에 놓고 불을 켠다.	
ⓔ 5분마다 대상자의 불편감, 화상 부작용 증상들을 관찰한다.	ⓔ 피부 민감도에 따라 화상위험도에 차이가 있다.
ⓕ 15~20분간 적용한다.	ⓕ 계속적인 가열은 수포를 형성한다.
ⓖ 치료가 끝난 후 다시 드레싱 한다.	
ⓗ 물품을 정리하고 대상자가 편안하게 휴식을 취할 수 있도록 도와준다.	
ⓘ 적용부위, 전등과 피부와의 거리, 전구의 밝기, 배출액의 특성, 적용기간, 대상자의 반응 등을 기록한다.	

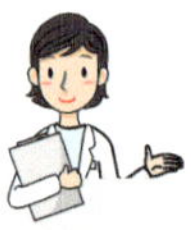

주의사항

1. 램프를 적용부위로부터 25~30cm 거리에 놓고 불을 켠다.
2. 15~20분간 적용한다(계속적인 가열은 수포형성 가능).

8 좌욕 Sitz bath

1) 목적

회음부와 항문 주위에 습기와 열을 가해 부위를 청결히 하고 치유를 촉진시키며, 불편감을 덜어주기 위함이다.

2) 준비물품

① 좌욕통
② 주전자
③ 수온계
④ 목욕타월
⑤ 하의
⑥ 소독액(필요에 따라 준비)

3) 수행 및 이론적 근거

수행	이론적 근거
ⓐ 대상자에게 적용 목적과 방법에 대해 설명한다.	ⓐ 대상자의 불안감을 감소시킨다.
ⓑ 미리 소변을 보도록 한다.	ⓑ 물이 회음부에 닿으면 요의를 느끼기 때문이다.
ⓒ 좌욕통에 15~25cm의 높이가 되도록 38~38.5℃ 정도의 물을 준비한다.	
ⓓ 처방이 있다면 소독액을 첨가한다.	
ⓔ 필요하다면 스크린을 치고 대상자가 좌욕통에 앉는 것을 도와준다.	
ⓕ 10~20분간 앉아 있게 한다.	
ⓖ 더운물을 계속 부어 주어 항상 같은 온도를 유지하도록 한다.	
ⓗ 수행동안 대상자의 상태를 잘 관찰한다.	
ⓘ 적용 시간이 끝나면 물기를 닦게 하고 하의 입는 것을 도와준다.	
ⓙ 물품을 정리하고 수행 내용을 기록한다.	

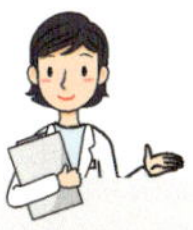

주 의 사 항

1. 물의 온도는 38~38.5℃로 준비한다.
2. 좌욕통에 15~25cm의 높이가 되도록 한다.
3. 수행 동안 대상자의 상태를 잘 관찰한다.

실습보고서

년 월 일				담당교수명
학번		이름		

1. 온요법의 치료적 효과에 대하여 서술하시오.

2. 냉요법의 치료적 효과에 대하여 서술하시오.

3. 냉온 요법 수행시 유의해야 할 사항에 대하여 서술하시오.

4. 고열환자를 간호하는 방법에 대하여 서술하시오.

CHAPTER

09 | 산소화

1. 비강 Cannula를 이용한 산소투여법
2. 비강 Catheter를 이용한 산소투여법
3. 기도흡인법

Clinical Foundation Nursing

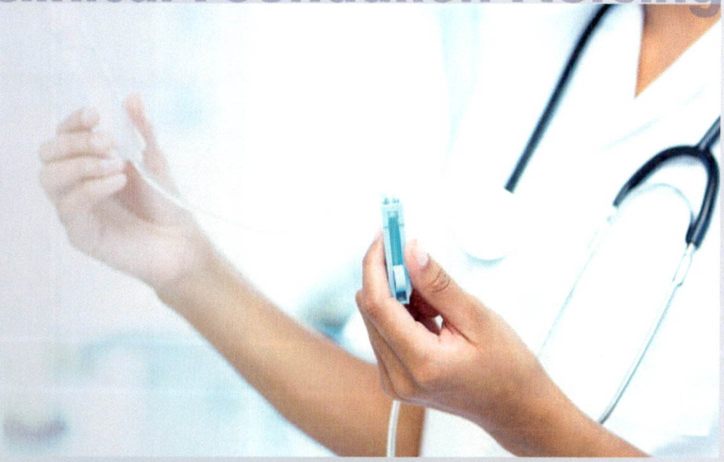

1 비강 Cannula를 이용한 산소투여법

1) 목적

① 비교적 낮은 농도의 산소를 안전하고 효과적으로 주입하기 위함이다.
② 저산소증을 완화시키기 위함이다.
③ 적절한 혈중 산소분압을 유지하기 위함이다.

2) 준비물품

① 속도계가 있는 산소공급원(산소탱크나 벽출구)
② 습윤병(멸균증류수 포함)
③ 비강 cannula와 연결관
④ 거즈와 반창고
⑤ 금연 표지판

3) 수행 및 이론적 근거

수행	이론적 근거
ⓐ 가능하다면 반좌위를 취하도록 한다.	ⓐ 폐확장이 용이한 자세이다.
ⓑ 목적과 주의사항을 대상자와 가족들에게 교육한 후 금연 표지판을 설치한다.	ⓑ 산소는 인화성이 강하므로 전기기구 사용 금지와 병실 내에서 금연하도록 교육한다.
ⓒ 습윤병에 증류수를 채워 산소조절기에 부착한다.	ⓒ 습기가 점막이 건조해지는 것과 자극되는 것을 줄여준다.
ⓓ flow meter를 산소공급원에 연결시켜 기능을 확인한 뒤, 산소공급량(flow rate)을 조절한다.	ⓓ 일반 성인이 분당 2~6L의 공기를 흡입하는 것으로 본다. 과하게 공기를 제공하면 대상자가 공기를 삼키거나 비인두가 자극되므로 6L 이상 공기를 투여하지 않는다.
ⓔ 연결관의 꼬임이 없게 하고, 습윤병에 공기방울이 생기는지를 확인한다.	ⓔ 습윤병에 공기가 생겨야 산소에 습기가 가해진 것이다.
ⓕ 콧구멍 속에서 cannula의 끝이 위를 향하도록 하여 대상자의 콧구멍에 cannula를 삽입한다. 고무줄은 머리에 걸친다.	ⓕ tip은 2.5cm 이하 길이를 사용하며, cannula의 끝이 위를 향하여야 산소가 비강의 통로로 잘 투여될 수 있다.
ⓖ 광대뼈 위의 연결관에 거즈를 대고 반창고로 고정시킨 후, 환의나 베개 등에 연결관을 안전핀으로 다시 한번 고정한다.	ⓖ cannula는 중이하 농도의 산소투여시 사용하며 비교적 활동에 장애를 주지 않는 방법이다.
ⓗ 산소투여 후 10분, 30분 뒤에 피부색의 변화나 불편감 등을 관찰하고 기록한다.	
ⓘ 산소공급량과 습윤병의 증류수를 자주 확인하며, 빈맥, 호흡곤란, 청색증 등의 유무도 관찰하여 기록한다.	ⓘ 산소가 잘 투여되는지 또는 산소의 양이 과하지 않는지를 확인하는 것이다.

주 의 사 항

1. 금연(No smoking) 표지판을 설치 한다.
2. 습기를 산소와 함께 충분히 준다.
3. 일반 성인에게 6L 이상 공기를 투여하지 않는다.
4. Tip은 2.5cm 이하 길이를 사용하며, cannula의 끝이 위를 향하도록 한다.

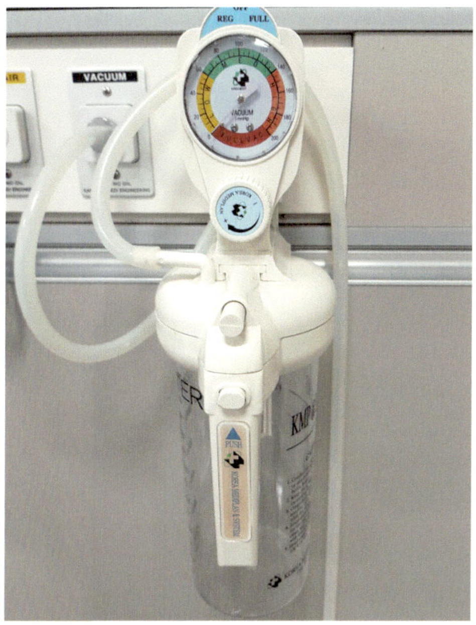

벽 (Wall) 흡인기

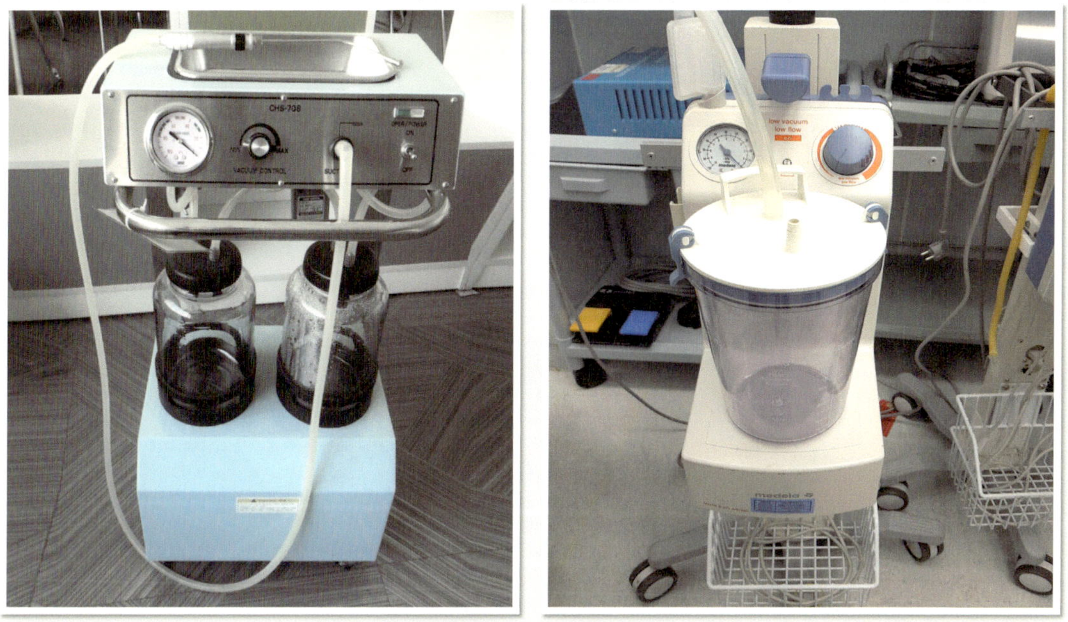

이동식 (Portable) 흡인기

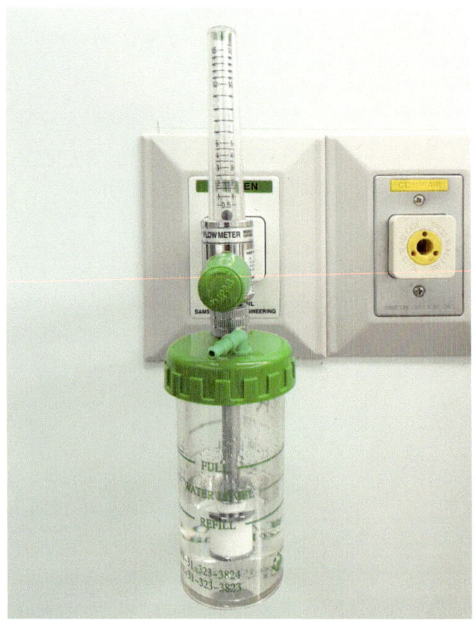

Wall O_2 산소유량계/습윤병

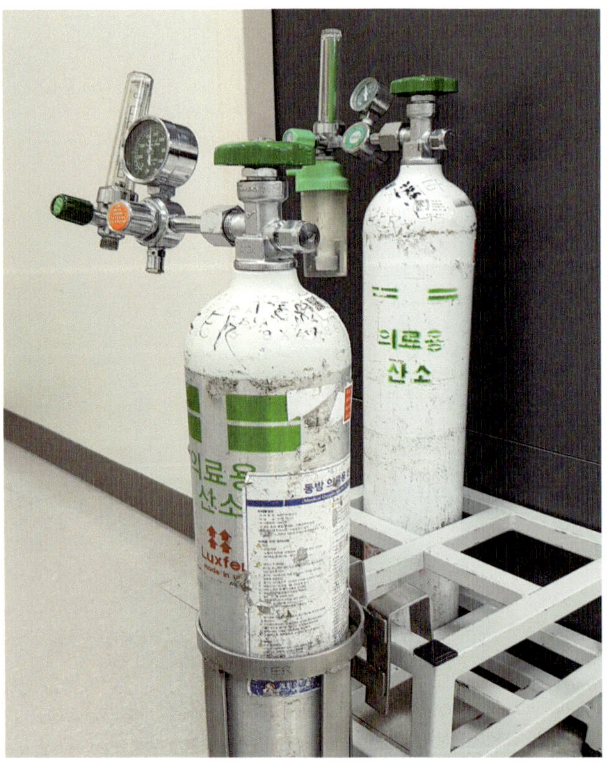

Portable O_2 산소유량계/습윤병

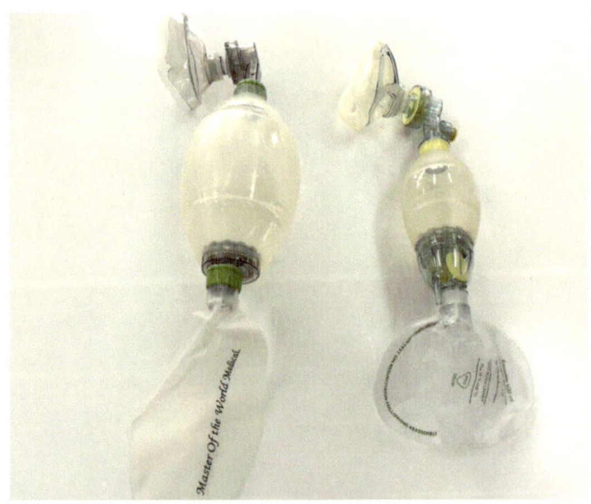

Ambu bag 성인용 소아용

2 비강 Catheter를 이용한 산소투여법

1) 목적

비강 cannula의 목적과 동일하다.

2) 준비물품

① 비강 카테터
② 속도계가 있는 산소공급원
③ 수용성 윤활제
④ 습윤병(증류수 포함)
⑤ 거즈와 반창고, 안전핀
⑥ 설압자와 손전등

3) 수행 및 이론적 근거

수행	이론적 근거
ⓐ~ⓔ까지는 비강 cannula를 이용한 산소투여법과 동일하다.	ⓐ 비강 카테터는 아동은 #8~10 Fr, 여자 성인은 #10~12 Fr, 남자 성인은 #12~14 Fr을 주로 사용한다.
ⓕ 코끝에서 귀바퀴까지 카테터로 길이를 재어 반창고로 표시해 둔다.	ⓕ 콧구멍에서 구강 인두까지 카테터가 삽입되기 때문에 그 길이를 측정하는 것이다.
ⓖ 거즈에 수용성 윤활제를 묻혀서 카테터의 삽입될 부위까지 바른다. 유성 윤활제를 사용하지 않도록 한다.	ⓖ 점막의 마찰을 줄여 삽입될 때의 불편감을 줄여 삽입을 용이하게 한다. 유성윤활제는 폐를 자극하거나 유성폐렴을 유발할 수 있기 때문이다.
ⓗ 3L/mim의 속도로 산소 공급이 작동되게 하여 카테터를 삽입한다.	ⓗ 삽입시 카테터의 입구가 분비물로 폐쇄되는 것을 예방하기 위함이다.
ⓘ 카테터에 반창고로 표시한 부분이 삽입될 때까지 계속 삽입한 후, 대상자의 구강으로 카테터가 uvula(목젖) 옆으로 지나가는 것을 확인한 다음, 카테터를 약간 빼준다.	ⓘ 카테터가 구토반사를 자극하지 않도록 하기 위함이며 카테터가 목젖 옆으로 지나야 흡기가 용이하며, 위장관으로 적게 흡입되기 때문이다.
ⓙ 코와 뺨에 카테터를 고정한 후 안전핀으로 시트나 배게 등에 다시 한번 느슨하게 고정한다.	ⓙ 환자의 동작이 카테터로 방해받지 않게 하는 한도내에서 카테터를 고정하기 위함이다.
ⓚ 처방된 속도로 산소투여량을 조절하며 피부색의 변화와 어지러움, 불편감 등을 10분, 30분 간격으로 자주 확인한다. 산소투여법과 동작시간, 투여속도 등을 기록한다.	ⓚ 산소량이 정확하게 투여되고 있으며, 환자에게 적절한지 확인하기 위함이다.
ⓛ 가능하면 8시간마다 카테터를 반대편 콧구멍으로 옮겨준다.	ⓛ 비강의 점막자극 감소와 청결을 위함이다.

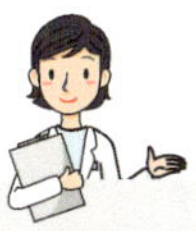

주 의 사 항

1. 아동: #8~10 Fr. 여자 성인: #10~12 Fr, 남자 성인: #12~14 Fr을 주로 사용한다.
2. 카테터 길이: 코끝에서 귀바퀴까지
3. 산소 공급은 분당 3L
4. 10분, 30분 간격으로 자주 확인한다.
5. 8시간마다 카테터를 반대편 콧구멍으로 옮겨준다.

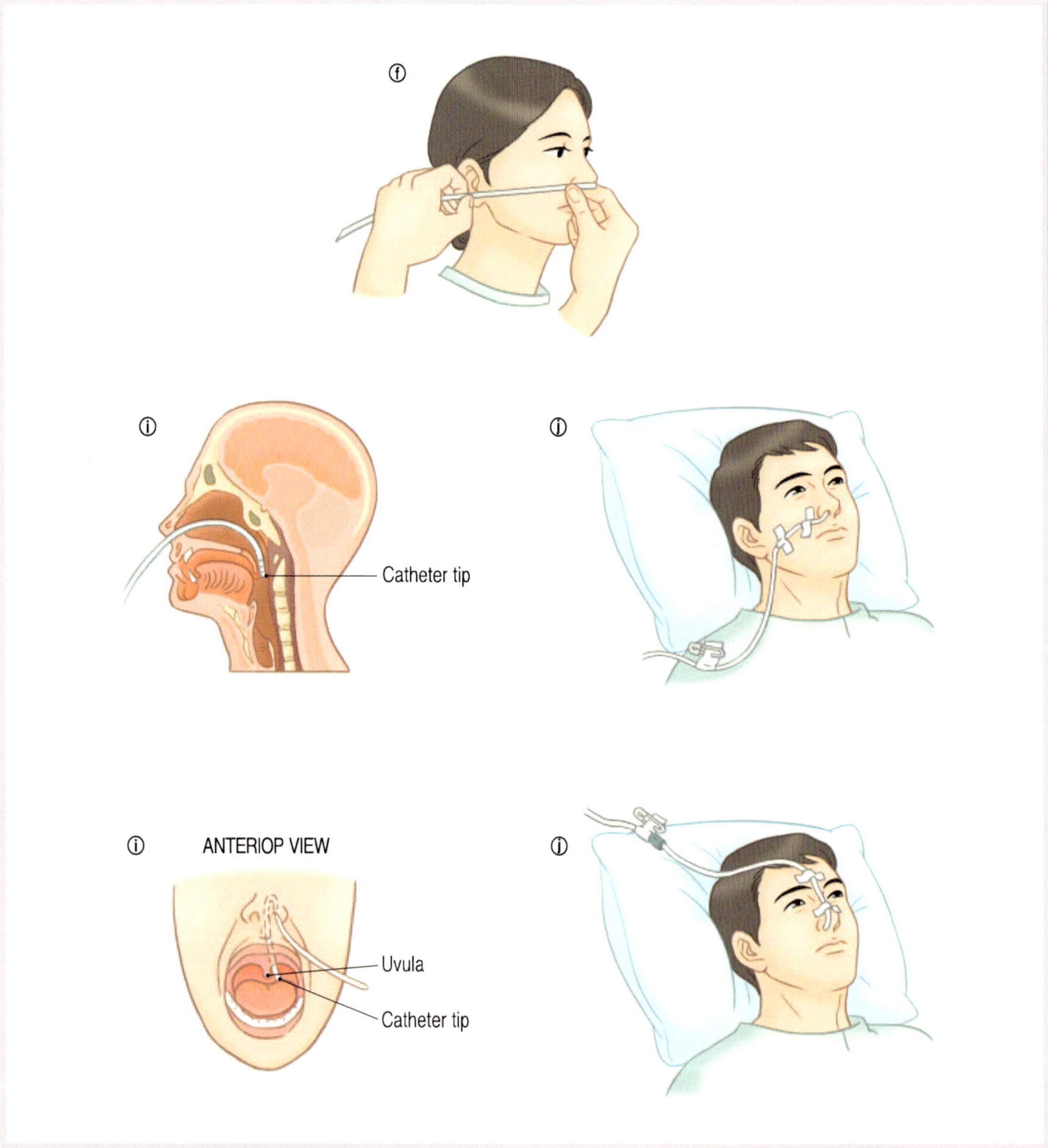

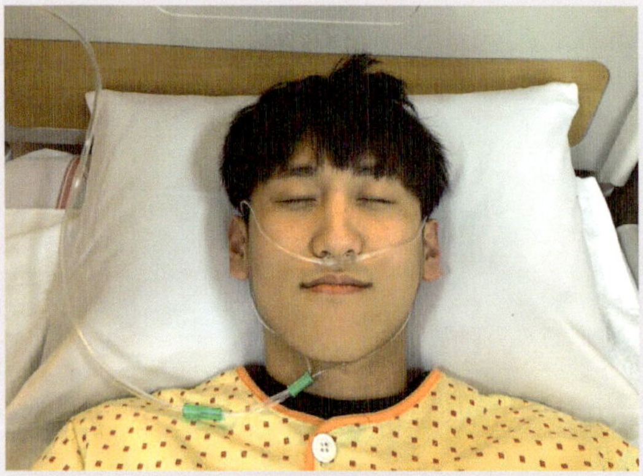

비강캐뉼라

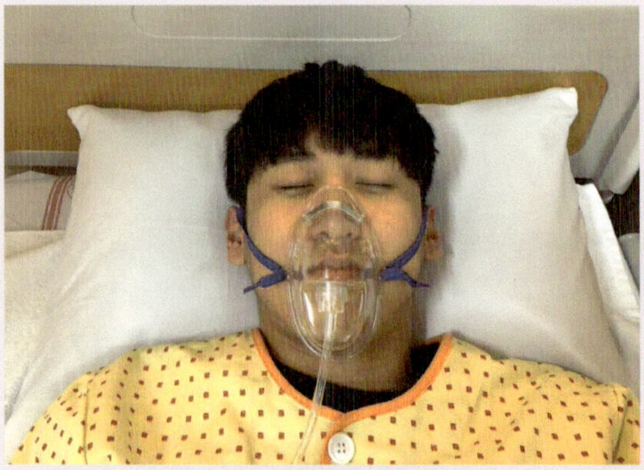

단순마스크

1. 산소포화도 정상범위

전체 혈색소 중에서 산소로 포화되어 있는 혈색소가 차지하는 비율을 의미. 정상 범위는 95~100%이다.

2. 심전도 정상리듬과 비정상리듬

심전도: 피부에 부착한 전극을 통해 심장의 전기 신호를 측정하여 그림으로 기록하는 것으로, 심장에 대한 검사 중에서 가장 기본이 된다.

1) 정상리듬

- P파: 심방의 탈분극. 정상 P파의 높이는 < 2.5mm, 폭은 < 0.12초
- QRS군: 심실의 탈분극. 첫 번째 하향파 Q, 첫 번째 상향파 R, R다음의 하향파 S. 높이는 < 30mm, 폭은 0.06~0.10초. 심실의 총 탈분극 시간을 의미
- T파: 심실의 재분극. 모양은 둥글며 약간 비대칭. 높이는 표준사지유도에서 5mm 이하, 흉부유도에서 10mm이하
- U파: 퍼킨지 섬유(Purkinje fiber)의 느린 재분극
- PR간격: P파 시작부터 QRS군 시작까지의 간격. 심방부터 심실근육까지의 자극전도 시간을 의미하나 대부분은 방실결절의 전도시간. 정상 간격 0.12~0.20초
- ST분절: 심실 재분극의 초기. QRS군과 ST분절이 만나는 부위 J point부터 T파 시작까지의 부위

2) 비정상리듬

① **심방성조기수축(Atrial premature contraction):** 심방의 한 세포가 흥분하여 정상적인 심장주기보다 먼저 심장 수축자극을 내보내어 심방을 수축시키는 것

- P파: 조기수축을 일으킨 심장주기 P파는 모양이 거꾸로 되거나 변형되고 P-R간격은 짧아질 수 있다.
- 심박동수: 60~100/분
- QRS파: 비교적 정상
- 전도: 정상
- 리듬: 불규칙

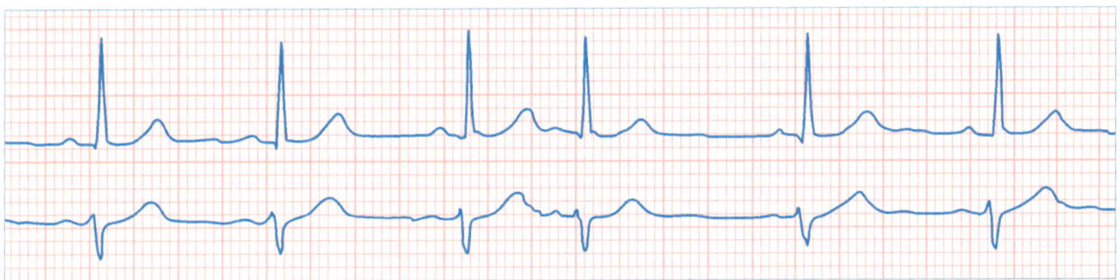

② **심방조동(Atrial Flutter):** 심방의 빠른 재 진입 회로부위에서 발생하는 부정맥으로 톱니모양의 빠르고 비정상적인 심방조동의 F파가 특징적

- Rate: 250~350/min
- Rhythm: 규칙적, 방실차단 있을 땐 불규칙
- P Wave: P wave는 없다. "F" wave가 있을 뿐이다. F wave란 톱니 같은 모양(심방의 탈분극). 심방박동은 250~400회/min
- QRS Interval: 대개는 정상, 심실빈맥과 유사한 모양

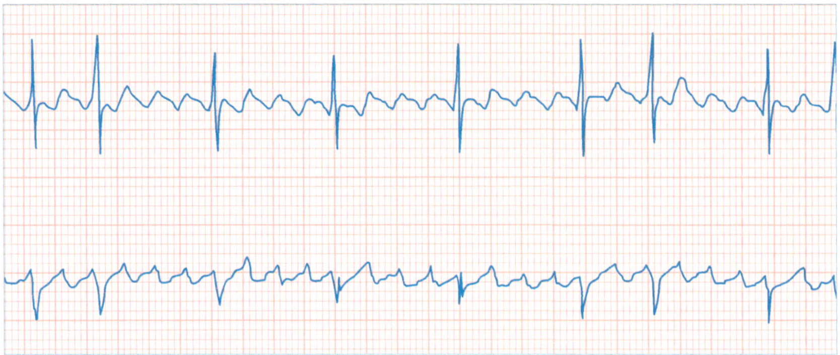

③ **심방세동(Atrial Fibrillation):** 심방내 여러 부위가 매우 빠르고 불규칙적으로 흥분하여 효과적으로 심방수축을 못하는 상태.

- Rate: 심방박동 350~600/min, 심실박동 160~180/min
- Rhythm: 심방리듬 불규칙
- P Wave: P wave를 찾을 수 없다.
- QRS Interval: 대개는 정상, 심실빈맥과 유사

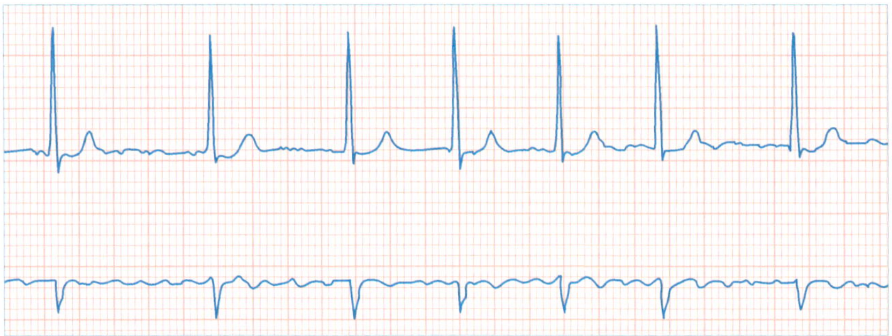

④ **심실조기수축(Premature Ventricular Contraction, PVC):** 정상적인 QRS군이 생기기 전에 미리 나타나는 것을 말하며, 하나 혹은 2개, 3개가 연달아 나타나기도 한다.

- Rate: 기존리듬과 같음(60~100회/min)
- Rhythm: 불규칙적
- P wave: 있거나 없다. P파가 QRS군 앞에 옴
- QRS Interval: 넓고 이상한 모양(보통 0.12초보다 훨씬 김)을 가지고 있음. 심실탈분극의 방향은 비정상이므로 QRS군은 비틀거리고 비정상적

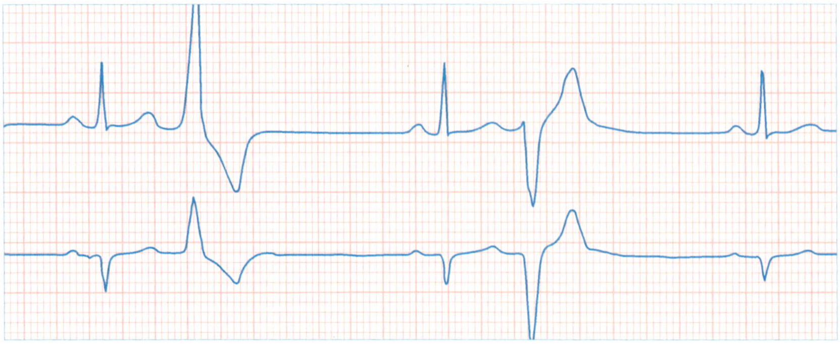

⑤ **심실빈맥(Ventricular Tachycardia):** 3개 이상의 PVC가 100회/분 이상으로 나타나며 심방은 심실과 독립적으로 박동이 이루어지거나 심실의 자극이 역방향으로 전도되어 심방박동이 나타나기도 한다.

- Rate: 100~250회/분
- Rhythm: 규칙적이거나 약간 불규칙적이다.
- P Wave: 없음.
- PR Interval: 없음. 규칙적으로 P파가 QRS군을 따라오면 0.20초보다 적다.
- QRS Interval: 0.12초 이상, 모양 비정상적.

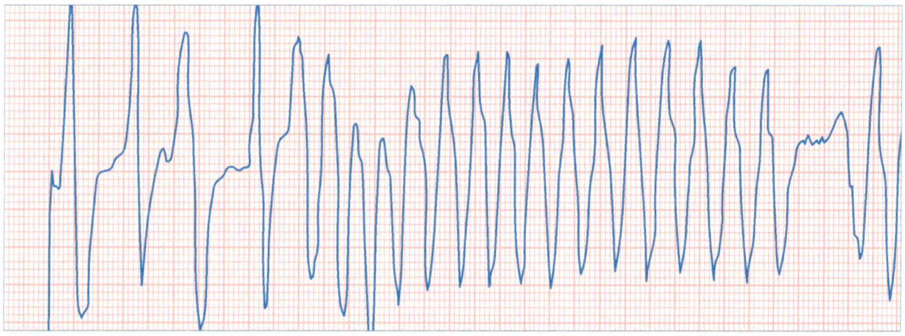

⑥ **심실세동(Ventricular Fibillation):** 심실의 여러 부위가 계통 없이 수축, 확장하여 심박출이 없는 상태. 심실이 무질서하게 경련하는 것

- Rate: 심실 300~500회/min
- Rhythm: 총체적으로 불규칙
- 작은 근육 섬유군들이 아무렇게나 무질서하게 탈분극하여 심방이나 심실의 조직적인 탈분극이 없기 때문에 P파나 QRS군, ST분절, T파, 조직된 심방과 심실의 수축이 없다.
- PR interval: 없다.

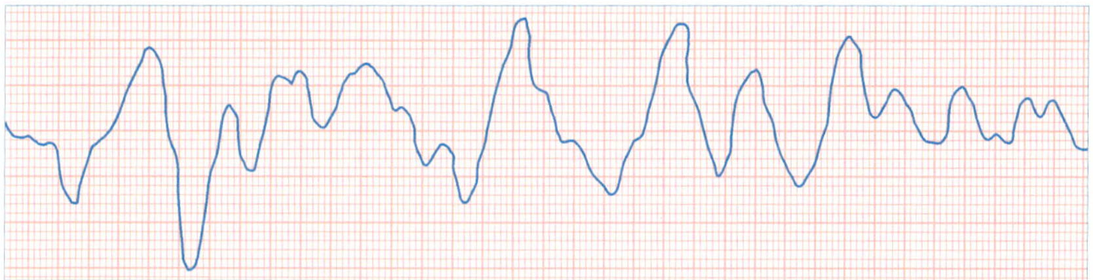

⑦ **심실수축부전, 심정지(Ventricular Asystole)**

- Rate: 심박동수 없다.
- Rhythm: 없다.
- P wave, PR interval, QRS군 모두 없다.

산소포화도 측정과 심전도모니터 적용 수행절차 및 이론적 근거

1

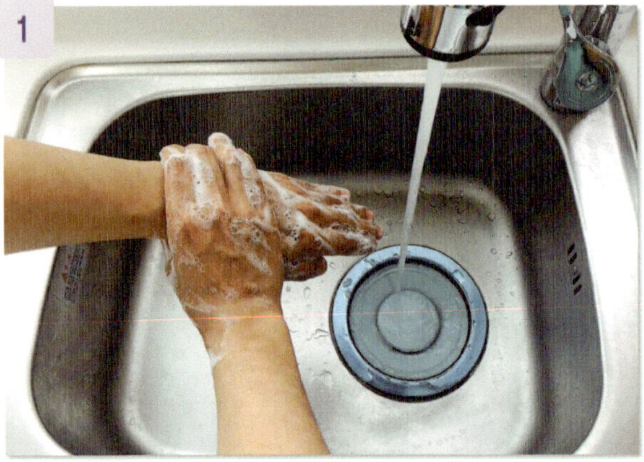

물과 비누로 손위생을 실시한다.

2

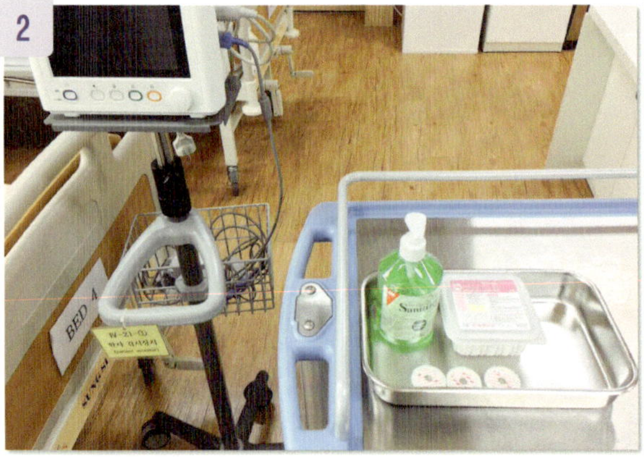

필요한 물품을 준비한다.

3

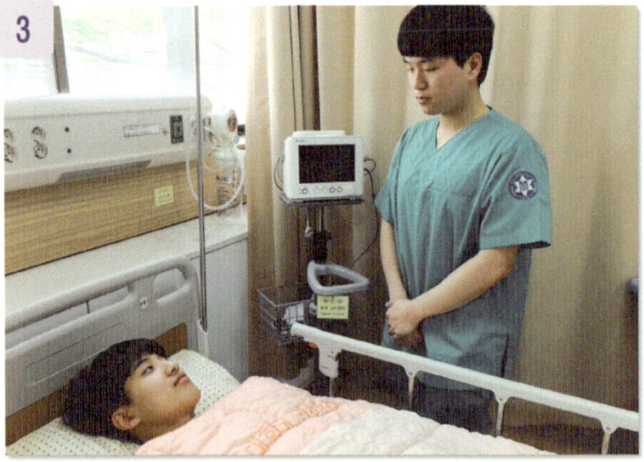

준비한 물품을 가지고 대상자에게 가서 간호사 자신을 소개한다.

4

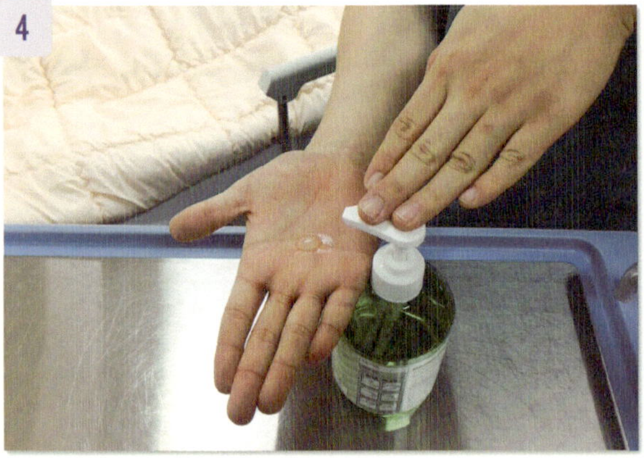

손소독제로 손위생을 실시한다.

5

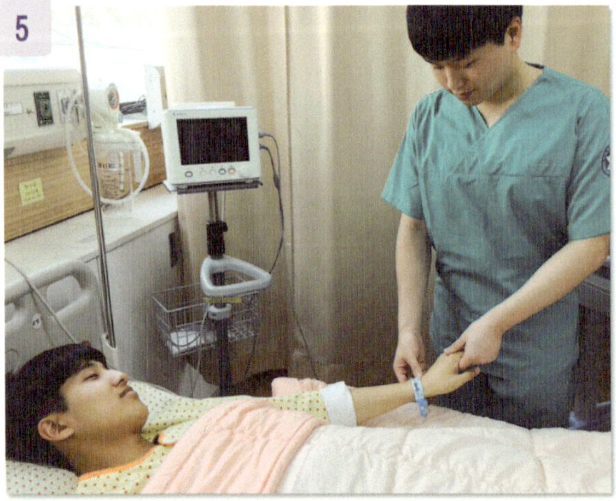

대상자의 이름을 개방형으로 질문하여 대상자를 확인하고, 입원팔찌와 환자리스트(또는 처방지)를 대조하여 대상자(이름, 등록번호)를 확인한다.

대상자를 정확하게 확인함으로써 적절한 사정과 치료를 받을 수 있도록 하고 실수를 줄일 수 있다.

6

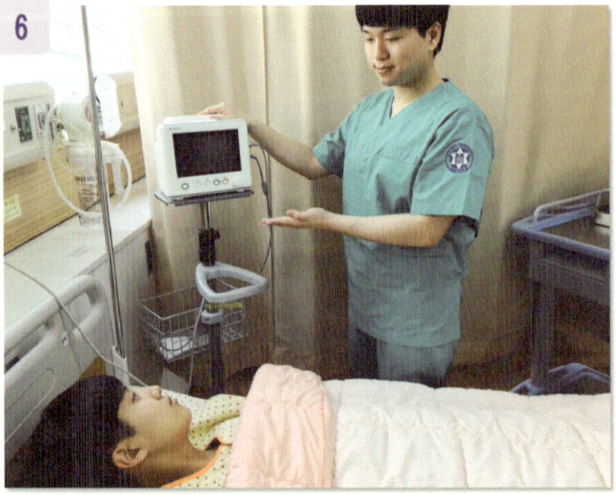

대상자에게 산소포화도 측정의 목적과 절차에 대해 설명한다.

대상자의 불안감을 없애주고 협조를 받을 수 있다.

산소포화도 측정과 심전도모니터 적용 수행절차 및 이론적 근거(계속)

7

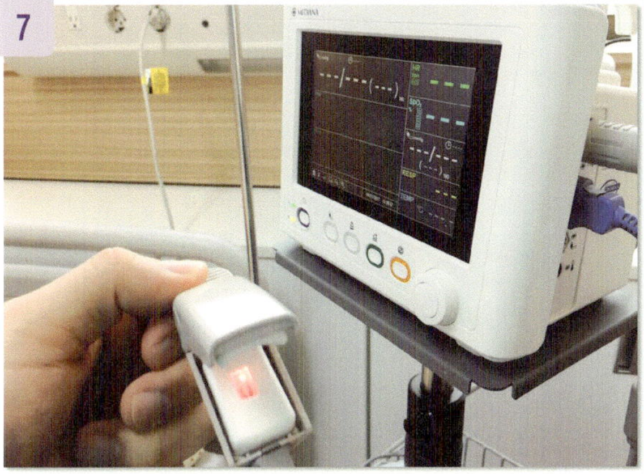

산소포화도 측정기계를 켜고 센서에 불이 들어오는지 확인한다.

8

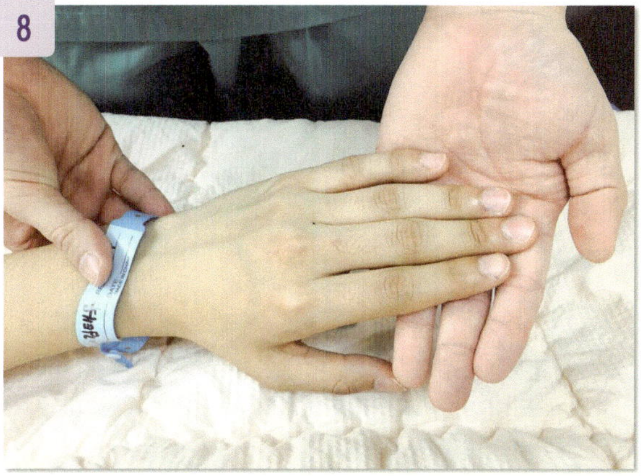

손톱상태를 확인한 후, 센서를 손가락에 부착하여 고정한다(매니큐어가 있는 경우 지운다)

매니큐어나 인공손톱은 정확한 검사를 방해할 수 있다. 또한 순환장애가 있는 부위는 정확한 측정이 불가능하다. 손가락 순환이 좋이 않을 경우 귀끝이나 이마 등을 사용할 수 있다. 하지 순환장애가 없는 경우 발가락을 사용할 수 있다.

센서의 발광부가 손톱에 닿도록 고정한다. 정확하게 부착하지 않은 경우 측정결과가 부정확하다.

9

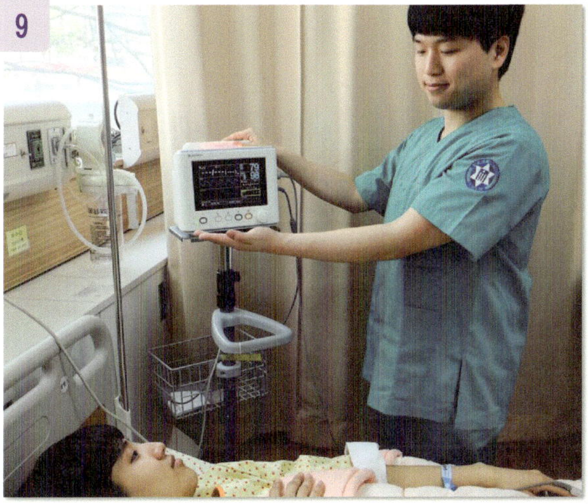

대상자에게 주의점을 설명한다.

1) 혈액 순환(perfusion)을 잘 측정할 수 있도록 팔을 많이 움직이지 말 것
2) 강한 외부 빛이 센서에 비치지 않도록 할 것
3) 손가락이 아프거나 습기 차면 보고할 것

① 움직이면 정확도가 떨어진다.
② 강한 빛은 센서를 방해하고 결과를 바꿀 수 있다.
③ 장시간의 압력으로 인한 조직괴사나 감지기의 자극으로 피부손상이 올 수 있다. 감지기 부위의 피부 통합성은 2시간마다 사정하고 이동하여 압력으로 인한 피부손상을 예방한다.

10

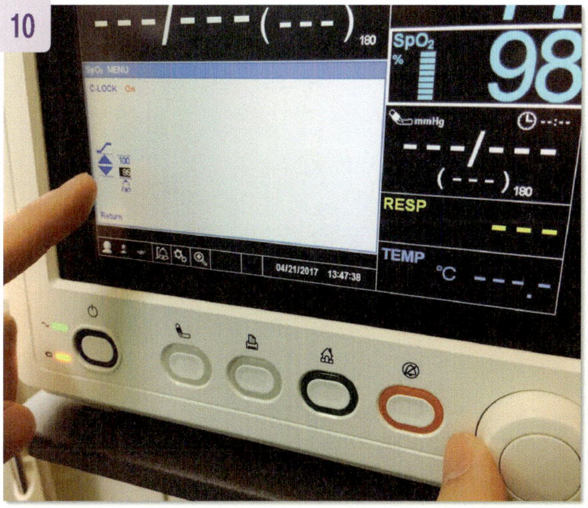

산소포화도를 확인한 후 경고음을 설정하고, 대상자에게 경고음이 울리면 간호사에게 알리도록 설명한다.

대상자의 활력상태에 따라 경보한계를 지정하여 변경할 수 있다.

성인은 일반적으로 산소포화도의 상한값과 하한값은 100%와 85%로 맞추며,
맥박의 상한값과 하한값은 140회와 50회로 맞춘다.
산소포화도가 경보한계를 넘어서면 경보음이 울리고 산소포화도를 나타내는 숫자는 화면에서 깜빡거린다.

산소포화도 측정과 심전도모니터 적용 수행절차 및 이론적 근거(계속)

11

측정 기계의 줄이 당기지 않도록 정리한다.

12

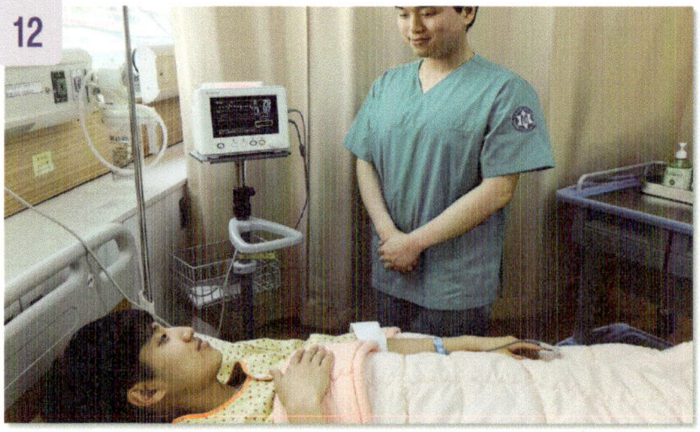

심전도 모니터링의 목적 및 절차에 대해 설명한다.

13

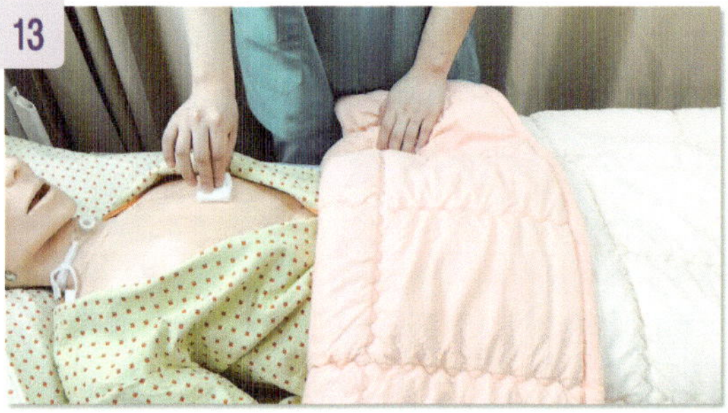

대상자의 가슴을 노출시키고, 전극 부착 위치의 피부 상태를 확인하여 땀이나 이물질이 있는 경우 제거한다.

14

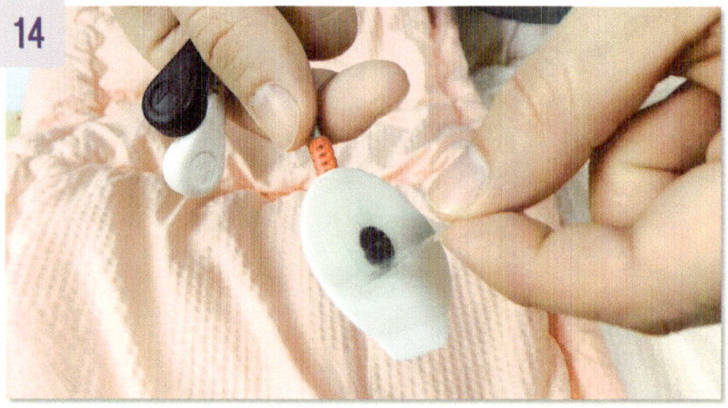

전극을 준비한다.
1) 대상자에게 붙일 전극(electrode)과 전선(lead wires)를 연결한다.
2) 전극 뒷부분의 비닐을 제거한다.

15

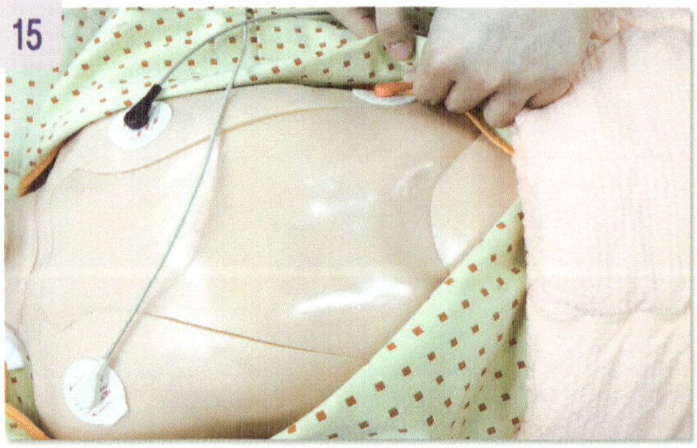

준비된 전극을 각각 정확한 위치에 부착하고 잘 고정되었는지 확인하다(이때 젤 패드는 누르지 않는다).
※ 위치 1) 오른쪽 팔(RA) 전극: 오른쪽 쇄골 아래
2) 왼쪽 팔(LA) 전극: 왼쪽 쇄골 아래
3) 왼쪽 다리(LL) 전극: 왼쪽 5번째 늑간 중심 액와선

16

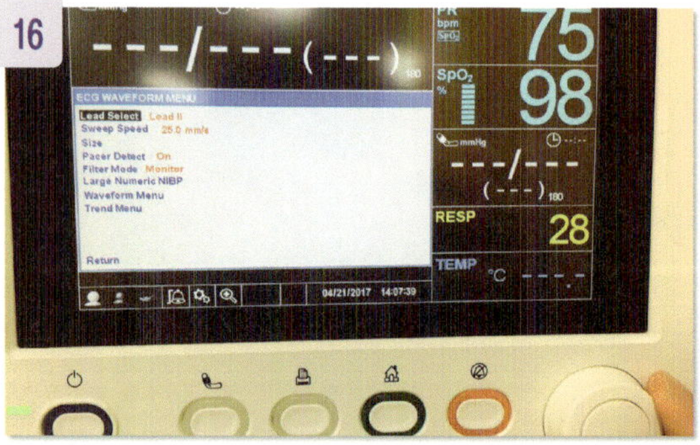

심전도 lead II를 설정하고 리듬, 심박동수(HR)를 확인한 후 경고음을 설정한다.

17 대상자에게 경고음이 울리면 간호사가 확인할 것이라고 설명한다.

18 사용한 물품을 정리한다.

19 물과 비누로 손위생을 실시한다.

20 수행 결과를 간호기록지에 기록한다.
1) 산소포화도 2) 심박동수(HR) 3) EKG 결과

Key Point

1. 산소요법의 적응증과 방법

1) 산소공급이란

스스로의 호흡기능으로 산소화가 충분히 이루어지지 않을 때 산소주입기구를 이용하여 산소를 공급하는 것이다.

2) 산소요법의 목적

① 폐포내 산소분압을 증가시켜 저산소혈증(hypoxemia)을 개선하기 위함이다.

② 동맥혈중 산소분압을 80~100mmHg로 유지하기 위함이다.

③ 산소를 안전하고 효과적인 방법으로 주입하기 위함이다.

3) 산소요법의 적응증

호흡장애와 저산소증이 있거나 저산소증이 예상되는 대상자

2. 산소투입 방법 별 산소 투여량

산소투입 방법	주입속도	장점	단점
비강캐뉼라 (nasal cannula)	24~36% 1~4L/분	• 먹고 말할 수 있다. • 안전하고 간편하다. • 쉽게 적용한다. • 저농도의 산소공급 시 효과적이다.	• 비강 폐쇄 시 사용할 수 없다. • 6L/분 이상 공급시 두통이나 비강점막이 건조해진다. • 쉽게 빠질 수 있다. • 피부가 자극, 손상될 수 있다. • 환자가 의식이 명료하고 협조적이어야 한다. • 대상자의 호흡으로 정확하게 FiO2를 유지할 수 없다.
단순 산소마스크 (simple face mask)	5~10L/분 40~60%	• 고농도의 산소를 효과적으로 공급한다. • 코, 입의 점막이 건조해지지 않는다.	• 마스크가 피부를 자극한다. • 먹고 말하는 것을 방해한다. • 40% 이하의 산소는 공급할 수 없다. • 장기요법 시 비실용적이다.
부분 재호흡 마스크 (partial rebreathing mask)	6~10L/분 60~80%	• 산소보유백을 통하여 환자가 호기한 공기 중 1/3의 공기를 산소와 함께 재호흡 하게 되어 FiO2를 증가시킨다. • 쉽게 산소를 주입한다. • 점막이 건조해지지 않는다.	• 흡기 동안에는 절대로 주머니의 공기를 빼지 않는다. • 마스크가 피부를 자극한다. • 먹고 말하는 것을 방해한다. • 주머니를 비틀면 안된다.
비재호흡 마스크 (nonrebreathing mask)	6~15L/분 60~100%	• 일방향 밸브가 부착되어 있어 호기시 공기가 밖으로 배출되고, 실내공기가 마스크로 들어올 수 없으며, 호기산소가 산소 보유백으로 들어갈 수 없어 가장 높은 FiO2를 공급할 수 있다. • 점막이 건조해지지 않는다.	• 꽉 조임이 어렵고 불편하다. • 피부를 자극한다. • 주머니가 항상 부풀어져 있어야 한다.
벤튜리 마스크 (Venturi mask)	4~8L/분 24~55%	• 정확한 FiO2로 산소를 공급할 수 있다. • 짧은 시간 내에 일정한 농도의 산소 공급을 할 수 있다.	• 마스크가 피부를 자극한다. • 먹고 말하는 것을 방해한다.

3. FiO_2 Fraction of inspired oxygen

1) 정의

대상자가 숨을 들이쉴 때 흡입되는 산소 농도를 나타낸다.

2) FiO_2 계산방법

① 대기 중 산소 농도: 20%

② 1L/min 산소 투여시 상승하는 분압은 4%이다.

전달속도(L/min)	흡입산소농도(FiO_2)
1	24
2	28
3	32
4	36

비강 캐뉼라를 이용한 산소요법 수행절차 및 이론적 근거

1

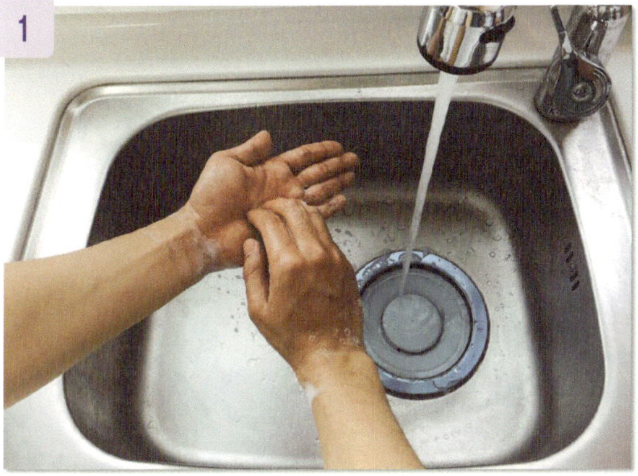

물과 비누로 손위생을 실시한다.

2

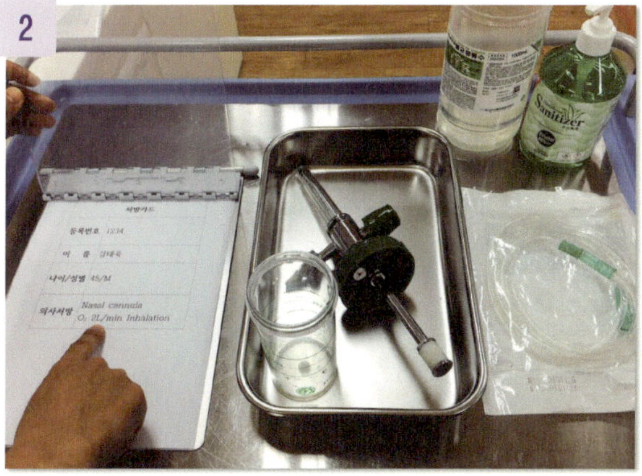

처방을 확인한 후 필요한 물품을 준비한다.

3

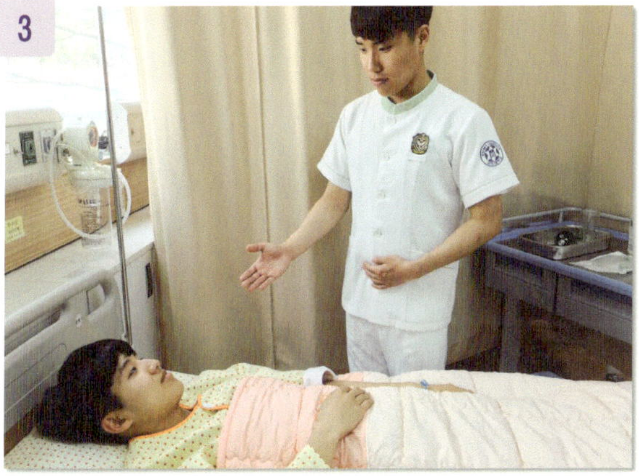

준비한 물품을 가지고 대상자에게 가서 간호사 자신을 소개한다.

4

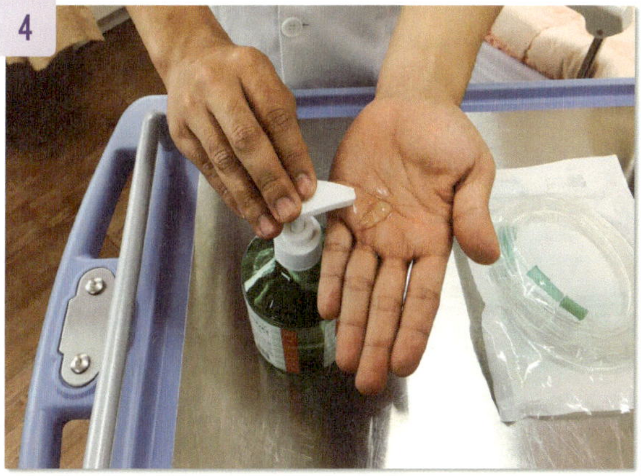

손소독제로 손위생을 실시한다.

5

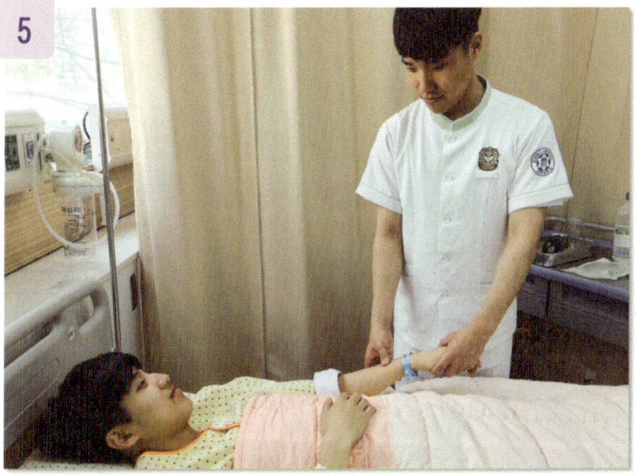

대상자의 이름을 개방형으로 질문하여 대상자를 확인하고, 입원팔찌와 환자리스트(또는 처방지)를 대조하여 대상자(이름, 등록번호)를 확인한다.

대상자를 정확하게 확인함으로써 적절한 사정과 치료를 받을 수 있도록 하고 실수를 줄일 수 있다.

6

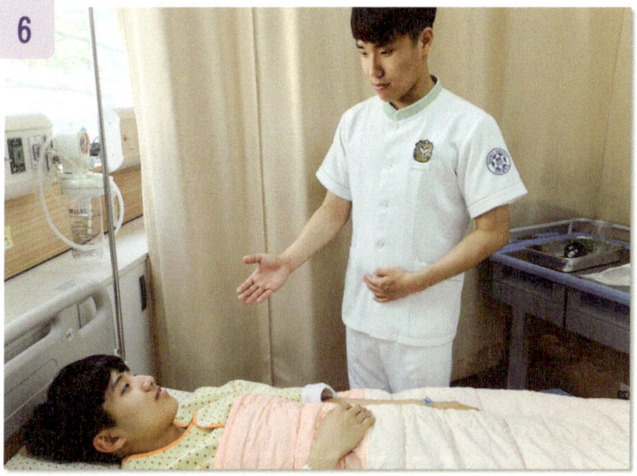

대상자에게 산소요법의 목적과 절차를 설명한다.

대상자의 불안감을 없애주고 협조를 받을 수 있다.

비강 캐뉼라를 이용한 산소요법 수행절차 및 이론적 근거(계속)

7

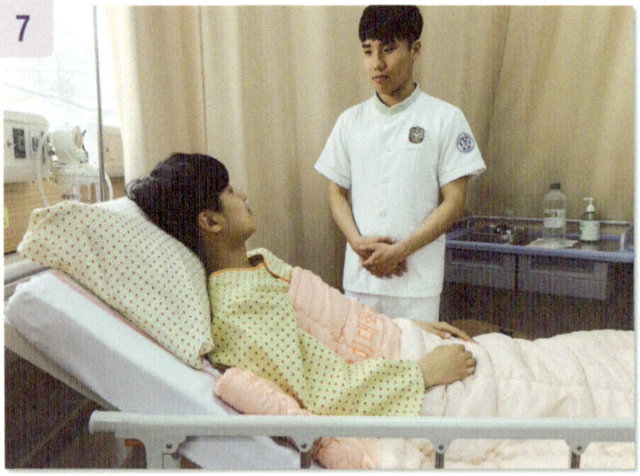

대상자에게 가능하면 반좌위를 취해준다.

이 체위는 적정한 폐확장을 돕는다.

8

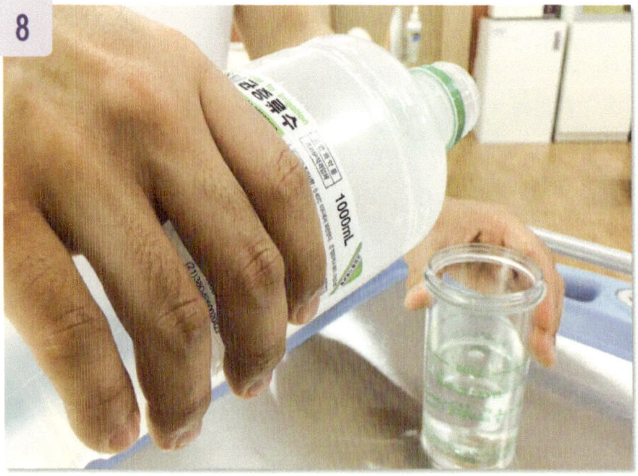

습윤병에 증류수를 정해진 눈금까지 채운 후 증류수 마개를 닫는다.

멸균증류수는 산소를 가습시켜 호흡기 점막의 건조를 예방한다. 증류수는 적정량을 유지해야하며 지나치게 많을 경우 역류하여 흡인의 가능성이 있다.

9

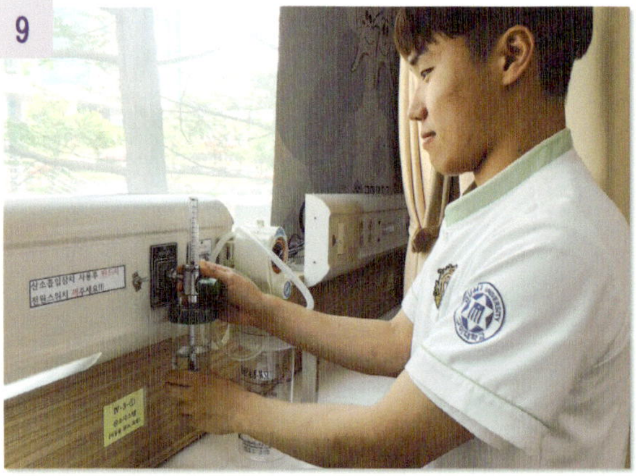

유량계와 습윤병을 연결한 후 Wall O2 벽에 산소유량계를 꽂는다.

10

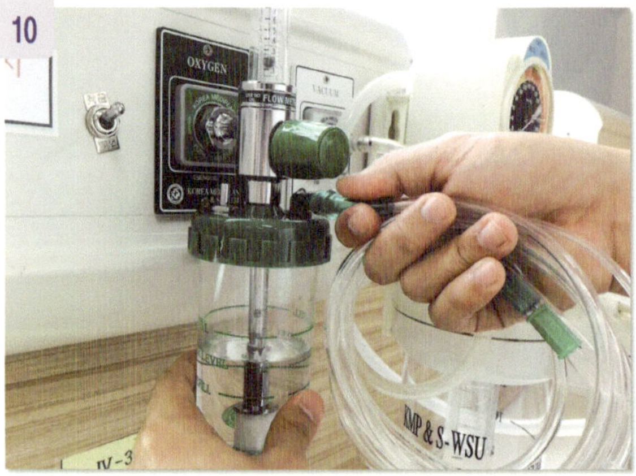

습윤병에 있는 산소장치 출구와 비강 캐뉼라를 연결한다.

11

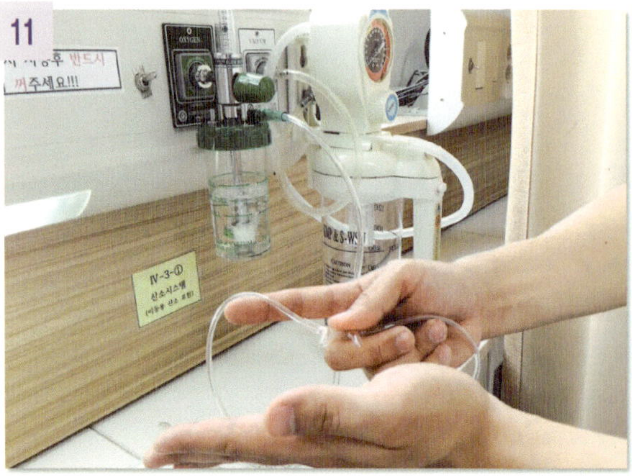

대상자에게 연결하기 전에 비강 캐뉼라를 통해 산소가 나오는지 확인한 후 유량계를 잠근다.

12

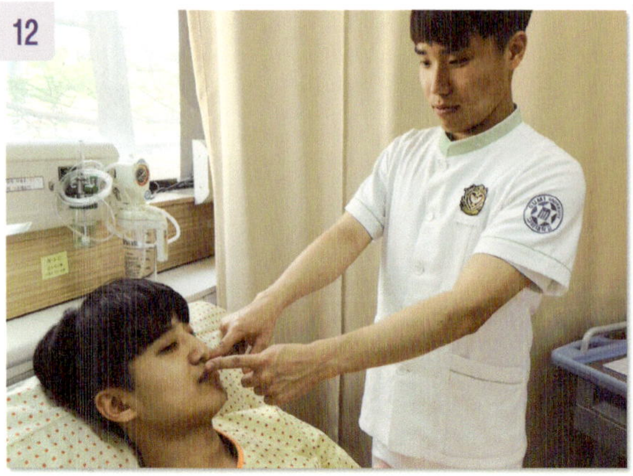

대상자 비공의 폐색 여부를 확인한다.

비강 캐뉼라를 이용한 산소요법 수행절차 및 이론적 근거(계속)

13

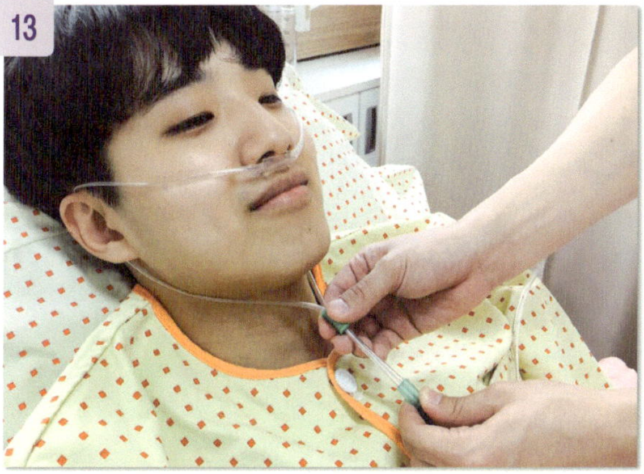

캐뉼라 끝부분을 대상자의 양쪽 비강에 삽입하고 귀 뒤에 걸친 후 턱 밑에서 길이를 조절한다.
※ 참고: 장기적 사용 시 패딩 적용. 예) COPD, asthma 환자 등

캐뉼라의 끝의 정확한 위치와 고정은 산소투여를 원활하게 하며 대상자를 편안하게 한다.

14

유량계를 열어 처방된 산소 흡입량을 눈높이에서 조절한다(유량기 내 Ball의 중심을 눈금에 일치시킨다).

산소는 처방대로 투여해야 한다.

보통 2~6L/min의 속도로 주입하면 28~44%의 산소농도를 유지할 수 있다. 6L/min 이상은 비강과 인두점막을 손상시킬 수 있다.

15

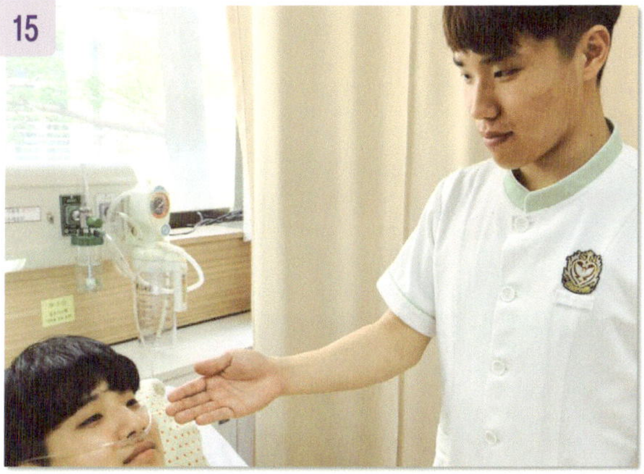

대상자에게 가능하면 입을 다물고 코를 통해 호흡하도록 설명한다.

코로 호흡하면 최적의 산소를 전달할 수 있다.

16

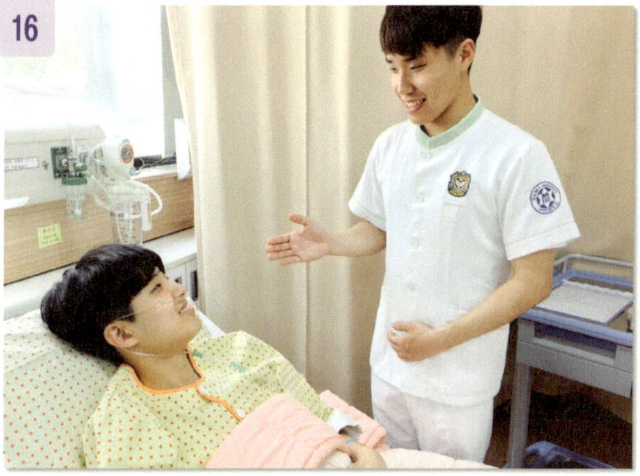

대상자를 편안하게 해준 후 산소사용에 따른 화재 위험성과 피부손상(코, 귀 등 접촉부위) 등을 설명한다.

산소가 연소를 돕기 때문에 화재의 위험성이 있으므로 금연표지판을 설치하고 금연하도록 하며 산소를 사용하는 방에서 가연성 용액을 사용하지 않도록 교육한다.

17

물과 비누로 손위생을 실시한다.

18

수행 결과를 간호기록지에 기록한다.

1) 산소주입 시작시간
2) 산소주입량
3) 호흡양상
4) 대상자의 반응

3 기도흡인법 Tracheal suction

1) 목적

① 기도를 깨끗이 유지하기 위함이다.
② 분비물 등의 흡인으로 인한 기도폐색, 무기폐 등을 예방하기 위함이다.
③ 호흡이 곤란한 대상자의 호흡장애를 완화시킬 수 있다.
④ 검사물을 채취하기 위함이다.

2) 준비물품

① 흡인기와 흡인병
② 멸균된 흡인 catheter
③ 소독 장갑
④ 멸균된 용액과 용기
⑤ Y연결관(필요시)
⑥ 거즈나 알코올솜
⑦ 개구기나 설압자

3) 수행 및 이론적 근거

(1) 구강인두와 비인두 흡입

수행	이론적 근거
ⓐ 물품을 준비 후 대상자에게 목적과 절차를 설명하고, 무의식 대상자의 경우는 구강에 설압자나 개구기를 넣고 고개를 옆으로 돌려 신전시킨다. 의식이 있는 대상자는 반좌위에서 고개를 옆으로 돌리게 한다.	ⓐ 측위는 인두분비물이 기도로 흡인되는 것을 방지할 수 있다. 불편감이 크지만 호흡장애가 완화된다는 것을 잘 설명한다.
ⓑ 흡인관을 흡인기에 연결하여 흡인기가 작동되는지를 확인하다. 정상압력은 80~120mmHg이다. 필요하다면 Y관을 연결하여 사용하기도 한다.	ⓑ 성인은 100~120mmHg, 어린이는 50~70mmHg를 사용하도록 한다.
ⓒ 멸균된 용액을 용기에 따른다.	
ⓓ 소독장갑을 끼고 카테터의 끝을 멸균 용액에 담구어 멸균용액이 흡인되는지를 확인한다.	ⓓ Y관의 구멍(thumb port)을 엄지로 막았다가 떼었다가 하면서 흡인여부를 확인한다. 멸균용액은 카테터를 습하게 하여 삽입 및 분비물의 흡인을 용이하게 한다.
ⓔ Y관의 구멍을 막고 비인두로 카테터를 삽입한 후, thumb port를 열고 카테터를 서서히 돌리면서 10초 가량 분비물을 흡입한 후에 thumb port를 막아서 카테터를 제거한다.	ⓔ 15초 이상 흡인을 지속하여 점막이 손상되지 않도록 하며, 저항감이 느껴지면 더 이상 삽입하지 않도록 한다.
ⓕ 카테터를 교환한 후 구강의 한쪽으로 서서히 삽입하여 구강 및 혀밑의 분비물도 흡인하고 카테터를 제거한다.	ⓕ 구강의 한쪽으로 삽입하여 구역질을 자극하지 않을 수 있다.
ⓖ 카테터를 다시 멸균 용액에 담가 용액을 흡인하도록 한다.	ⓖ 분비물로 인하여 카테터가 막히지 않도록 하기 위함이다.

수행	이론적 근거
ⓗ 기도가 청결해질 때까지 반복한다. 그러나 총 흡인시간이 5분을 초과하지 않아야 한다.	ⓗ 과도한 흡인은 대상자의 산소흡입량을 감소시켜 저산소증을 유발할 수 있기 때문이다.
ⓘ 흡인 후 모든 물품을 정리하고 장갑, 카테터, 용액을 폐기한다.	ⓘ 흡인병은 날마다 교환하여 청결을 유지한다.
ⓙ 대상자의 반응과 상태, 분비물의 양, 색깔, 종류 등을 기록한다.	

주 의 사 항

1. 대상자를 측위로 한다.
2. 흡인기의 정상압력은 성인: 100~120mmHg, 어린이: 50~70mmHg를 사용한다.
3. Y관의 구멍(thumb port)을 엄지로 막았다가 떼었다가 하면서 흡인여부를 확인한다.
4. 15초 이상 흡인을 지속하여 저항감이 느껴지면 더 이상 삽입하지 않도록 한다.
5. 총 흡인시간이 5분을 초과하지 않아야 한다.
6. 흡인병은 날마다 교환한다.

(2) 기관절개관 흡입 Tracheostomy suction

수행	이론적 근거
ⓐ~ⓓ까지 구강인두 흡입법과 같음	ⓐ 필요에 따라 기관절개관 밑에서 흉부까지 멸균 방수포를 덮어주기도 한다.
ⓔ Y관의 thumb port를 막고 기관절개관내로 카테터를 12cm 정도 부드럽게 삽입하거나 대상자가 기침을 할 때까지 삽입한 후, Y관의 thumb port에서 손가락을 떼고 카테터를 회전시키면서 10초 정도 분비물을 흡입한다.	
ⓕ 카테터를 서서히 회전시키면서 기관절개관에서 빼낸다.	ⓕ 기관 위쪽의 분비물까지 흡인하기 위하여 카테터 제거시 흡입기를 계속 켜둔다.
ⓖ 카테터를 멸균용액에 담가 카테터 내의 분비물을 제거한 후 다시 기관절개관에 삽입하여 흡인하기를 반복한다.	
ⓗ 대상자에게 기침과 심호흡을 권유하고 충분히 기관 내가 청결해졌다고 생각되면 흡인을 멈춘다.	
ⓘ 사용한 물품들을 정리하고 장갑, 카테터, 용액을 폐기한다.	ⓘ 오염된 카테터와 장갑에 균이 증식하는 것을 방지하기 위함이다.
ⓙ 대상자의 반응과 상태, 분비물의 양, 색깔, 종류 등을 기록한다.	
ⓚ 대상자가 편안하게 휴식을 취할 수 있도록 도와준다.	

1. 구강, 비강, 기관 흡인인 경우 적절한 각각의 흡인관 삽입길이

① 구강흡인: 코에서 귓불까지 길이 약 13cm(성인), 아동은 조금 더 짧게

② 비강흡인: 약 16~20cm(성인)

③ 기관내관: 기관내관의 길이 정도

④ 기관지절개관: 8~10cm

2. 적정한 흡인압, 흡인시간

1) 흡인 압력

■ **벽 장치**

- 성인: 110~150mmHg
- 아동: 95~100mmHg
- 영아: 50~95mmHg

■ **이동식 장치**

- 성인: 10~15mmHg
- 아동: 5~10mmHg
- 영아: 2~5mmHg

2) 흡인시간

① 카테터 삽입부터 흡인하는 시간은 1회 10~15초 이상 초과하지 않도록 한다.

② 길어지면 호흡기도 손상, 저산소증을 초래한다.

③ 추가로 흡인이 필요한 경우 20-30초의 간격을 유지한다.

④ 총 흡인 시간은 3~5분을 넘기지 않는다.

3. 흡인 시 카테터를 돌려가며 빼야 하는 근거

흡인시 점막의 한 군데만 흡인하면 기관점막의 손상을 일으킬 수 있다.

4. 흡인시 유의할 점

■ 호흡수, 깊이, 규칙성, 특성을 살펴보고 안절부절, 불안, 창백, 맥박 증가, 빠르고 얕은 호흡, 산소포화도의 감소, 호흡시 분비물로 이한 잡음, 호흡곤란 등 분비물의 축적 증상 여부를 사정한다.

■ 흡인은 기도 점막을 자극하고 지나치게 자주 흡인시 분비물을 증가시키므로 기도 점막의 손상을 최소화하기 위해 분비물이 축적되었거나 비정상적 호흡음이 들릴 때만 시행한다.

■ 흡인의 합병증에는 저산소혈증, 기도외상, 병원성 감염, 저산소혈증으로 인한 심부정맥 등이 있다. 저산소혈증을 최소화하기 위해서는 1회 호흡량(tidal volume)의 1~1.5배를 제공하는 과환기와 100% 산소를 제공하는 과산소화를 제공한다.

✓ 흡인 전에 ambu-bag이나 인공호흡기를 사용하여 100% 산소를 2분간 공급

① 산소를 12-15L/min으로 틀어 Ambu-bag과 연결한다.

② Ambu bag과 기관튜브를 연결한다.

③ 환자가 숨을 들이 쉴 때 Ambu-bag을 누르며 몇 차례 과호흡을 시킨다.
(성인은 5초, 아동은 3초마다, 분비물 많으면 산소공급만 해준다.)

④ 환자 가슴의 움직임을 보고 환기가 잘되고 있는지 관찰한다.

- 멸균흡인 카테터 직경: 기관절개관 내부 직경의 약 1/2 정도이며 성인(12~14Fr.), 아동(8~10Fr)의 크기가 필요하다.
- 대상자는 반좌위를 취하게 하며 무의식 대상자는 간호사를 마주 보는 측위를 취하게 한다.
- 흡인시에는 철저한 무균법으로 기도감염을 예방해야 한다.
- 분비물이 진하고 점액성이 강하면 주사바늘이 제거된 주사기를 이용하여 기관으로 생리식염수 1~2ml를 점적하여 묽게 한 다음 흡인을 시행한다.
- 흡인을 위해 카테터를 삽입하는 동안에는 기관지 점막 손상 예방을 위해 흡인하지 않는다.
- 흡인과 흡인 사이에 산소를 공급하고, 산소포화도가 증가하는지 폐음이 호전되는지 분비물의 양이 줄어드는지 사정한다.

기관내 흡인 수행절차 및 이론적 근거

1

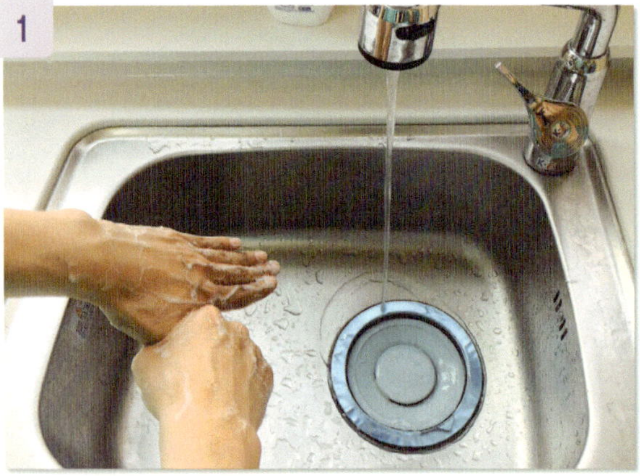

물과 비누로 손위생을 실시한다.

2

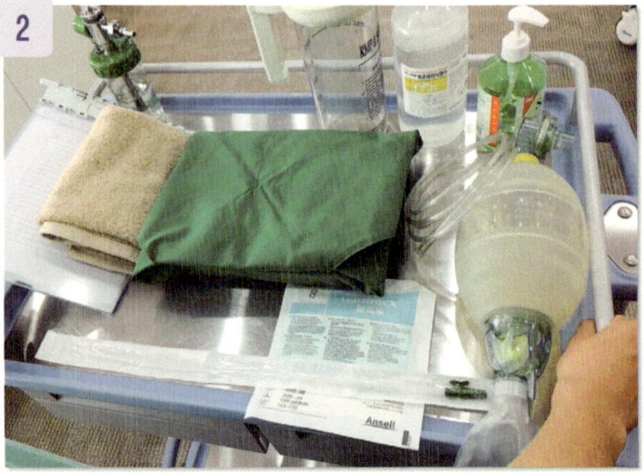

필요한 물품을 준비한다.

3

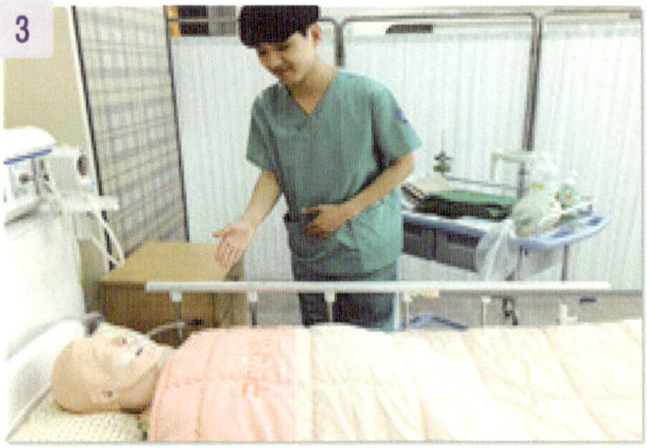

준비한 물품을 가지고 대상자에게 가서 간호사 자신을 소개한다.

4

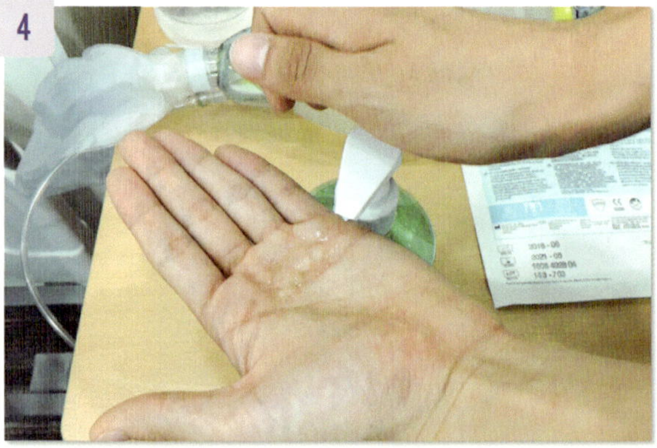

손소독제로 손위생을 실시한다.

5

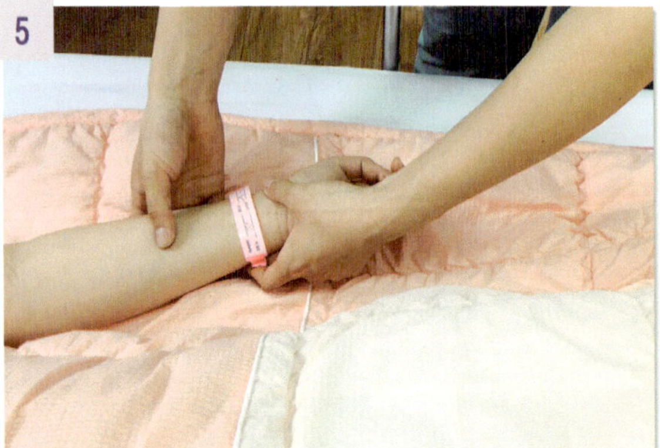

대상자의 이름을 개방형으로 질문하여 대상자를 확인하고, 입원팔찌와 환자리스트(또는 처방지)를 대조하여 대상자(이름, 등록번호)를 확인한다.

대상자를 정확하게 확인함으로써 적절한 사정과 치료를 받을 수 있도록 하고 실수를 줄일 수 있다.

6

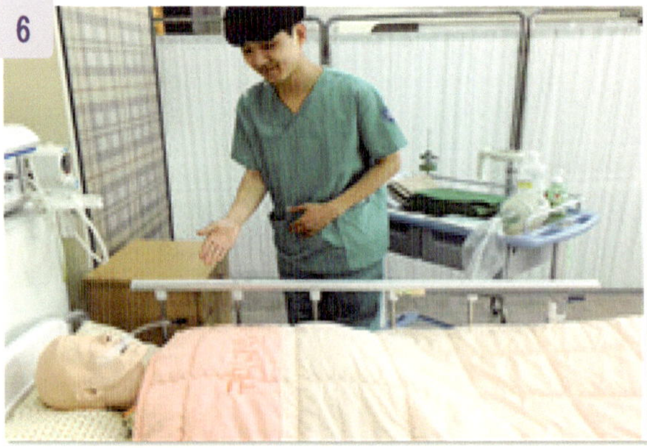

대상자에게 기관내 흡인의 목적과 절차를 설명한다(가능하면 식사 전에 흡인을 실시하여 aspiration을 예방하도록 한다).

대상자의 안위를 유지하며 불안감을 없애주고 협조를 받을 수 있다.

기관내 흡인 수행절차 및 이론적 근거(계속)

7

흡인압을 점검한다.(성인: 110-150mmHg, 아동: 95-100mmHg).

과도한 흡인압은 기관내 점막을 손상시키고 저산소증을 유발한다.

8

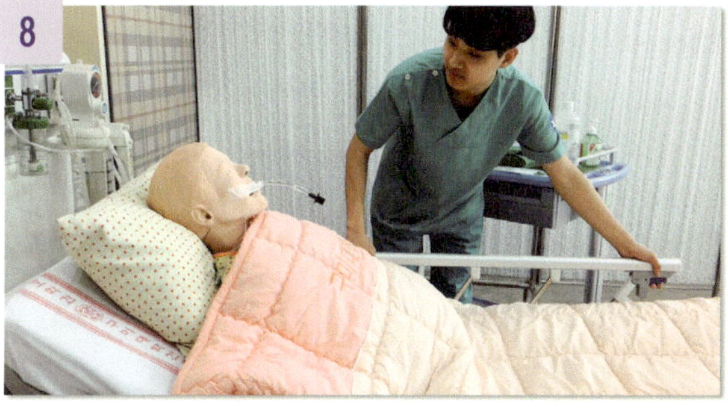

흡인 시 체위는 의식 있는 대상자의 경우 반좌위로 하고, 무의식 대상자는 측위에서 간호사와 얼굴을 마주보도록 한다.

반좌위는 대상자가 기침과 호흡을 쉽게 하도록 돕고, 측위는 기도가 폐쇄되는 것을 예방하며 분비물 배액을 촉진시킨다.

9

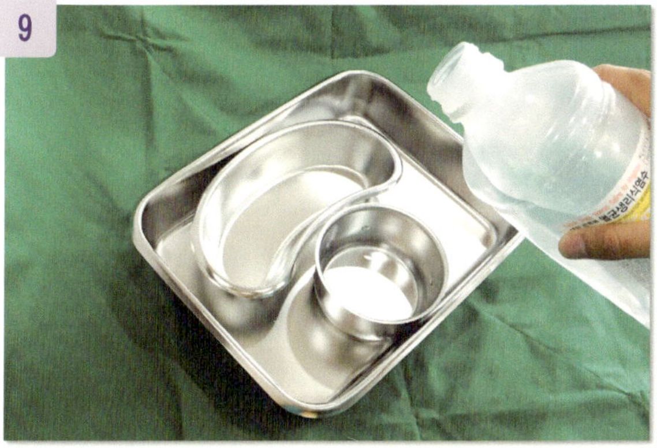

무균용기가 들어있는 세트를 열어 용기에 일회용 생리식염수를 따른다.

※ 참고) 세트를 사용하지 않는 경우 일회용 멸균 생리식염수 30ml를 개봉하여 사용한다.

10

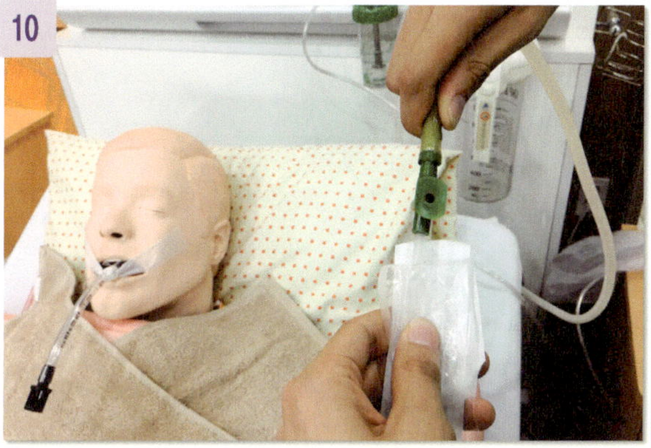

카테터의 개봉 부위를 약간 개봉한 후, 카테터와 흡인병이 연결되는 압력 조절구 쪽을 노출하여 흡인 line과 연결한다.

약간만 개방하여 카테터의 오염을 예방한다.

11

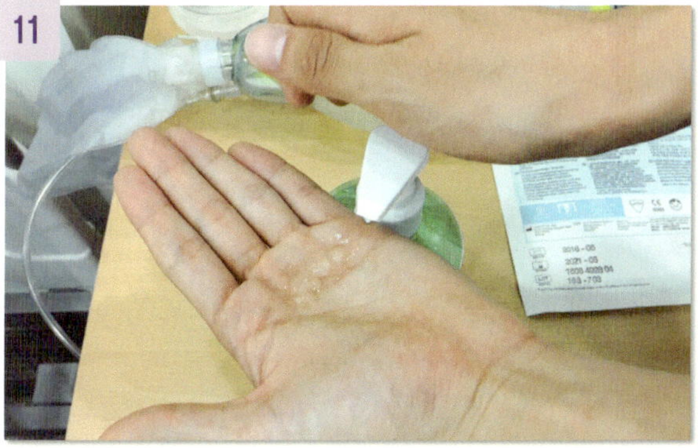

손소독제로 손위생을 실시한다.

12

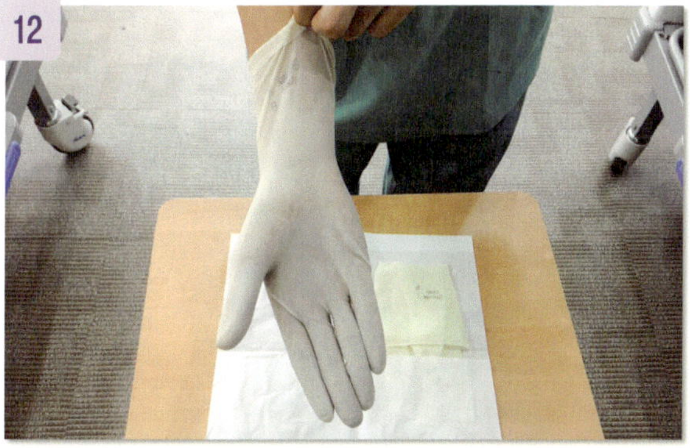

양손에 멸균장갑을 낀다(필요에 따라 흡인 전 과환기 실시).

호흡기도에 미생물이 침입하는 것을 방지할 수 있도록 하며 미생물로부터 간호사를 보호한다.

과도환기를 위해 흡인 전에 Ambu-bag이나 인공호흡기를 사용하여 100% 산소를 2분간 공급한다.

기관내 흡인 수행절차 및 이론적 근거(계속)

13

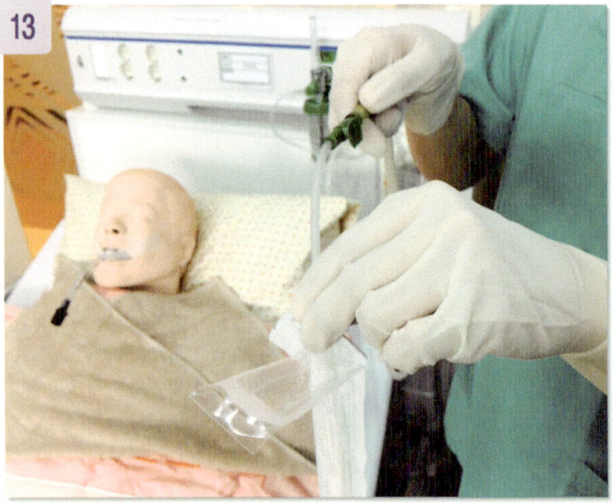

흡인 line을 잡을 손으로 흡인기를 켠 다음 흡인 line을 들고, 흡인을 할 손으로 포장지 바깥쪽이 닿지 않도록 주의하며 카테터를 꺼낸다.

멸균상태를 유지하여 호흡기도에 미생물이 침입하는 것을 예방하기 위함이다.

14*

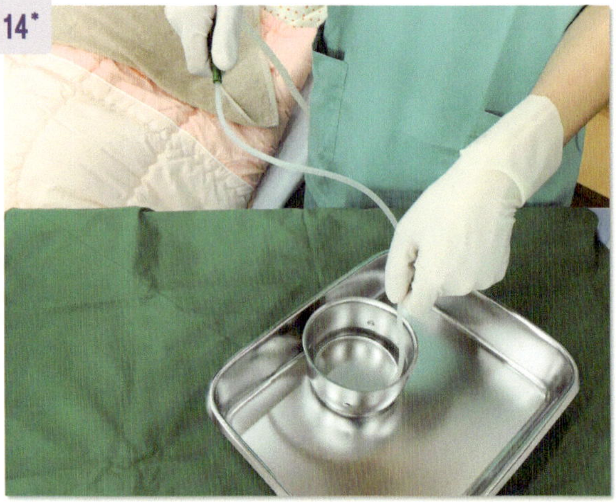

삽입할 카테터의 길이를 정한 후 끝을 생리식염수로 윤활 시키고, 흡인 line을 잡은 손의 엄지손가락으로 연결관을 눌러보아 식염수가 잘 통과하는지 확인한다.

카테터의 기능과 흡인력을 확인하고 카테터를 윤활하기 위함이다.

생리식염수는 카테터 내에서 분비물의 이동을 쉽게 하며, 카테터 외관의 윤활역할을 하여 삽입 시 마찰을 감소시켜 삽입이 쉽게 한다.

15*

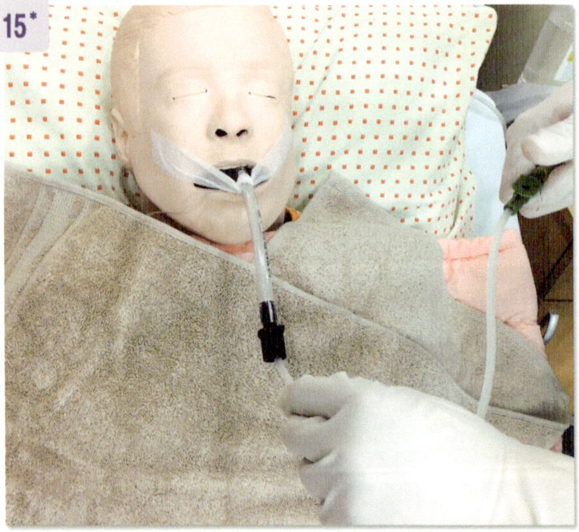

연결관을 누르고 있던 엄지손가락을 떼고 나서 인공 기도를 통해 카테터를 부드럽게 삽입한다.

카테터를 삽입하는 동안 흡인을 시행하면 점막을 손상시키는 요인이 될 수 있으며 호흡기도로부터 산소를 제거시킬 수 있다.

16*

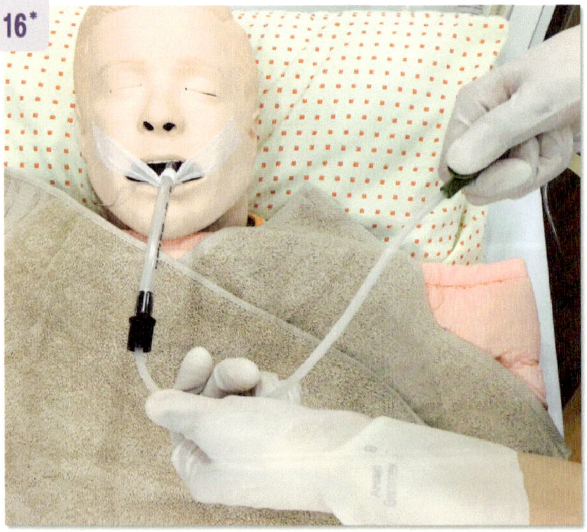

연결관을 막고 카테터를 잡은 손 엄지와 검지로 카테터를 부드럽게 회전시키면서 위로 뺀다(분비물 양상과 대상자의 저산소 상태 등을 살피면서 10~15초를 넘지 않도록 신속히 흡인한다).

카테터를 부드럽게 돌리는 것은 기도 통로 전 표면을 깨끗이 하는데 도움을 줄 수 있다. 흡인시간이 10~15초 보다 길어지면 저산소증을 발생시킬 수 있다.

기관내 흡인 수행절차 및 이론적 근거(계속)

17*

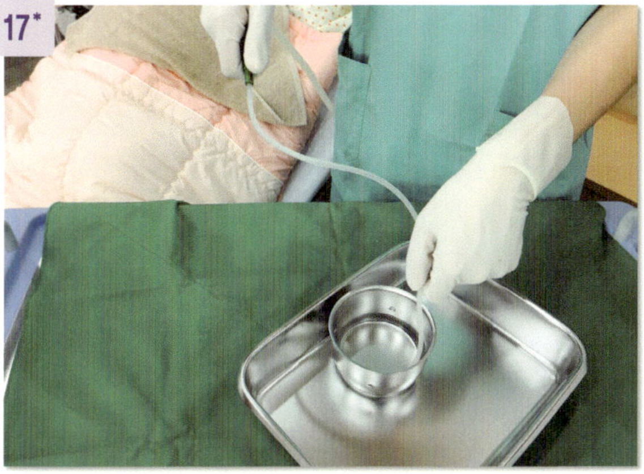

흡인을 한 카테터는 무균용기(또는 일회용 멸균 생리식염수)에 있는 생리식염수를 다시 통과시킨다(분비물이 통과할 때 분비물의 양상을 관찰한다).

18

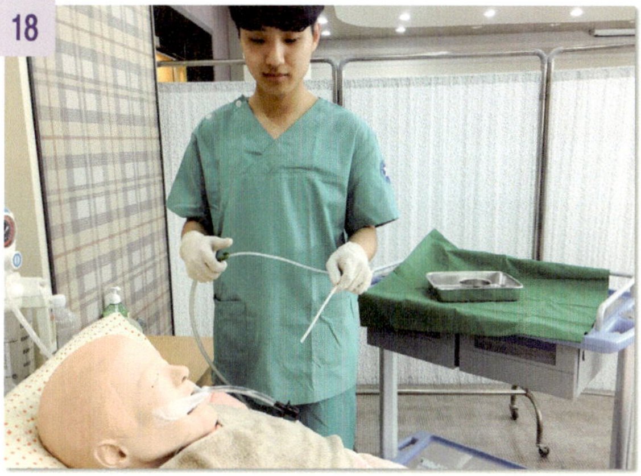

분비물이 제거될 때까지 3~4회 같은 방법으로 흡인을 시행하되 20~30초 간격을 유지한다.

흡인사이의 정상호흡은 이전의 흡인에 의해 발생된 저산소증을 보상하도록 돕는다.

19

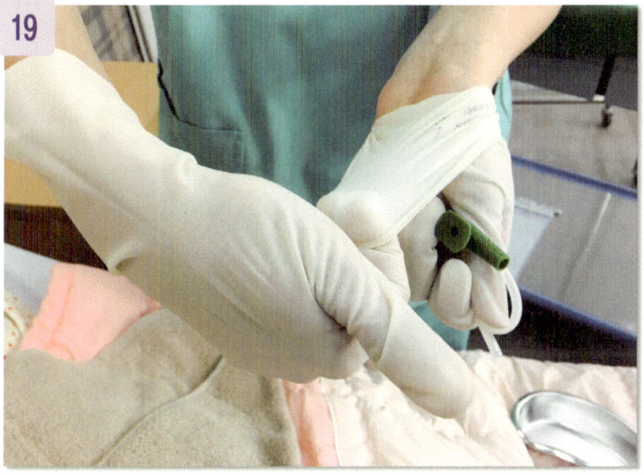

흡인이 끝나면 장갑을 벗고, 흡인기를 끈 다음 사용한 물품을 정리한다.

20

물과 비누로 손위생을 실시한다.

21

수행 결과를 간호기록지에 기록한다.
1) 날짜와 시간
2) 분비물의 특성,
3) 흡인 전후 대상자의 호흡양상과 반응

(3) 기관절개관 간호 Tracheostomy care

※ 준비물품

① 흡인와 동일한 물품일체
② 기관절개관(필요시)
③ 드레싱 세트
④ 거즈 및 면봉
⑤ 고정끈
⑥ H_2O_2 세척액
⑦ 멸균장갑

수행	이론적 근거
ⓐ 손을 씻고, 필요한 물품을 준비한다.	
ⓑ 대상자에게 절차와 목적을 설명한다.	ⓑ 불안과 긴장을 완화시킬 수 있다.
ⓒ 드레싱 set를 열고 멸균장갑을 낀다.	
ⓓ 먼저 흡입을 한 후 기관절개 드레싱을 제거한다. 이중절개관(double-cannyla tube)인 경우 잠금장치를 풀고 외관을 지지하면서 내관을 제거한다.	ⓓ 만곡에 따라 내관을 조심스럽게 제거한다. 일회용 플라스틱 절개관인 경우 공기주머니가 있으므로 우선 cuff의 공기를 빼고 시행하도록 한다.
ⓔ 소독해야 하는 내관인 경우에는 H_2O_2에 담가서 솔이나 면봉 등으로 닦아내고 생리식염수로 헹군다.	ⓔ 내관을 씻을 때도 멸균장갑을 착용하여 오염을 줄이도록 한다.
ⓕ 다시 한 번 흡인을 한 후, 다시 내관을 삽입하고 잠금장치를 잠근다.	
ⓖ 젖은 거즈로 절개부위 주위의 피부를 닦고, 마른 거즈로 다시 닦아 건조시킨다.	
ⓗ 순서에 따라 접은 거즈를 접어서 기관절개관 밑에 대준다.	ⓗ 거즈를 잘라서 사용하면 절개부위가 깨끗하지 못하여 기관 내로 흡인될 가능성이 높으므로 가급적 접어서 사용하도록 한다.
ⓘ 사용하던 목끈을 한쪽만 제거한다.	
ⓙ 목끈의 두 겹으로 하여 절개관의 바깥고리에 밑에서 위로 올라오도록 끼워 고리를 만들어 나머지 부분을 고리로 통과시켜 절개관을 고정시킨다.	
ⓚ 나머지 목끈을 제거하고, 새끈의 한쪽만을 구멍에 통과시킨다.	
ⓛ 구멍을 통과시킨 끈과 남아 있던 끈을 목옆에 고정한다. 너무 조이게 묶지 않도록 주의한다.	ⓛ 매듭이 목뒤에 위치하면 피부를 자극하고 불편감을 줄 수 있으므로 목옆에 고정한다.
ⓜ 젖은 거즈로 절개관의 입구를 덮어준다.	ⓜ 기관 내가 건조해 지는 것을 막아준다.
ⓝ 대상자의 호흡상태를 관찰한 후 기록한다.	

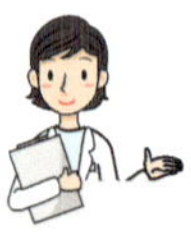

주의사항

1. 만곡에 따라 내관을 조심스럽게 제거한다. 일회용 플라스틱 절개관인 경우 공기주머니가 있으므로 우선 cuff의 공기를 빼고 시행하도록 한다.
2. 내관을 씻을 때도 멸균장갑을 착용하여 오염을 줄이도록 한다.
3. 거즈를 잘 접어서 사용한다.
4. 매듭은 목옆에 고정한다.

1. 상처관리 원칙

① 오염이 가장 적은 곳에서 심한 곳으로, 위에서 아래로, 중심에서 가장자리로 닦는다.

② 드레싱이 상처에 말라붙어 있으면 금기사항이 없는 한 생리식염수나 멸균증류수로 적신 다음 제거한다.

③ 소독솜이나 거즈는 한 번 닦고 버리며 필요에 따라 마른 거즈나 솜으로 상처를 말린다.

④ 겸자 끝은 항상 아래로 유지한다.

⑤ 배액관은 절개선을 닦은 후 닦으며 중앙에서 바깥쪽으로 멸균드레싱을 덮는다.

⑥ 배액관 주위: 안에서 밖으로 원을 그리듯 닦으며 하나의 거즈로 하나의 원만 닦는다.

⑦ 상처에 자극을 주는 용액은 사용하지 않는다.

2. 기관절개관 관리시 주의사항

① 드레싱 교환은 1일 1회 이상 시행하며, 필요시 젖을 때마다 교환한다.

② 기관절개관의 드레싱은 감염과 피부자극을 방지하기 위해 건조하게 유지되어야 한다.

③ 분비물이 딱지가 되어 붙어 있는 경우 멸균 생리식염수에 적신 솜이나 거즈를 몇 분 동안 그 자리에 얹어 놓는다.

④ 거즈나 면봉에 생리식염수를 적셔서 절개 부위와 주변을 깨끗이 닦는 후 마른 거즈로 기관절개 부위를 건조시킨다.

⑤ 거즈를 잘라서 만든 Y-거즈는 면 조각이나 올이 풀린 섬유가 기관내로 흡인되거나 절단면이 너덜해져서 감염의 원인이 될 수 있으므로 소독 후 규격화된 Y-거즈를 사용한다.

⑥ 기관절개관이 움직이지 않도록 한 손으로 잡고 Y-거즈를 Y자가 거꾸로 되도록 아래에서 위로 무균적으로 끼운다.

⑦ 풍선(balloon) 관리(공기 주입 및 제거 시)

- 인공호흡기를 사용하거나 기관절개관이 제 위치에 놓이게 하기 위하여, 또는 흡인을 방지하기 위하여 커프를 부풀리는 경우에는 기관벽의 손상을 방지하기 위해 흡인 시 2~3시간 간격에 한 번씩 커프를 이완시킨다.
- 공기를 주입한 경우는 기관벽에 압력이 가지 않도록 하며 주입한 공기의 양을 기록한다.
- 커프의 과도한 팽창은 기관부종이나 괴사를 유발하므로 커프 압력을 측정하고 14~20mmHg 정도를 유지한다.

기관절개관 관리 수행절차 및 이론적 근거

1

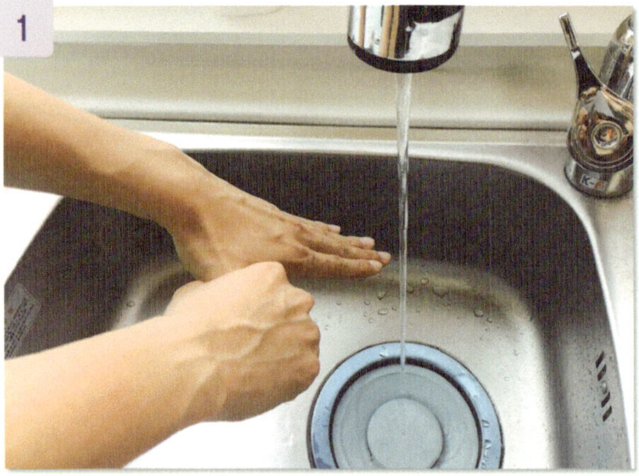

물과 비누로 손위생을 실시한다.

2

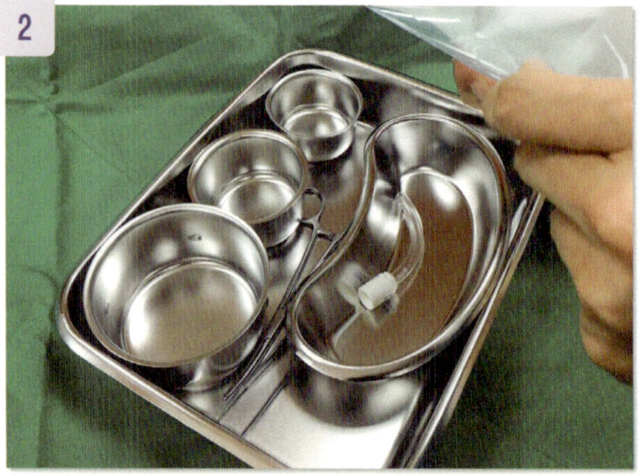

멸균된 드레싱세트에 소독된 내관을 넣는다.

3

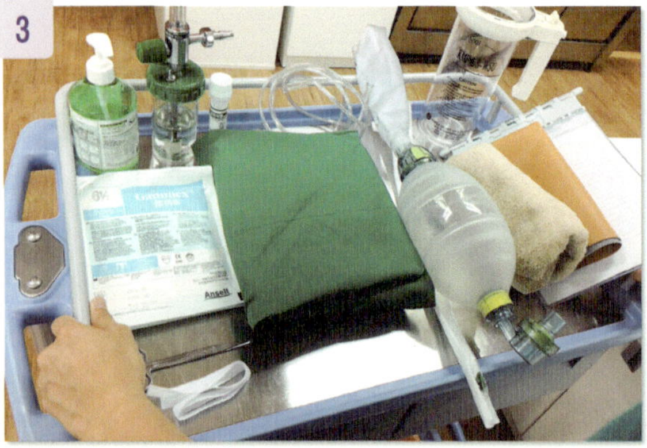

소독솜과 Y-거즈 등 소독할 물품을 드레싱 세트 안에 넣고 필요한 물품을 준비한다.

4

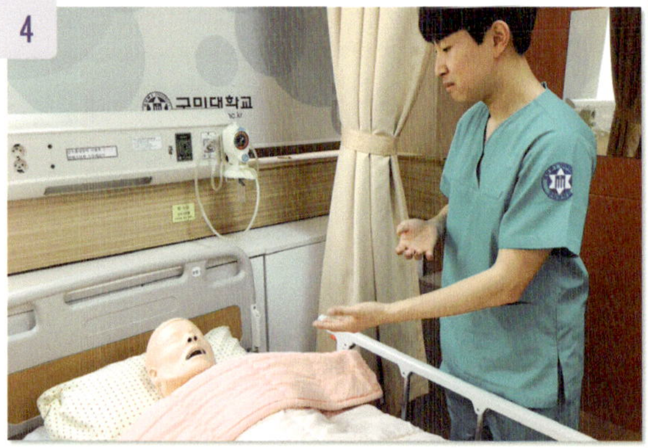

준비한 물품을 가지고 대상자에게 가서 간호사 자신을 소개한다.

5

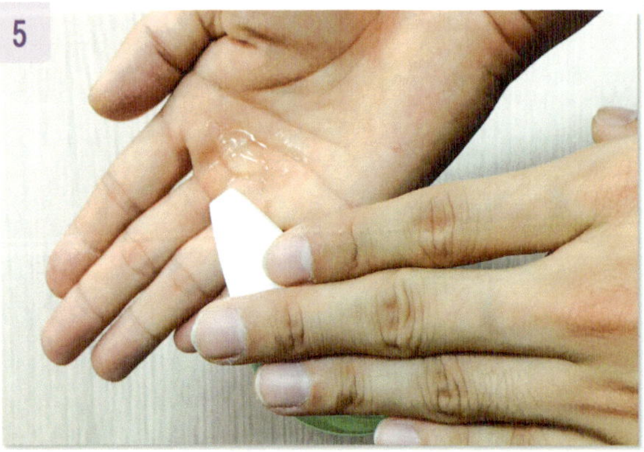

손소독제로 손위생을 실시한다.

6*

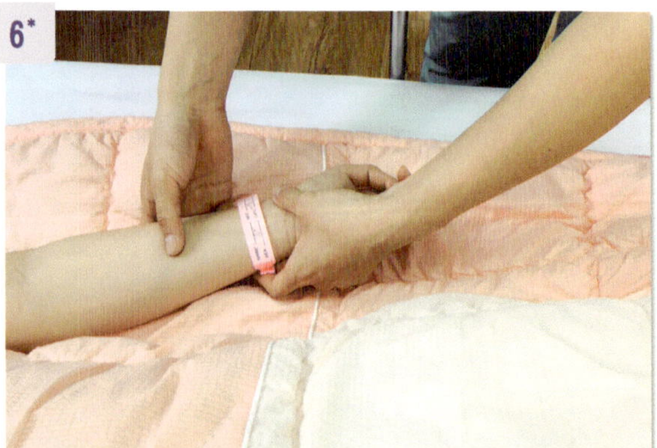

대상자의 이름을 개방형으로 질문하여 대상자를 확인하고, 입원팔찌와 환자리스트(또는 처방지)를 대조하여 대상자(이름, 등록번호)를 확인한다.

대상자를 정확하게 확인함으로써 적절한 사정과 치료를 받을 수 있도록 하고 실수를 줄일 수 있다.

기관절개관 관리 수행절차 및 이론적 근거(계속)

7

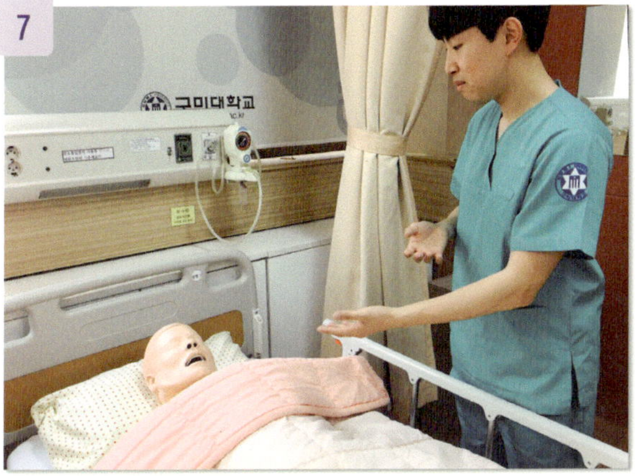

대상자에게 기관절개관 관리의 목적과 절차를 설명한다.

대상자의 불안감을 없애주고 협조를 받을 수 있다.

8

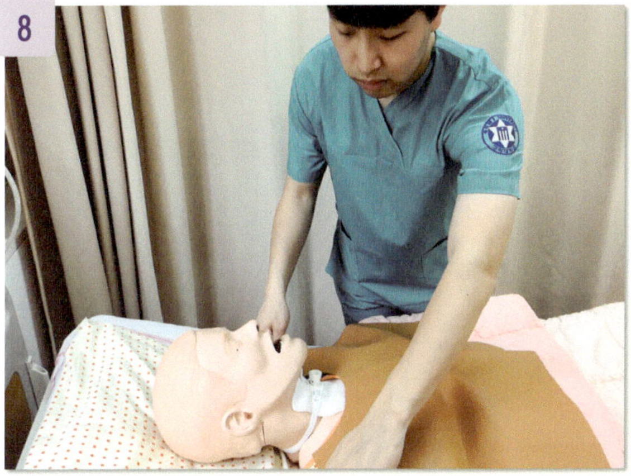

대상자의 자세를 편하게 해주고 대상자 가슴위에 방수포를 깐다.

환의나 침대보가 젖지 않게 하기 위함이다.

9

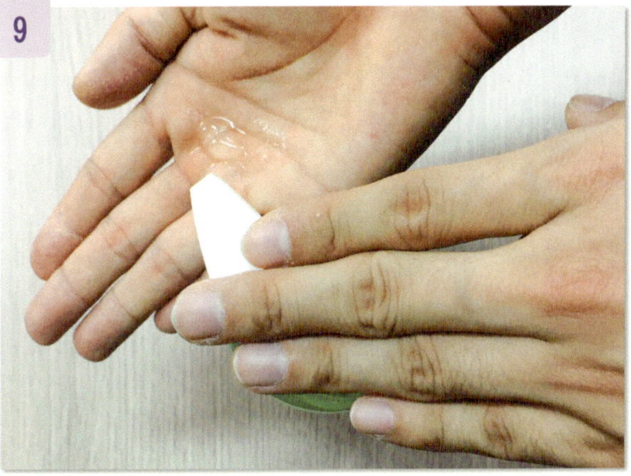

손소독제로 손위생을 실시한다.

10

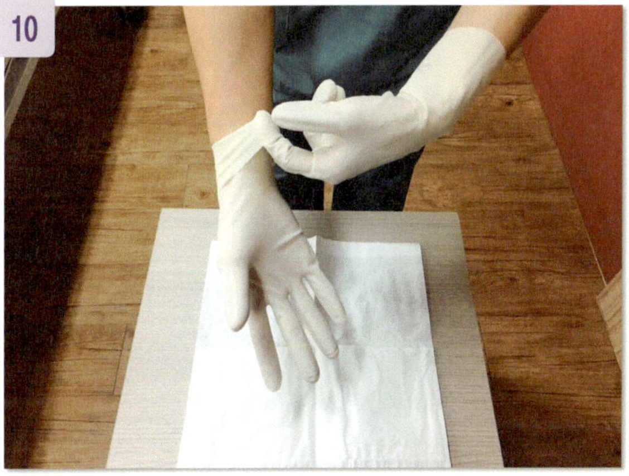

드레싱세트를 무균적으로 열고 멸균장갑을 낀다.

11

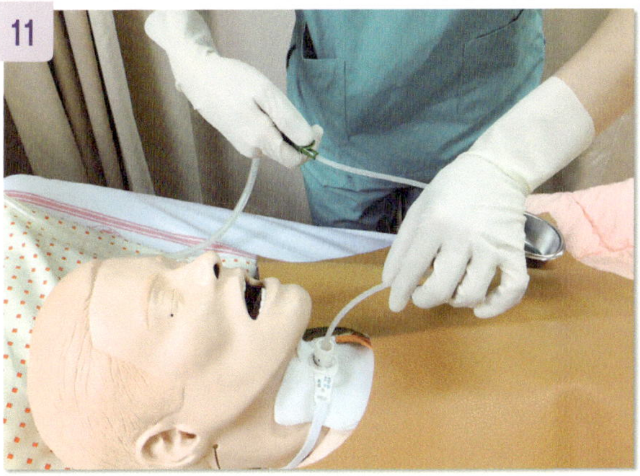

분비물을 제거하기 위해 기관내 흡인을 실시한다.

12*

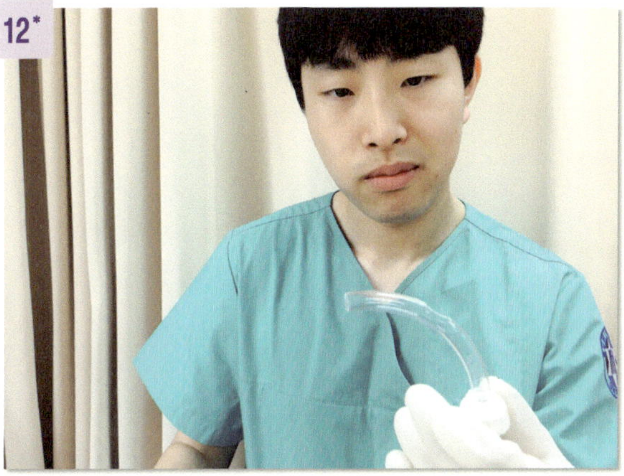

한 손으로 외관을 잡고 다른 손으로 잠금장치를 열어 내관을 조심스럽게 빼다(내관 주변의 분비물의 양, 색, 냄새 등의 특성을 확인한다).

기관절개관 관리 수행절차 및 이론적 근거(계속)

13

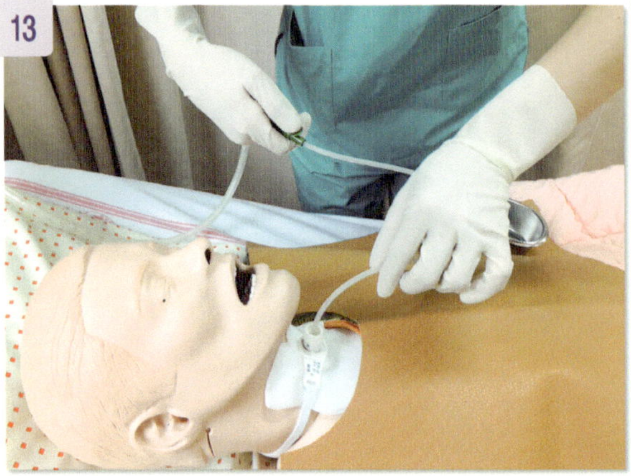

외관에 있는 분비물을 흡인한다.

14

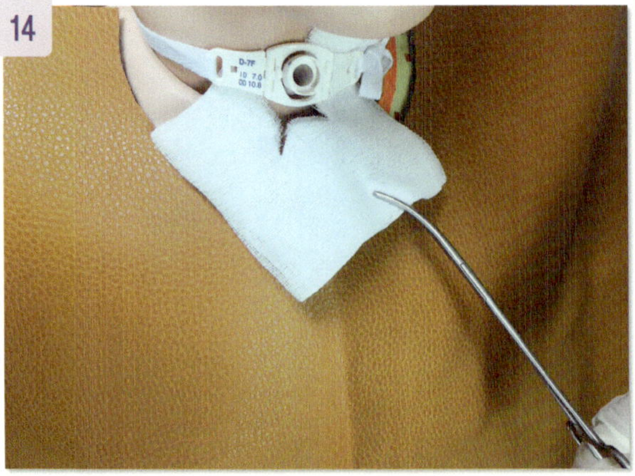

외관 밑에 있는 사용한 Y-거즈를 빼내어 버린다.

15

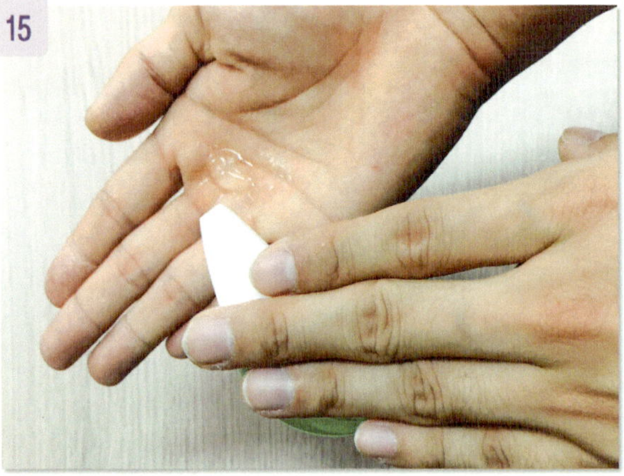

손소독제로 손위생을 실시한다.

16*

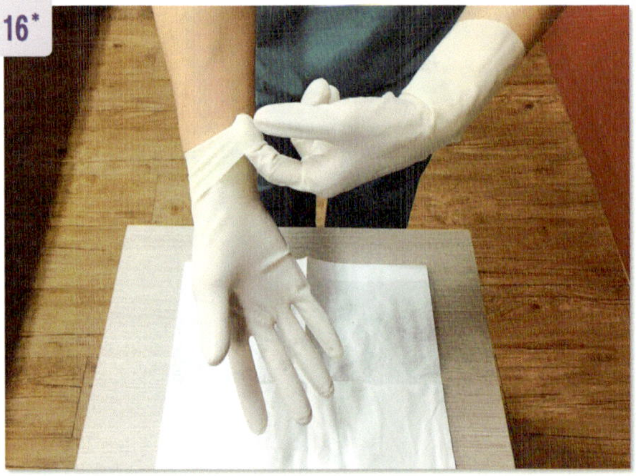

멸균장갑을 새로 바꿔 낀다.

17*

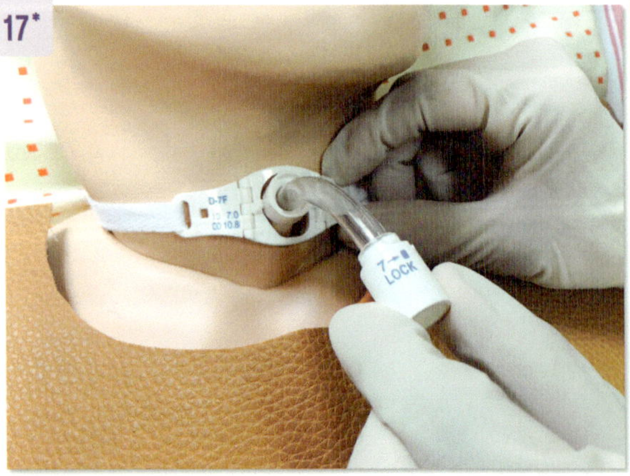

한 손으로 소독된 내관의 끝을 잡고 삽입한 후 빠지지 않게 잠금장치를 확인한다.

18*

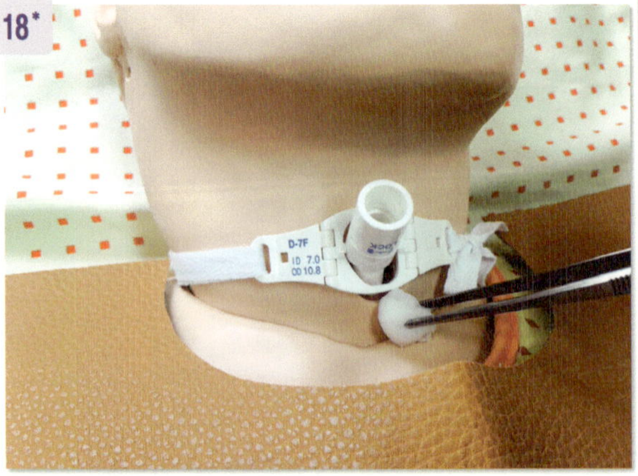

섭자를 이용하여 기관절개관 주위와 피부를 소독솜으로 절개 부위에서 바깥쪽으로 닦는다. 솜은 한 번에 한 개씩 사용한다.

기관절개관 관리 수행절차 및 이론적 근거(계속)

19*

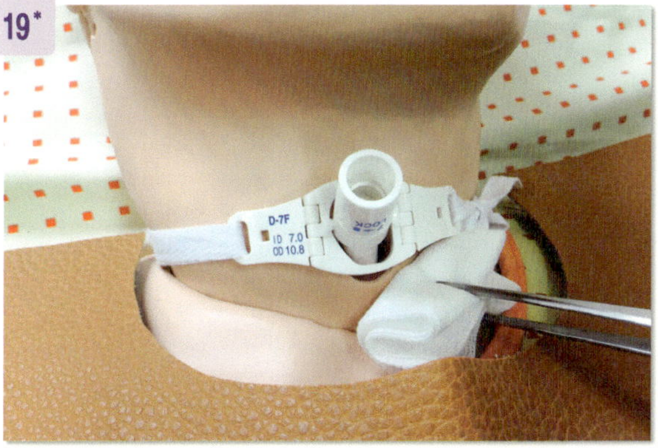

습기가 남아있는 기관절개 부위를 멸균 마른 거즈로 가볍게 두드리며 습기를 제거하고, Y거즈를 끼운다.

기관절개부위 피부의 미생물 증식과 손상을 예방하기 위함이다.

20

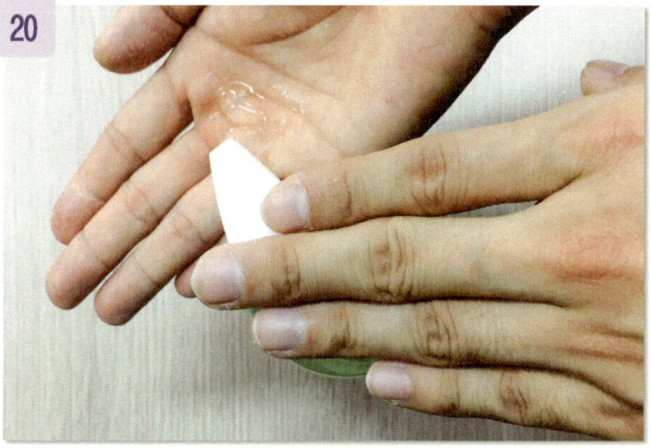

장갑을 벗고 손소독제로 손위생을 실시한다.

21

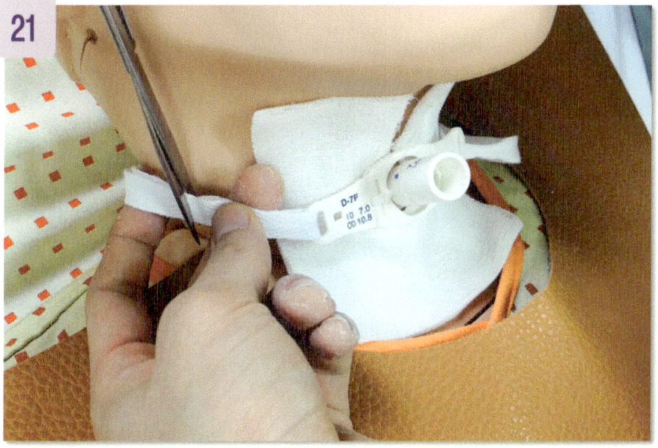

기관절개관이 빠지지 않도록 손으로 잡은 후 다른 손으로 기존의 끈을 조심스럽게 가위로 잘라 제거한다(가위의 끝이 대상자 쪽으로 향하지 않도록 한다).

22*

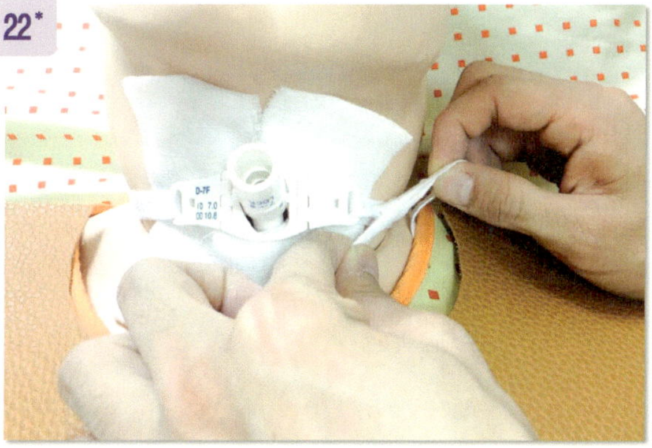

기관절개관이 빠지지 않도록 손으로 잡은 후 고정구에 새 끈을 넣어 목을 두른 후 고정한다.

23

사용한 물품을 정리한다.

24

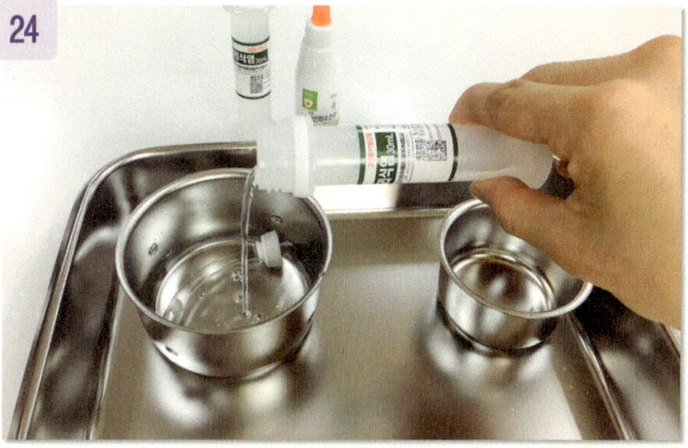

내관을 과산화수소수 용액(과산화수소수 : 생리식염수=1:2)에 담가 놓는다.

과산화수소수는 건조하고 굳어 있는 분비물을 불려주어 분비물의 제거를 쉽게 한다.

기관절개관 관리 수행절차 및 이론적 근거(계속)

25

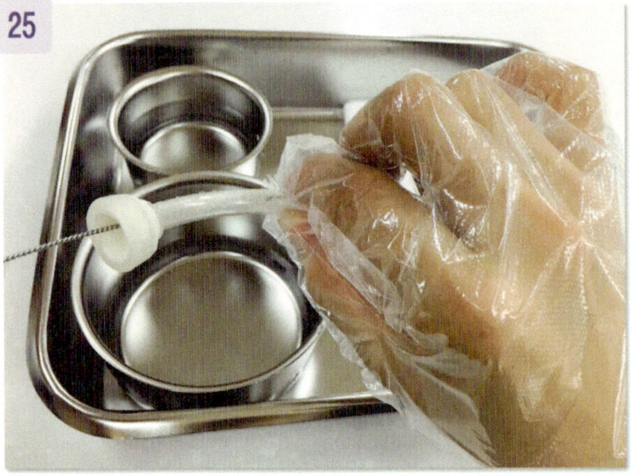

멸균된 세척솔이나 긴 면봉을 이용하여 과산화수소수에 담겨 있는 내관을 깨끗이 닦는다.

26

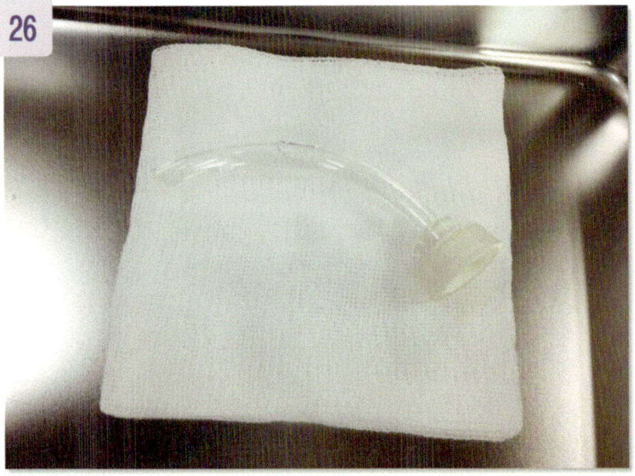

내관을 생리식염수로 헹구고, 물기가 마르도록 마른 거즈로 내관의 물기를 닦거나 말려 놓는다.

27

물과 비누로 손위생을 실시한다.

28

수행 결과를 간호기록지에 기록한다.
1) 날짜와 시간
2) 기관절개 부위 상태
3) 분비물의 양, 색, 냄새, 점도
4) 대상자의 호흡양상과 반응

1. 심폐소생술의 목적과 적응증

1) 목적

심폐소생술은 심장마비가 발생했을 때 인공적으로 혈액을 순환시키고 호흡을 돕는 응급치료 법이다. 심폐소생술은 심장이 마비된 상태에서도 혈액을 순환시켜, 뇌의 손상을 지연시키고 심장이 마비 상태로부터 회복하는데 결정적인 도움을 준다.

2) 적응증

심정지의 원인은 일차적으로 심장기능의 장애로 인하여 심정 지가 발생하는 심장성(cardiogenic) 심정지와 심장질환 이외의 다른 질환에 의한 합병증으로 심정지가 발생하는 비심장성(non-cardiogenic) 심정지로 구분할 수 있다. 심장성 심정지의 주요 원인은 심장동맥질환이다. 동맥경화에 의한 급성 심근 경색, 심장동맥 연축 등 다양한 심장동맥 질환에 의한 심근허혈이 심정지를 유발한다. 심장이 정상적인 기능을 유지하더라도 다른 장기의 기능부전에 의하여 이차적으로 심정지가 유발되는 비심장성 심정지의 흔한 원인으로는 폐질환이나 기도폐쇄에 의한 호흡부전을 들 수 있다.

5H's	5T's
Hypovolemia (저혈량증)	Tension pneumothorax (긴장성 기흉)
Hypoxia (저산소증)	Tamponade, cardiac (심장눌림증)
Hydrogen ion (대사성 산증)	Thrombosis, coronary (급성 심장동맥 증후군)
Hypo/Hyperkalemia (저/고칼륨혈증)	Thrombosis, pulmonary (폐동맥색전증)
Hypothermia (저체온증)	Toxins (중독)

2. 심폐소생술의 기본원리(C: 순환, A: 기도확보, B: 호흡)

1) 성인심정지 환자의 생존사슬

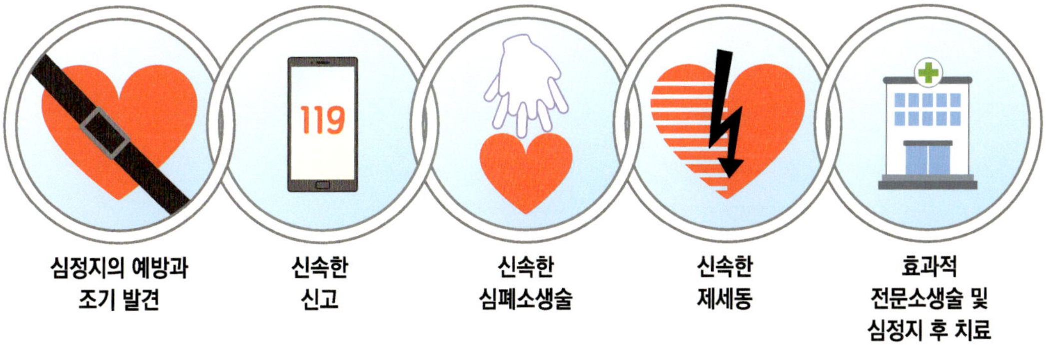
119
심정지의 예방과 조기 발견
신속한 신고
신속한 심폐소생술
신속한 제세동
효과적 전문소생술 및 심정지 후 치료

2) 심폐소생술의 기본원리(C:순환, A:기도확보, B:호흡)

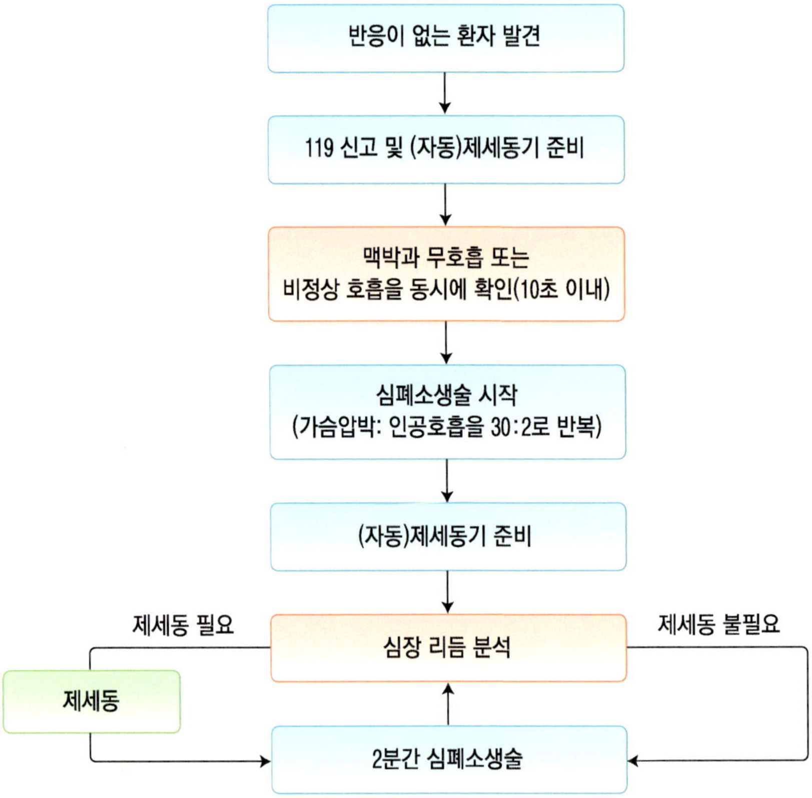

3. 심폐소생술시 주의사항

① 호흡과 맥박을 확인하고 정상적인 호흡과 맥박이 있다면 회복자세를 취해주고 의료진이 도 착할 때까지 호흡과 맥박을 확인한다.

① 정확한 압박위치: 가슴뼈의 아래쪽 절반 부위

② 적절한 압박속도: 100회~120회/분(30회의 가슴압박을 최소 15~18초 이내에 시행)

③ 적절한 압박깊이: 성인-최소 5cm 이상(최대 6cm)/소아-가슴 깊이의 1/3(5cm)/영아-가슴깊이의 1/4(4cm)

④ 적절한 가슴이완: 압박 대 이완 비율 50 대 50

⑤ 자세: 양 팔꿈치 펴고 어깨와 일직선이 되게 한다.

⑥ 머리나 목의 외상으로 척추 손상 위험이 의심되는 환자의 기도유지는 머리를 신전시키지 않는 턱밀어올리기(Jaw thrust)를 사용하여 기도를 확보한다.

⑦ 구조자의 입을 크게 벌려 환자의 입에 완전히 밀착시켜 공기가 새지 않도록 하고 1초에 한번씩, 두 번 가슴 상승이 관찰될 정도로 숨을 불어 넣는다.

⑧ 과도한 환기가 발생하지 않도록 주의한다. 과도한 환기는 흉곽내압을 증가시키고 심장으로 정맥혈 순환을 저하시켜 심박출량과 생존율을 감소시킨다. 또한, 너무 빨리 또는 세게 호흡을 불어 넣을 경우 공기가 폐가 아닌 위로 들어가 위 팽창을 유발하며 위 팽창은 위 내용물의 역류, 기도로의 흡인과 같은 심각한 합병증을 유발할 수 있다.

⑨ 인공호흡을 시행하기 위한 가슴압박 중단은 10초 이내로 최소화한다.

⑩ 2인 이상의 구조자가 심폐소생술을 하는 경우 2분마다 또는 5주기(1주기는 30회의 가슴압박과 2회의 인공호흡)의 심폐소생술 후에 가슴압박 시행자를 교대해준다.

4. 제세동기 사용의 목적과 적응증

1) 제세동기의 목적

심실세동으로 생명에 위협을 받고 있는 환자에게 제세동기를 이용하여 흉부에 잠깐동안 전기를 방출시킴으로써 순간적으로 심실세동을 제거하여 정상리듬을 되찾게 하는 응급처치이다.

제세동의 목적은 심실세동 및 비정상적인 심박동을 정상리듬으로 전환시키는데 있다. 전기충격은 심근을 탈분극시켜 심실세동이나 심실빈맥을 종결시키고 정상적인 전기적 활동을 하도록 한다. 시간은 제세동의 성공에 있어서 중요한 요소이다. 제세동이 매분지연될 때마다 성공률은 7~10% 감소한다.

2) 제세동기의 적응증

제세동법은 심실세동, 심실빈맥에 실시하며 제세동을 사용하기 위해서는 환자는 무반응, 무호흡, 무맥박이어야 한다.

5. 제세동기 사용시 주의사항

자동제세동기의 사용순서

자동제세동기의 일반적 4단계
1. 전원을 켠다. 2. 패드를 붙인다. 3. 분석을 한다. 4. 모두 물러나고 제세동을 시행한다.

① 제세동기로 쇼크가 전달될 때 어떠한 사람도 환자의 몸에 접촉하고 있지 않다는 것을 확인하고, 만약 접촉한 사람이 있다면 물러나게 한다.

② 쇼크가 전달된 후에는 즉시 가슴압박을 시행해야 한다.

③ 자동제세동기는 2분마다 심장 리듬을 분석한다. 계속해서 가슴압박과 인공호흡을 시행하면서 2분 간격으로 자동제세동기의 사용을 반복하면 된다.

④ 가슴에 털이 많이 난 경우에는 패드를 강하게 잡아당겨 제거하면서 동시에 환자 가슴의 털도 제거한다. 패드의 접착력이 강하므로 환자의 털도 잘 제거된다. 이렇게 사용한 패드는 버리고, 새로운 패드를 환자 가슴에 붙여서 자동제세동기를 작동시킨다.

⑤ 물에 빠진 심정지 환자는 마른 곳으로 옮기고 가슴을 닦아주고 물기를 최대한 제거한 후에 자동제세동기를 작동시킨다.

⑥ 자동제세동기 패드를 붙여야 할 곳에 약물패치가 있다면 떼어내고 패드를 붙여야 한다.

⑦ 심박조율기, 체내제세동기 장비들이 자동제세동기 패드를 붙이는 곳에 삽입되어 있다면, 삽입된 장비를 피해서(피부가 솟아 올라온 곳을 피해서) 자동제세동기 패드를 붙인다.

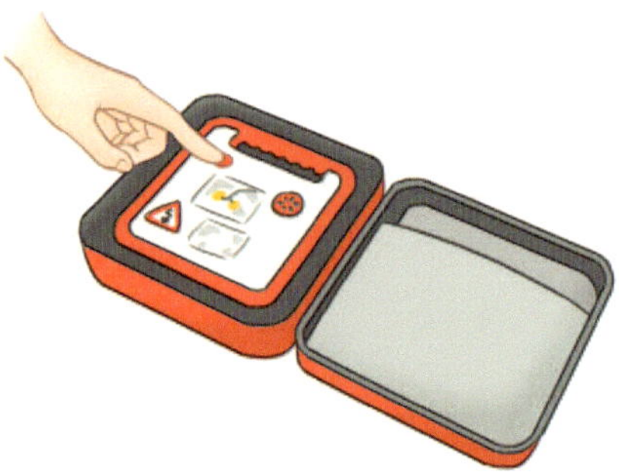

1. 전원 켜기

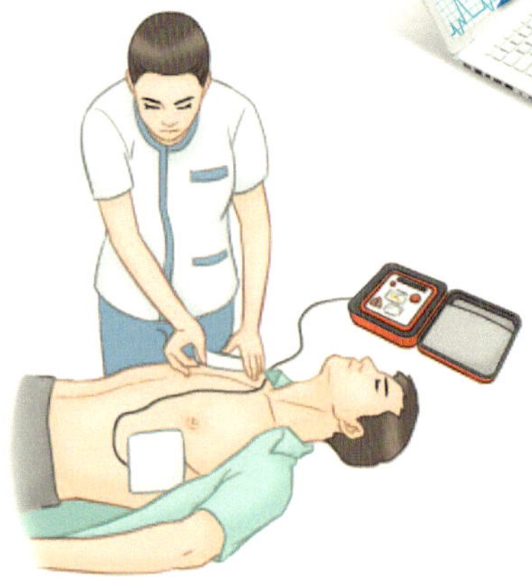

2. 두 개의 패드 부착

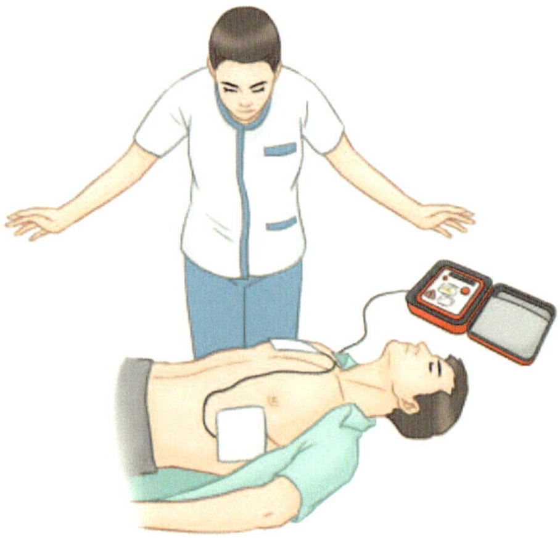

3. 심장리듬 분석

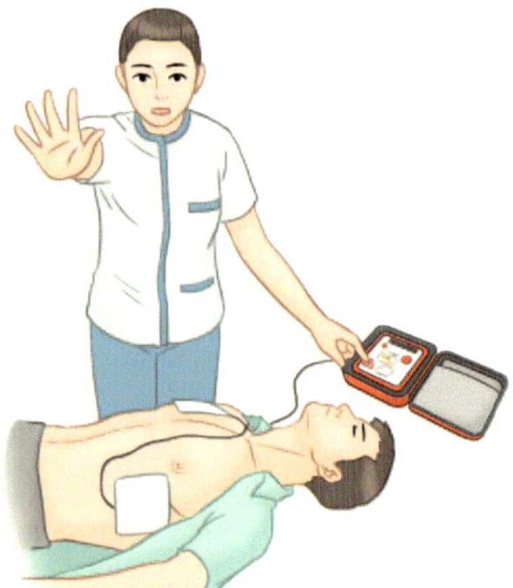

4. 제세동(심장충격)

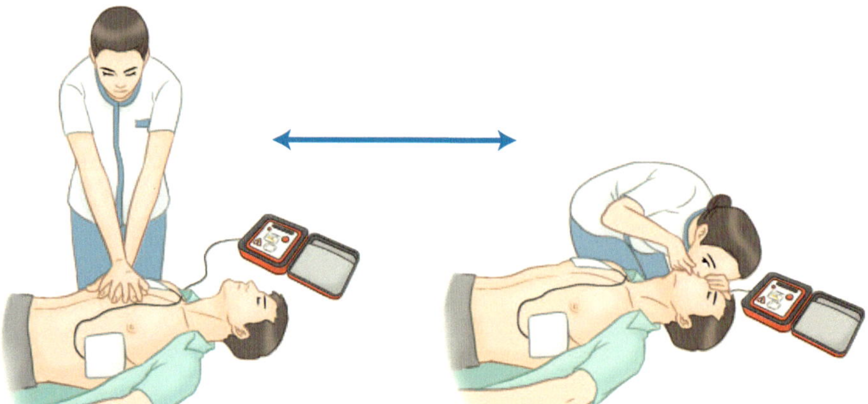

5. 즉시 가슴압박 시작

기본 심폐소생술 및 제세동기 적용 수행절차 및 이론적 근거

1

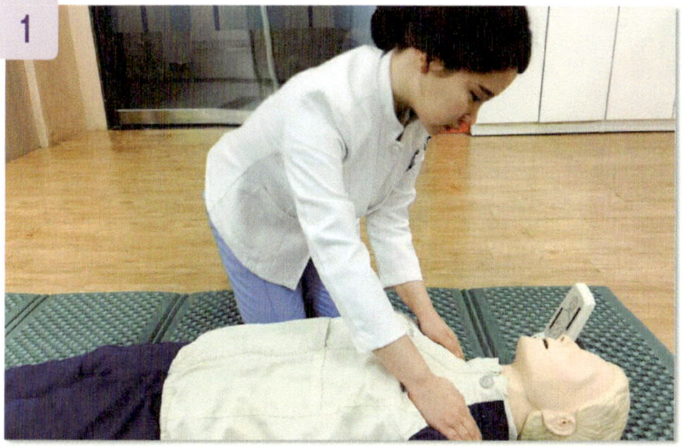

환자를 발견하면 양쪽어깨를 가볍게 흔들며 환자의 의식을 확인한다.

대상자가 반응이 없고 호흡이 없거나 심정지 호흡처럼 비정상적인 호흡을 보이면 심정지 상태 판단기준이다. 쓰러져 있는 사람의 머리나 목의 외상이 의심되면 불필요한 움직임을 최소화하여 손상이 악화되지 않도록 한다. 반응을 확인할 때 숨을 쉬고 있는지 호흡이 정상인지 아닌지 함께 확인해야 한다.

2

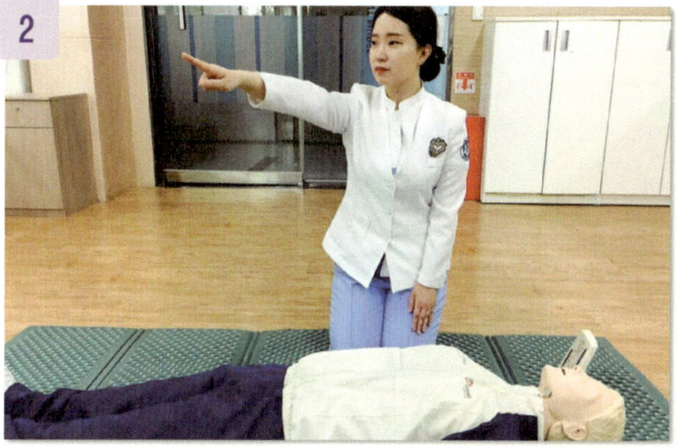

반응이 없음이 확인되면, 즉시 한 사람을 지정하여 도움을 요청하고, 또 다른 사람을 지정하여 자동 제세동기를 가져오라고 지시한다.

주변에 도와줄 사람을 정확히 지목해야 한다(병원 내라면 원내 심정지 코드 방송). 응급의료상담원의 질문에 응급환자의 발생장소, 상황, 대상자의 숫자, 상태, 필요한 도움에 대해 알린다.

3

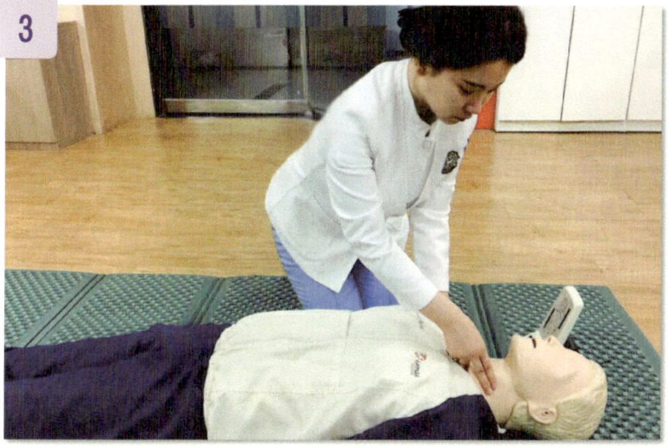

경동맥을 10초 이내로 촉지 하여 맥박을 확인하며, 동시에 호흡유무를 확인한다.

4*

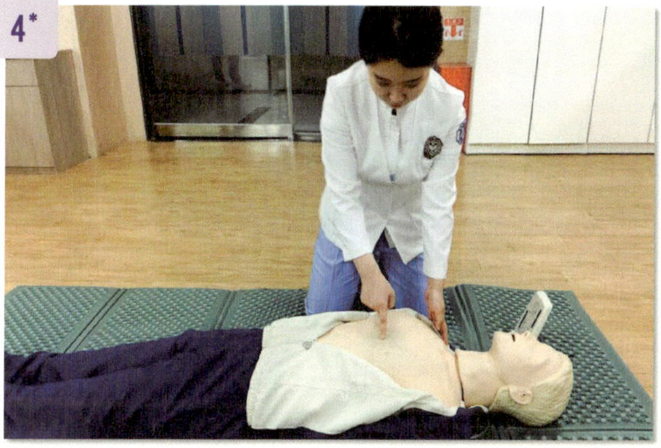

경동맥 맥박이 없는 경우, 바로 흉부압박을 시작한다.

1) 흉부 압박 위치는 흉골 하부 1/2지점임을 확인한다.

효과적인 가슴압박은 심장과 뇌에 충분한 혈류를 전달하는데 필수적이다.

5

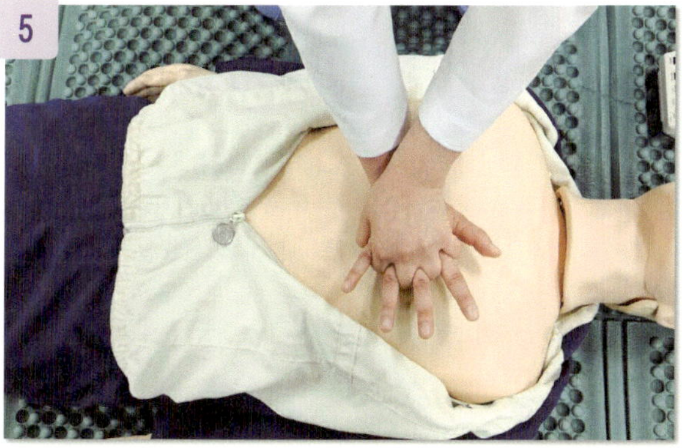

2) 압박지점에 한쪽 손꿈치를 대고 다른 한 손을 그 위에 포개어 깍지를 낀 자세로 손을 놓는다.

6

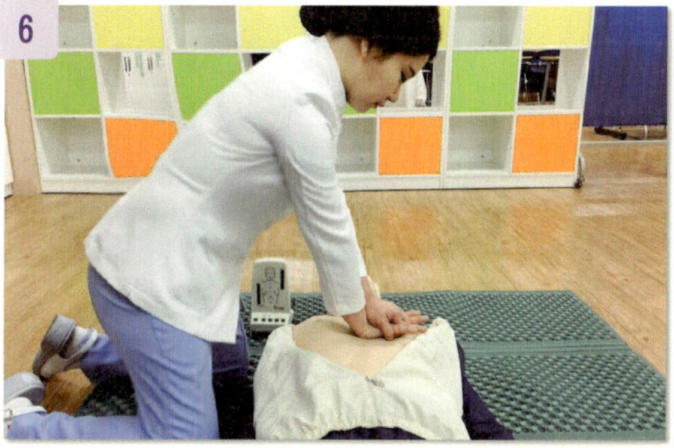

3) 팔꿈치를 곧게 펴고 환자의 가슴과 수직이 되도록 압박하고, 체중이 실리도록 하여 5cm 깊이로 압박한다(소아는 4~5cm).

기본 심폐소생술 및 제세동기 적용 수행절차 및 이론적 근거(계속)

7

4) 흉부압박은 분당 100~120회의 속도로 30회를 압박한다. 압박한 후에는 가슴이 최대로 이완되어 혈류가 심장으로 충분히 채워지도록 하면서 속도를 유지한다.

흉부반동이 시행되는 동안 혈액이 심장을 다시 채우기 때문에 충분히 이완되도록 한다.
심폐소생술이 시행되는 모든 과정에서 가슴압박을 중단하는 시간은 최소화해야 한다.

8*

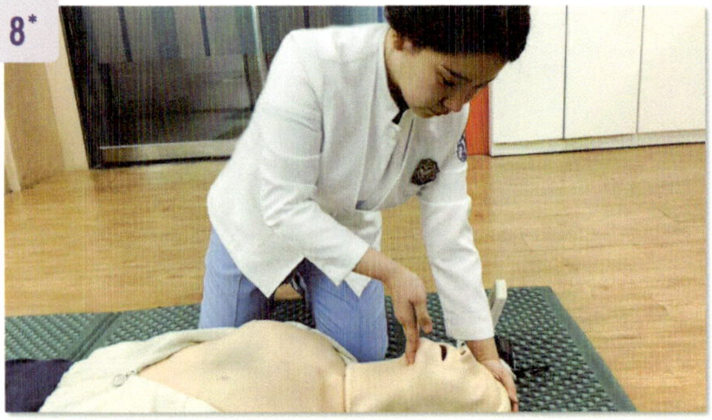

머리기울임-턱 들어올리기(head-tilt chin-lift) 자세로 기도를 확보한다(경추손상 시 턱 밀어올리기 jaw thrust).

9

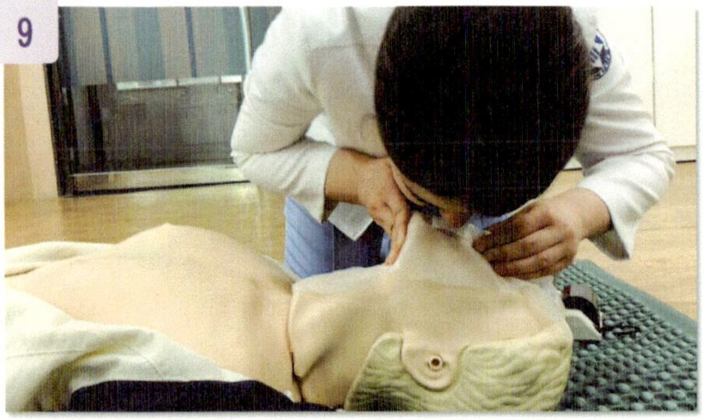

가슴 상승이 눈으로 확인될 정도의 일회 호흡량으로 1초 동안 불어넣어 인공호흡을 2회 실시한다.

가슴압박을 하는 동안에 인공호흡이 동시에 이루지지 않도록 주의한다.
인공호흡을 과도하게 하여 과환기를 유발하지 않는다.

10

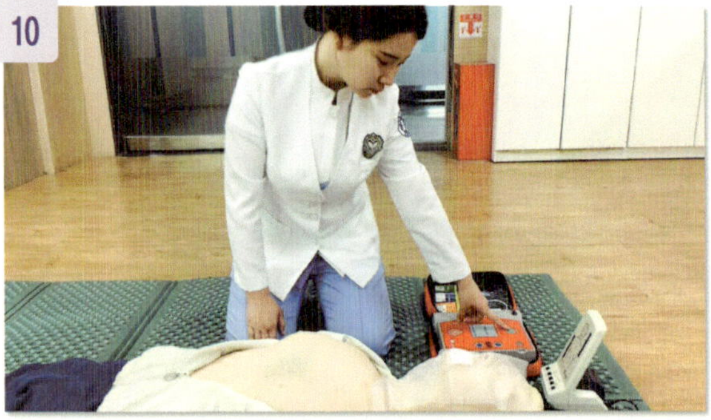

자동 제세동기가 도착하면 전원을 켠다.

자동제세동기는 반응과 정상적인 호흡이 없는 심정지 환자에게만 사용하여야 하며, 심폐소생술 시행 중에 자동제세동기가 도착하면 지체 없이 적용해야 한다.

11*

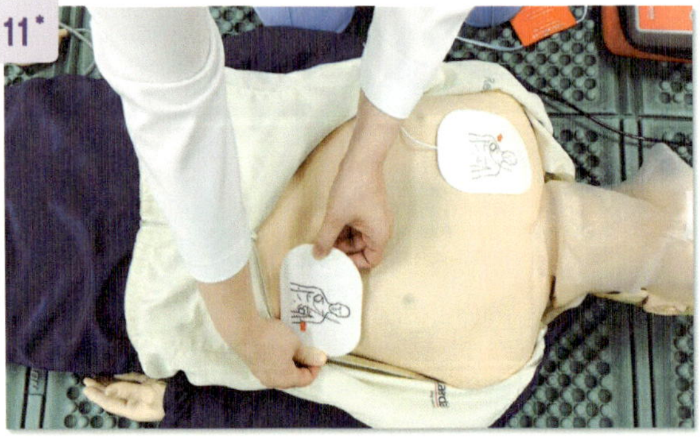

환자의 가슴을 노출시켜 패드 부착부위에 땀이나 기타 이물질이 있으면 제거한 후, 흉골(sternum) 패드는 흉골의 우측 쇄골 아래에, 심첨(apex) 패드는 좌측 유두 아래의 액와중앙선(mid-axillary line)에 부착하고 심전도를 분석한다.

패드 부착부위에 이물질이 있다면 제거하며, 패드와 제세동기 본체가 분리되어 있는 경우에는 연결한다.
제세동이 필요 없는 경우에는 "환자의 상태를 확인하고, 심폐소생술을 계속하십시오"라는 음성 지시가 나온다. 이 경우에는 즉시 심폐소생술을 다시 시작한다.

12*

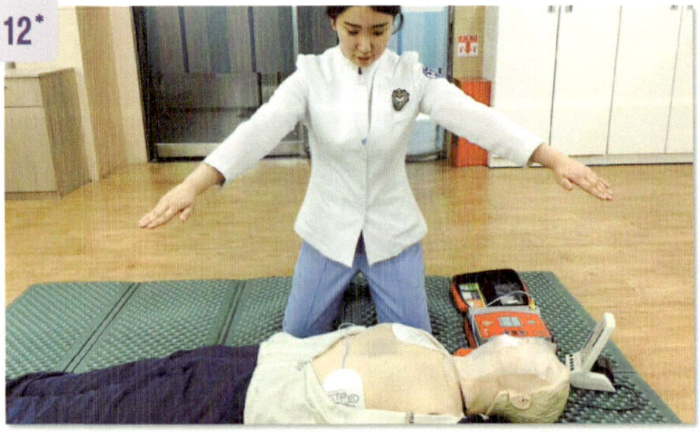

제세동 해야 함이 확인되면 충전한 후 환자에게서 모두 떨어지도록 주위 사람들에게 지시한 다음, 깜빡이는 버튼을 눌러 제세동을 실시한다.

제세동이 필요한 경우에만 제세동 버튼이 깜박이기 시작한다. 깜박이는 제세동 버튼을 눌러 제세동을 시행한다.
제세동 버튼을 누르기 전에는 반드시 다른 사람이 환자에게서 떨어져 있는지 다시 한 번 확인하여 접촉한 사람이 동시에 전기적 충격을 받는 것을 예방하기 위함이다.

기본 심폐소생술 및 제세동기 적용 수행절차 및 이론적 근거(계속)

13

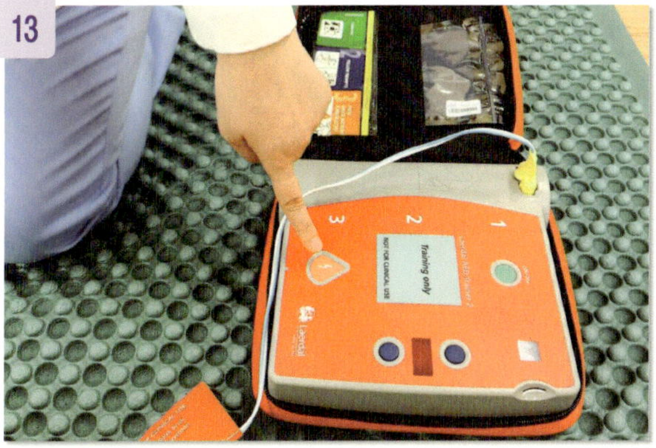

제세동이 완료되면 바로 4~9번 과정(흉부압박과 호흡을 30:2의 비율로 시행)을 5cycle(2분) 반복한다.

14

호흡과 맥박을 확인한 후 제세동기를 사용하여 심전도 리듬을 분석한다.

15

심전도 분석 결과에 따라 12~13번 과정을 반복한다.

16

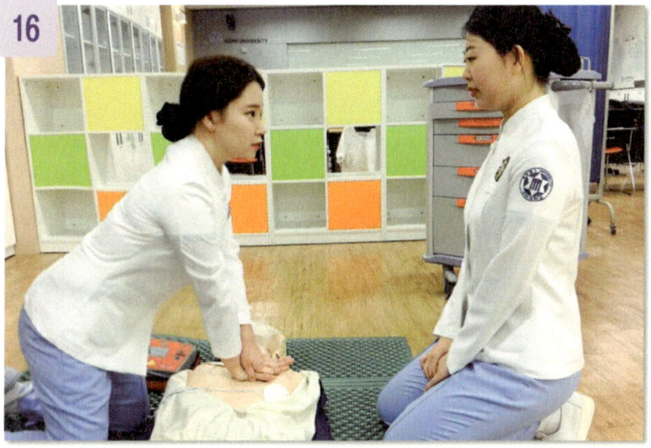

심폐소생술팀이 도착하면 정확한 상황을 인계한다.

17

물과 비누로 손위생을 실시한다.

실습보고서

년 월 일				담당교수명
학번		이름		

1. O2 투여시 주의사항에 대하여 서술하시오.

2. 비강 cannula와 비강 catheter의 장단점을 비교 서술하시오.

3. 구강인두로 catheter 삽입시 catheter가 uvula(목젖) 옆을 지나가게 해야 하는 이유를 쓰시오.

CHAPTER

10 | 운동과 동작

Clinical Foundation Nursing

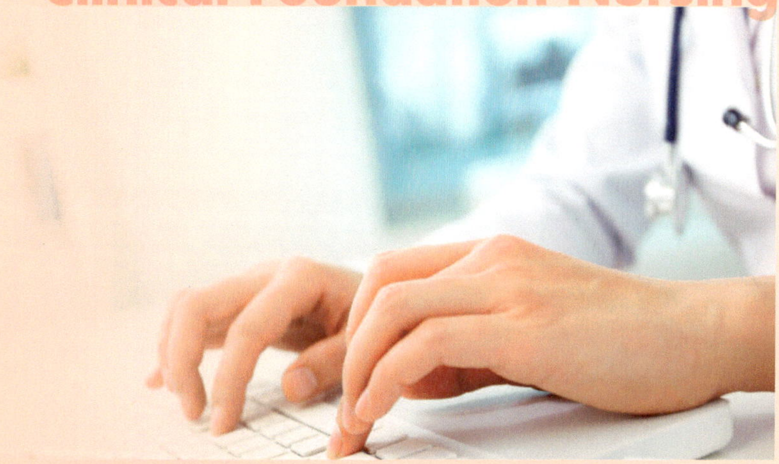

1 운동과 동작에 대한 간호요구

1) 관절운동

① 굴곡(flexion): 관절을 체간쪽으로 굽히는 것이다.
② 신전(extension): 굽힌 관절을 원래의 해부학적 자세로 펴는 것이다.
③ 과신전(hypertension): 신전의 정상범위를 넘긴 신전이다.
④ 회전(circumduction): 굴곡, 신전, 외전, 내전의 연합된 운동이다.
⑤ 외전(abduction): 신체의 중심에서 밖으로 돌리는 것이다.
⑥ 내전(adduction): 신체의 중심으로 사지를 돌리는 것이다.
⑦ 회외(supination): 위를 향해 회전하는 것이다.
⑧ 회내(pronation): 아래쪽을 향해 회전하는 것이다.
⑨ 외번(eversion): 밖으로 돌리는 것이다.
⑩ 내번(inversion): 안으로 돌리는 것이다.
⑪ 족배굴곡(dorsal flexion): 족관절을 굴곡시키는 것이다.
⑫ 족저굴곡(plantar flexion): 족관절을 펴는 것이다.

2) 관절운동 범위

관절 형태	관절 운동	신체 적용점
구상관절(ball and socket)	굴곡, 신전, 과신전, 외전, 내전, 내회전, 외회전, 순환	어깨, 둔부
과상관절(condyloid)	굴곡, 신전, 과신전, 외전, 내전	손목, 손가락, 발가락
안상관절(saddle)	굴곡, 신전, 외전, 내전	엄지손가락
접번관절(hinge joint)	굴곡, 신전, 과신전	팔꿈치, 손가락, 무릎, 발목
차축관절(pivotal)	굴곡, 신전, 과신전, 회전	목, 경추, 전박
평면관절(gliding)	내번, 외번	발

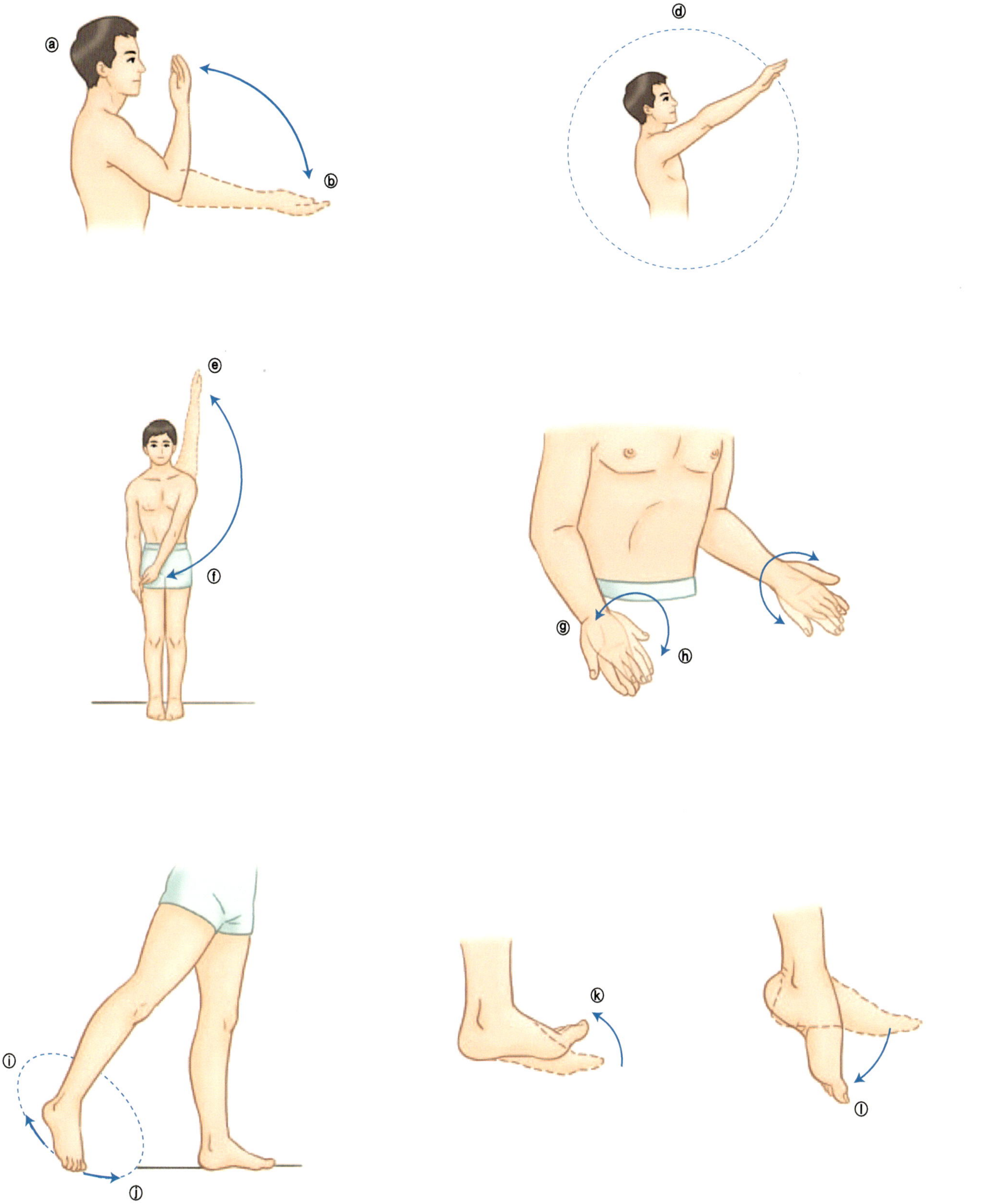

목운동

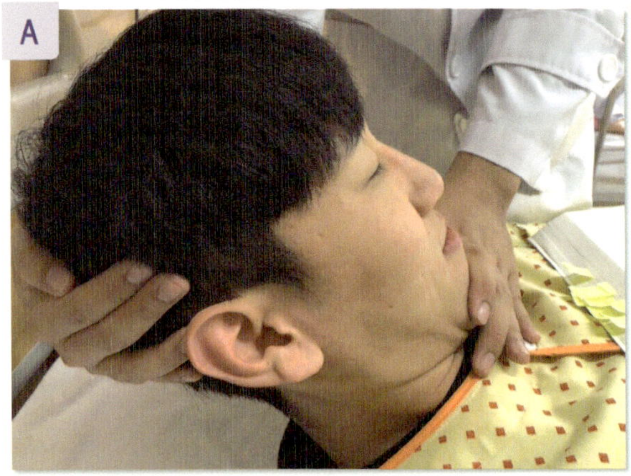

굴곡

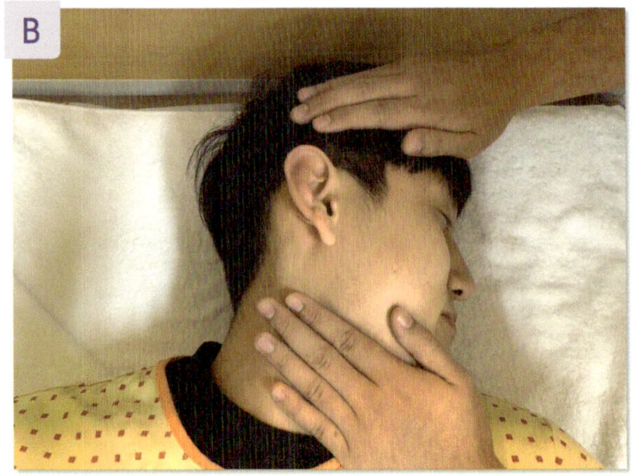

신전

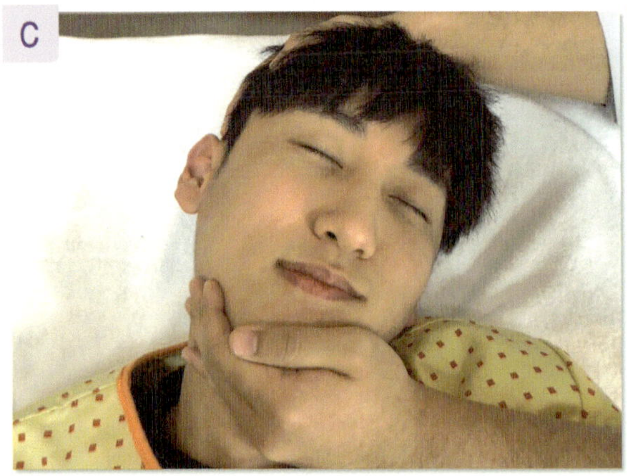

측방굴곡

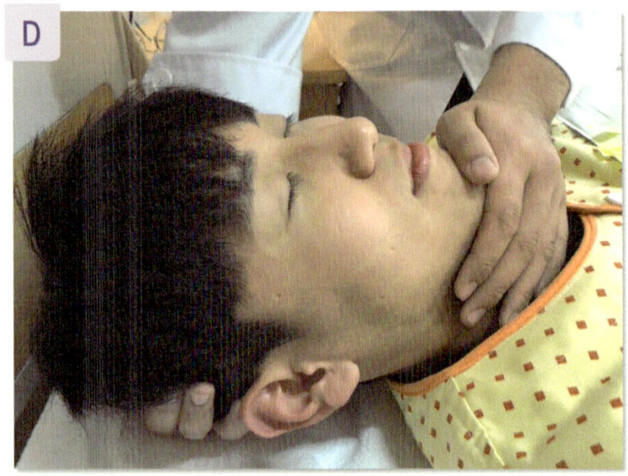

회전

어깨운동

A
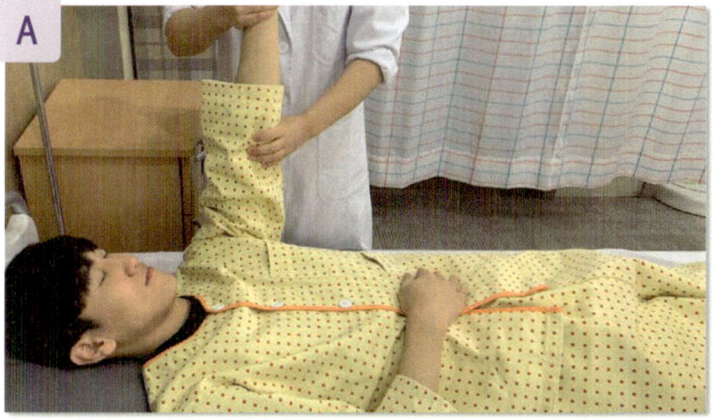
굴곡

B
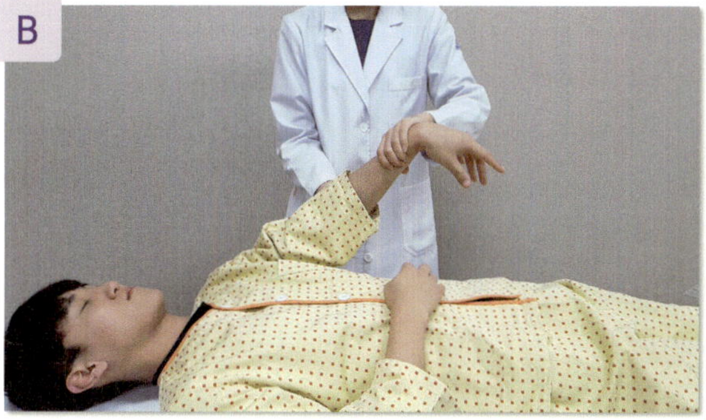
신전

C
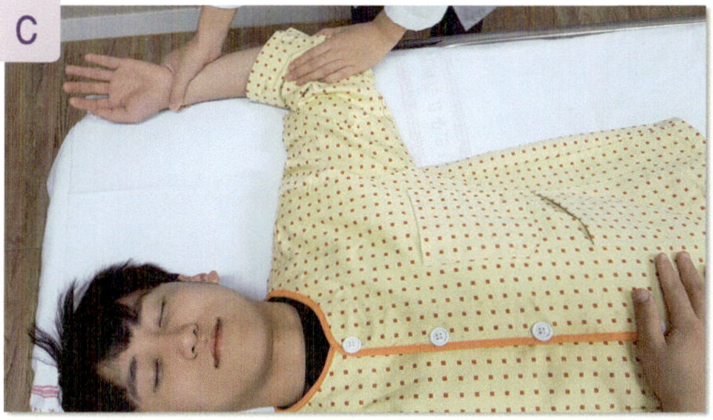
외회전

D
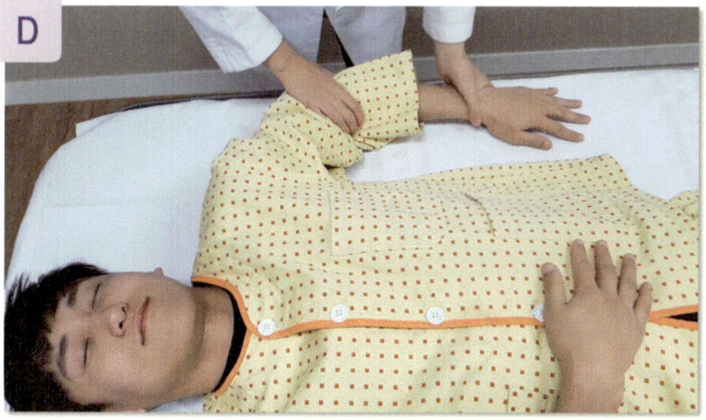
내회전

E
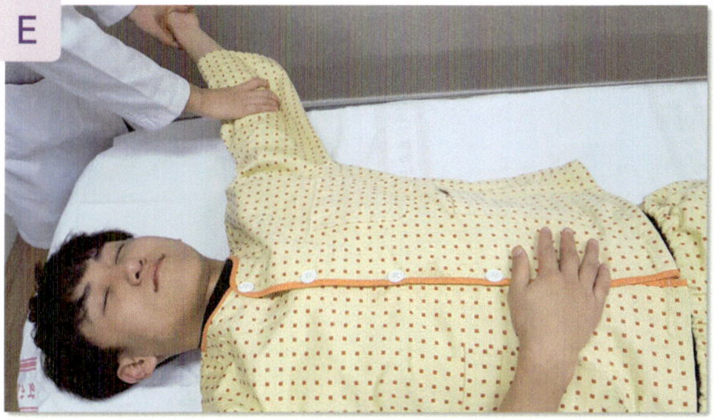
외전

F
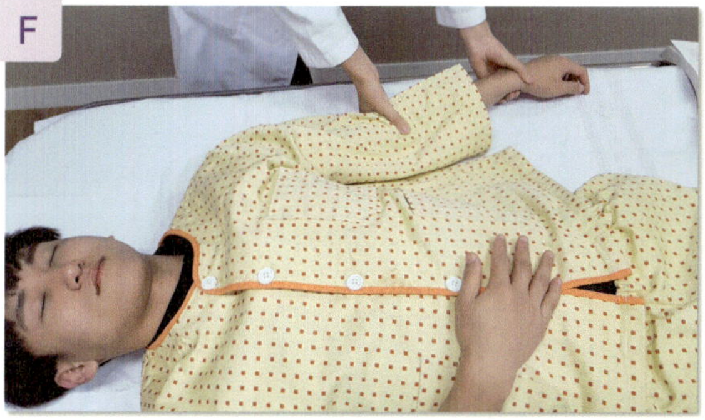
내전

G
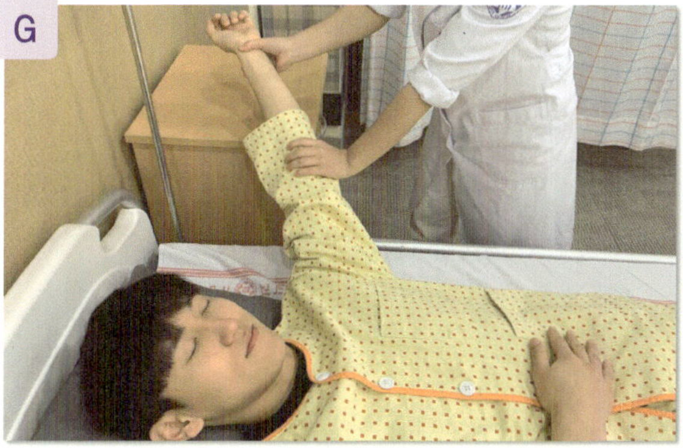
회선

H
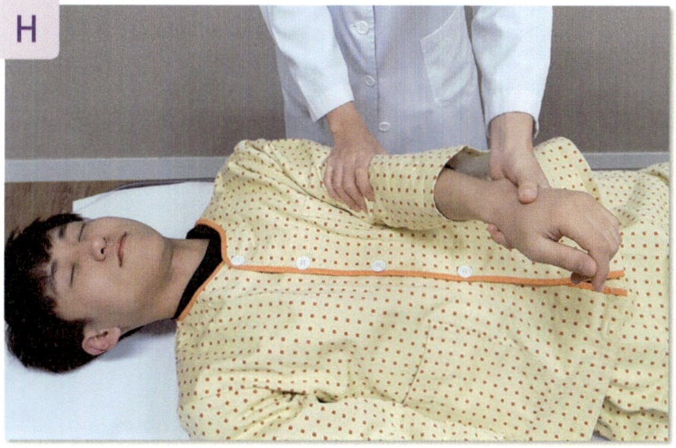
회선

팔꿈치운동

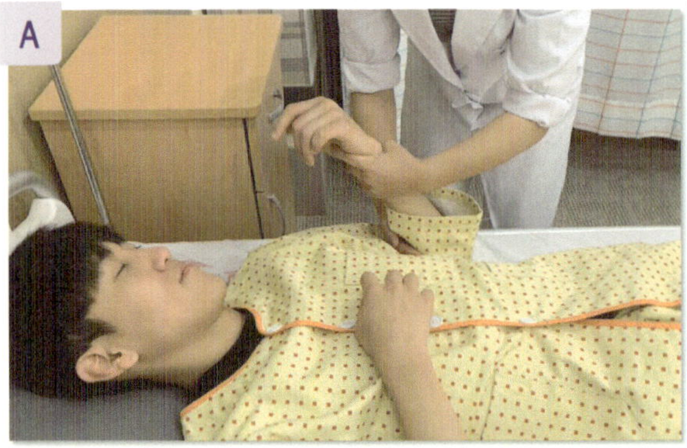

굴곡

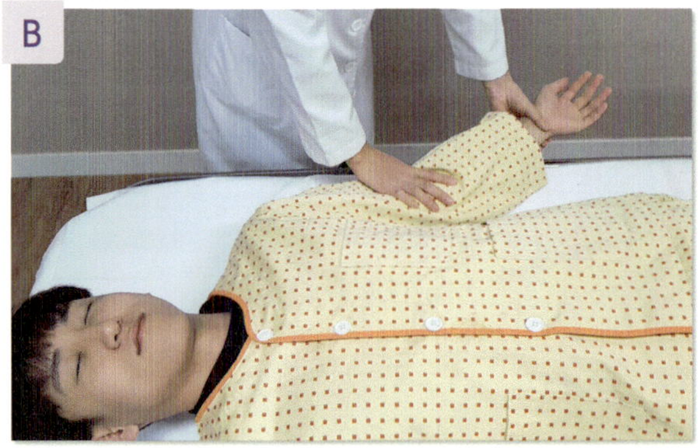

신전

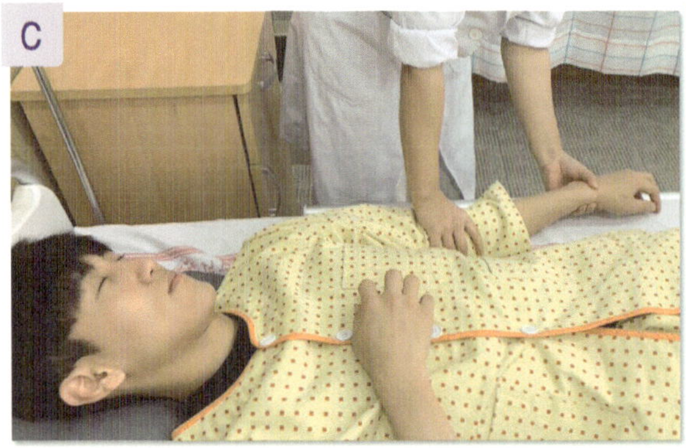

회내

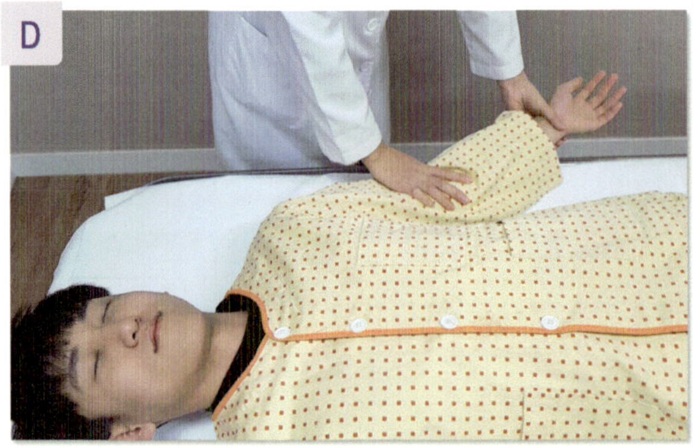

회외

손목운동

A

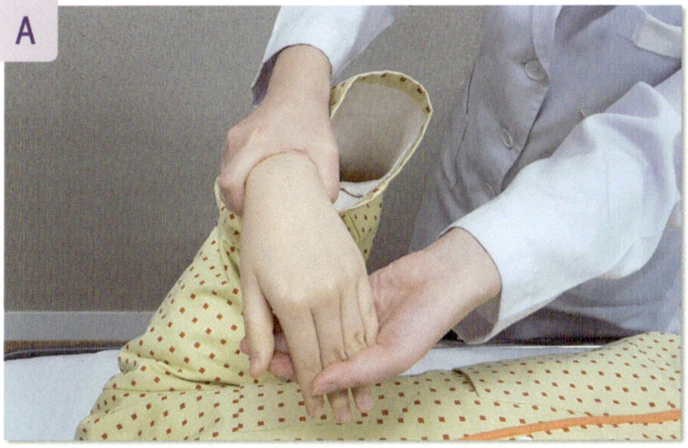

굴곡

B

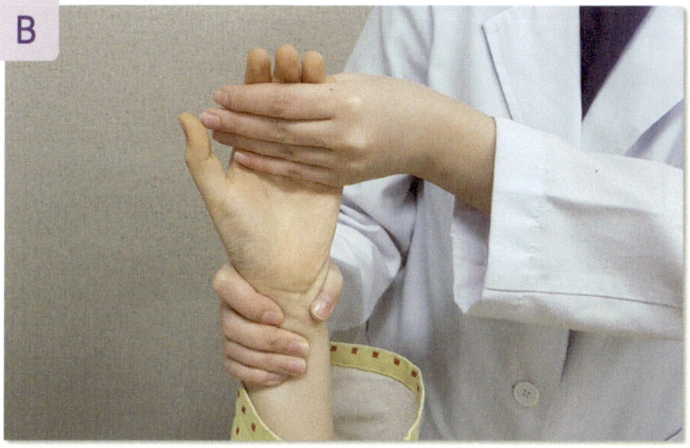

신전

C

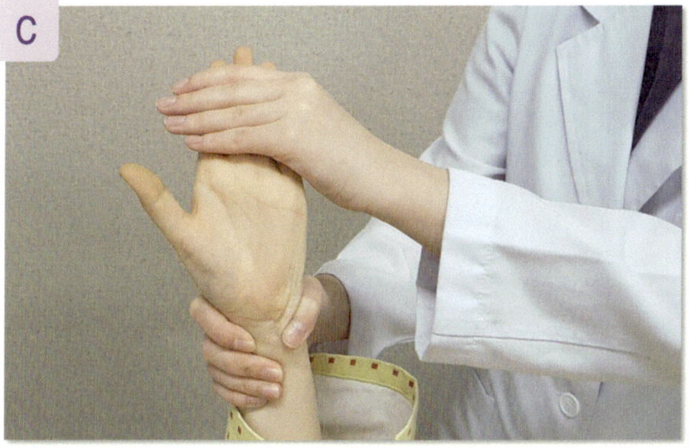

과신전

D

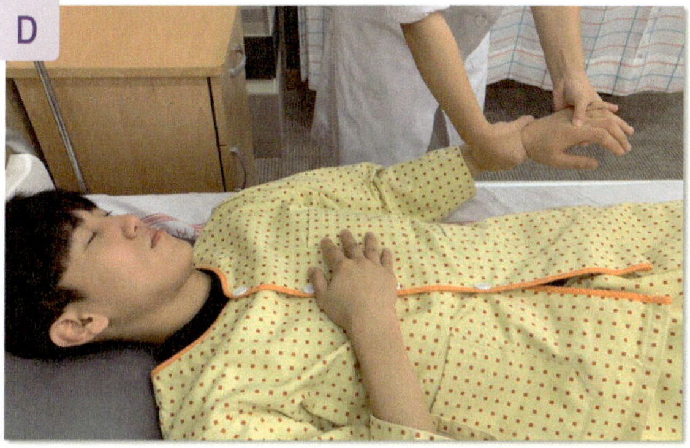

외전

E

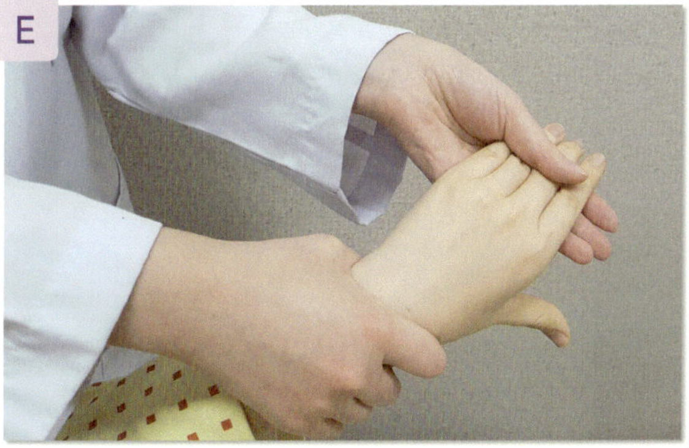

내전

손가락운동

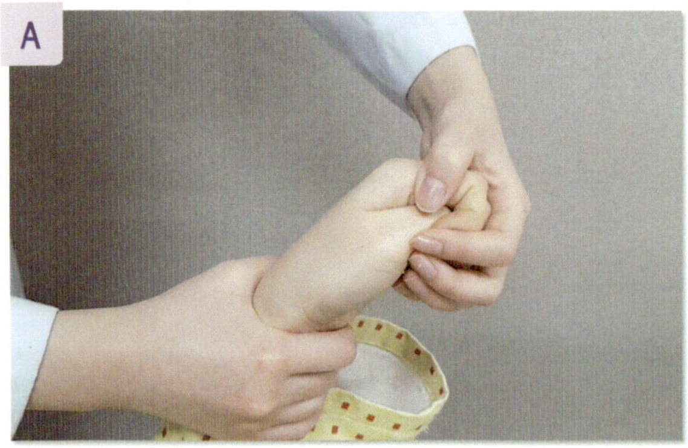

굴곡

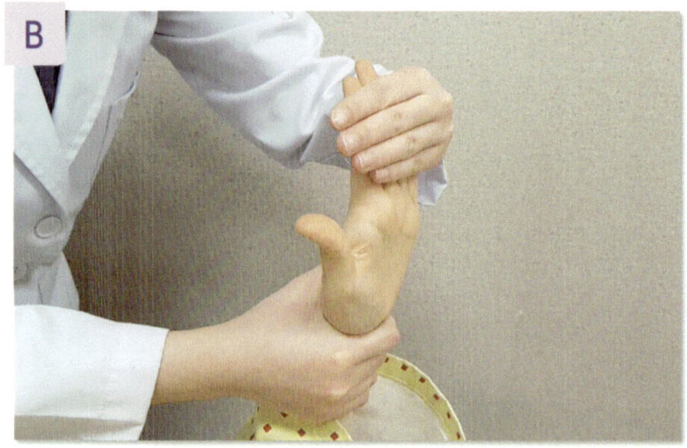

신전

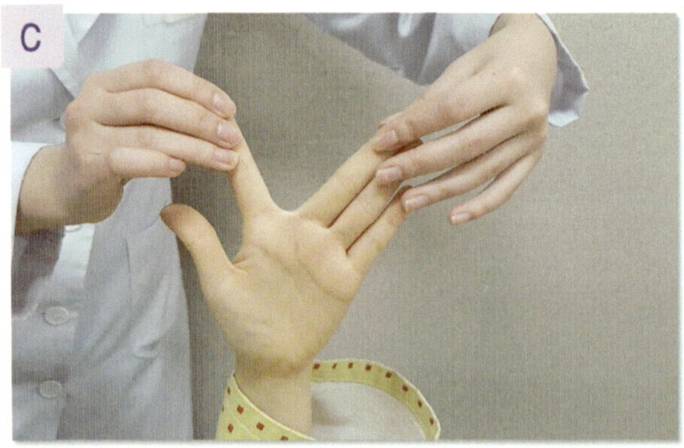

외전

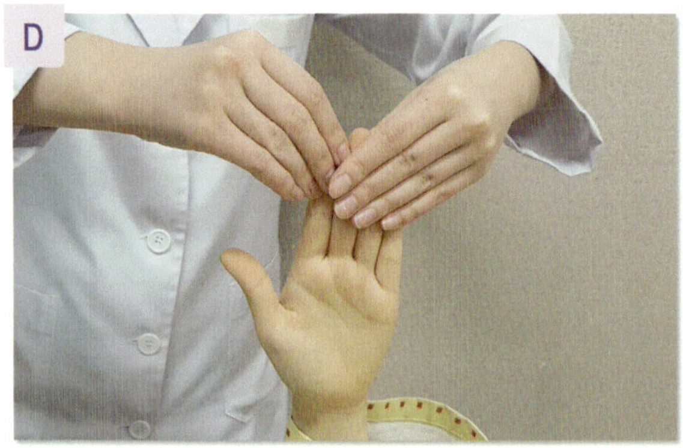

내전

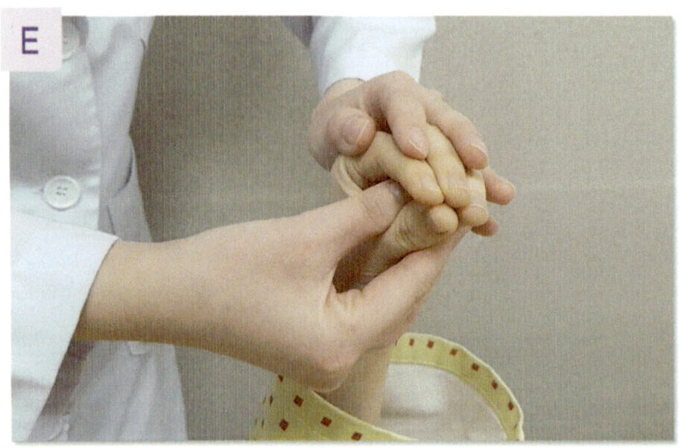

대립

고관절운동

A

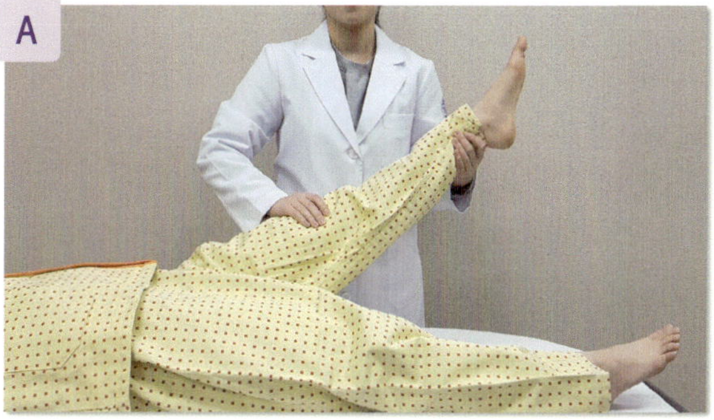

굴곡

B

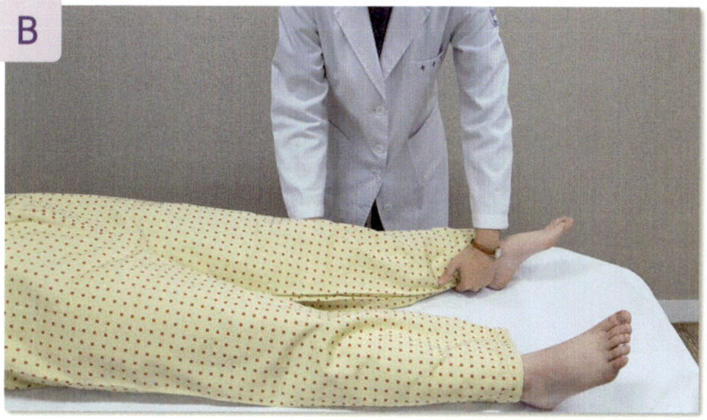

신전

C

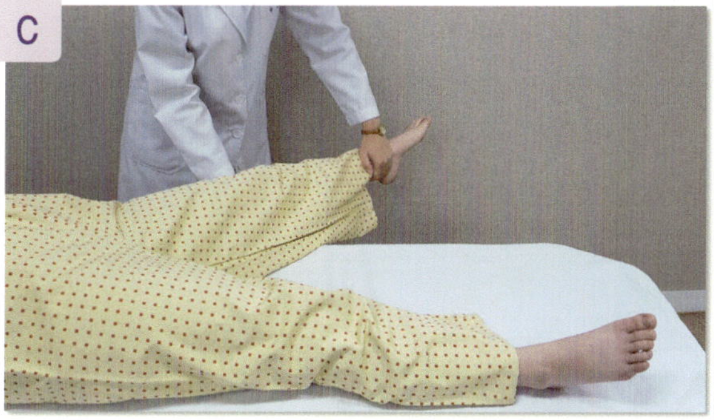

외전

D

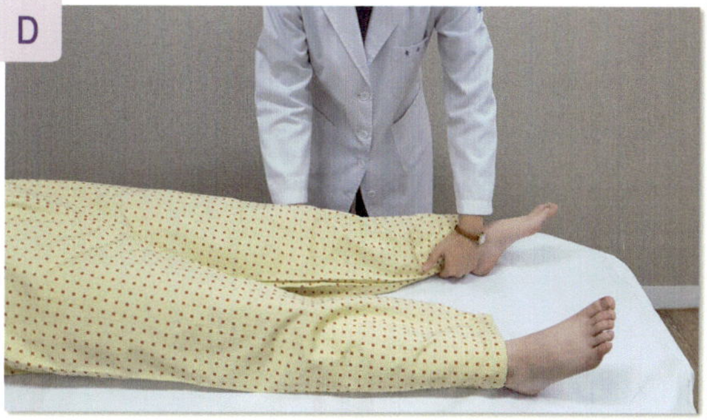

내전

E

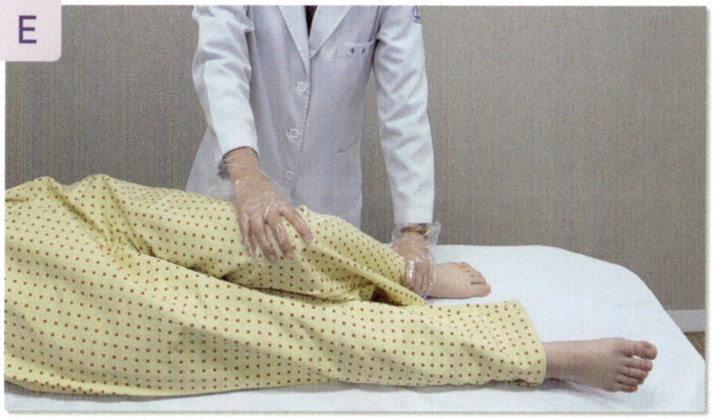

내회전

F

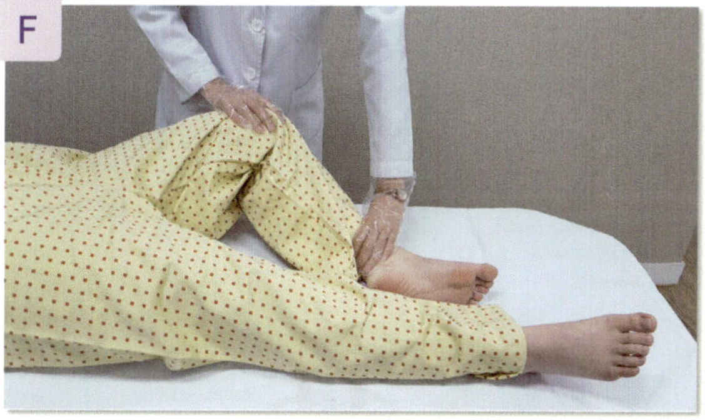

외회전

G

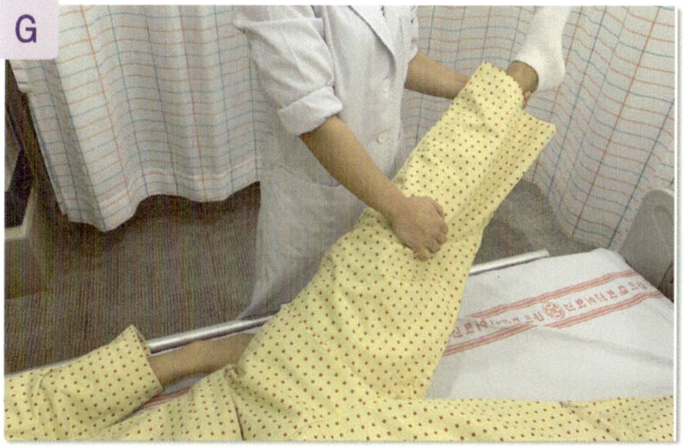

회선

발목운동

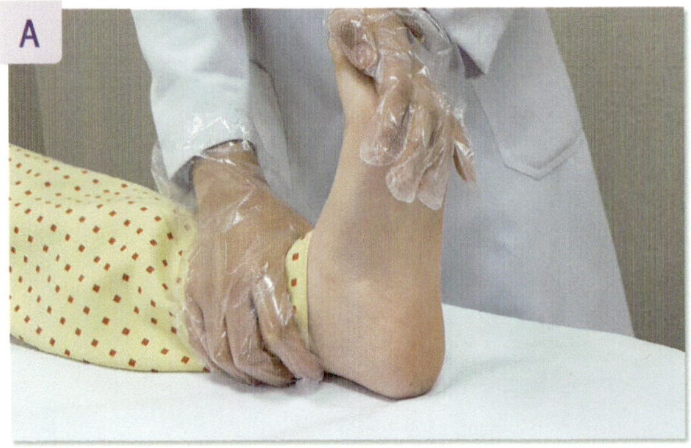

족배굴곡

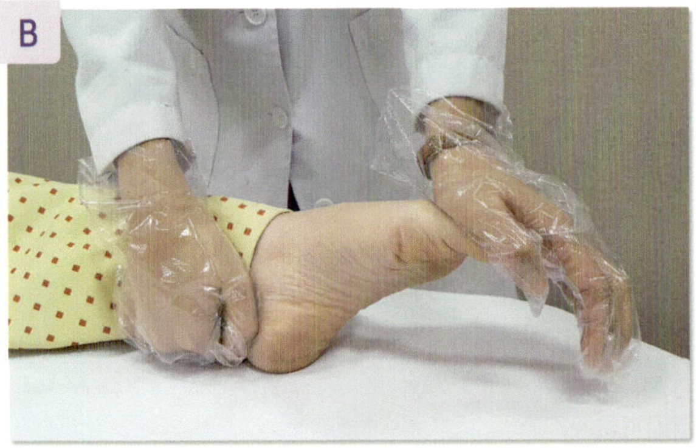

족저굴곡

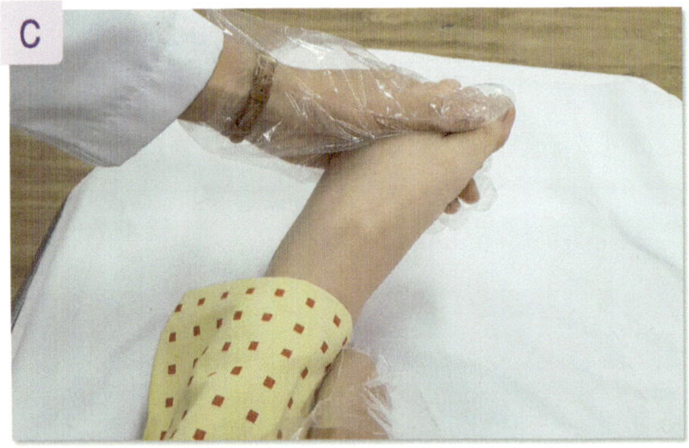

내번

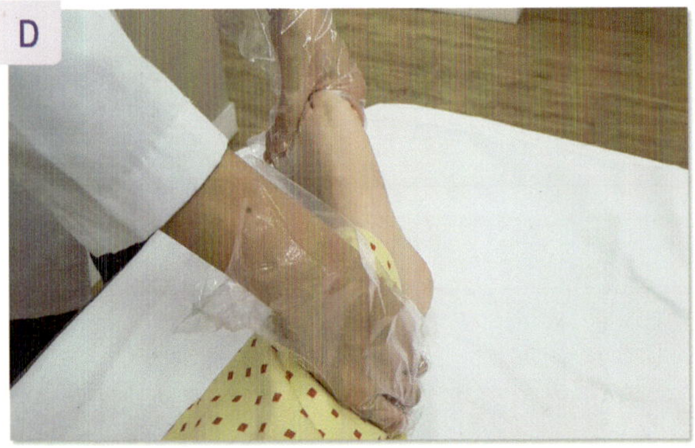

외번

발가락운동

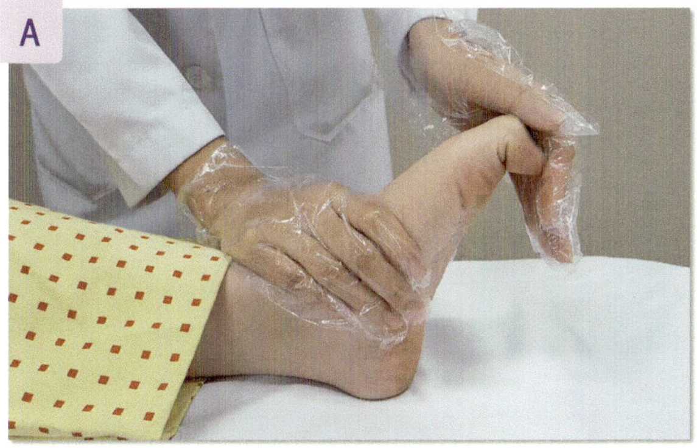

굴곡

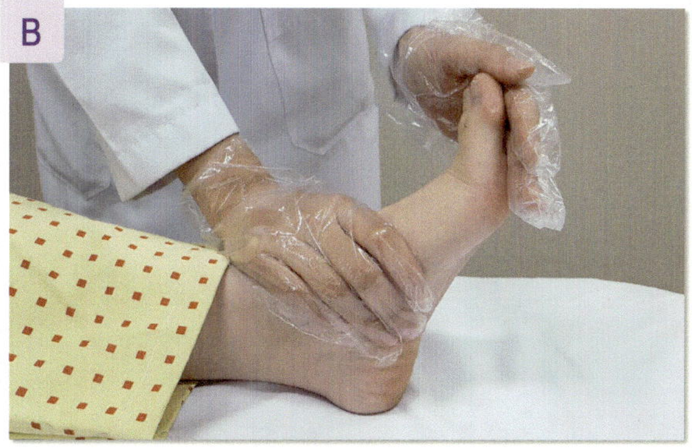

신전

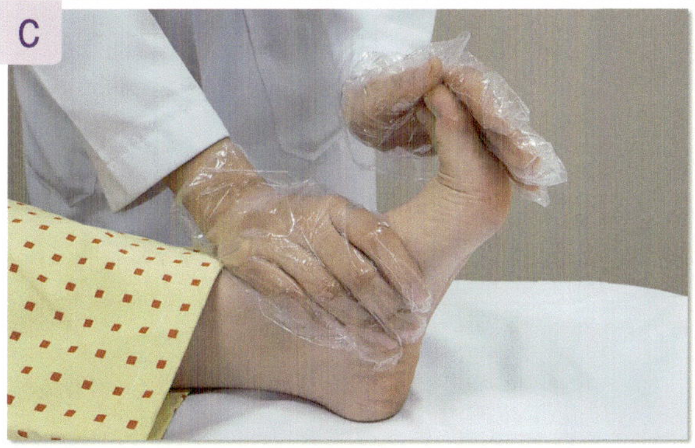

과신전

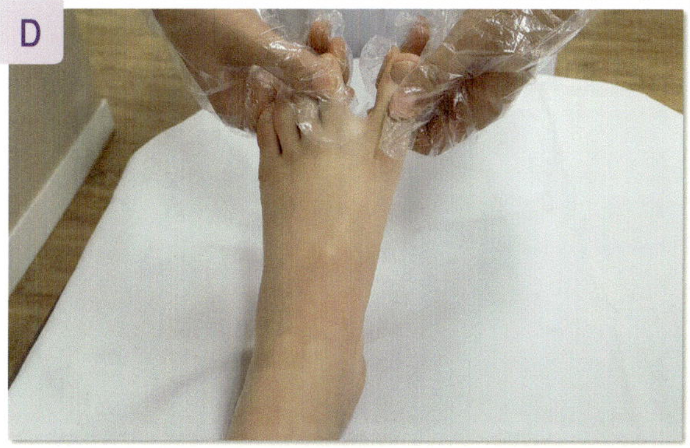

외전

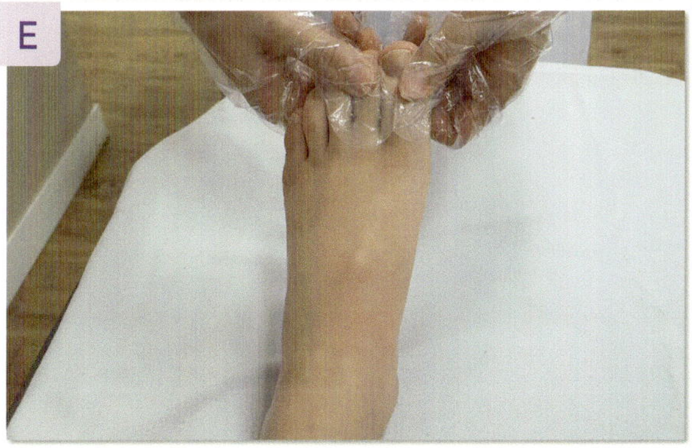

내전

2 대상자 옮기기

1) 앙와위에서 측위로 돌려 눕히는 방법

수행	이론적 근거
ⓐ 대상자에게 절차를 설명하고 협조를 구한다.	
ⓑ 대상자의 한쪽 무릎을 반대편 다리 위에 포개어 놓는다.	ⓑ 하지의 무게를 덜어 돌려 눕히기에 용이하다.
ⓒ 대상자의 팔은 외회전시켜 전박이 침대에 직각이 되도록 한다.	
ⓓ 대상자의 둔부아래와 어깨 밑에 손을 깊이 넣는다.	
ⓔ 간호사의 몸무게를 실어 대상자를 돌려 눕힌다.	
ⓕ 대상자의 양 팔은 몸 앞쪽으로 놓고 몸은 옆으로 세운다.	ⓕ 늑간근의 신전을 돕는다.
ⓖ 무릎을 펴주고 올바른 신체 선열을 유지하도록 일직선으로 맞춘다.	ⓖ 몸의 균형을 일정하게 유지한다.

주의사항

1. 간호사의 몸무게를 실어 대상자를 돌려 눕힌다.
2. 늑간근의 신전을 돕기 위해 대상자의 양팔을 몸 앞쪽으로 놓고 몸을 옆으로 세운다.

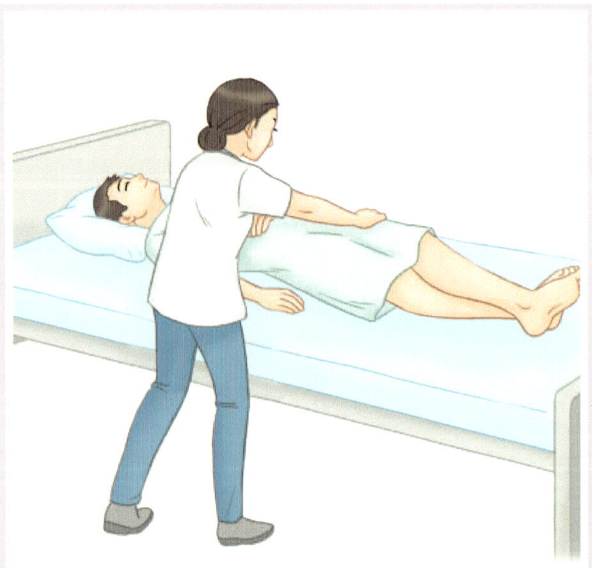

ⓑ

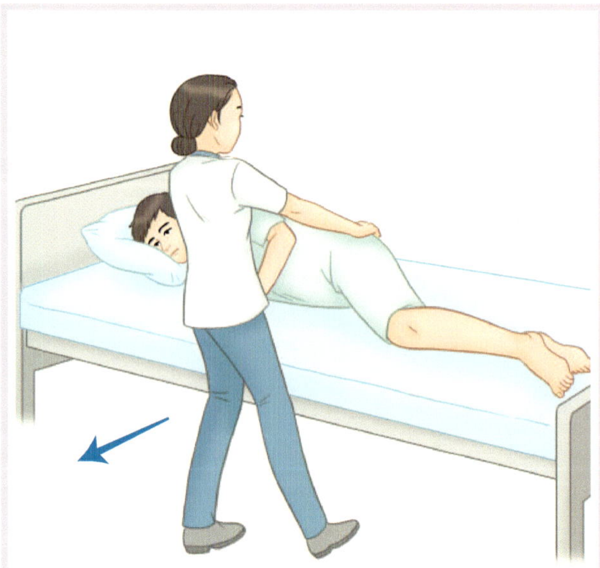

ⓔ

2) 대상자의 둔부 들어올리는 방법

수행	이론적 근거
ⓐ 간호사는 대상자의 둔부 부위에 양 다리를 벌리고 선다.	
ⓑ 대상자의 무릎을 세워 발바닥이 침대에 놓이게 한다.	
ⓒ 대상자의 천골부위에 팔을 넣고 팔꿈치가 침대에 닿도록 한다.	ⓒ 팔꿈치는 지렛대 역할을 한다.
ⓓ 구령에 맞추어 대상자가 둔부를 들 때 간호사도 무릎을 구부리면서 둔부를 든다.	
ⓔ 이 자세에서 다른 손으로 변기를 받쳐준다.	
ⓕ 변기를 뺄 때도 같은 자세로 지지하면서 빼도록 한다.	

3) 누워있는 대상자를 위로 올리는 방법

수행	이론적 근거
ⓐ 대상자의 베개를 침상 위쪽으로 옮긴다.	
ⓑ 대상자의 무릎을 구부린다.	ⓑ 올릴 때 양 발로 밀어 올릴 수 있다.
ⓒ 간호사는 대상자의 어깨 밑, 둔부 밑에 팔을 넣는다.	ⓒ 무거운 부분을 지지하여 쉽게 옮길 수 있다.
ⓓ '하나, 둘, 셋'의 구령에 맞춰 대상자와 함께 침상 머리 쪽으로 몸을 움직인다.	
ⓔ 대상자가 발꿈치에 힘을 실어 몸을 올릴 때 간호사는 체중이 위로 쏠리게 하여 원하는 위치만큼 올린다.	
ⓕ 베개를 대주어 대상자가 편히 쉴 수 있도록 한다.	

대상자를 위로 올리는 방법-대상자가 도울 수 없을 때

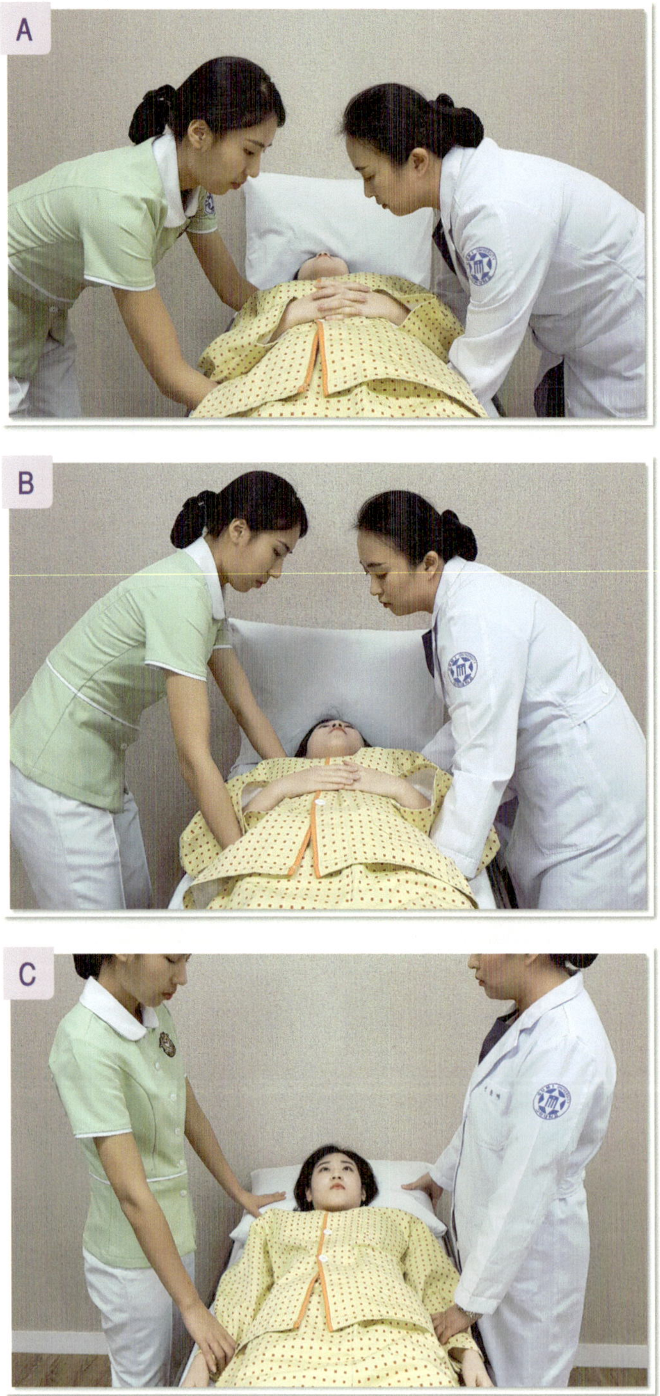

대상자를 위로 올리는 방법-대상자가 도울 수 있을 때

A

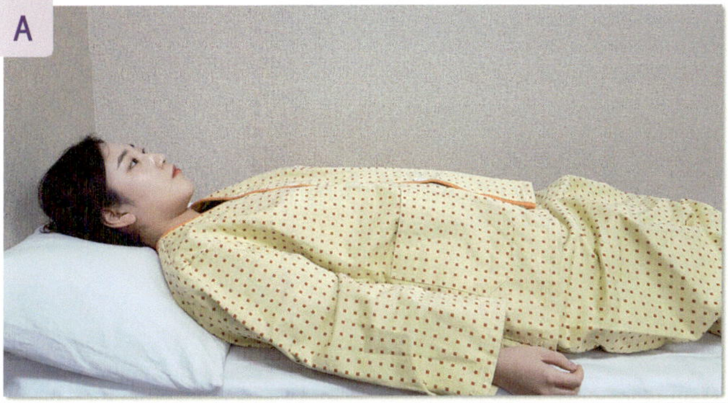

B

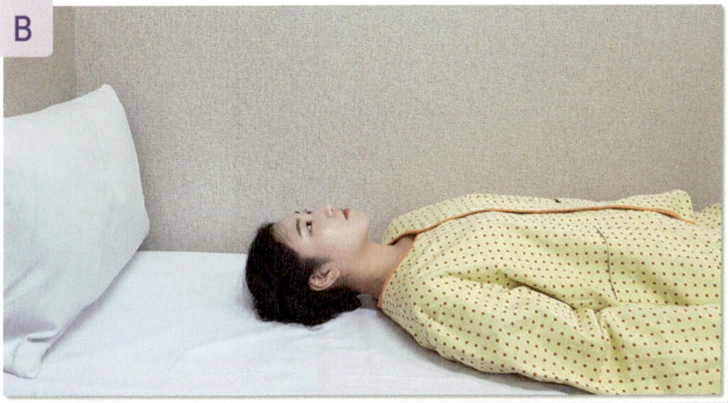

C

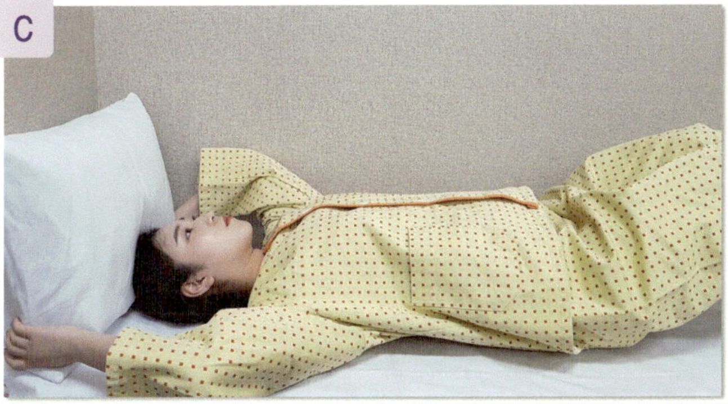

D

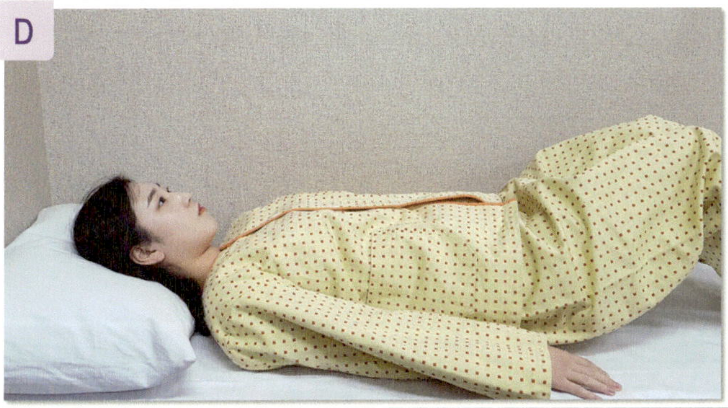

4) 누워 있는 대상자를 앉히는 방법

수행	이론적 근거
ⓐ 대상자에게 절차를 설명하고 협조를 구한다.	
ⓑ 대상자의 한쪽 팔은 간호사의 어깨에 두르게 하고 반대편 팔로 간호사의 팔을 잡도록 한다.	
ⓒ 간호사는 대상자가 잡지 않은 한 팔로 어깨를 지지하도록 한다.	
ⓓ 팔과 다리에 힘을 주고 등을 꼿꼿이 세우면서 대상자를 일으킨다.	
ⓔ 대상자의 안색의 변화나 현기증을 느끼는지 사정한다.	

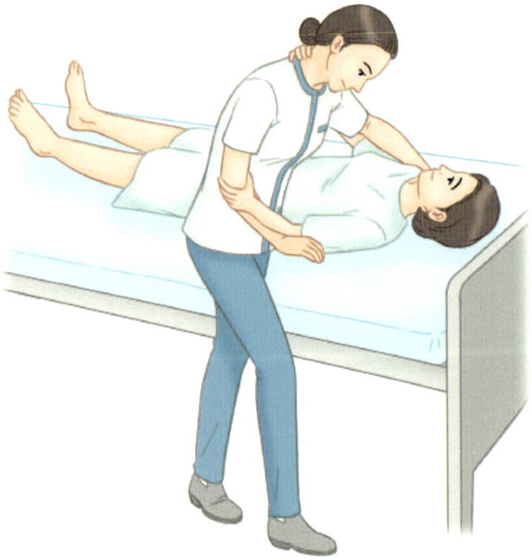

ⓑ

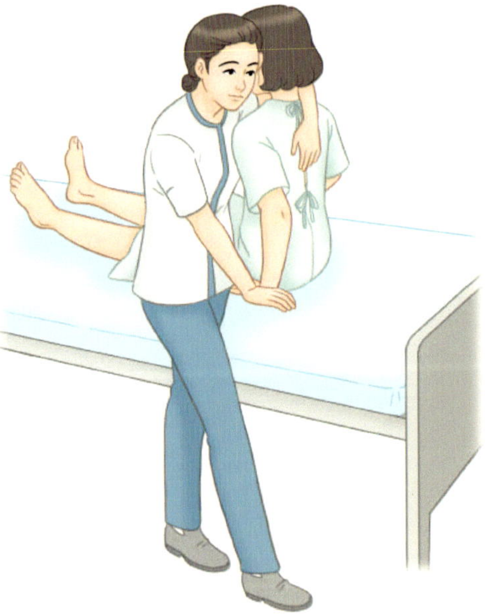

ⓓ

앙와위에서 좌위로 변경하기

A

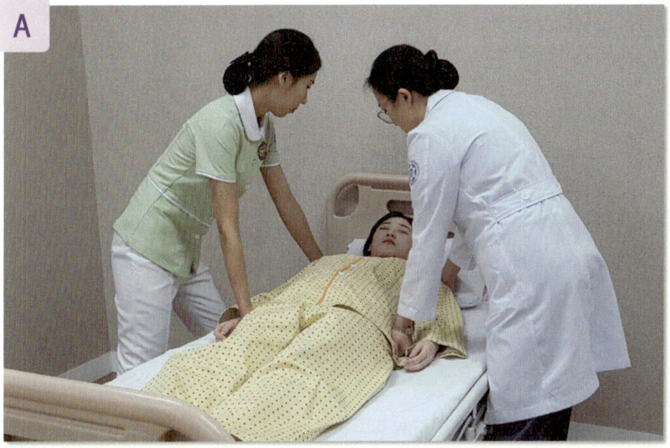

B

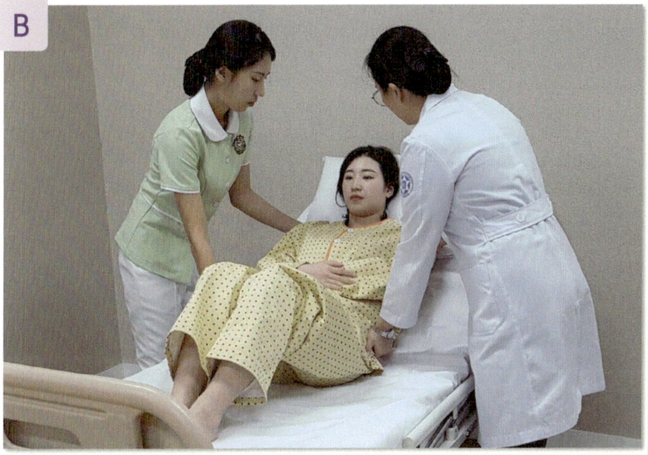

C

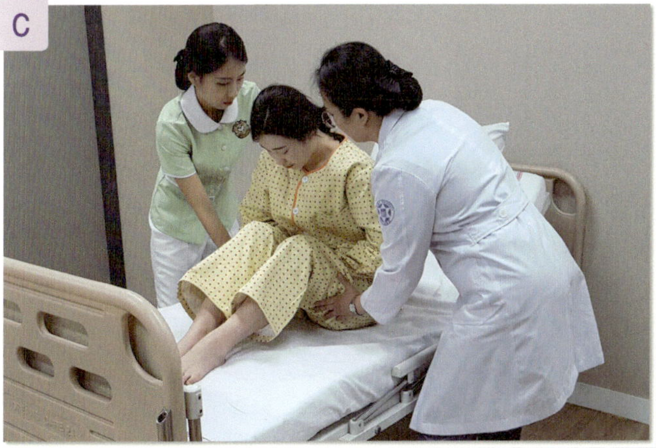

5) 침상에서 다리를 늘어뜨린 자세로 앉히는 방법

수행	이론적 근거
ⓐ 만약 침상이 올려져 있다면 가장 낮게 한다.	
ⓑ 대상자의 상체부분의 침상을 60° 정도 올린다.	ⓑ 일으켜 세우기에 용이하다.
ⓒ 대상자와 간호사의 얼굴을 마주보도록 측위로 눕힌다.	
ⓓ 간호사는 어깨 폭만큼 발을 앞뒤로 벌리고 선다.	ⓓ 기저면을 넓게 하여 안정된 자세로 대상자를 일으키기 위해서이다.
ⓔ 간호사는 대상자의 어깨와 먼 쪽의 대퇴 뒷부분을 잡는다.	
ⓕ 대상자는 간호사의 어깨에 팔을 두른다.	
ⓖ 상체를 일으키면서 발을 침상 밖으로 늘어뜨린다.	
ⓗ 현기증이나 안색이 변하는지 사정한다.	

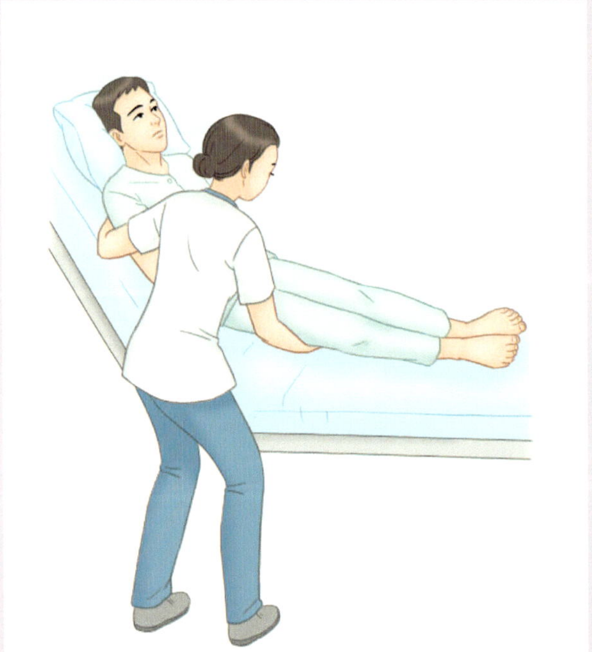
ⓔ

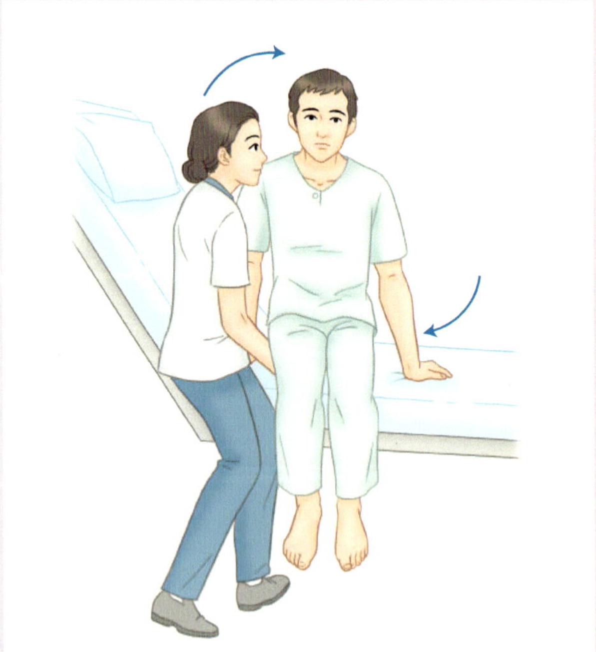
ⓖ

침상가에 걸터 앉히기

A

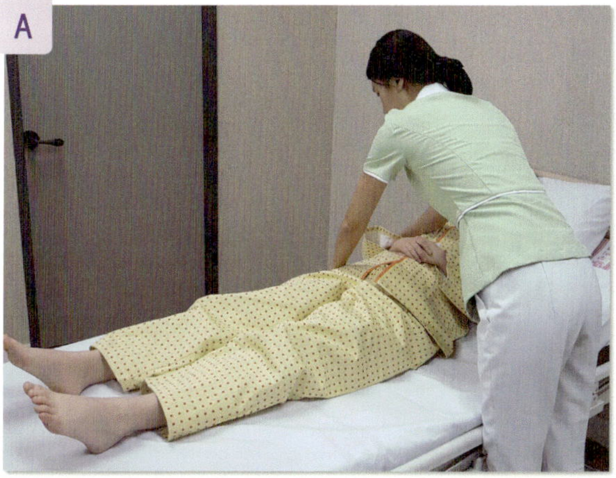

B

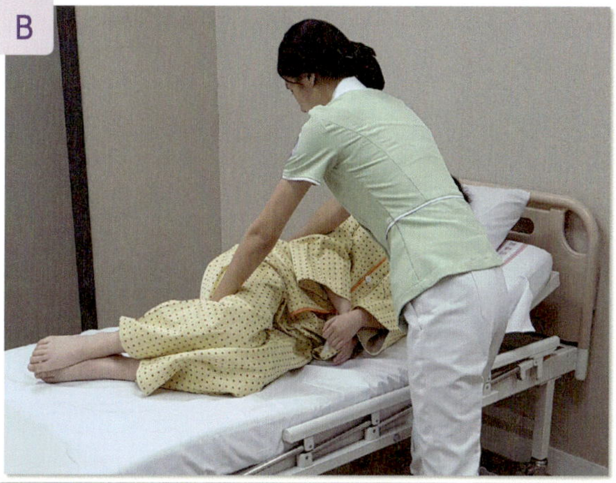

C

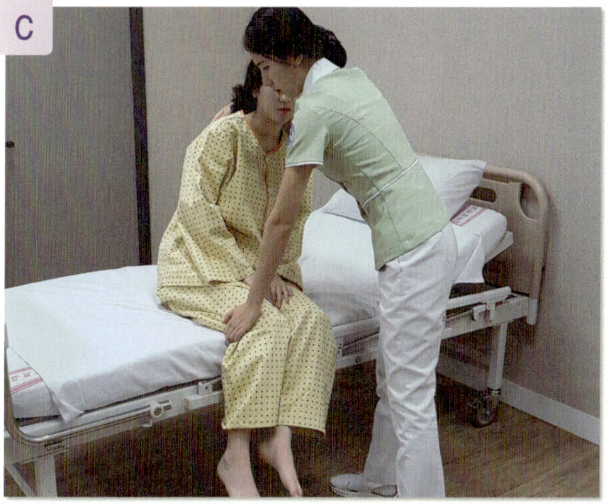

D

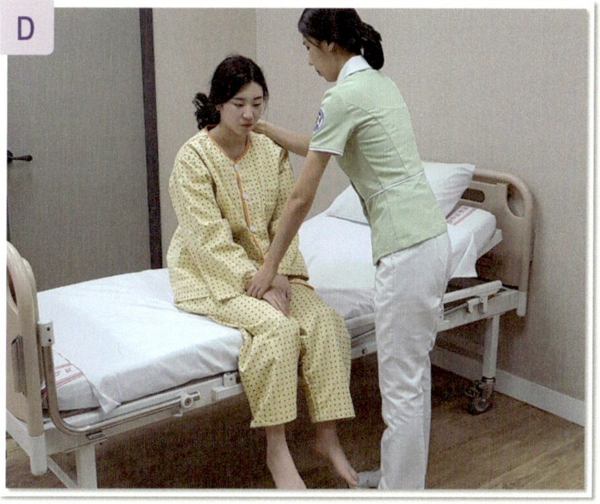

6) 침상에서 휠체어 Wheelchair 로 옮기는 방법

수행	이론적 근거
ⓐ 우선 대상자의 다리를 침상 밖으로 늘어뜨린 자세가 될 수 있도록 한다.	ⓐ 앉아 있는 자세에서 훨씬 더 용이하게 옮길 수 있다.
ⓑ 대상자에게 절차를 설명한다.	
ⓒ 바퀴를 잠근 휠체어를 옮기기 좋은 위치로 고정시켜 침대 옆에 두도록 한다.	
ⓓ 대상자에게 간호사의 어깨에 양 손을 올리고 깍지를 끼도록 한다.	
ⓔ 간호사는 양 발을 앞뒤로 벌리도록 한다.	ⓔ 기저면을 넓혀 안정감을 준다.
ⓕ 대상자가 어깨에 손을 올려놓으면 간호사도 대상자의 팔밑늑골 부위를 꽉 껴안는다.	
ⓖ 구령에 맞춰 대상자와 함께 방향을 바꿔 천천히 휠체어에 앉도록 한다.	
ⓗ 앉힐 때는 간호사의 등을 꼿꼿이 세우고 무릎과 엉덩이를 굽히도록 한다.	
ⓘ 발 받침대를 세워 발을 올려준다.	

침대에서 의자로 이동하기

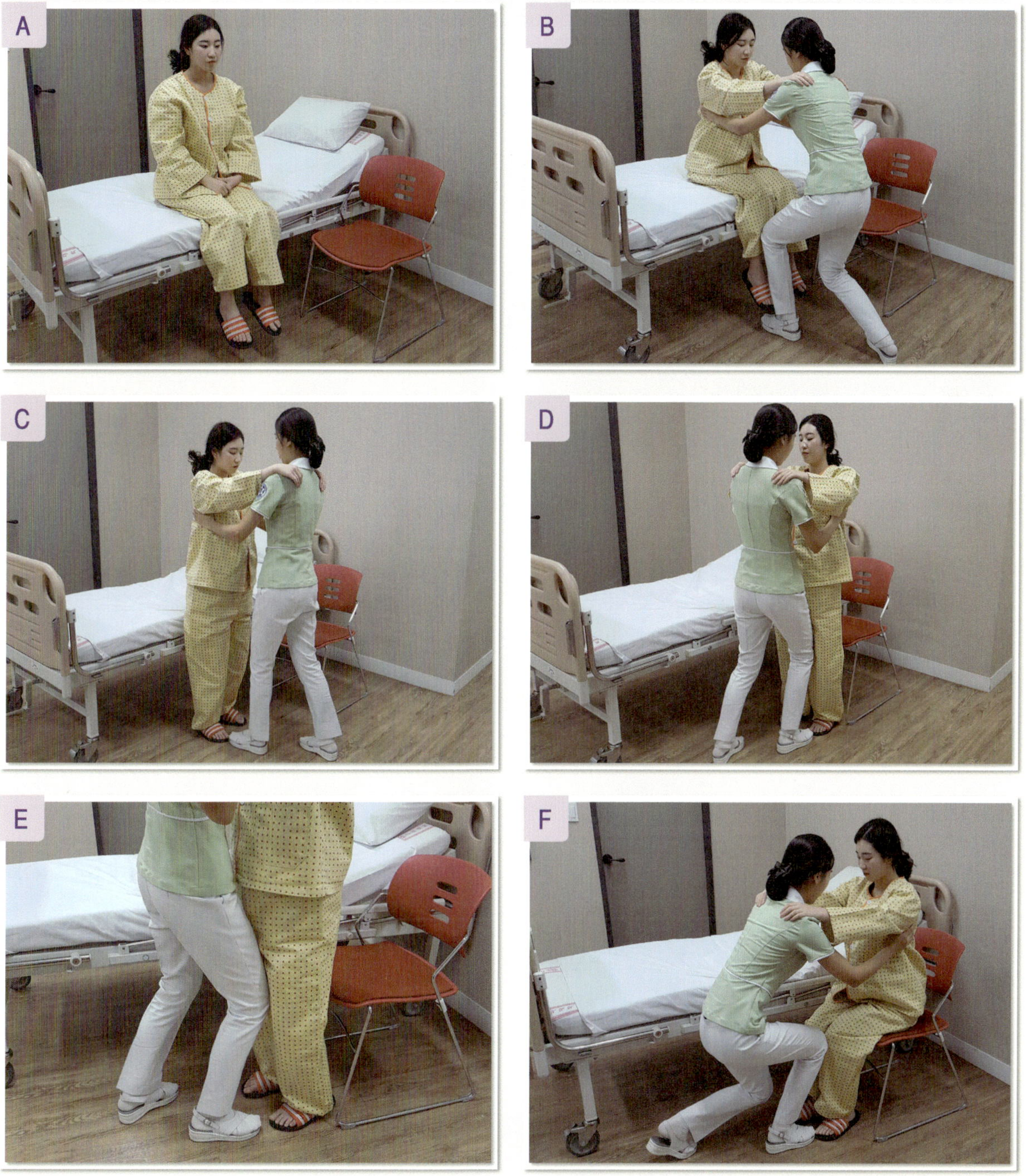

7) 침상에서 stretcher로 옮기는 방법

수행	이론적 근거
ⓐ 우선 대상자를 담요로 감싼다.	ⓐ 불필요한 노출을 막고 체온유지를 하기 위함이다.
ⓑ 침상의 side-rail을 내리고 침상의 높이를 stretcher보다 조금 높게 올린다.	
ⓒ stretcher의 바퀴를 움직이지 않게 고정시켜 침상 옆에 붙인다.	
ⓓ 대상자의 둔부를 먼저 움직이게 한다.	
ⓔ 간호사는 대상자의 어깨를 잡고 조금씩 움직이게 한다.	
ⓕ stretcher로 대상자가 옮겨오면 목욕담요로 덮어주고, 안전벨트가 있을 경우 조여준다.	
ⓖ stretcher의 side-rail을 올려준다.	ⓖ 낙상을 방지하기 위함이다.
ⓗ stretcher의 바퀴를 풀고 발치를 앞으로 해서 이동하도록 한다.	

8) 세 명이 함께 stretcher로 대상자를 옮기는 방법

수행	이론적 근거
ⓐ 우선 옮기기 전 담요로 대상자를 감싸준다.	ⓐ 불필요한 노출을 방지하기 위함이다.
ⓑ stretcher는 침상의 오른쪽으로 두부쪽과 침상의 발치가 약 90° 각도로 있게 한다.	ⓑ 두부에 있는 간호사와 다리쪽에 있는 간호사의 이동거리가 같도록 하기 위함이다.
ⓒ stretcher의 바퀴를 잠그고, 침상의 side-rail을 내리도록 한다.	
ⓓ 키가 큰 순서대로 대상자의 머리, 둔부, 다리위치에 서도록 한다.	
ⓔ 대상자의 팔을 가슴쪽으로 모아 이동시 흔들리지 않도록 한다.	
ⓕ '하나' 구령에 맞춰 세 명이 함께 대상자의 목뒤와 어깨, 허리와 둔부, 둔부와 다리밑에 손을 깊숙이 밀어 넣는다.	
ⓖ '둘' 구령에 맞춰 대상자를 들어 stretcher로 이동하기 시작한다.	
ⓗ '셋' 구령에 맞춰 무릎을 굽히고 팔을 뻗어 대상자를 가장자리에 눕힌 뒤 팔을 뺀다.	
ⓘ 대상자에게 목욕담요를 덮어주고 side-rail을 올리도록 한다.	

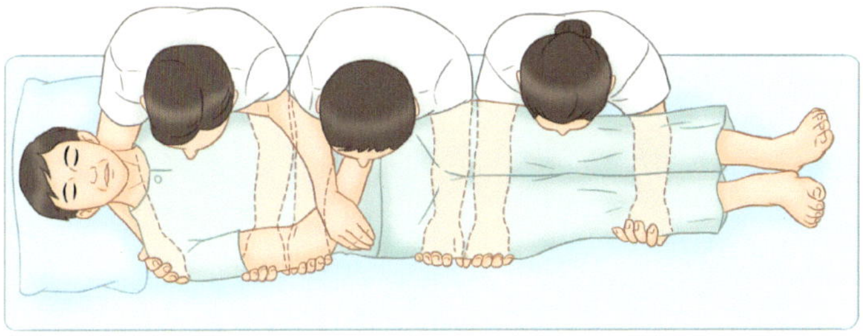

ⓕ

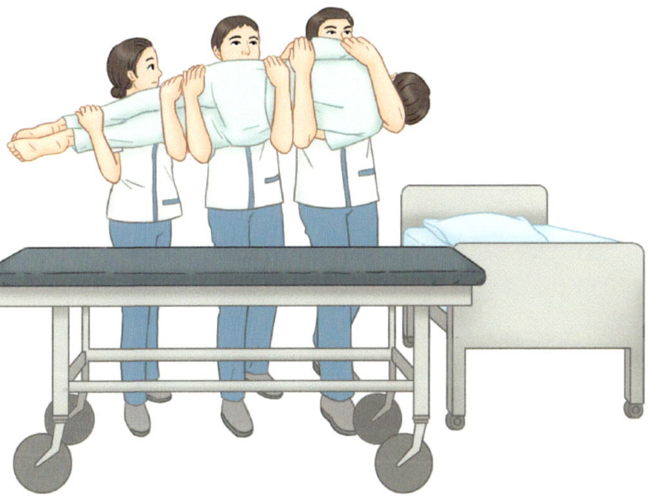

ⓖ

세 명이 함께 stretcher로 대상자를 옮기는 방법

A

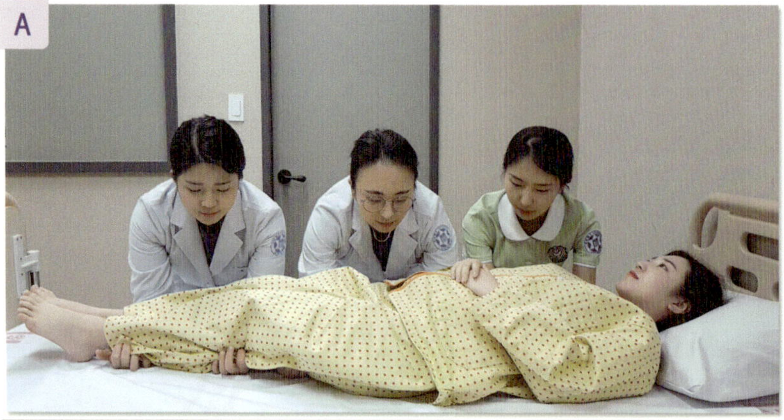

B

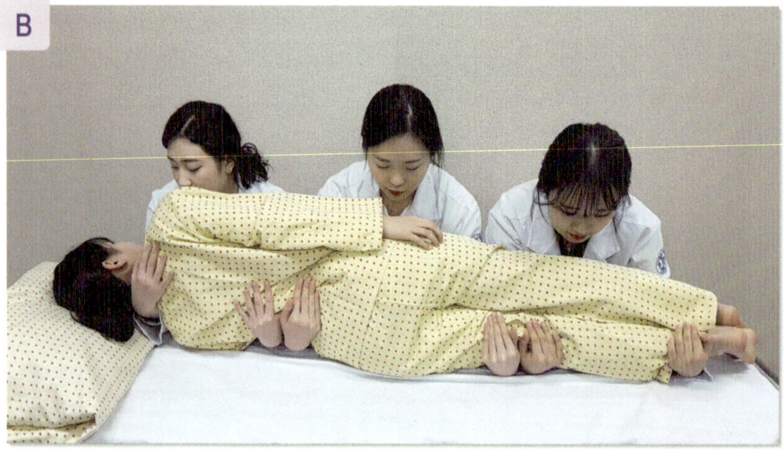

대상자 보행돕기

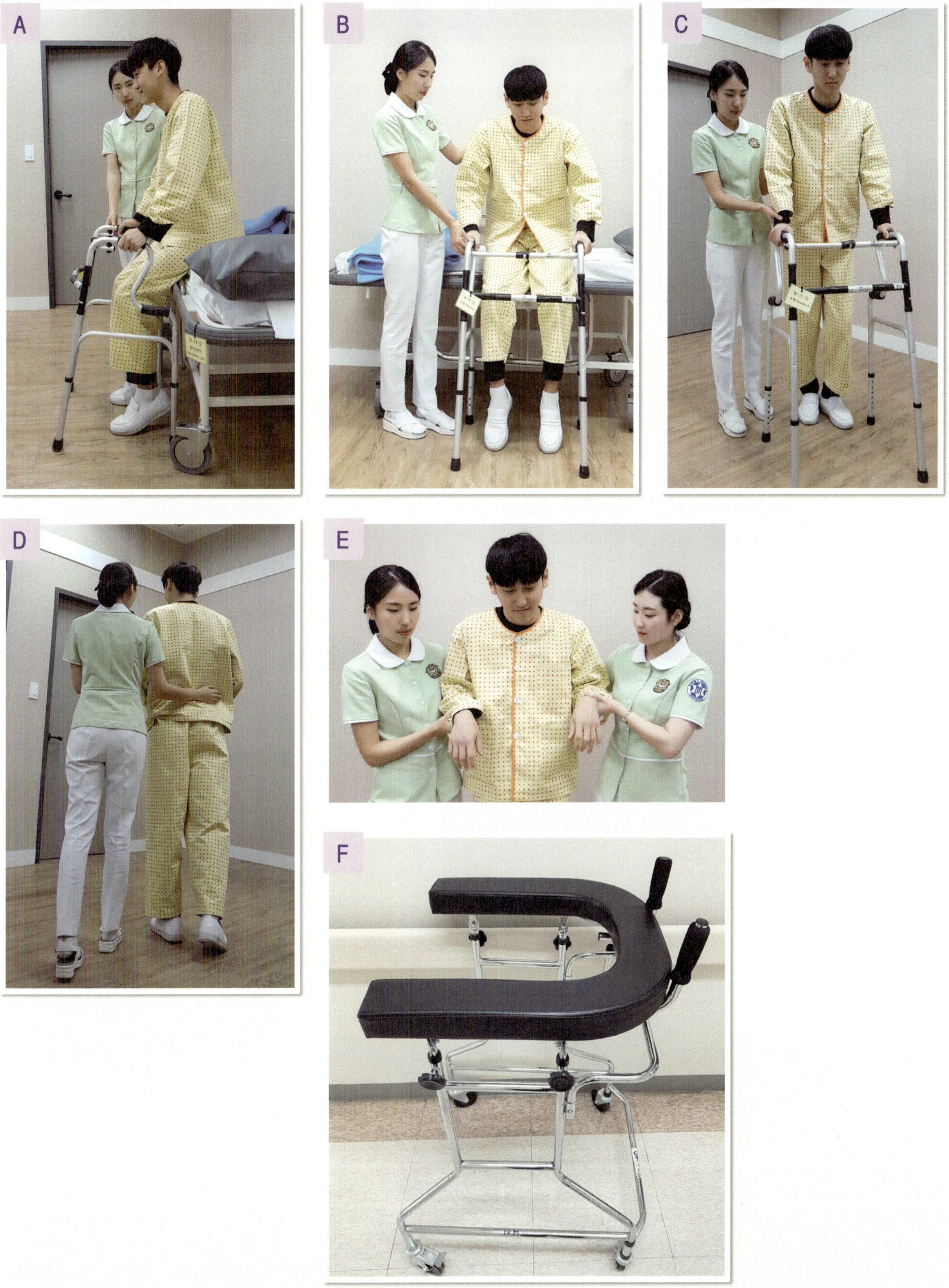

3 억제대 사용법

1) 목적

① 대상자가 안정된 치료를 받도록 하기 위함이다.

② 대상자의 낙상과 같은 안전사고에 대비하기 위함이다.

2) 준비물품

① 억제대(붕대나 넓은 끈)

② 돌출부위를 지지하기 위한 패드

3) 수행 및 이론적 근거

수행	이론적 근거
ⓐ 억제대가 필요한 경우인지 사정한다.	ⓐ 억제대 사용은 최후의 수단으로 사용해야 한다.
ⓑ 대상자와 보호자에게 이유와 절차를 설명한다.	ⓑ 대상자를 안심시켜 협조를 구한다.
ⓒ 손을 씻고 물품을 준비한다.	
ⓓ 대상자의 상태에 맞는 적절한 억제법을 사용한다.	
ⓔ 억제대는 침상틀에 대상자의 손이 닿지 않도록 묶는다.	ⓔ 대상자가 억제대를 풀지 못하도록 손이 닿지 않는 곳에 묶도록 한다.
ⓕ 처방이나 대상자의 요구에 따라 매 2~4시간에 10분씩은 풀어놓도록 한다.	ⓕ 억제대를 제거함으로써 혈액순환을 증진시킬 수 있다.
ⓖ ROM을 시행한 후 다시 억제대를 사용한다.	ⓖ 혈액순환을 원활히 하기 위함이다.
ⓗ 억제대를 사용하고 있는 동안 피부상태를 사정한다.	ⓗ 혈액순환이 제대로 되지 않을 경우 감각둔화, 창백함, 동통이 나타날 수 있다.
ⓘ 억제대 사용 목적, 종류, 시간, 결과 등에 대해 기록한다.	

4) 억제대 사용시 주의사항

① 억제대를 매어놓은 사지가 해부학적 자세를 유지하도록 한다.

② 억제대와 피부사이에 손가락 두개가 들어갈 정도의 여유를 둔다.

③ 돌출부위에는 패드를 대주어 피부에 주는 자극을 최소화한다.

④ 매듭은 응급시 신속히 풀 수 있도록 묶는다.

5) 억제대의 종류

(1) Belt 억제대

대상자를 이동시킬 때 침대나 의자에서의 낙상을 방지한다.

(2) Elbow 억제대

상처부위를 긁지 못하게 하기 위함이다. 헝겊에 압설자를 넣을 수 있는 주머니를 만들어 팔을 감을 수 있도록 한다.

(3) Jacket 억제대

낙상을 방지하기 위함이다.

(4) Mitten 억제대

피부 손상과 dressing, 각종 tube, 정맥주사의 제거를 방지한다.

(5) Mummy 억제대

홑이불로 영아의 몸전체를 싼다.

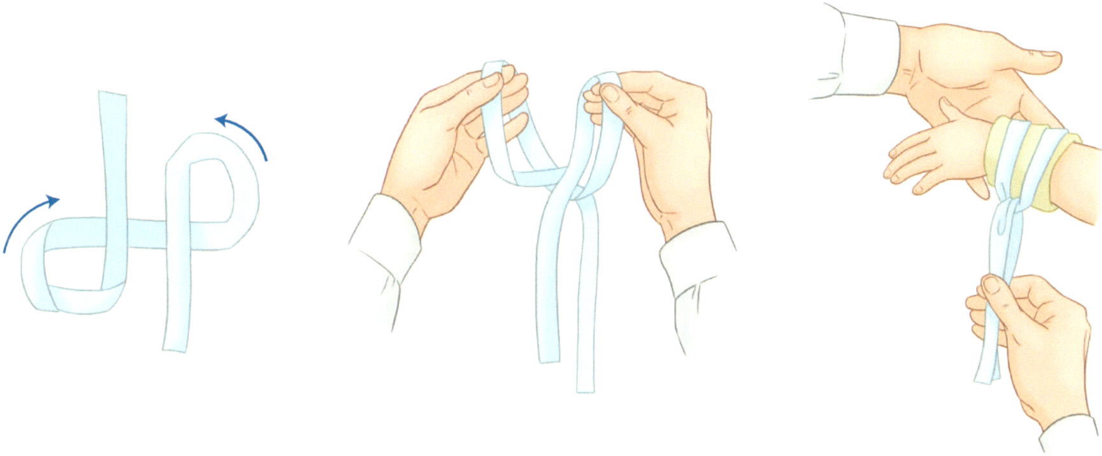

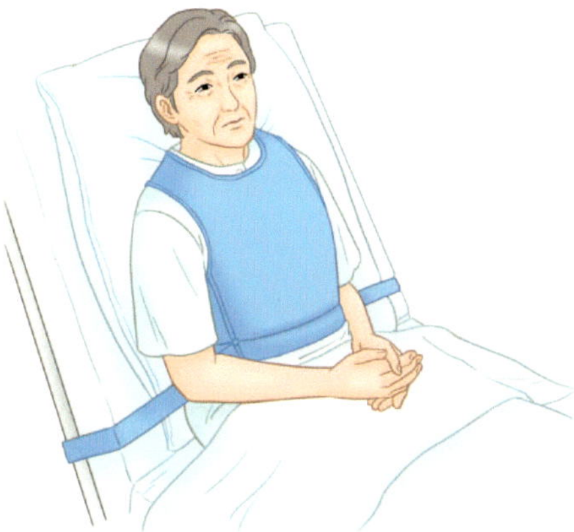

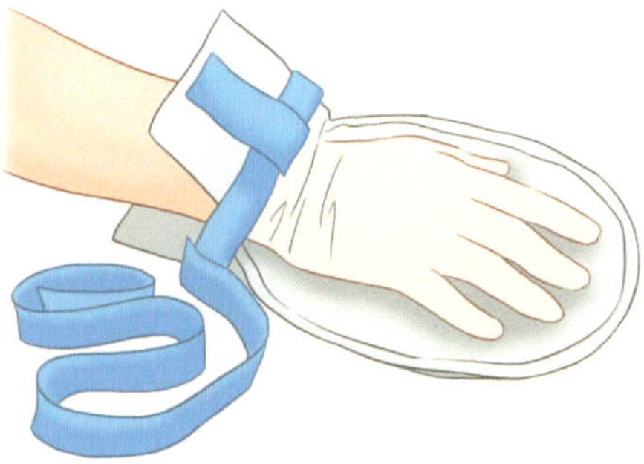

실습보고서

년 월 일				담당교수명
학번		이름		

1. ROM을 수행함으로서 얻을 수 있는 효과에 대하여 서술하시오.

2. 장시간의 bed rest로 올 수 있는 합병증에 대하여 서술하시오.

3. 각 관절의 운동명을 쓰고 각각의 정상범위를 서술하시오.

4. 억제대 사용법의 종류와 각각의 적용 목적에 대하여 서술하시오.

CHAPTER

11 | 음식과 수분섭취

Clinical Foundation Nursing

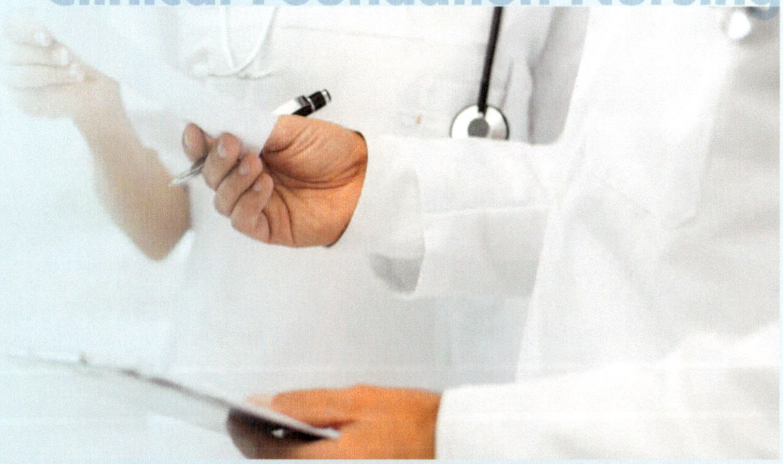

1 위관의 삽입과 제거

1) 목적

① 위장내의 가스와 분비물을 제거(구토예방, 복부팽만방지)하거나,

② 음식물과 약물을 위장관내로 직접 주입하기 위해,

③ 진단적 검사에 필요한 위 내용물을 채취하기 위해 Levin tube를 위장으로 삽입하고 제거한다.

2) 준비물품

① Levin tube(12~18Fr)

② 수용성 윤활제

③ 더운물이나 얼음물이 담긴 용기

④ 20~50cc 주사기

⑤ 위생장갑

⑥ 손전등

⑦ pus pan

⑧ 반창고

⑨ 마실 수 있는 물 1컵

⑩ 청진기

⑪ 안전핀

3) 수행 및 이론적 근거

(1) 위관의 삽입

수행	이론적 근거
ⓐ 손을 씻고 물품을 준비한다.	
ⓑ tube(12~18Fr.)를 준비한다. - 플라스틱으로 된 tube는 따뜻한 물에 담가 유연하게 만든다. - 고무로 된 tube는 얼음물에 15~20분 동안 담가 딱딱하게 만든다.	ⓑ 적당한 위관의 선택은 쉽게 삽입할 수 있어 불편감을 던다. 피가 섞이거나 위관이 막힐 우려가 있을 때는 size가 큰 것을 택한다.
ⓒ 대상자를 준비시킨다. - 대상자에게 목적과 방법을 설명한다. 스크린을 쳐준다. - 대상자가 콘텍트렌즈나 의치가 있는지 확인하고 제거한다. - 대상자가 좌위나 반좌위를 취하게 하고 무의식 대상자는 앙와위를 취한다. - 대상자의 가슴에 수건을 펴놓는다.	ⓒ tube가 삽입될 때 통증은 없으나 구개반사 때문에 불쾌할 것이라고 알려준다. - 이 체위가 관을 삼키기가 쉽고 중력을 이용한 관의 통과가 용이하다.
ⓓ 장갑을 착용하고 손전등을 사용하여 대상자의 비강조직에 자극이나 손상여부를 관찰한다.	
ⓔ 삽입할 tube의 길이를 재고 반창고로 표시한다.	ⓔ 대상자의 코 끝에서 귀밑을 지나 검상돌기까지의 길이를 재고 반창고로 표시한다.

수행	이론적 근거
① 수용성 윤활제를 거즈에 묻히고 tube의 첫 10~15cm정도에 바른다.	① 윤활제는 비 · 인두 점막과 tube의 마찰을 감소시켜 점막의 손상을 막기 위함이다. 오일은 잘못하여 tube가 폐로 삽입될 경우 수용성 윤활제는 용해되지만 지용성 윤활제는 용해되지 않고 폐렴 등 호흡기계 합병증을 야기하므로 절대 사용하지 않는다.
⑨ 대상자의 머리를 약간 숙이고 천천히 숨을 들이쉬게 하면서 tube를 비강을 통해 후하방으로 자연곡선을 따라 부드럽게 삽입한다.	⑨ 머리를 앞으로 숙이면 식도로 tube 삽입이 쉬워진다. 또한 심호흡은 인두를 이완시킨다.
ⓗ tube를 비인두까지 밀어 넣고 잠깐 쉬면서 손전등을 이용해 비인두를 관찰한다.	ⓗ tube가 비인두에 닿으면 구역질을 하기 쉽다. 이때는 짧은 내쉬는 호흡을 하게 하거나 휴식을 취하여 구토를 방지한다. 구역질이 계속되면 손전등으로 tube가 감겼는지 조사하고 tube가 감겼다면 tube를 1cm정도 빼낸다.
ⓘ 대상자에게 "꿀꺽" 삼키는 동작을 하게 하면서 대상자가 삼킬 때마다 tube를 밀어 넣는다.	ⓘ 대상자에게 소량을 물을 마시게 하여 삼키는 동작을 하게 할 수도 있다.
ⓙ 대상자에게 청색증, 기침, 호흡곤란의 증상이 있는지 관찰한다.	ⓙ tube가 기관으로 들어갔을 가능성이 있으므로 tube를 빼낸다.
ⓚ 표시된 부분까지 tube를 삽입한 후 바른 위치에 삽입되었는지 확인한다. - 방법 1. tube 끝에 주사기를 연결하여 위 내용물을 흡인한다. 만약 아무것도 흡인되지 않으면 대상자를 왼쪽으로 눕게 하고 위관을 약 2~3cm 더 삽입한 후 흡인해본다. - 방법 2. 주사기로 5~10cc의 공기를 주입하면서 위 부위를 청진기를 대고 소리를 듣는다. - 방법 3. 관의 끝을 물컵 속에 넣어 기포가 나오는 리듬을 관찰한다. - 방법 4. 대상자에게 말을 걸거나 콧노래를 부르게 한다.	- 정상적으로 위액이 섞인 노란 점액이 나온다. - 관이 위에 들어가 있으면 공기가 주입될 때 '쉭' 소리를 내나 관이 폐에 있으면 소리를 들을 수 없다. 관이 아직 식도에 있으면 대상자가 트림을 한다. - 관이 기도나 폐에 있으면 호기시 기포가 발생한다. - 대상자가 의식불명, 실어증 및 기도 내 삽관상태가 아니면 말을 할 수 있다.
ⓛ tube 끝을 마개로 막고 반창고로 코에 tube를 고정시킨다.	
ⓜ 안전핀을 이용하여 tube를 대상자의 옷에 고정시킨다.	
ⓝ tube 끝에 깔때기를 연결하고 약 50cc정도의 물을 공급하여 잘 들어가는지 확인한다.	ⓝ 관이 꼬여 폐쇄될 수 있으므로 확인한다.
ⓞ 사용한 물품을 정리하고 기록한다.	

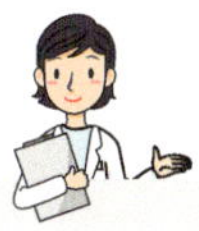

주 의 사 항

1. 적당한 tube를 선택한다.
2. 지용성 윤활제는 용해되지 않으므로 절대 사용하지 않는다.
3. 관이 꼬여 폐쇄될 수 있으므로 확인한다.

(2) 위관의 제거

수행	이론적 근거
ⓐ tube를 제거하기 전 흡인이나 영양공급기구 등 tube에 연결된 물품을 제거하고 tube 끝을 마개를 막는다.	
ⓑ 고정시켰던 반창고를 떼고 옷과 홑이불을 방수포나 수건으로 덮어 보호한다.	
ⓒ 대상자에게 숨을 천천히 내쉬도록 말한다.	ⓒ tube를 뺄 때 위액의 흡인을 방지하기 위해 숨을 내쉬도록 한다.
ⓓ 한번의 계속적이고 부드러운 동작으로 tube를 빼낸다.	
ⓔ 구강과 비강간호를 해준다.	
ⓕ 사용한 물품을 치우고 기록한다.	

위관의 삽입 길이

A

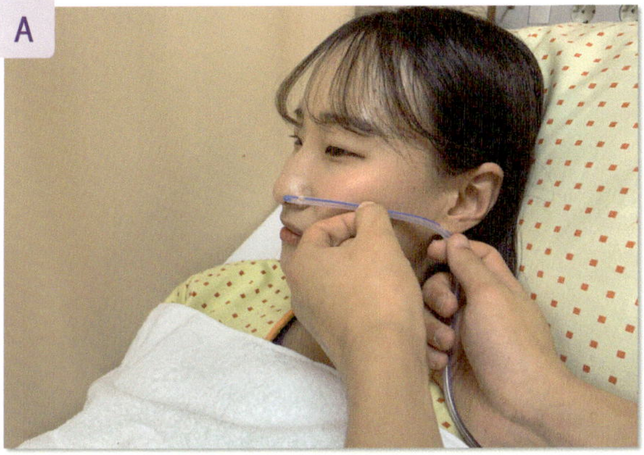

코끝에서 귓불까지 길이굴곡

B

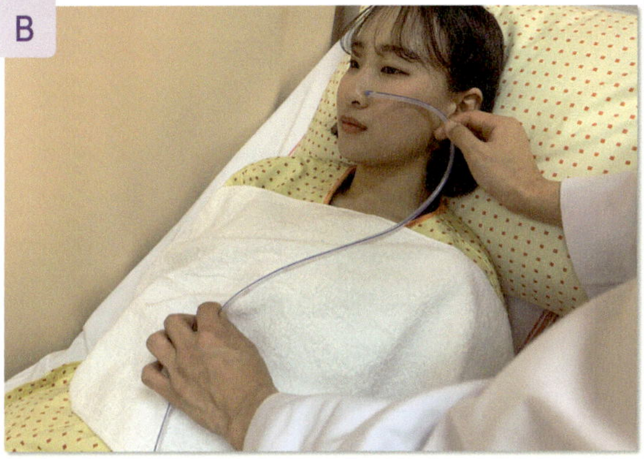

귓불에서 검상돌기까지 길이

C

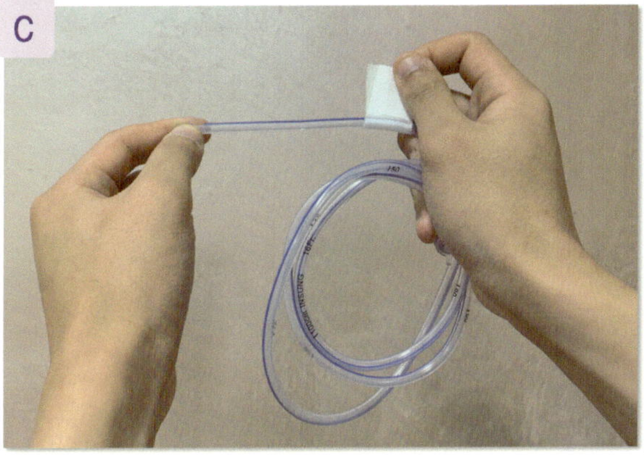

삽입 길이 표시

D

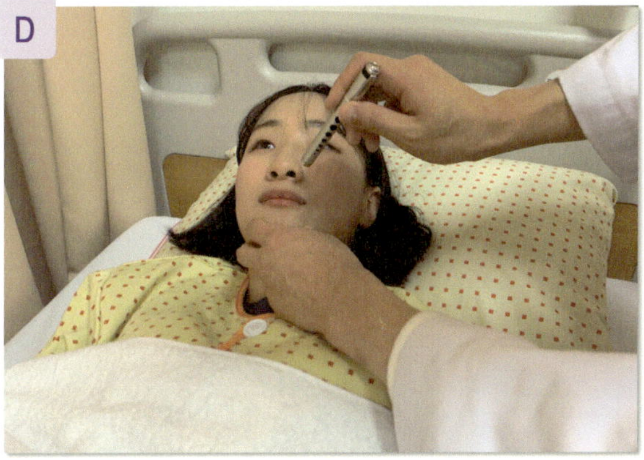

비공 확인

E

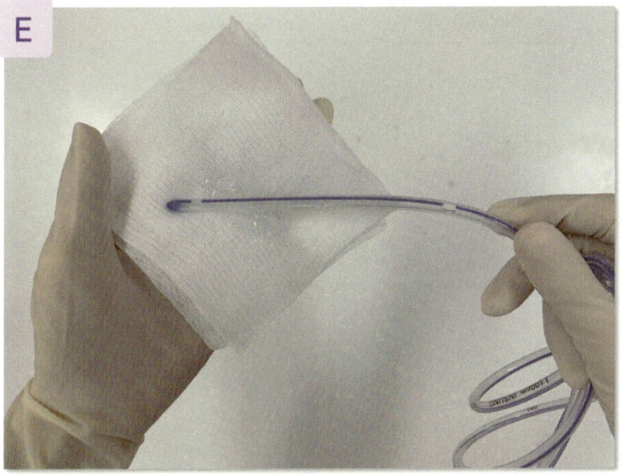

윤활제 바르기

2 비위관영양법 Gastric gavage, tube feeding

1) 목적

구강섭취가 불가능한 대상자에게 위관을 통해 적절한 영양을 공급하기 위함이다.

2) 준비물품

① 처방된 유동음식(영양액)

② 50cc 주사기

③ 실온의 물 60cc

④ 곡반

3) 수행 및 이론적 근거

수행	이론적 근거
ⓐ 대상자에게 위관영양의 목적과 방법을 설명한다.	
ⓑ 처방된 유동식을 37~38℃ 정도로 데워 준비한다.	ⓑ 찬 음식은 대상자에게 불쾌감과 오한을 느끼게 하고 혈관을 수축시켜 소화액의 분비를 감소시키고 경련을 초래한다.
ⓒ 대상자의 고개를 좌위나 반좌위에서 옆으로 돌리게 한다. 이것이 불가능하면 오른쪽으로 누운 자세를 취하게 한다.	ⓒ 중력을 이용하여 영양액을 삽입한다.
ⓓ tube의 위치를 확인한다(주사기를 tube 끝에 연결하여 위 내용물을 흡인해 본다).	ⓓ tube가 제위치에서 빠질 수 있으므로 영양액을 주입하기 전 매번 확인한다.
ⓔ 흡인된 위 내용물을 다시 위관으로 주입한다.	ⓔ 위 내용물은 양을 막론하고 다시 주입하여 체액과 전해질의 균형을 유지한다.
ⓕ tube를 막아 clamp시키고 내관(plunger)을 빼낸 50cc주사기나 깔때기를 tube끝에 연결한다.	ⓕ tube에 공기가 들어가는 것을 막는다.
ⓖ 30~50cc의 물을 붓고 clamp를 열어 물이 서서히 들어가도록 한다.	ⓖ tube의 내경을 씻어 막히는 것을 방지한다.
ⓗ 물이 다 주입되기 전에 처방된 유동액을 천천히 주입한다.	ⓗ tube에 공기가 들어가지 않도록 한다.
ⓘ 주사기나 깔때기가 완전히 비워지기 전에 영양액을 계속해서 주입한다. 이때 경구약을 주입할 수 있다. - 영양액의 흐름을 조절하기 위해 주사기나 깔때기의 높이를 조절한다. - 대상자가 불편을 호소하면 주입을 잠시 멈추기 위해 tube를 꺾는다.	ⓘ 공기가 위내로 주입되면 위내 가스가 채여 통증을 유발시킬 수 있다. 1분에 50cc이상 주입하지 않는다. - 영양공급은 24시간동안 계속 주입되기도 하나 보통 소량(250~400cc)를 1일 4회 공급한다.
ⓙ 처방된 영양액의 주입이 다되면 깔때기가 비워지기 전에 30~60cc의 물을 주입하여 tube를 깨끗이 한다.	ⓙ 비위관이 막히는 것을 방지한다.

수행	이론적 근거
ⓚ 물이 다 주입되기 전 tube를 꺾고 주사기를 제거한 후 마개로 tube 끝을 막는다.	ⓚ 관을 단단히 잠가 내용물이 역류되지 않도록 한다.
ⓛ 비위관의 끝을 거즈로 덮고 탄력붕대로 묶어 환의에 안전핀으로 고정한다.	ⓛ 오염을 막기 위함이다.
ⓜ 대상자를 좌위나 반좌위 혹은 우측위에서 30분간 유지시킨다.	ⓜ 소화를 촉진시킨다.
ⓝ 구강간호를 실시한다.	
ⓞ 사용한 물품을 정리하고 기록한다.	

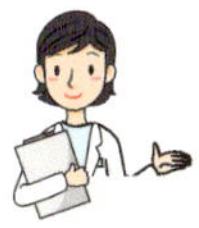

주 의 사 항

1. 찬음식은 주지 않는다.
2. Tube가 제위치에서 빠질 수 있으므로 매번 확인한다.
3. Tube에 공기가 들어가는 것을 막는다.
4. Tube의 내경을 씻어 막히는 것을 방지한다.
5. Tube에 공기가 들어가지 않도록 한다.
6. 1분에 50cc 이상 주입하지 않는다.
7. 비위관이 막히는 것을 방지한다.
8. 관을 단단히 잠근다.

비위관의 위치 확인

A

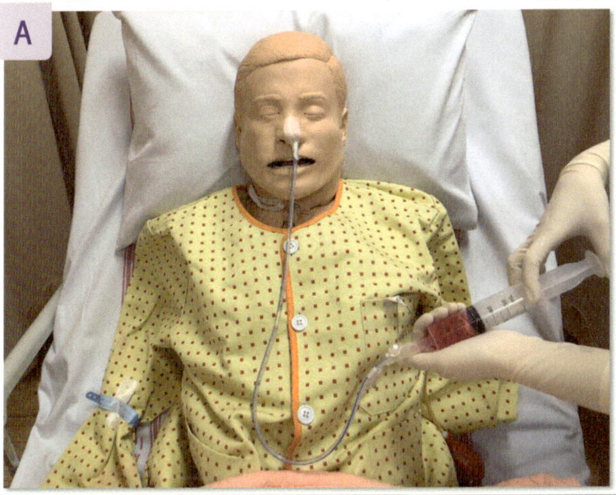

B

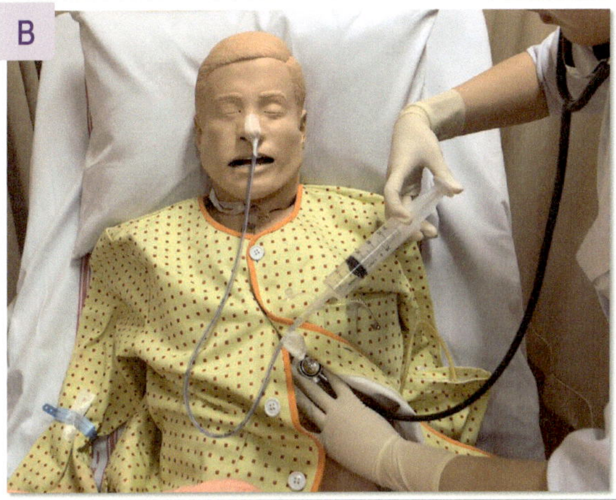

Key Point

1. 위관영양의 적응증

무의식, 의식저하, 연하곤란, 구강수술 등 구강으로 음식섭취가 불가능할 경우에 실시한다.

2. 위관영양시 체위

① 가능하면 좌위 또는 반좌위를 취한다.

② 일어나지 못하거나 의식이 없는 경우 오른쪽으로 눕힌다.

③ 식후 30~60분 침상 머리를 상승시켜 유지시킨다.

3. 영양액 투여시 주의사항

① 너무 차거나 너무 뜨거운 음식은 주지 않는다.

② Tube에 공기가 들어가지 않도록 한다.

③ 1분에 50ml이상 주입하지 않는다.

④ 비위관이 막히지 않도록 한다.

⑤ 간헐적 급식은 매번 급식 전에 확인하고, 지속적 급식은 4~12시간 마다 한번 그리고 약물을 투여하기 전에 튜브의 위치를 확인한다.

⑥ 비위관이 바른 위치에 삽입되었는지 확인하는 방법

- ✓ **주사기로 10~30ml 공기를 주입하고 위 내용물을 흡인할 때 위액이 나옴 (위액의 색깔: 연초록색, 옅은 노란색, 황갈색)**
- ✓ **왼쪽 상복부에 청진기를 대고 주사기로 10~20ml의 공기주입 시 '꼬르륵' 소리가 들림**
- ✓ **x-ray 촬영으로 Levin tube의 위치 확인**

4. 위관영양시 부작용의 종류와 간호

부작용	원인	간호
구토/흡인	부적절한 관의 위치 위 배출지연, 잔류량 증가 흡인 가능성 영양액 오염	• 지속적 영양 공급의 경우 매번 관의 위치를 확인한다. • 의사에게 알림. 1시간 동안 영양 중단, 잔류량 적어지면 영양 공급 • 식후 30분 이상 침상머리 30~45도 상승 • 사용하지 않은 영양액 냉장보관, 유효기간 내 사용
설사	급속주입 약물 영양액이나 세트 오염	• 영양 공급 속도 줄임 • 설사 초래 약물 있는지 확인 • 24시간마다 세트 교환
변비	영양액 구성성분 수분섭취부족 약물 분변매복	• 섬유소가 많이 함유된 영양액으로 교환 • 금기 아니라면 체액섭취 증가, 물 제공 • 변비 유발 약물이 있는지 확인 • 직장검사 수행하여 변 제거
탈수	과다한 설사, 구토 수분섭취 부족 고단백 영양액 고삼투성 이뇨제	• 영양액 주입 속도를 감소시키거나 교환한다 • 영양액 섭취를 늘리고 양과 횟수를 체크한다. • 혈당을 자주 체크한다.

※기타 합병증: 전해질 불균형, 당뇨, 빈뇨, 핍뇨, 고칼륨혈증, 저칼륨혈증 등

간헐적 위관영양 수행절차 및 이론적 근거

1

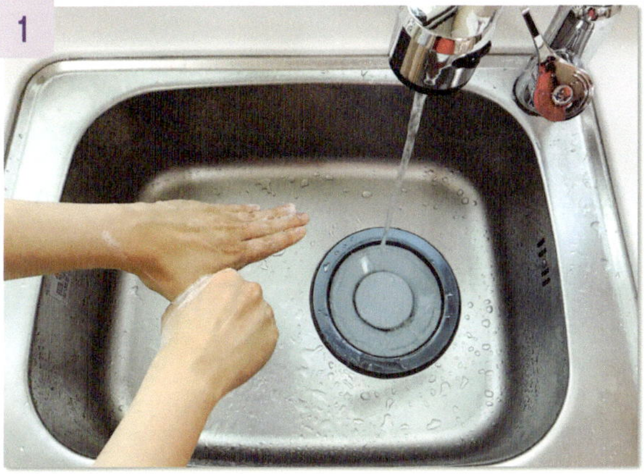

물과 비누로 손위생을 실시한다.

2

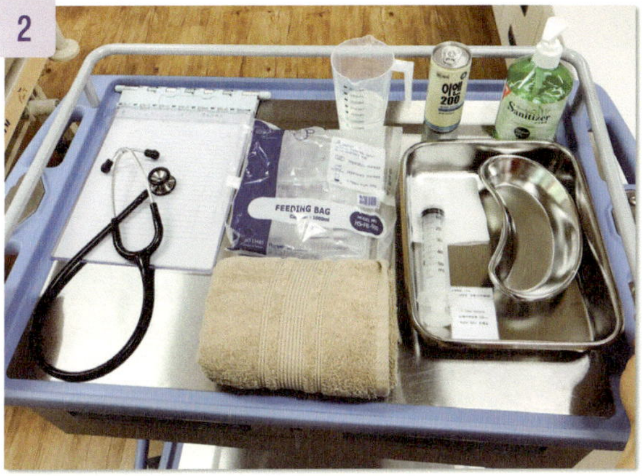

처방된 위관영양액을 포함하여 필요한 물품을 준비한다.

3

처방된 위관영양액을 체온 정도의 온도로 데운다.

영양액을 37~38℃로 데운다. 유동식은 실내온도로 보관해야 한다. 찬 음식은 대상자에게 불쾌감과 오한을 느끼게 하고 혈관을 수축시켜 소화액의 분비를 감소시키고 경련을 초래한다. 뜨거운 유동식은 위의 화상을 유발할 수 있다.

4

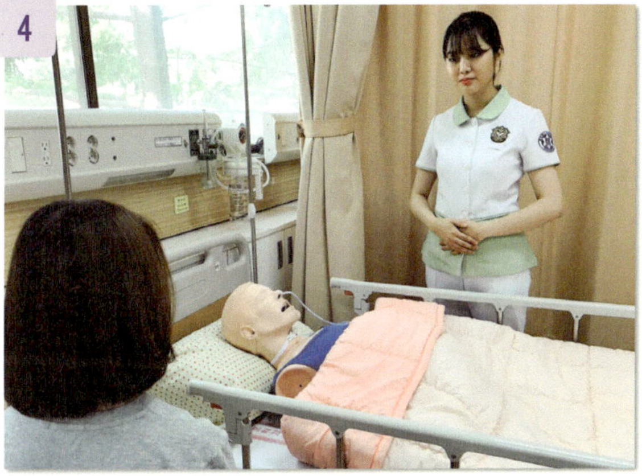

준비한 물품을 가지고 대상자에게 가서 간호사 자신을 소개한다.

5

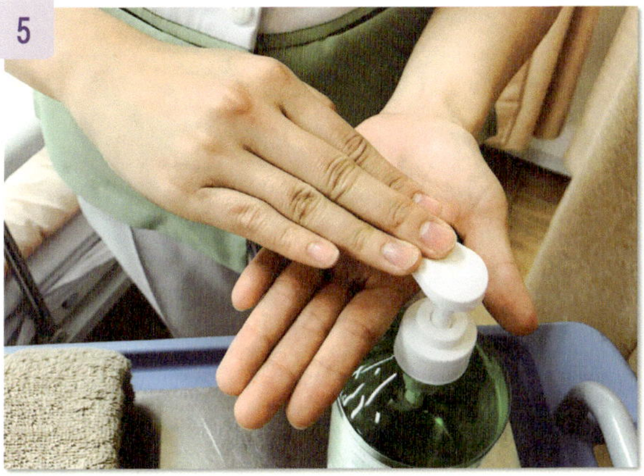

손소독제로 손위생을 실시한다.

6

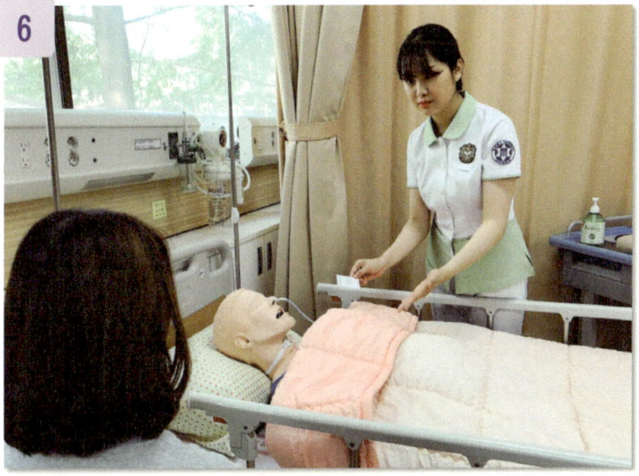

대상자의 이름을 개방형으로 질문하여 대상자를 확인하고, 입원팔찌와 환자리스트(또는 처방지)를 대조하여 대상자(이름, 등록번호)를 확인한다.

대상자를 정확하게 확인함으로써 적절한 사정과 치료를 받을 수 있도록 하고 실수를 줄일 수 있다.

간헐적 위관영양 수행절차 및 이론적 근거(계속)

7

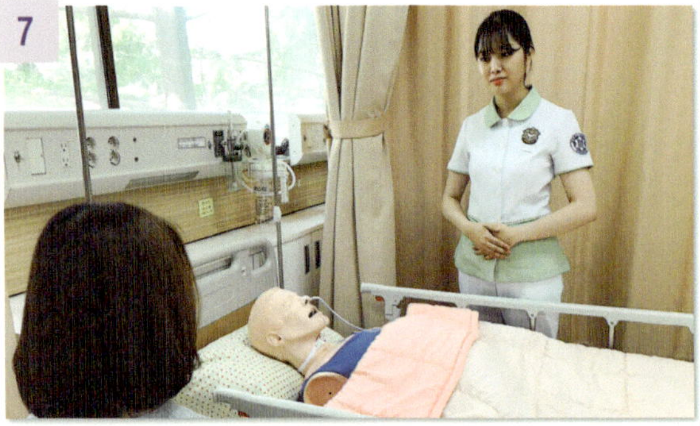

대상자에게 위관영양을 하는 목적과 절차를 설명한다.

8

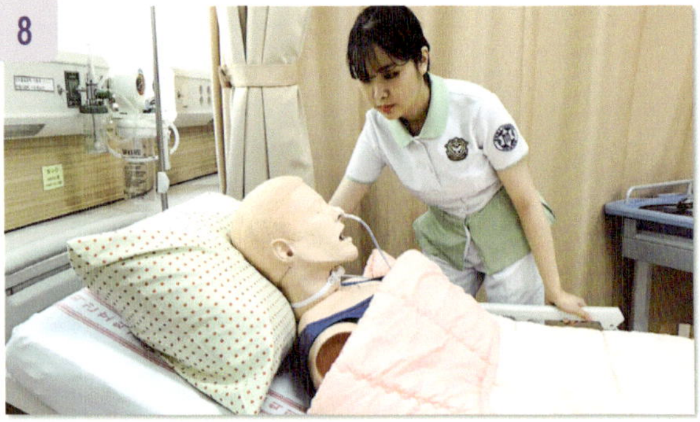

금기가 아닌 경우 대상자를 30~45°정도 앉은 자세를 취하게 한다(일어나지 못하면 오른쪽으로 눕힌다).

머리를 위보다 상승시켜 기도로 흡인되는 것을 예방하고, 중력에 의해 위 안으로 음식이 제대로 들어가도록 한다.

9

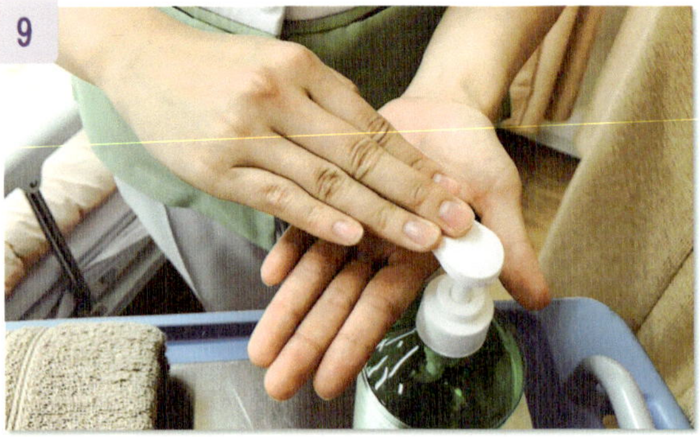

손소독제로 손위생을 실시한다.

10

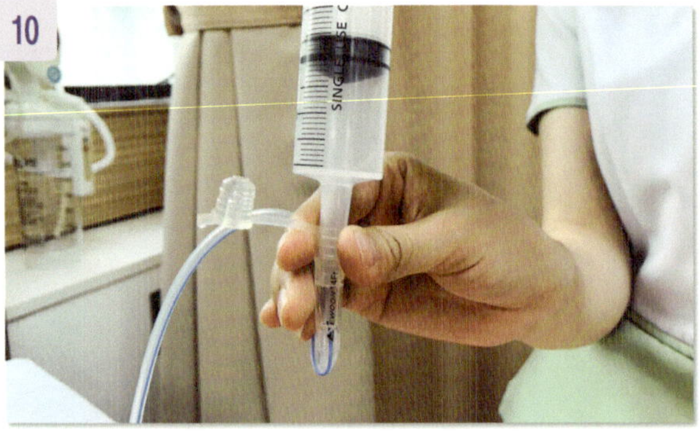

대상자의 옷에 고정되어 있는 위관을 풀고, 꺾은 후 마개를 빼고 위관에 소량의 공기가 든 주사기를 연결한다.

11

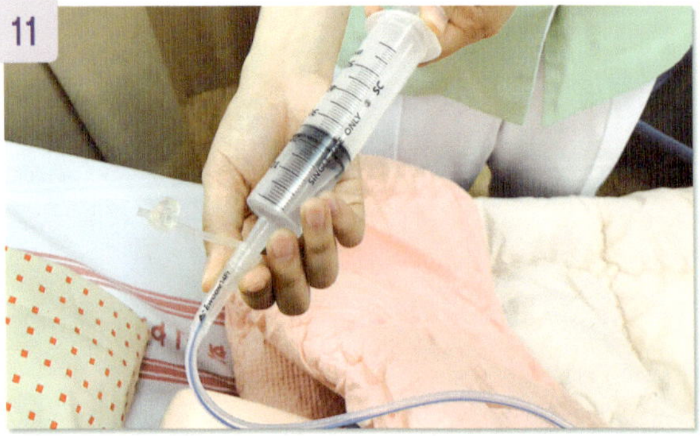

꺾어 쥔 위관을 풀고 위관을 위벽에서 분리하기 위해 공기를 주입한 후 주사기로 위 내용물을 흡인하고, 내용물이 소화액인 경우에는 위로 다시 주입한다.

※ 참고) 흡인해 낸 위 내용물이 200~250mL 미만이면 위로 다시 주입하고, 250mL 이상으로 소화가 안 된 채 나오면 영양공급을 하지 않고 의사에게 알린다.

Tube가 제 위치에서 빠질 수 있으므로 영양액을 주입하기 전에 매번 확인한다. 흡인한 위 내용물은 다시 넣어 체액과 전해질의 손실을 막는다.

12

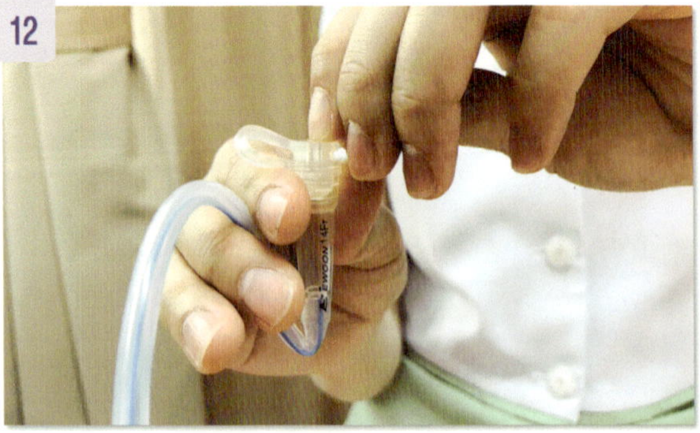

관을 꺾어서 쥐고 주사기를 분리하고 위관 마개를 막는다.

공기가 대상자의 위로 유입되는 것을 예방하기 위함이다.

간헐적 위관영양 수행절차 및 이론적 근거(계속)

13

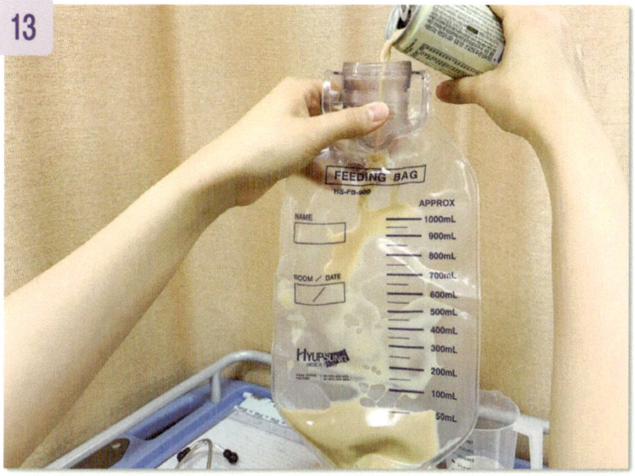

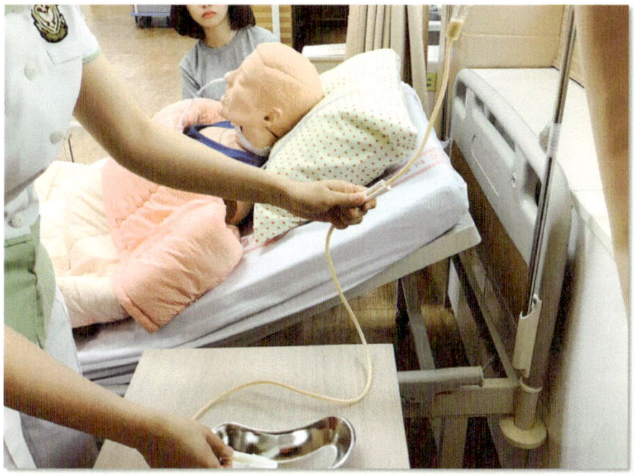

처방된 위관영양액을 담은 용기를 주입세트와 연결한 다음 공기를 끝부분까지 제거하고 걸대(pole대)에 건다.

14

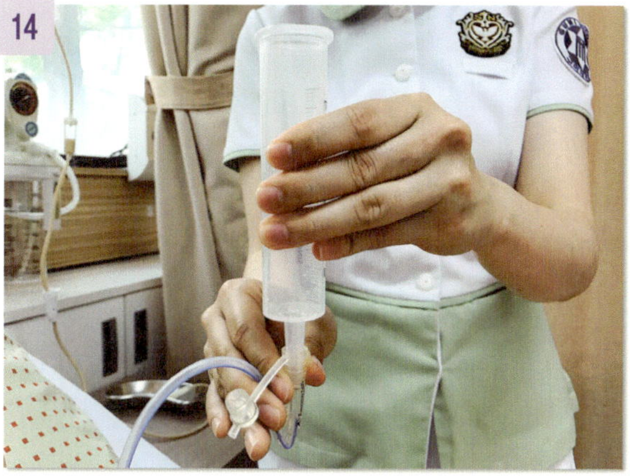

주사기 내관을 제거한 뒤 위관을 꺾어 쥔 후 위관 마개를 열고 위관에 주사기를 연결한다.

15

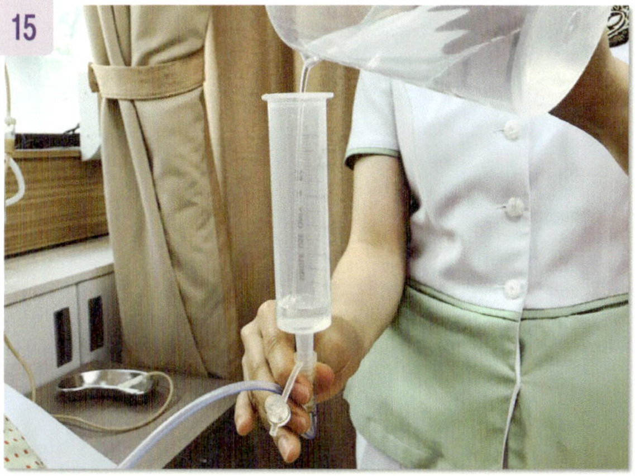

실온의 물 15~30mL 정도를 주사기에 붓고 꺾어 쥔 위관을 풀어 천천히 주입하다가 주사기 끝에 물이 도달했을 때 다시 위관을 꺾어 쥐고 주사기를 제거한다.

16

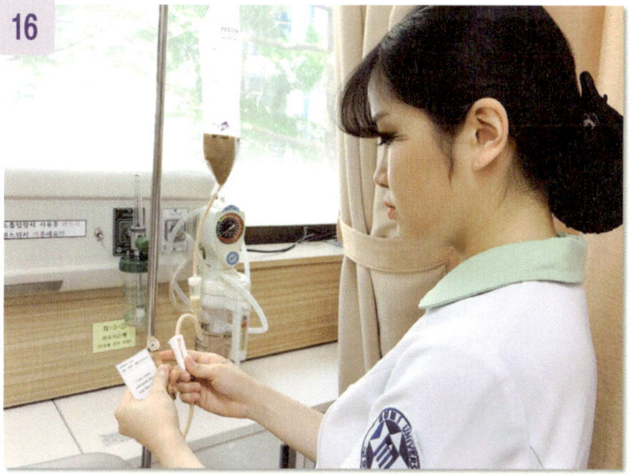

걸대에 걸어둔 처방된 위관영양액 용기를 위관에 연결한 후 꺾어 쥔 위관을 풀고 용액을 천천히 주입한다.

※ 참고) 1분에 50mL 이하의 속도로 주입

빠른 주입은 오심구토나 경련을 일으킬 수 있다.

간헐적 위관영양 수행절차 및 이론적 근거(계속)

17

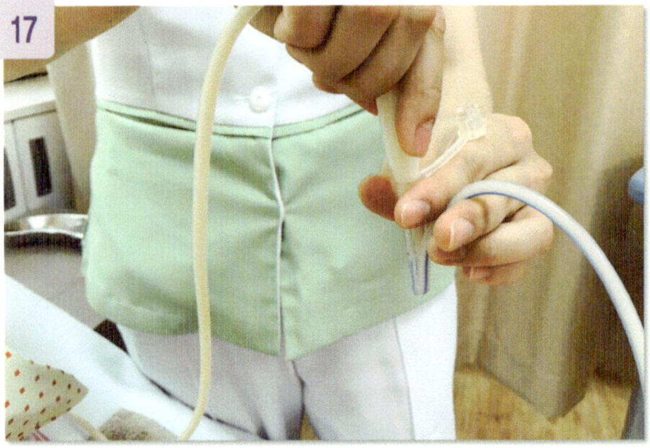

처방된 위관영양액을 모두 주입하여 용기 끝에 용액이 도달 했을 때 위관을 꺾어 쥔 후 용기를 제거한다.

공기기 대상자의 위로 유입되는 것을 예방하고, 위가 팽만되고 경련이 일어나지 않게 하기 위함이다.

18

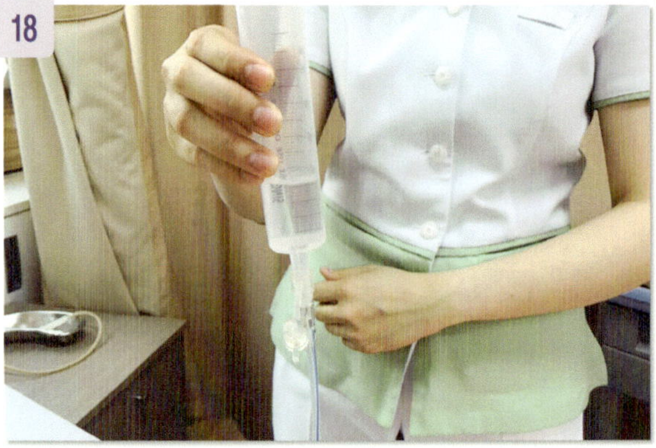

내관을 뺀 주사기를 위관에 연결하고 실온의 물 30~60mL를 주사기에 부어 위관을 씻어준다.

관이 막히는 것과 미생물의 성장을 예방한다.

19

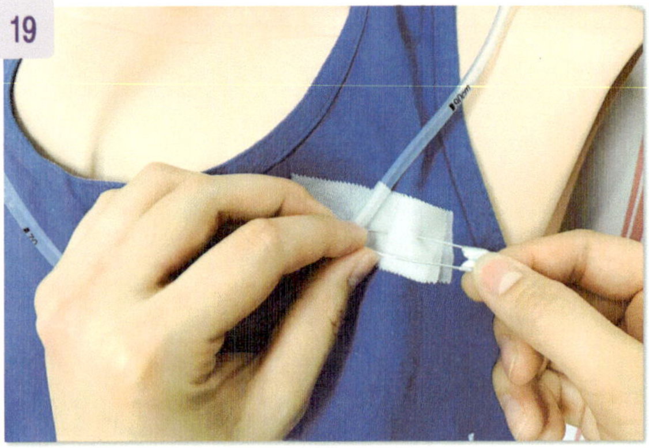

물이 위관으로 다 주입되기 직전에 위관을 꺾어 쥔 후 주사기를 빼고 위관 마개를 막은 후 위관을 다시 제자리에 고정한다.

20

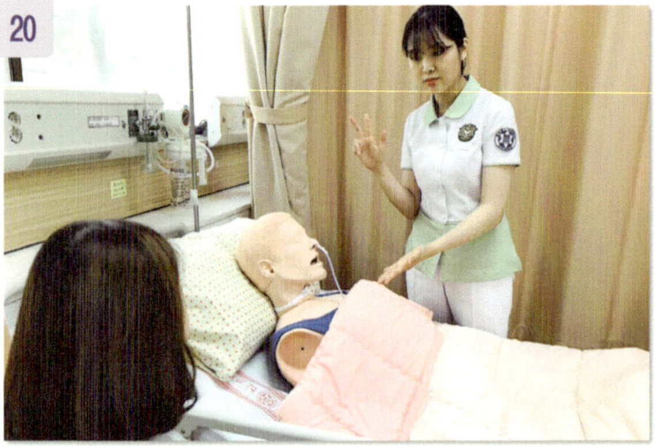

대상자에게 구토를 예방하기 위해 앉아 있어야 함을 설명하고 현재의 자세(30~45°앉은 자세)를 30분 이상 유지하도록 한다.

흡인 위험성을 줄인다.

21

사용한 물품을 정리한다.

22

물과 비누로 손위생을 실시한다.

23

수행결과를 간호기록지에 기록한다.
1) 날짜 및 시간
2) 용액의 양과 형태, 주입시간
3) 대상자의 반응
4) 대상자의 팽만감이나 구토증
5) 대상자의 자세

3 위세척법 Gastric lavage

1) 목적

① 독성이 심한 위내용물을 신속히 제거하기 위함이다.
② 위의 팽창, 위수술 대상자의 수술준비로 위를 세척하기 위함이다.
③ L-tube가 폐쇄에 의해 막혔을 때 이를 개방시키기 위함이다.
④ 위출혈 환자의 지혈을 돕기 위함이다.

2) 준비물품

① 비위관(30Fr)
② 세척용기나 50cc 주사기
③ 고무앞치마
④ 세척액(생리식염수)
⑤ 배액용기나 곡반
⑥ 소독장갑

3) 수행 및 이론적 근거

수행	이론적 근거
ⓐ 대상자에게 목적과 방법을 설명하고 스크린을 친다.	
ⓑ 대상자의 허리 밑에 방수포를 낀다.	
ⓒ 대상자는 좌위나 반좌위를 취하게 하고 안 되면 측위를 취하게 한다.	ⓒ 이런 체위를 유지해야 세척액의 흡입을 방지할 수 있다.
ⓓ 간호사와 대상자는 고무 앞치마를 착용하고 대상자 가까이에 배액용기를 준비한다.	
ⓔ 위관을 삽입한 후 위관의 위치를 확인한다.	
ⓕ tube 끝에 세척용 세척용기를 부착시키고 약 30cm 높이에서 세척액 500cc를 부어 서서히 유입되도록 한다.	ⓕ 세척용기의 높이는 위에서 30cm를 넘지 않도록 한다.
ⓖ 세척액이 완전히 유입되기 전 세척용기를 대상자의 위장보다 낮게 하여 준비한 배양용기에 위내용물이 배출되도록 한다.	ⓖ 중력에 의해 배출되도록 한다.
ⓗ 충분히 세척될 때까지 반복한다.	
ⓘ 관을 잠그고 유지 혹은 제거시킨다.	
ⓙ 사용된 물품을 치우고 기록한다.	

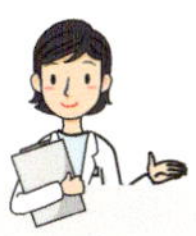

주 의 사 항

1. 세척용기의 높이는 위에서 30cm를 넘지 않도록 한다.

실습보고서

년 월 일				담당교수명
학번		이름		

1. Levin tube(NG tube)의 위내 삽입이 제대로 되었는지 확인하는 방법에 대하여 서술하시오.

2. Gastric gavage 수행시 마지막에 물을 삽입하는 이유를 설명하시오.

3. Levin tube 삽입시 길이를 측정하는 방법에 대하여 서술하시오.

4. Gastric gavage 수행시 유의사항에 대하여 서술하시오.

5. Gastric lavage를 수행해야 하는 환자에 대하여 서술하시오.

6. 정상 성인의 1일 평균 수분섭취량과 배뇨량에 대해 답하고 특별히 보고를 요하는 상황에 대하여 서술하시오.

CHAPTER

12 | 배설에 대한 간호법

Clinical Foundation Nursing

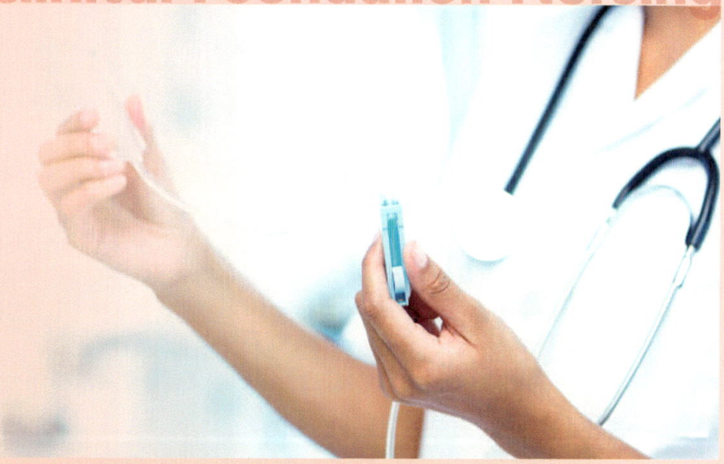

1 배뇨를 돕는 간호

1) 단순도뇨법

(1) 목적

① 방광내 내용물을 비우기 위함이다.
② 폐뇨로 인한 방광의 팽만감을 경감시키기 위함이다.
③ 내진 또는 하복부 수술 대상자의 수술전 준비
④ 무균적으로 검사물(소변)을 채취하여 진단적 방법으로 사용하기 위함이다.

(2) 준비물품

① 멸균된 도뇨 set(장갑, 소독솜, 이동겸자, gauze, 소독포)
② catheter(성인 No.16~18, 소아 No.10~12)
③ 윤활제
④ 곡반
⑤ 소독액
⑥ 변기

(3) 수행 및 이론적 근거

수행	이론적 근거
ⓐ 요정체여부를 사정하기 위해 방광을 타진하고 촉진한다.	ⓐ 방광이 팽만되면 소리는 정상보다 둔하다.
ⓑ 손을 씻고 물품을 준비한다.	
ⓒ screen을 치고 대상자에게 목적과 방법을 설명한다.	
ⓓ 대상자는 하의를 내리고 불필요한 노출을 피하면서 배횡와위(dorsal recumbent position)를 취한다.	ⓓ 감염이 쉬우므로 무균적으로 시행하도록 한다.
ⓔ 둔부를 약간 들고 위생 방수지를 깐다.	
ⓕ 대상자의 대퇴사이에서 도뇨 set를 열고 무균장갑을 낀다. 도뇨 set는 사용하기 편한 곳에 놓을 수도 있다.	
ⓖ catheter의 끝 3~4cm가량의 윤활제를 바른다.	ⓖ 윤활제는 관의 삽입시 마찰을 줄이고 쉽게 삽입케 한다.
ⓗ 여자대상자인 경우 왼손의 엄지와 검지로 대음순을 벌리고 겸자로 소독액에 담근 소독스펀지를 집어 소음순을 닦는다. 남자대상자인 경우는 음경을 바로 세우고 표피를 팽팽하게 젖혀 소독솜으로 닦는다. 한번에 하나씩의 소독스펀지를 사용하며 치골 부위에서 항문쪽을 향하여 닦는다. 소음순을 벌리고 같은 방법으로 닦는다.	ⓗ 치골 부위에서 항문쪽으로 소독하는 것은 최소한으로 오염을 방지하기 위함이다. 남자의 경우 음경을 세워야 요도가 바로 되며 표피 속에는 세균이 있을 수 있다.

수행	이론적 근거
ⓘ 음순을 잡은 손을 떼지 않고 소음순을 위쪽으로 잡아당기면서 요도구를 노출시켜 요도구를 닦는다.	ⓘ 음순을 잡은 손은 떼지 않아야 오염을 피할 수 있다.
ⓙ 요도구 주위를 사정한다.	ⓙ 분비물이 있거나 이상이 있을 때 담당의사에게 알려 처방을 의뢰한다.
ⓚ 대상자의 대퇴사이에 곡반을 준비한다.	
ⓛ catheter를 오염되지 않도록 잡고 소변이 배출될 때까지 요도구에 관을 삽입한다. 여자는 5~8cm, 남자는 21cm 정도 삽입한다.	ⓛ 여자의 요도는 약 3~5cm이고 남자의 요도는 15~19cm이다.
ⓜ 소변이 흘러나오기 시작하면 catheter가 방광에 도달하였음을 의미하므로 1~2cm 더 삽입한다.	ⓜ catheter를 힘으로 밀어 넣는 것은 요도의 손상을 초래한다. 심호흡은 외괄약근을 이완시킨다.
ⓝ 삽입된 관이 빠져 나오지 않도록 잡으면서 소변을 곡반에 받는다.	
ⓞ 소변이 다 나오면 서서히 관을 제거한다.	
ⓟ 마른 스펀지로 요도구와 그 주위 부위를 닦는다.	ⓟ 회음부에 남아 있는 윤활제와 소독액은 피부를 자극할 수 있다.
ⓠ 물품을 정리하고 기록한다.	

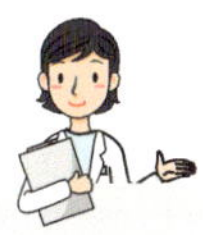

주의사항

1. 배횡와위(dorsal recumbent position)를 취한다.
2. Catheter의 끝 3~4cm 가량의 윤활제를 바른다.
3. 장갑낀 후
   - 여자: 한 손에 두 손가락으로 소음순 벌림
   - 남자: 음경 바로 세우고 표피 팽팽하게 젖힘
     - 소독솜 1번만 사용
     - 여자는 위쪽에서 항문쪽으로 닦음
4. 오염되지 않은 도뇨관을 삽입한다(여자: 5~8cm, 남자: 21cm).

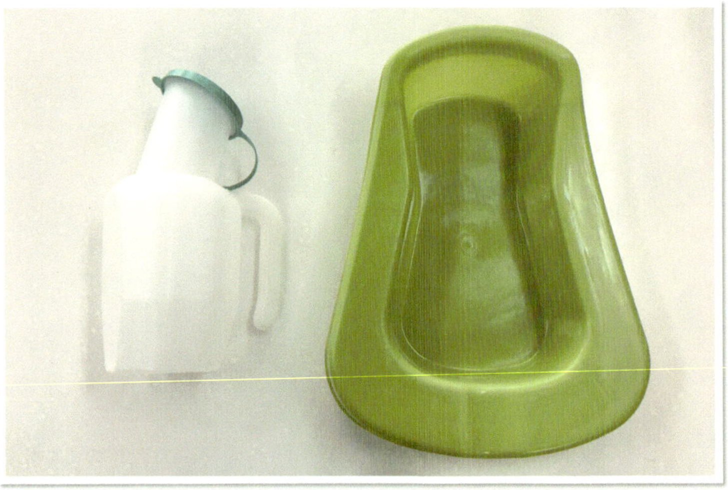

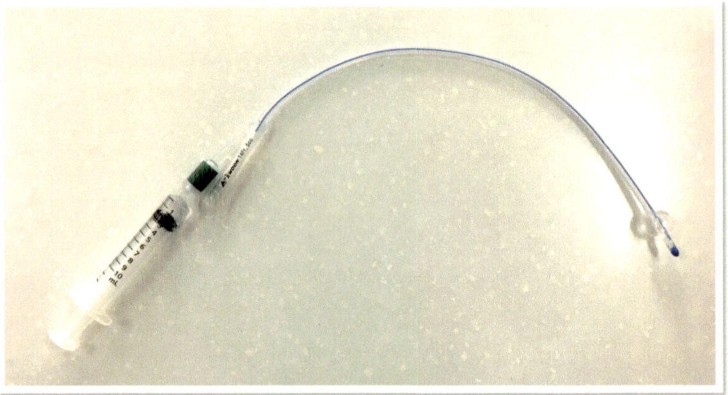

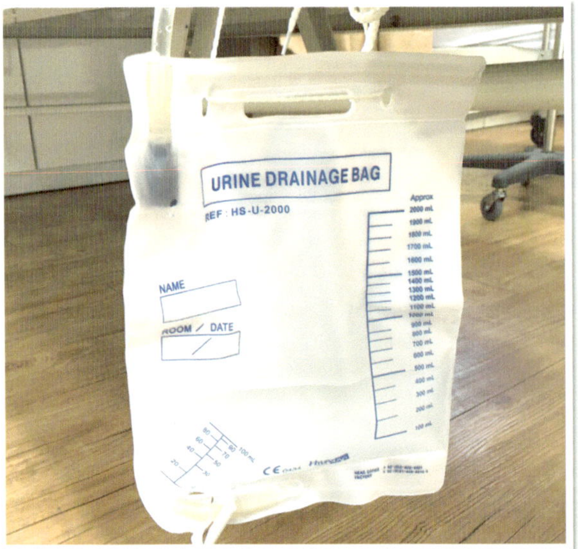
URINE DRAINAGE BAG
REF : HS-U-2000
Approx
NAME
ROOM / DATE

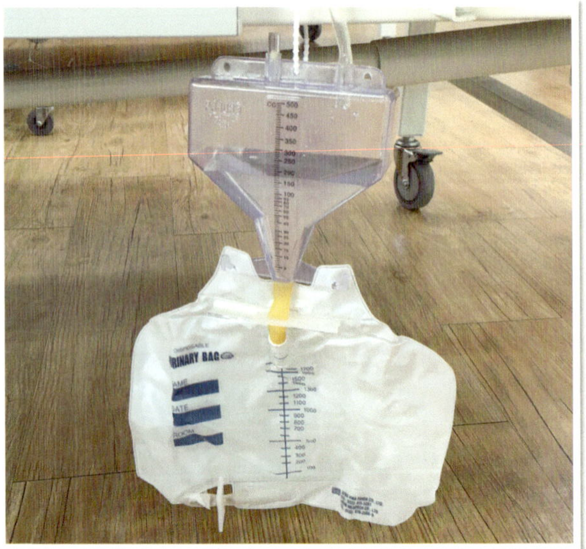

2) 유치도뇨법

(1) 목적

① 자연 배뇨가 불가능할 경우 장기간 도뇨를 하기 위함이다.

② 회음부 수술후에 상처부위가 소변으로부터 오염되는 것을 방지한다.

③ 하복부 수술시 방광의 팽창을 방지한다.

④ 간헐적이거나 계속적인 방광배액과 세척을 제공한다.

⑤ 시간당 소변량을 측정하기 위함이다.

(2) 준비물품

① 멸균된 유치도뇨 Set(장갑, 소독솜, 이동겸자, 소독용기, 켈리)

② 유치도뇨관(성인 No.14~18, 소아 No.10~12)

③ 주사기

④ 윤활제

⑤ urine bag or 배뇨병

⑥ 연결관

⑦ 소독액

⑧ 생리식염수

⑨ 반창고

⑩ 안전핀

(3) 수행 및 이론적 근거

수행	이론적 근거
ⓐ 물품을 준비한다.	
ⓑ screen을 친다.	
ⓒ 대상자에게 목적과 방법을 설명한다.	
ⓓ 대상자는 하의를 내리고 배횡와위를 취하게 하고 둔부밑에 위생방수지를 깐다.	
ⓔ 준비 된 도뇨 세트를 대상자의 다리 사이에 놓고 펼친다.	ⓔ 감염이 쉬우므로 무균적으로 시행한다.
ⓕ catheter의 공기주머니를 점검한다. - 주사기를 사용하여 일정량의 생리식염수를 카테터의 공기주머니에 넣어 적절하게 부푸는지, 물이 새는지 확인한다. 주사기를 연결한 채 생리식염수를 빼놓는다.	ⓕ 공기주머니가 새거나 적절히 부풀지 않으면 도뇨관을 교환한다.
ⓖ 도뇨관의 삽입부에 윤활제를 바른다.	
ⓗ 단순도뇨법과 같은 방법으로 소음순과 요도구 주위를 소독스펀지로 닦는다.	

수행	이론적 근거
ⓘ catheter의 연결관 끝쪽에 곡반을 준비하고 도뇨관을 삽입한다. - 도뇨관은 소변이 나오기 시작한 지점보다 2.5~5cm 더 깊이 삽입한다.	
ⓙ 소변이 흐르기 시작하면 catheter를 켈리로 clamp시키고 연결된 주사기로 생리식염수를 공기주머니에 밀어 넣어 고정시킨다.	ⓙ 도뇨관 끝의 공기주머니가 방광 내 입구에 고정된다.
ⓚ catheter를 조심스럽게 당겨 보아 빠지지 않으면 다시 약간 밀어 넣는다.	ⓚ 잡아당겨본 뒤 다시 밀어넣는 이유는 공기주머니가 방광경을 누르지 않도록 하기 위함이다.
ⓛ 도뇨관과 urine bag을 연결한 후 켈리를 제거한다.	
ⓜ 대상자의 대퇴 안쪽에 catheter를 테이프로 고정한다.	
ⓝ urin bag을 침대에 안전하게 고정시킨다. 이때 urin bag은 환자의 방광보다 아래에 놓는다.	
ⓞ 물품을 정리하고 기록한다. - 공기주머니가 부풀기 위한 충분한 공간을 확보함으로서 공기주머니가 요도가 아닌 방광 내에서 부풀려지게 하며 외상을 일으키지 않도록 한다.	

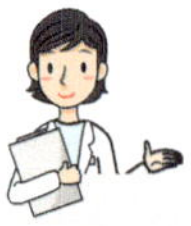

주의사항

1. 유치도뇨시 배횡와위를 취한다.
2. 유치도뇨세트 풀어 장갑낀 뒤 주사기에 증류수 5cc 넣어 도뇨관의 풍선을 확인한다.
3. 도뇨관은 소변이 나오기 시작한 지점보다 2.5~5cm 더 깊이 삽입한다.
4. Urin bag은 환자의 방광보다 아래에 놓는다.

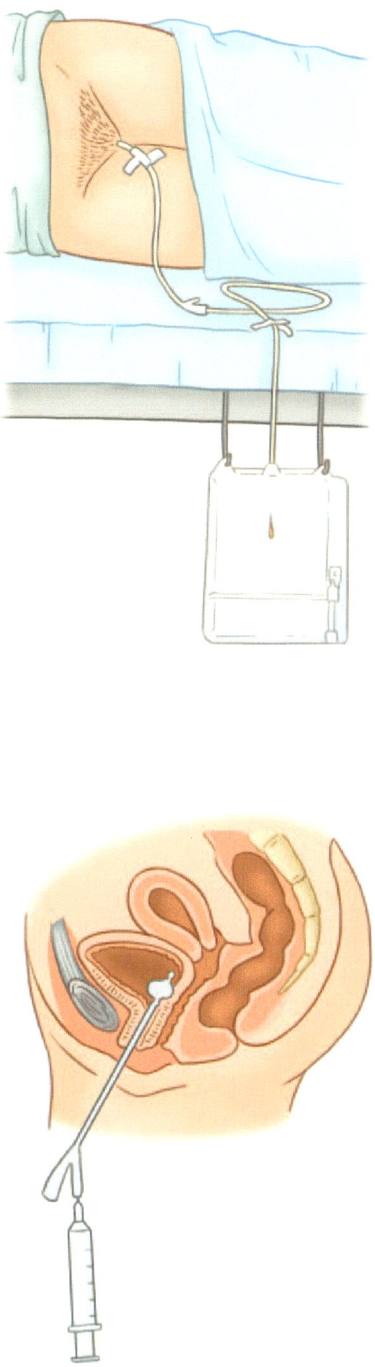

여성유치도뇨

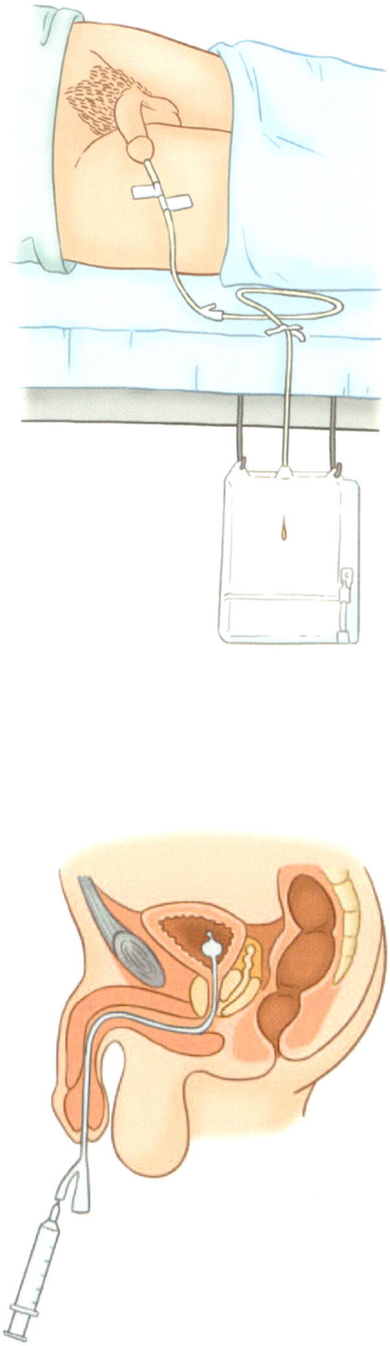

남성유치도뇨

방광의 해부학적 구조

3) 방광 세척

(1) 목적

① 방광 내에 염증의 소염, 피고름, 점액, 결석 등을 씻어내기 위함이다.
② 방광 내에 약을 주입하여 염증을 예방 치료한다.
③ 출혈방지, 감염예방 및 치유도모를 위함이다.
④ 유치도뇨관이 막히지 않도록 하기 위함이다.

(2) 준비물품

① 멸균된 방광 세척 세트(소독솜, 켈리, 장갑, 멸균용기)
② 세척용 주사기(30~50cc)
③ 멸균 세척액이나 방광에 점적할 약물
④ 곡반 및 변기

(3) 수행 및 이론적 근거

수행	이론적 근거
ⓐ 대상자를 확인하고 목적과 방법을 설명한다.	ⓐ 방광세척은 통증을 주지 않음을 알려 대상자의 불안을 덜어준다.
ⓑ 대상자가 편안한 자세를 취하도록 도와주고 유치도뇨관을 노출시킨다.	
ⓒ 이용하기 편한 곳에 물품을 펼치고 장갑을 낀다.	
ⓓ 멸균용기에 세척액을 넉넉히 붓고 주사기에도 세척액을 채워두어 멸균용기에 걸쳐둔다.	ⓓ 도뇨관 세척시는 한번에 약 30~40cc, 방광세척시는 약 100~200cc를 사용하고 아동은 이보다 적게 사용한다.
ⓔ 도뇨관의 끝부분 아래쪽에 멸균포를 깔고 켈리로 clamp시킨다.	ⓔ 도뇨관과 배설관이 분리시 소변이 흐르는 것을 방지한다.
ⓕ 연결부위를 분리하기 전에 소독솜으로 닦고 도뇨관과 배설관을 분리시킨다. - 도뇨관의 끝은 오염되지 않도록 왼손에 잡고 배설관의 끝은 뚜껑을 씌우거나 소독거즈에 싸서 고정시킨다.	
[도뇨관세척] • 도뇨관의 끝에 세척액을 채운 주사기를 연결시키고 켈리를 제거 한 후 천천히 용액을 주입한다. • 용액이 다 주입되면 왼손으로 도뇨관을 잡고 주사기를 뺀 후 배설물이 곡반에 흘러나오도록 한다. • 배설물의 양상, 색깔, 침전물 등을 관찰한다. • 배설물이 깨끗해질 때까지 이상의 절차를 반복한다.	• 용액의 주입은 부드럽게 하여 점막에 손상을 입히지 않게 하며 방광벽에 압력이 가해지는 것을 막는다. • 용액이 흐르도록 즉시 도뇨관 끝쪽을 낮춘다. • 도뇨관에 공기가 주입되지 않도록 유의한다. 방광내 공기는 방광의 경련을 일으킬 수 있다.

수행	이론적 근거
[방광세척] • 지시된 세척용액을 필요한 양만큼 방광 내에 주입한 후 켈리로 도뇨관을 clamp시키고 분리된 배설관을 연결한다. • 배설관을 잠그고 켈리를 제거한다. **[방광점적]** • 방광세척 후 준비된 약물을 방광에 직접 주입하고 약 30~60분간 머물러 있도록 도뇨관을 clamp시킨다.	• 용액이 흘러나오지 않게 하기 위해 켈리로 clamp시킨다. • 방광내에 세척액이 머무르게 한다.
ⓖ 도뇨관과 배출관을 연결한다.	
ⓗ 물품을 정리하고 기록한다.	

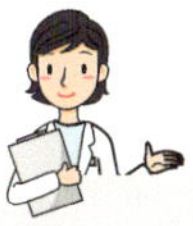

주 의 사 항

1. 도뇨관 세척시는 한번에 약 30~40cc
2. 방광세척시는 약 100~200cc를 사용
3. 도뇨관에 공기가 주입되지 않도록 유의
4. 방광 점적시 약 30~60분간 머물러 있도록 도뇨관을 clamp

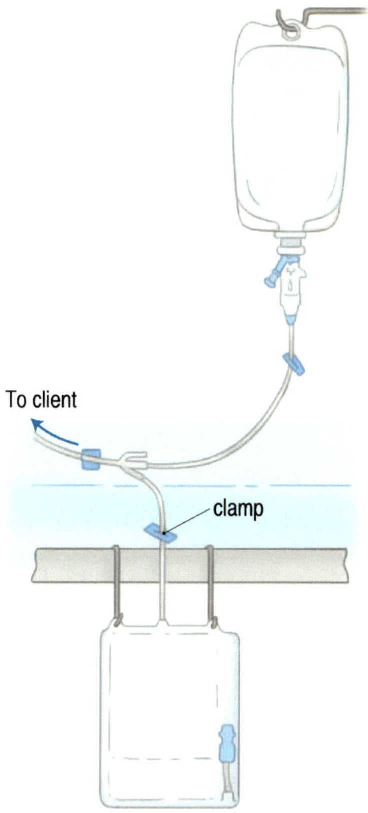

4) 3-way 유치도뇨관을 이용한 방광세척

(1) 목적

방광세척법과 동일하다.

(2) 준비물품

① 세척액

② IV걸대

③ 멸균된 세척관(drip chamber와 조절기)

(3) 수행 및 이론적 근거

수행	이론적 근거
ⓐ foley catheter대신에 3-way catheter를 사용하여 유치도뇨를 시행한다.	ⓐ 3-way 유치도뇨관을 이용한 방광세척은 밀폐식 세척으로 감염을 최대한으로 방지한다.
ⓑ 세척액을 IV걸대에 걸고 용액을 흐르게 하여 세척관내의 공기를 제거한 후 조절기를 잠그고 세척관의 끝을 catheter의 셋째 갈래의 강에 연결한다.	ⓑ 방광 내 공기가 들어가는 것을 방지한다.
ⓒ 방광세척은 간헐적 세척과 계속적 세척 두가지 방법이 있다. **[간헐적 세척]** • 배출관을 조절기로 잠근다. • 배액관의 조절기를 풀어 세척액이 방광에 서서히 주입되도록 한다. • 세척액이 모두 주입되면 배액관을 잠그고 배출관의 조절기를 풀어 세척액이 방광을 거쳐 배출되도록 한다. **[계속적 세척]** • 배액관의 조절기를 풀어 지시된 속도로 방광내에 주입시킴과 동시에 배출관의 조절기를 풀어 배출관으로 배출되게 한다.	• 의사처방이 없을 경우 속도는 1분당 40~60방울로 맞춘다. 과속으로 주입할 경우 심한 복통을 초래할 뿐 아니라 방광을 파열시킬 수도 있다.
ⓓ 물품을 정리하고 기록한다.	

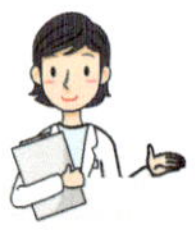

주 의 사 항

1. 3-way catheter를 사용하여 유치도뇨를 시행한다.
2. 세척관내의 공기를 제거한다.
3. 계속적 세척시 속도는 1분당 40~60방울

5) 유치도뇨관의 제거

(1) 목적

① 방광감압이 더 이상 필요 없을 때,
② 도뇨관이 막혔을 때,
③ 대상자가 스스로 배설이 가능할 때,
④ 유치도뇨관을 능숙하게 제거하기 위함이다.

(2) 준비물품

주사기(5cc)

(3) 수행 및 이론적 근거

수행	이론적 근거
ⓐ 대상자에게 목적과 절차를 설명한다.	ⓐ 도뇨관 제거 후 첫 8~24시간 동안 자연배뇨를 확인하기 위하여 수시로 대상자를 관찰할 것을 말해 준다.
ⓑ 장갑을 착용한다.	
ⓒ 회음부를 노출시키고 도뇨관을 고정시켰던 반창고를 떼어 낸다.	
ⓓ 주사기를 이용하여 공기주머니의 용액을 뽑아낸다.	ⓓ 방광 내에 고정시키기 위해 넣어 둔 공기주머니 내에 용액을 뽑아내어 도뇨관이 제거될 수 있도록 한다.
ⓔ catheter를 꼭 눌러 잡고 조심해서 빼낸다.	ⓔ 도뇨관에 남아 있는 소변이 새지 않도록 하기 위함이다.
ⓕ 마른 솜으로 회음부를 깨끗이 닦아준다.	ⓕ 회음부는 감염의 우려가 높으므로 청결히 한다.
ⓖ 물품을 정리하고 기록한다.	

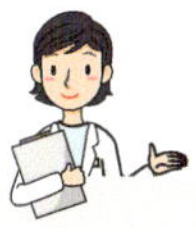

주 의 사 항

1. 도뇨관 제거 후 첫 8~24시간동안 자연배뇨를 확인하기 위하여 수시로 대상자를 관찰한다.
2. 주사기를 이용하여 공기주머니의 용액을 뽑아낸다.
3. 마른 솜으로 회음부를 깨끗이 닦아준다.

2 배변을 돕는 간호

- **배출관장:** 직장 내 용액을 주입시켜 장을 팽창시키거나 장점막을 자극하여 연동운동을 일으켜 배변을 유도한다(비눗물 관장, 일회용 고장액 관장).
- **정체관장:** 소량의 용액을 장내에 주입하여 장기간 머물러 있게 한다(글리세린 관장, seconal관장).

1) 비눗물관장 Soap-sude enema

(1) 목적

① 대장의 연동운동을 자극하여 배변을 돕기 위함이다.
② 수술이나 각종 정체관장 전에 colon을 깨끗이 씻어내기 위함이다.
③ gas로 인한 통증을 제거하기 위함이다.

(2) 준비물품

① 40~43℃의 관장용 비누액 500~1,000cc(물 1000cc에 흰색의 저자극성 비누가 5cc가 섞인것)
② enema can, 연결관
③ 직장 tube와 조절기
④ 방수포
⑤ 윤활제와 거즈
⑥ 변기
⑦ 화장지
⑧ 일회용 장갑
⑨ 곡반

(3) 수행 및 이론적 근거

수행	이론적 근거
ⓐ 물품을 준비한다.	ⓐ 비눗물의 온도는 체온보다 약간 높은 40~43℃가 적당하다.
ⓑ screen을 치고 대상자에게 목적과 방법을 설명한다.	ⓑ 충분한 용액을 주입하여 결장을 자극해서 배변되게 한다는 것과 목적을 달성하기 위하여 적어도 10~15분간 용액이 장내에 머무르도록 배에 힘을 주지 말라고 설명한다.
ⓒ 윗침구는 접어내리고 대상자의 둔부밑에 방수포를 깐다.	ⓒ 밑홑이불을 보호한다.
ⓓ 대상자를 왼쪽으로 돌아눕게 하고 불필요한 노출은 피하면서 항문을 노출시킨다.	ⓓ 왼쪽 Sim's체위는 직장과 S장결장의 연결부위의 결각이 없어지면서 대상자가 편안한 자세로 긴장감없이 관장액을 잘 주입할 수 있다.
ⓔ 배액관과 직장tube를 enema can에 연결하고 조절기를 잠근다.	
ⓕ enema can에 비눗물을 채우고 enema can을 높이 들거나 IV걸대에 건 후 직장tube 끝을 곡반에 대고 조절기를 약간 열어 용액을 흐르게 하여 tube내의 공기를 빼고 조절기를 다시 잠근다.	ⓕ 관장액이 들어가기 전에 장에 공기가 들어가게 되면 장벽이 팽창되어 불편감과 연동운동이 증가한다.

수행	이론적 근거
ⓖ 직장 tube끝 7~10cm에 윤활제를 바른다.	
ⓗ 대상자에게 입으로 숨을 쉬게 하면서 직장 tube를 배꼽으로 향한 각도로 8~10cm 정도 삽입한다.	ⓗ 입으로 호흡하면 복부근육을 이완시켜 삽입을 쉽게 한다. 직장tube 삽입길이는 성인은 8~10cm, 소아는 5~7cm, 영아는 2~3cm 정도이다.
ⓘ 항문의 40~50cm높이로 enema can을 들어올려 서서히 용액이 주입되도록 한다. 이때 대상자에게 입으로 호흡하도록 교육한다.	ⓘ 너무 높이 들면 용액이 들어가는 압력이 높아져 장파열이나 복통을 유발시킬 수 있다.
ⓙ 한 손으로 직장tube를 고정시켜 빠져 나오지 못하게 하고 대상자가 불편감을 호소하면 용액의 흐름을 잠시 멈춘다.	ⓙ 용액의 흐름이 너무 빠르면 대상자에게 통증을 일으키고 장내 용액의 보유가 힘들게 된다.
ⓚ 준비한 용액 500~1000cc가 다 주입되기 전 용액이 조금 남은 상태에서 조절기를 잠근다.	
ⓛ 휴지로 항문과 tube 둘레를 누르면서 직장 tube 를 서서히 뺀다.	
ⓜ 대상자에게 10~15분간 그대로 누운 자세에서 말하고 입으로 숨을 쉬도록 권하고 휴지로 항문을 누르고 있게 한다.	ⓜ 효과적인 관장은 최소한 10분 정도 참아야 한다.
ⓝ 10~15분 후 대상자에게 변기를 대어 주거나 화장실에 가도록 돕는다.	
ⓞ 물품을 정리하고 기록한다.	ⓞ 대변의 양상, 양, 이상유무를 확인한다.

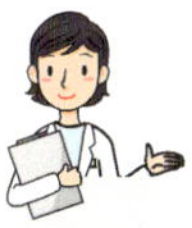

주 의 사 항

1. 비눗물의 온도는 체온보다 약간 높은 40~43℃ 가 적당하다.
2. 왼쪽 Sim's체위
3. tube내 공기를 제거한다.
4. 대상자에게 입으로 숨을 쉬게 하면서 직장 tube를 배꼽으로 향한 각도로 8~10cm 정도 삽입한다(소아는 5~7cm, 영아는 2~3cm).
5. 최소한 10분 정도 참아야 한다고 설명한다.

2) 일회용 고장액 관장기를 사용하는 방법

(1) 목적

비눗물 관장과 동일

(2) 준비물품

① 일회용 관장기
② 윤활제
③ 방수포
④ 변기
⑤ 화장지
⑥ 일회용 장갑

(3) 수행 및 이론적 근거

수행	이론적 근거
ⓐ 1~4는 비눗물 관장과 동일	
ⓑ 일회용 고장액 관장기를 잡고 관장촉 뚜껑을 열어 윤활제를 바른다.	ⓑ 상품으로 나오는 일회용 관장기는 윤활액이 이미 발려져 있다.
ⓒ 관장촉을 직장에 동일한 방법으로 삽입한 후 관장액 주머니를 짜서 용액이 장내로 들어가도록 한다.	
ⓓ 10~14는 비눗물 관장과 동일	

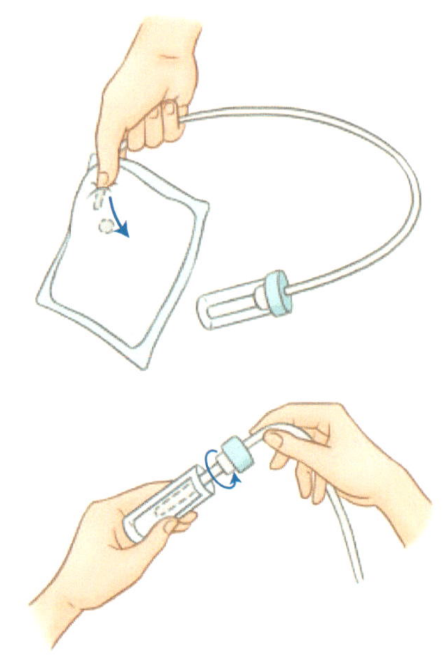
ⓑ

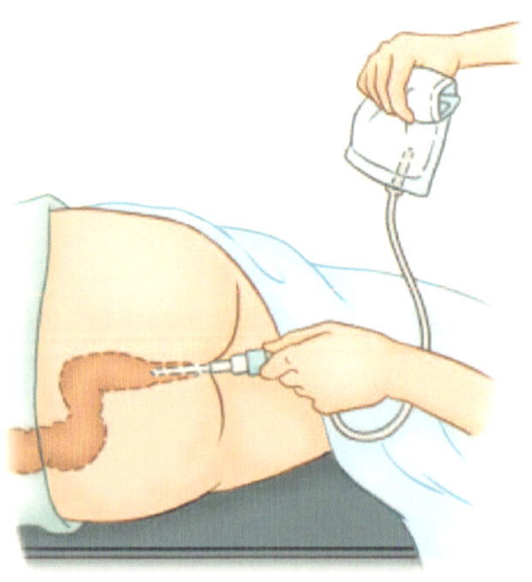
ⓒ

3) 글리세린 관장

(1) 목적

글리세린을 장시간 장내에 주입하여 변을 부드럽게 배출시키기 위함이다.

(2) 준비물품

① 관장용 글리세린액(물과 글리세린을 1:1비율로 섞는다.)

② 50cc주사기

③ nelaton catheter(5~6 Fr.)

④ 윤활제

⑤ 일회용 장갑

⑥ 변기와 화장지

(3) 수행 및 이론적 근거

수행	이론적 근거
ⓐ 1~4는 비눗물 관장과 동일	
ⓑ 주사기에 관장액을 넣은 후 nelaton catheter를 연결한다.	
ⓒ catheter끝 7~10cm에 윤활제를 바른 후 용액을 통과시켜 공기를 제거한다.	
ⓓ 직장에 약 8~10cm 정도 catheter삽입한 후 용액을 주입한다.	
ⓔ 11~14는 비눗물 관장과 동일	

4) Seconal 관장

(1) 목적

불안정한 환자나 검사 전에 진정시키기 위함이다.

(2) 준비물품

① 처방된 양의 Seconal
② 10cc주사기
③ nelaton catheter(5~6Fr.)
④ 윤활제
⑤ 휴지

(3) 수행 및 이론적 근거

수행	이론적 근거
ⓐ 10cc 주사기에 더운 물 5~6cc를 넣고 준비된 se- conal을 섞어 희석된 용액을 만든다.	ⓐ 주로 소아환자에 많이 사용된다.
ⓑ 장갑을 낀다.	
ⓒ 주사기에 nelaton catheter를 연결한 후 윤활제를 바른다.	
ⓓ catheter를 항문에 약 10cm 정도 삽입한 후 약물을 주입한다.	
ⓔ 항문에 휴지를 대고 catheter를 제거한 후 3~5분 정도 항문을 막아준다.	
ⓕ 진정이 되면 하려던 검사를 시행한다.	

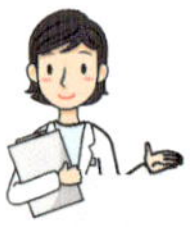

주의사항

1. 주입후 3~5분 정도 항문을 막아준다.

5) 직장튜브를 이용한 가스 배출법

(1) 목적

장내의 가스를 효과적으로 배출시키기 위함이다.

(2) 준비물품

① 직장튜브(26~32Fr.)

② 곡반

③ 윤활제

④ 반창고

(3) 수행 및 이론적 근거

수행	이론적 근거
ⓐ 환자에게 목적을 설명한 후 관장시와 같은 Sim's position을 취하게 한다.	
ⓑ 직장튜브에 윤활제를 바른 후 직장에 약 10cm 삽입한다.	
ⓒ 튜브 끝에 곡반을 대준다.	
ⓓ 반창고로 튜브를 고정시켜 빠지지 않게 한다.	
ⓔ 약 30분 후 튜브를 제거한다.	

3 인공항문 간호

1) 목적

① 인공항문으로 용액을 주입하여 대변을 씻어내기 위함이다.
② 인공항문의 폐색을 막기 위함이다.
③ 세척은 주기적으로 함으로써 일정시간에 배변하는 습관을 길러주기 위함이다.

2) 준비물품

① 세척통(세척주머니, 집게)
② 연결관
③ 삽입관
④ 조절기
⑤ 세척액 500~1,000cc(약 38~40℃의 미지근한 물)
⑥ 수용성 윤활제
⑦ IV걸대
⑧휴지
⑨ 비누와 물

3) 수행 및 이론적 근거

수행	이론적 근거
ⓐ 세척통에 세척액을 채우고 연결관과 삽입관을 세척통에 연결한다.	
ⓑ 대상자를 의자나 양변기에 앉히고 인공항문부위를 노출시킨다.	
ⓒ 착용하였던 부착물을 제거하고 세척주머니를 부착하여 주머니 끝을 변기통에 넣는다.	
ⓓ 세척통을 IV걸대에 걸고 용액을 흘러내리게 한다.	ⓓ 세척관 속에 있는 공기를 제거하기 위함이다.
ⓔ 삽입관 끝에 윤활제를 바르고 삽입관을 장루에 삽입한다.	
ⓕ 조절기를 열어 세척액을 주입한다.	
ⓖ 세척액을 모두 주입한 후 세척관을 제거하고 장루를 10초~5분간 막는다.	
ⓗ 1차 배설 후 세척주머니를 잠그고 대상자의 볼일을 본다.	
ⓘ 약 20~40분 후 세척용액과 변의 배설을 확인한다.	
ⓙ 세척주머니를 물로 씻는다.	
ⓚ 세척주머니를 제거한다.	
ⓛ 인공항문 주위의 피부를 비누와 물로 청결히 하고 건조시킨다.	
ⓜ 새 stoma 주머니를 착용한다.	

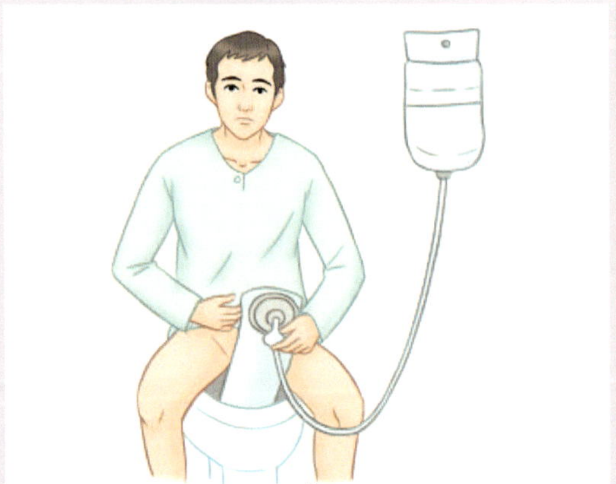
ⓔ

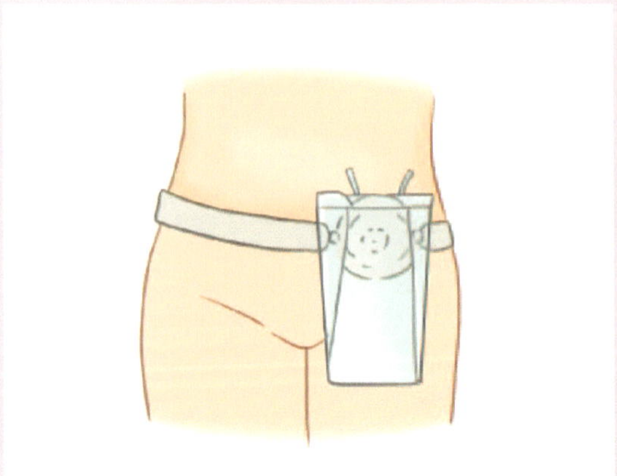
ⓜ

1. 무균술

1) 멸균된 물품을 꺼내는 방법

- 손을 씻고 멸균 물품이 습기가 있는지, 열려져 있지는 않은지, 포장에 구멍이 있지는 않은지 주의 깊게 확인한다.
- 멸균물품의 멸균 표식자와 유효일자를 확인한다.
- 허리 높이 수준의 편평하고 깨끗하고 물기가 없는 곳에 올려놓는다.
- 소독포 가장자리는 오염된 것으로 간주하므로 맨 위에 덮인 부분의 바깥쪽 끝을 잡고 천천히 펼친다.
  ① 간호사로부터 먼 쪽을 먼저 편다.
  ② 접힌 순서대로 오른쪽은 오른손으로
  ③ 왼쪽은 왼손으로
  ④ 가까운 쪽을 편다.

2) 이동 섭자(Transfer forceps) 사용 방법

- 섭자 통의 섭자는 하나씩 꽂아야 한다(오염방지).
- 섭자 통의 가장자리는 오염되었다고 간주, 닿지 않게 주의한다.
- 섭자의 끝도 아래의 1/3만 멸균상태로 인정한다.
- 멸균 섭자는 시야 내에서 사용, 시야에서 벗어난 것은 오염된 것으로 간주한다.
- 섭자의 끝은 항상 아래로 향하게, 허리 높이 보다 높이 들어 올려 사용한다.
- 드레싱 세트의 뚜껑은 들고 있을 경우 내면이 아래로, 내려놓을 경우엔 내면이 위로 가도록 놓는다(뚜껑의 내면이 무균 영역임).
- 멸균된 물품을 멸균 영역에 놓을 경우 섭자가 바닥에 닿지 않도록 살짝 떨어뜨린다.
- 젖은 스펀지를 전달할 경우 용액이 역류하여 깨끗한 감자가 오염될 수 있기 때문에 전달하는 간호사가 위쪽, 사용하는 간호사가 아래쪽을 잡아야 한다.
- 이동섭자와 섭자통은 매 24시간마다 멸균해야 한다.

3) 멸균 영역에 멸균 물품 첨가하기

- 멸균물품의 유효일자를 확인함
- 외부 포장지의 가장 자리를 조심스럽게 뒤로 잡아 당겨 내용물과 접촉하거나 포장이 멸균포에 닿지 않도록 함
- 멸균 영역에 15cm 위에서 물품을 추가함
- 무균영역에서 털거나 던지지 않음

4) 멸균 용액 따르기

- 용액의 내용물과 유효일자를 확인한다.
- 용액은 개봉된 시기로부터 24시간이 경과하면 오염된 것으로 간주함. 소독액은 개봉 후 1주일을 넘지 않도록 해야 한다.
- 필요한 경우에만 열고 가능한 빨리 뚜껑을 닫아야 한다.
- 뚜껑을 열어서 들고 있을 때에는 내면이 아래로, 바닥에 놓을 때 내면이 위로 향하게 한다.
- 병 가장자리는 오염된 것으로 간주. 2-3cc의 용액을 따라 버려 용기의 입구를 깨끗이 한다.
- 용액은 라벨이 붙은 쪽을 잡아서 멸균영역에서 안에서 10-15cm의 높이에서 멸균용기에 튀지 않게 천천히 용액을 붓는다.
- 개봉 후 개봉 날짜와 시간을 명시해야 한다.

2. 방광, 요관, 요도의 해부학적 상태 및 기능

1) 비뇨기계

2개의 신장, 요관, 방광, 요도로 구성. 영양을 흡수하고, 그 영양이 온몸으로 전달된 후 조직에서 받아온 요를 생산하여 체외로 배설한다.

- 신장: 좌우 2개가 복강 뒷벽에 위치. 피질과 수질의 두 층으로 이루어져 있으며 가운데 신우 부분이 있음. 각각 약 100만개 이상의 네프론을 가짐
- 요관: 지름 1.25cm, 길이 25~30cm. 각 요관의 신장으로 연결되는 윗 끝부분은 깔대기 모양으로 생김. 요관의 바로 아래 끝부분은 방광의 후면쪽으로 연결됨. 수뇨관이라고 하며, 신장의 신우에 모아진 소변을 방광까지 운반해주는 섬유 근육 조직관
- 방광: 치골결합 뒤에 위치하며, 좌우의 요관에서 내려온 소변을 배출할 때까지 일시적으로 저장하는 근육성 주머니 모양의 장기
- 요도: 여성의 경우 치골결합의 바로 뒷부분, 질의 앞부분에 위치함. 길이는 약 3.7cm, 남성은 약15~20cm. 방광과 요도구를 연결함 소변이 요관을 지나 방광에서 저장 된 후 일정한 양이 모이면 요도를 통해 몸 밖으로 내보내는 관

2) 소변 생성과정

혈류 중의 혈장성분이 사구체에 의해 여과된 후 세뇨관에서 재흡수와 분비에 의해 요가 생성된다.

3) 배뇨의 기전

- 배뇨중추: 척수 S2-4(배뇨의 불수의적 조절), 대뇌피질(배뇨의 수의적 조절)
- ✓ 신장에서 생성된 소변이 요관을 따라 방광에 축적(보통 아동은 100~200cc, 성인은 200~400cc)
  - ➡ 방광 내부의 압력 상승
  - ➡ 방광에 있는 신전 감수체(stretch receptor) 자극
  - ➡ 이 자극은 천골(sacral vertebrae) 2번과 4번 사이에 위치한 배뇨반사중추로 전달
  - ➡ 반사 중추로부터 부교감신경 자극 → 배뇨근 수축, 내요도 괄약근 이완 명령 전달

4) 요의

- 대뇌피질에서 수의적으로 외요도 괄약근을 이완하라는 명령을 내리면 배뇨가 이루어짐
- 대뇌피질에서 외요도 괄약근을 수의적으로 조절하는 능력에 문제가 생기면 요실금이 발생함

3. 단순도뇨의 목적과 적응증

- 요도 외상 후 급성 요정체/진정제나 진통제의 효과로 배뇨를 할 수 없을 때 급성 방광팽만의 즉각적인 완화를 위함이다.
- 내진 또는 하복부 수술 대상자의 수술 전 방광을 비워 인접기관의 손상을 방지하기 위함이다.
- 무균적인 소변 검사물을 얻기 위함이다.
- 배뇨 후 잔뇨량을 측정하기 위함이다.

4. 유치도뇨의 목적과 적응증

- 장시간 자연배뇨가 불가능할 때 배뇨하기 위함이다.
- 회음부 수술 대상자의 소변으로 인한 수술 부위 오염을 방지한다.
- 시간당 소변 배설량을 측정한다.
- 수술동안 방광의 감압을 유지한다.

1) 유치도뇨 대상자 간호

- 회음부 간호를 실시한다(하루에 2회, 배변 후 회음부 간호).
- 충분한 수분섭취를 격려한다(하루 3000cc이상: 요정체로 인한 감염 가능성을 감소시킴)
- I/O check(8시간 마다 기록)
- 소변의 산성도 유지(미생물의 성장 억제)
- 필요시 유치도뇨관 교환(도뇨관이나 튜브에 침전물이 생겼거나, 소변배출이 원활하지 않을 때).
- 배액 체계의 폐쇄성 유지(연결관이 분리되지 않도록) 한다.
- 배액관의 개방성 유지(혈괴 등으로 관이 막히지 않도록) 한다.
- 방광높이 위로 배액주머니를 올리지 않도록 한다.
- 이동시 배액 주머니를 침대에 올려야 할 경우 배액관을 잠근다.
- 운동 전에는 배액관에 있는 소변을 배액 주머니 속으로 이동시킨다.
- 감염 징후 있을 시 즉시 보고한다.

2) 유치도뇨관의 제거

- 제거 전 며칠간 방광훈련을 실시한다: 도뇨관을 제거하기 며칠 전부터 도뇨관을 일정시간(2~4시간) 동안 잠가 두었다가 풀어주어 방광을 팽창시키고 방광근을 자극시킴
- 도뇨관을 고정한 반창고 제거한다.
- 주사기로 카테터의 풍선 내 증류수 완전히 제거한다.
- 요도구의 바깥 지점까지 카테터를 부드럽게 잡아당긴다.
- 회음부 간호를 실시한다.
- 도뇨관 제거시간, 소변의 양, 색깔, 투명도 등 기록한다.

3) 유치도뇨관 제거 후 환자에게 확인할 내용

- 4시간 이내에 스스로 배뇨를 해야 함.
- 움직일 때 소변이 조금씩 흐르는지(괄약근 기능 확인)
- 제거 후 첫 소변을 시원하게 봤는지(배뇨근 기능 확인)
- 소변볼 때 작열감이나 빈뇨현상이 있는지(방광염 유무 확인)
- 제거 후 8~10시간 동안 환자의 배뇨상태 관찰하며 배뇨 시마다 배뇨량 측정한다.

5. 기록

- 간호수행기록지에 수행내용 및 결과를 기록한다.
  - 시간과 날짜
  - 절차를 시행한 이유
  - 사용한 도뇨관의 크기 및 형태
  - 소변이 잘 배출되고 있는지
  - 소변의 양과 색깔, 냄새, 부유물, 대상자의 반응 등
- 섭취량과 배설량을 기록지에 기록한다.

단순도뇨 수행절차 및 이론적 근거

1

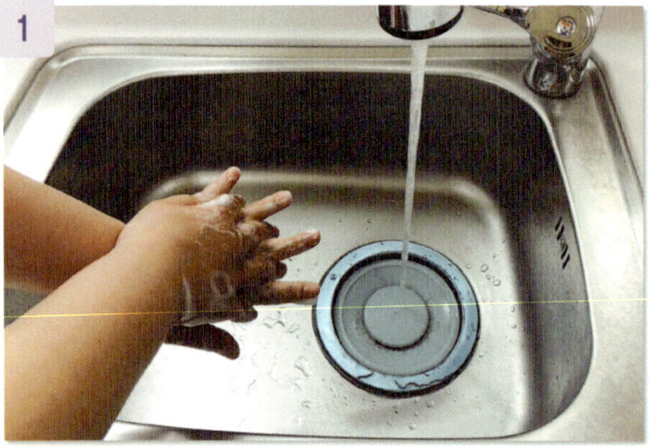

물과 비누로 손위생을 실시한다.

미생물의 전파를 줄이기 위함이다.

2

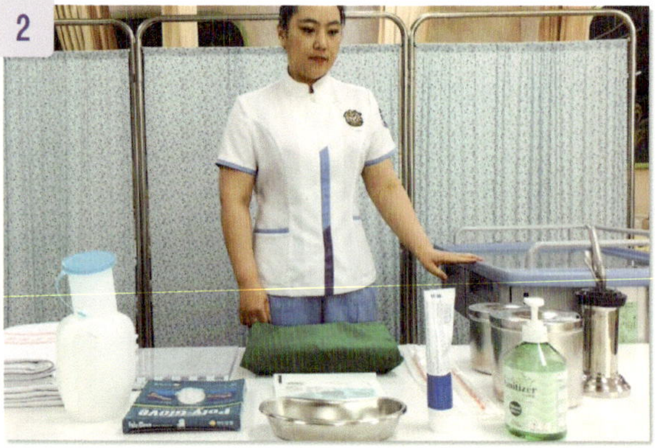

필요한 물품을 준비한다.

3

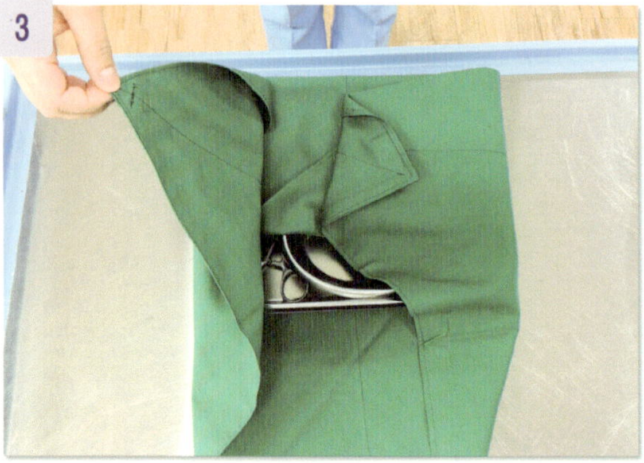

1) 도뇨세트를 쟁반(tray)위에 놓고 무균적으로 편다.

물품을 멸균적으로 준비하여 감염의 위험성을 예방하기 위함이다.

4

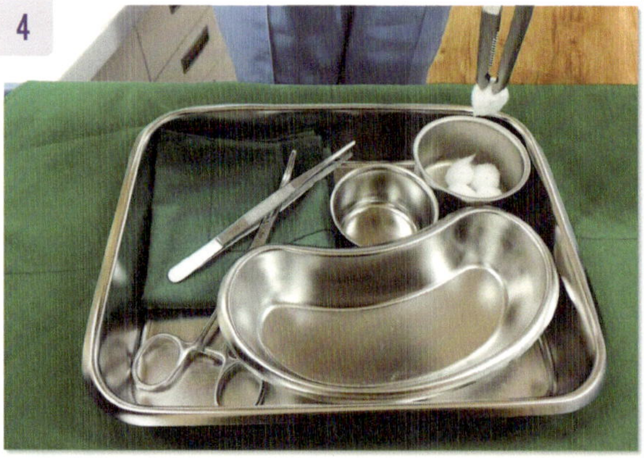

2) 도뇨세트의 종지에 소독솜을 넣고, 멸균 윤활제를 세트 내에 짜 넣는다.

5

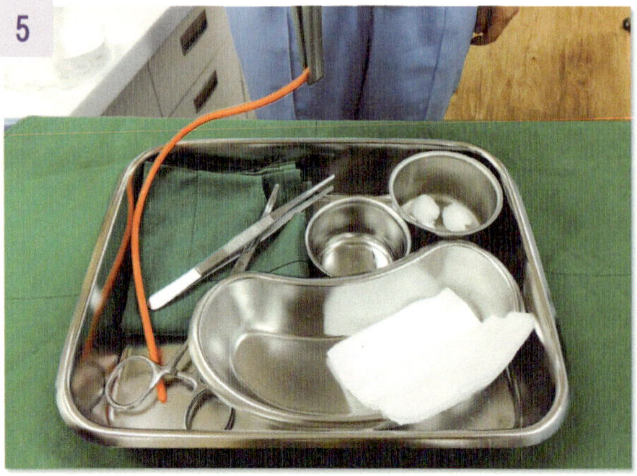

3) 적당한 크기의 도뇨관을 무균적으로 세트 속에 넣은 후 세트를 무균적으로 싼다.

※ 참고) 여자: 6~7Fr. 남자: 7~8Fr.

6

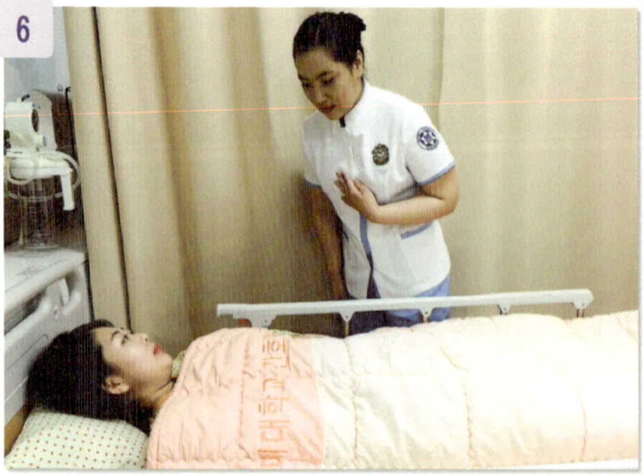

준비한 물품을 가지고 대상자에게 가서 간호사 자신을 소개한다.

단순도뇨 수행절차 및 이론적 근거(계속)

7

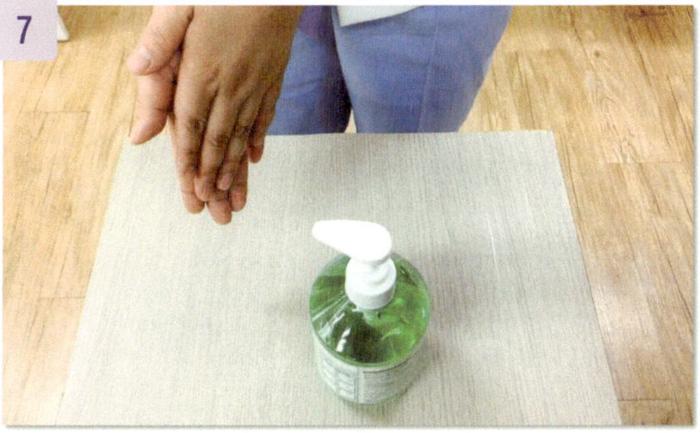

손소독제로 손위생을 실시한다.

8

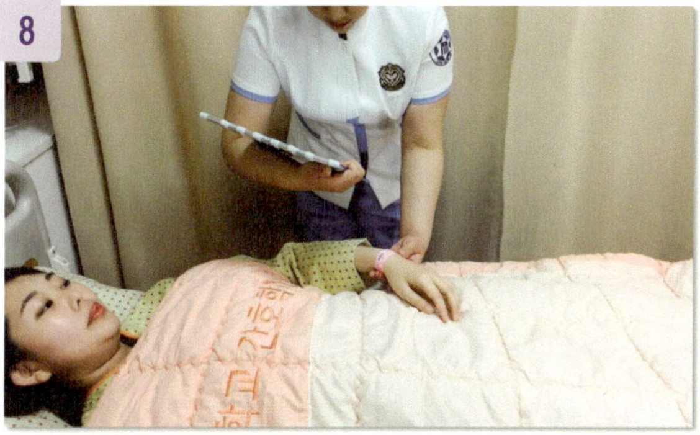

대상자의 이름을 개방형으로 질문하여 대상자를 확인하고, 입원팔찌와 환자리스트(또는 처방지)를 대조하여 대상자(이름, 등록번호)를 확인한다.

대상자를 정확하게 확인함으로써 적절한 사정과 치료를 받을 수 있도록 하고 실수를 줄일 수 있다.

9

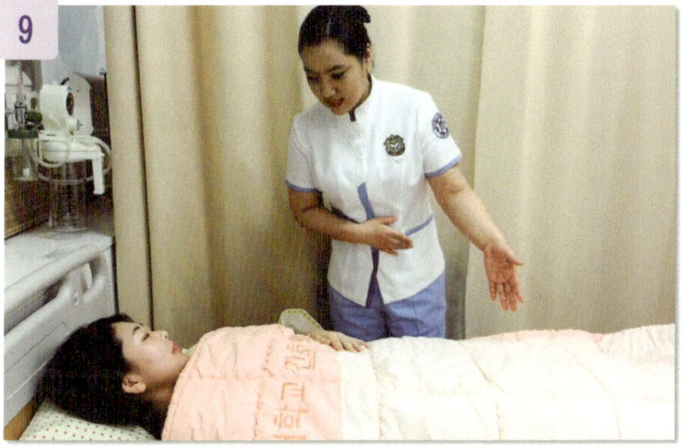

대상자에게 단순도뇨를 하는 목적과 절차를 설명한다.

대상자가 앞으로 일어날 일을 예상할 수 있도록 정확한 정보를 제공받는다면 침습적인 절차로 인한 불안과 스트레스가 감소할 수 있으며 협조를 잘 할 수 있다.

10

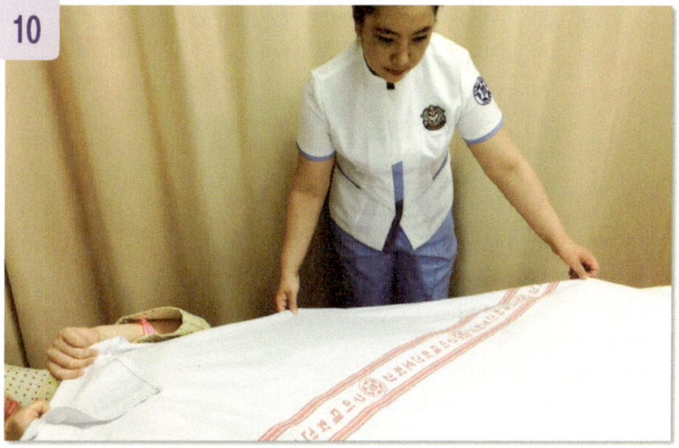

커튼(스크린)으로 대상자의 사생활을 보호해 주고, 똑바로 눕도록 한 후 침구(이불 또는 홑이불)를 덮어준다.

회음부의 노출은 대상자를 당황하게 할 수 있다.

11

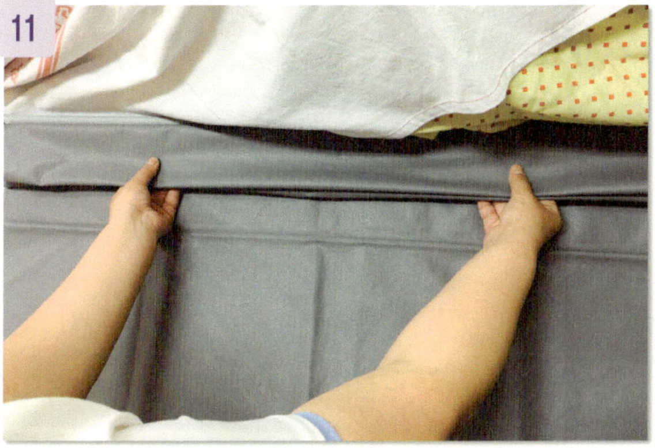

방수포(또는 고무포와 반홑이불)를 대상자 둔부 밑에 깐다.

12

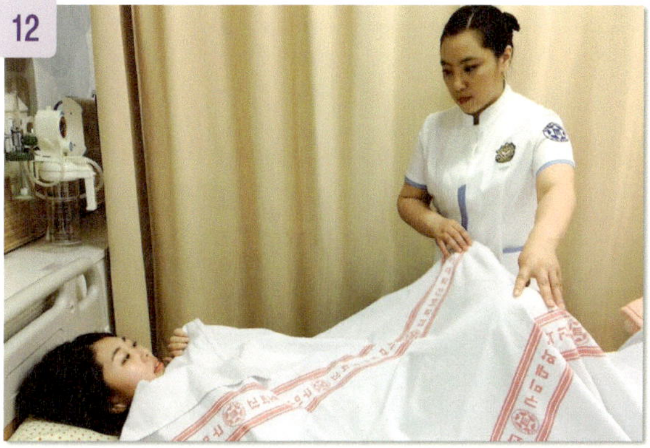

대상자의 하의를 벗기고 무릎을 굽힌 후 60cm 가량 다리를 벌려 배횡와위(dorsal recumbent position)를 취하도록 도와준다.

※ 참고) 남자는 똑바로 눕게 하고 회음부만 노출

단순도뇨 수행절차 및 이론적 근거(계속)

13

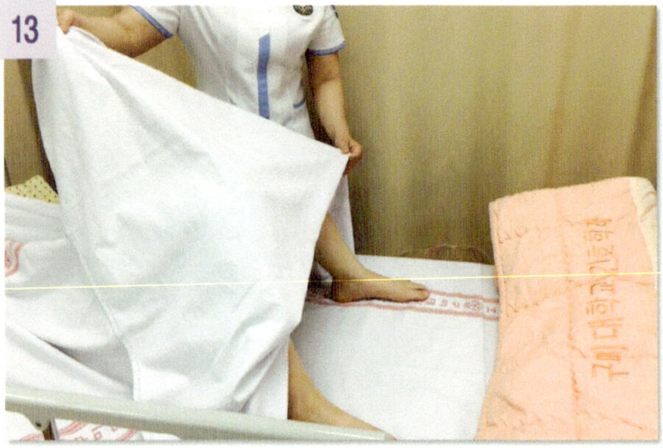

복부 위로 침구(또는 홑이불) 끝을 접어 올려서 회음부를 노출시키고 대상자에게 다리를 움직이지 말라고 설명한다.

감염과 오염을 방지하기 위함이다.

14

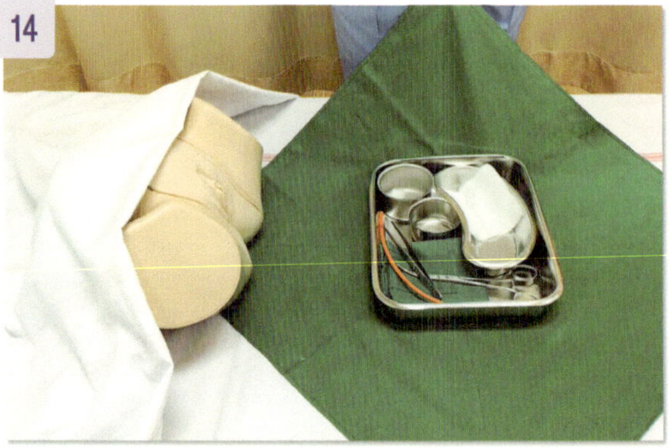

세트가 있는 쟁반(tray)과 곡반을 대상자 다리 사이에 놓고 준비한 세트를 연다.

15

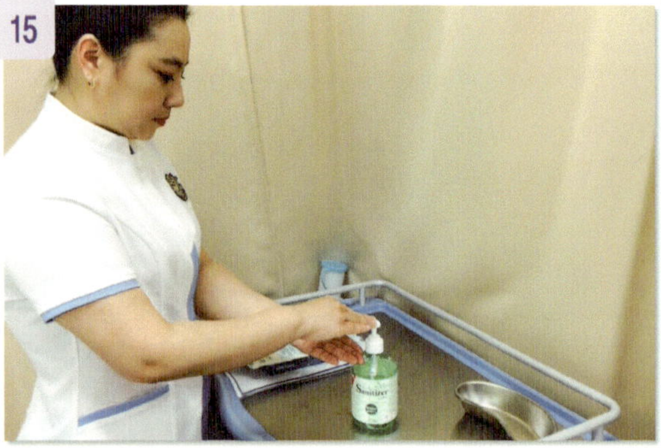

손소독제로 손위생을 실시한다.

16

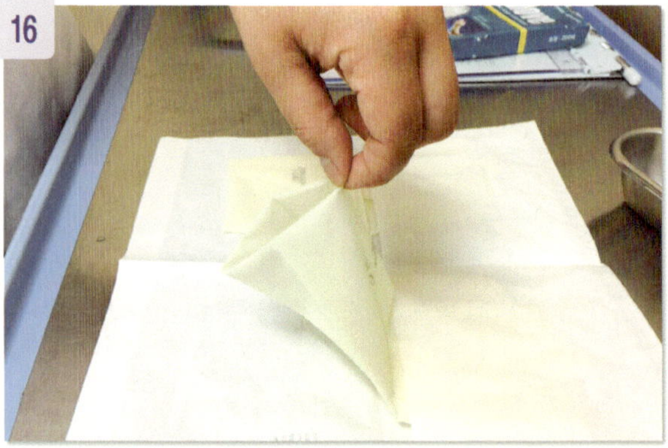

멸균장갑을 무균적으로 착용한다.

접촉을 통한 세균전파를 예방하기 위함이다.

17

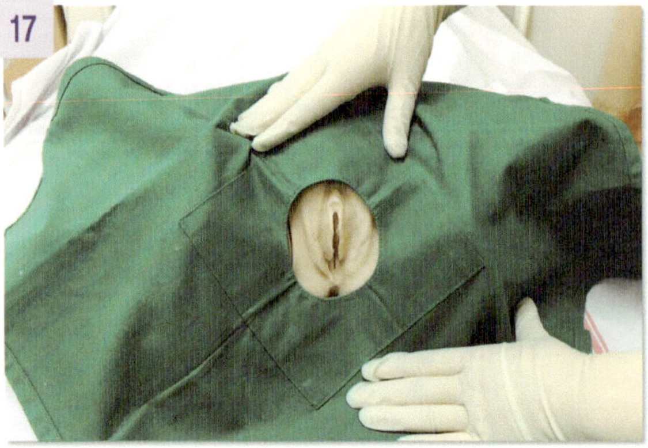

멸균장갑 낀 손이 오염되지 않게 외음부의 노출된 부위를 공포(hole towel)로 덮어 준다.

감염과 오염을 예방하고 노출 부위를 최소화하기 위함이다.

18

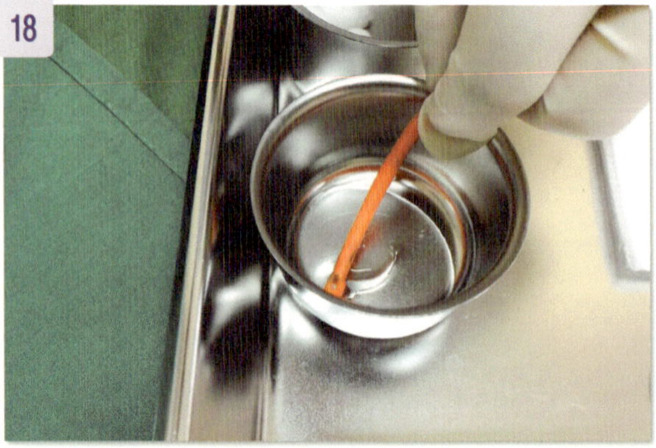

도뇨관 끝(5cm)에 윤활제를 바르고, 소독솜으로 외음부 주위를 닦을 때 찬 느낌이 있을 수 있음을 설명한다.

윤활제는 카테터 삽입 시 유발되는 외상을 줄이고 불편함을 감소시킨다. 대상자가 당황하거나 놀라지 않게 하기 위함이다.

단순도뇨 수행절차 및 이론적 근거(계속)

19

소독솜으로 외음부 주위를 닦는다,(한 번 닦을 때 마다 새 솜을 사용하고 닦은 솜은 세트바깥포에 놓는다.

20

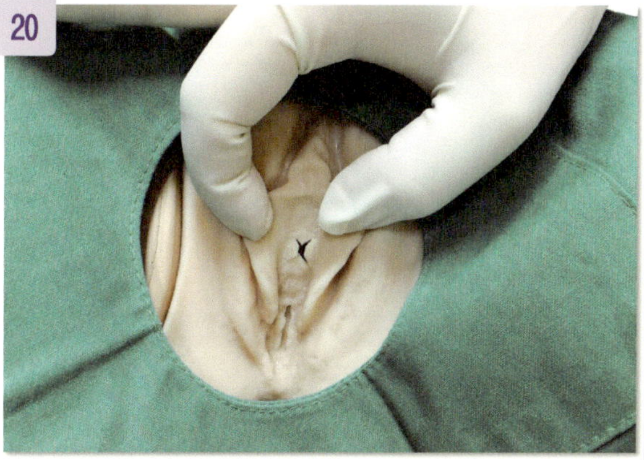

한 손의 엄지와 검지로 음순을 벌려서 요도를 노출시킨다.

21

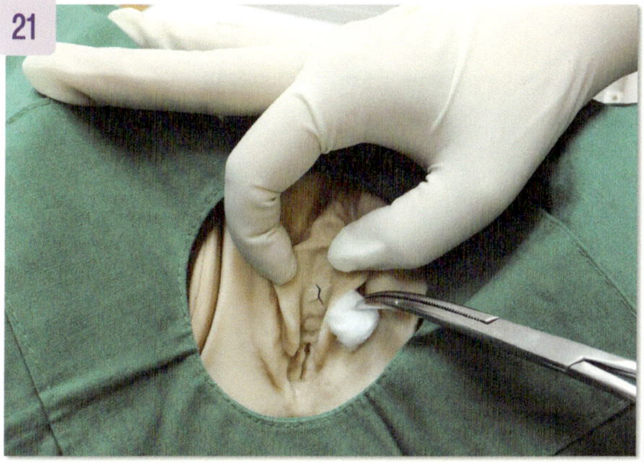

다른 손으로 양편 대음순을 위에서 아래로 닦는다.

22

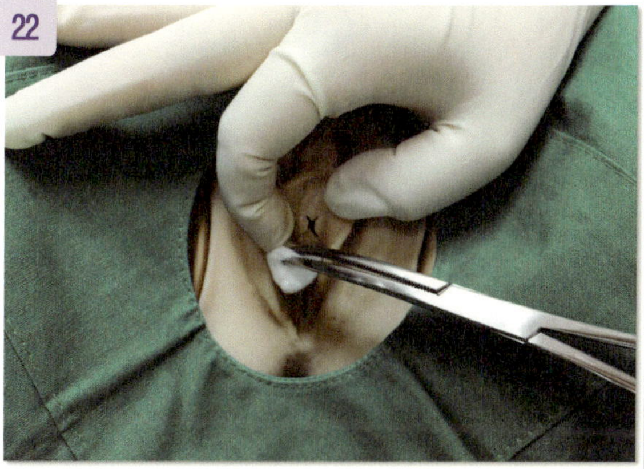

양편 소음순을 위에서 아래로 닦는다.

23

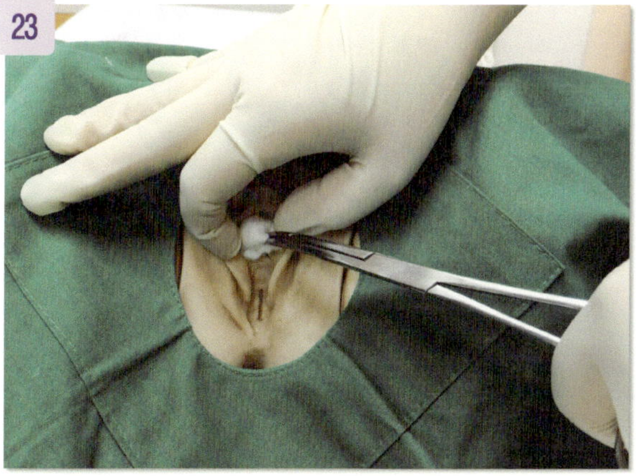

요도를 위에서 아래로 닦는다.
※ 참고) 남자의 경우
1) 한 손의 엄지와 검지로 음경을 잡고 포피(Preputium)를 잡아당긴다.
2) 요도를 소독솜으로 닦고 버린다.
3) 요도구 바깥쪽으로 둥글게 닦고 버린다.

24

도뇨관을 삽입할 때까지 음순을 한 손으로 벌리고 있는다.

위에서 아래로 닦아야 오염이 덜 된 요도구 쪽에서 오염이 많이 된 항문 쪽으로 닦을 수 있어 요도구의 오염을 예방할 수 있다.
절차 중에 왼손을 소음순에서 떼면 소음순이 요도구에 닿아 다시 오염되므로 카테터 삽입 후까지 요도구가 닫히지 않도록 소음순을 벌린 상태로 유지한다.
만일 카테터 삽입 전에 소음순이 요도구에 닿으면 요도구는 오염된 것으로 간주하고 다시 소독해야 한다.

단순도뇨 수행절차 및 이론적 근거(계속)

25

도뇨관을 삽입함을 대상자에게 설명하고 긴장을 풀도록 유도한다.

대상자가 당황하거나 놀라지 않게 하기 위함이다.
카테터 삽입 동안에 천천히 심호흡을 하게 한다. 대상자가 천천히 깊게 숨을 쉴 때 외괄약근이 이완되며 삽입이 잘된다.
삽입시 도뇨관의 다른 끝이 곡반 안에 있지 않으면 대상자의 몸이나 홑이불이 소변으로 오염될 수 있다.

26

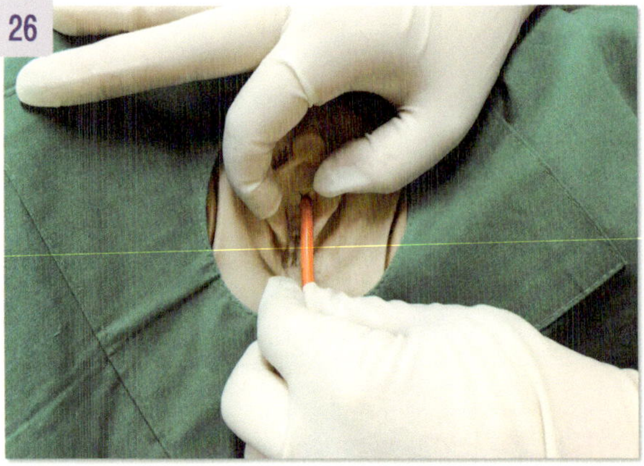

다른 손으로 도뇨관이 오염되지 않게 잘 감아쥐고 요도 후상방으로 5~8cm 삽입한다.
※ 참고) 남자: 12~18cm 삽입

27

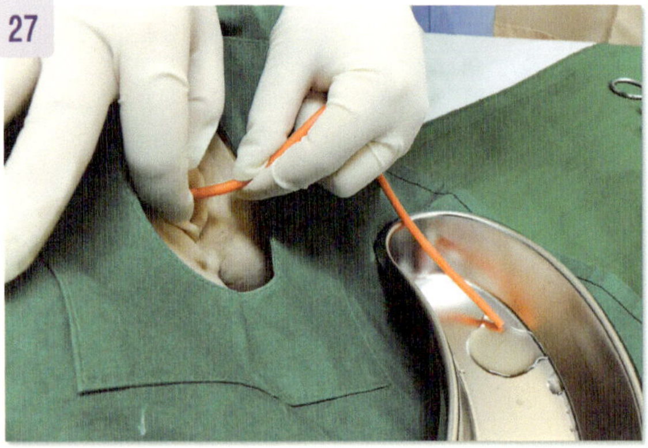

소변이 흘러나오기 시작하면 도뇨관을 2~4cm 가량 더 삽입하여 소변이 곡반 속으로 흘러나오게 한다.

방광 내에 도뇨관이 위치하게 하기 위함이다.

28

소변이 더 이상 흘러나오지 않게 되면 도뇨관을 천천히 돌리면서 빼어 세트에 넣고, 마른 거즈로 요도구와 그 주위를 닦는다.

윤활제와 소독제, 소변으로 인한 피부자극을 예방하기 위함이다.

29

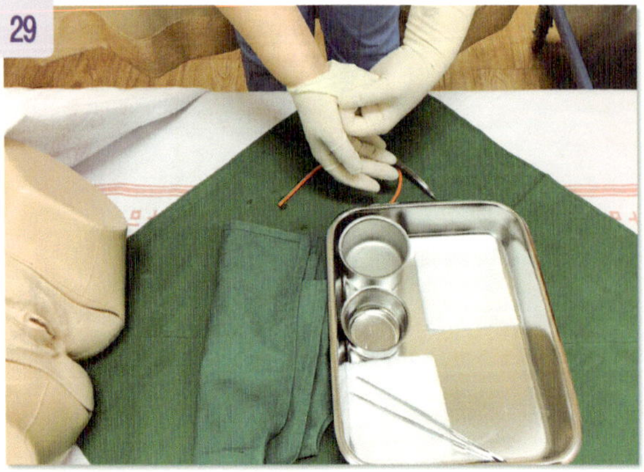

공포(hole towel)를 치우고 장갑을 벗는다.

30

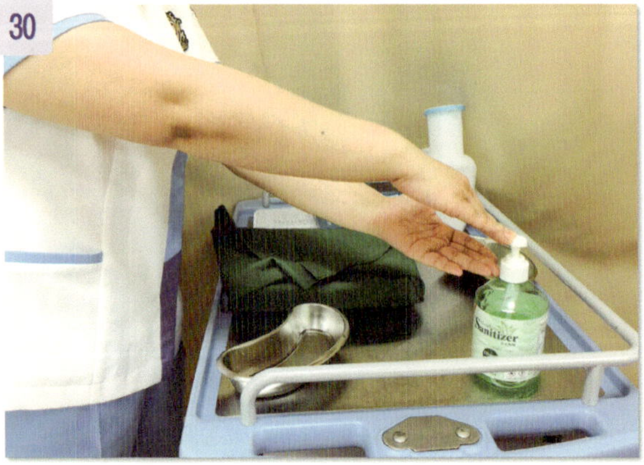

손소독제로 손위생을 실시한다.

단순도뇨 수행절차 및 이론적 근거(계속)

31

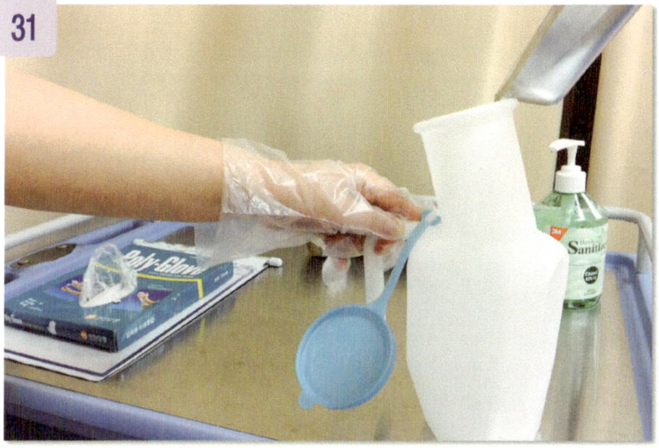

대상자를 편안하게 해주고 1회용 장갑을 착용한 후 소변기에 곡반의 소변을 담아 양을 측정한다.

배설량을 정확히 측정하기 위함이다.

32

사용한 물품을 정리한다.

33

물과 비누로 손위생을 실시한다.

34

수행 결과를 간호기록지에 기록한다.

1) 시간과 날짜
2) 절차를 시행한 이유
3) 사용한 도뇨관의 크기
4) 소변의 양과 색깔

유치도뇨 수행절차 및 이론적 근거

1

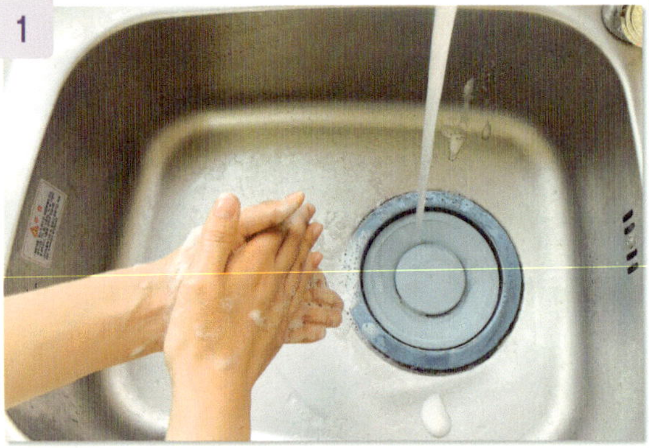

물과 비누로 손위생을 실시한다.

2

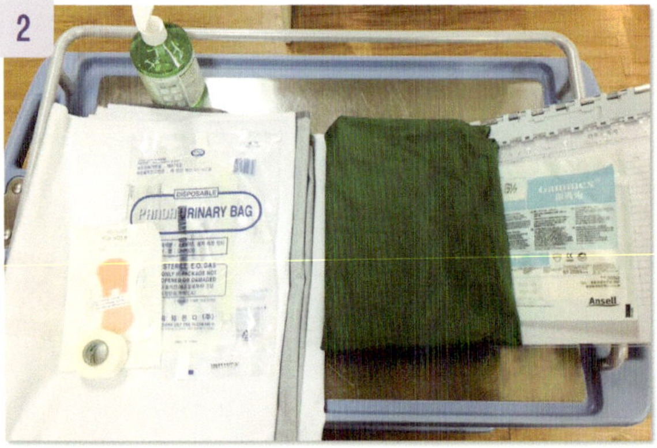

필요한 물품을 준비한다.

3

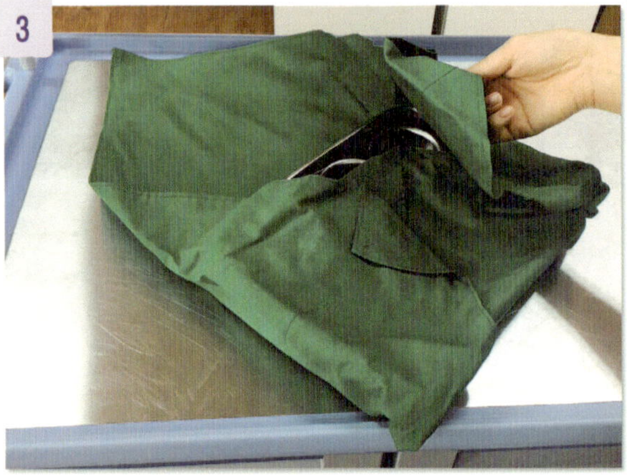

1) 유치도뇨세트를 쟁반(tray)위에 놓고 무균적로 편다.

물품을 멸균적으로 준비하여 감염의 위험성을 예방하기 위함이다.

4

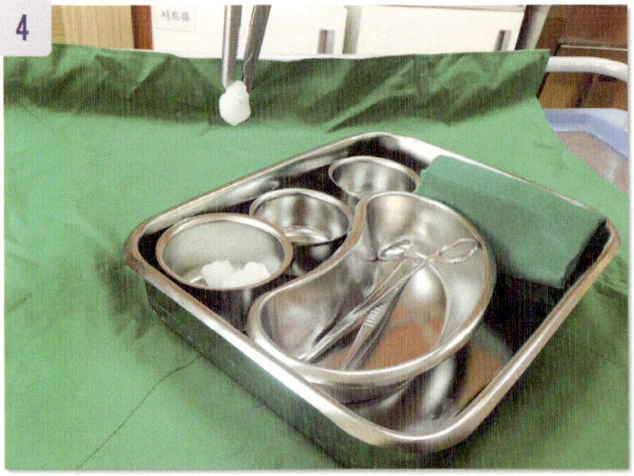

2) 도뇨세트의 종지에 소독솜을 넣고, 멸균윤활제를 세트 내에 짜 넣는다.

5

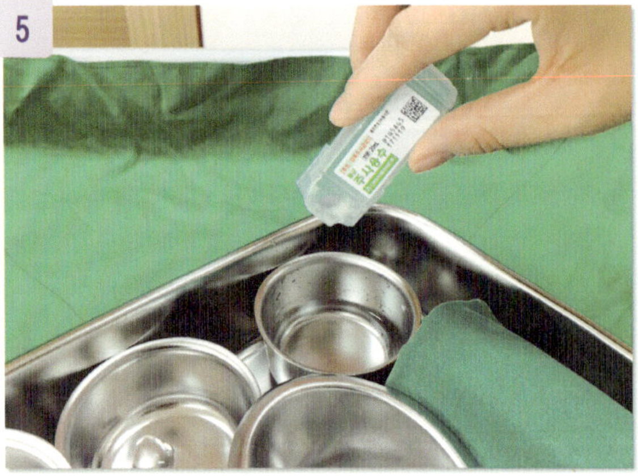

나머지 종지 속에 멸균 증류수와 멸균 주사기를 무균적으로 넣는다.

6

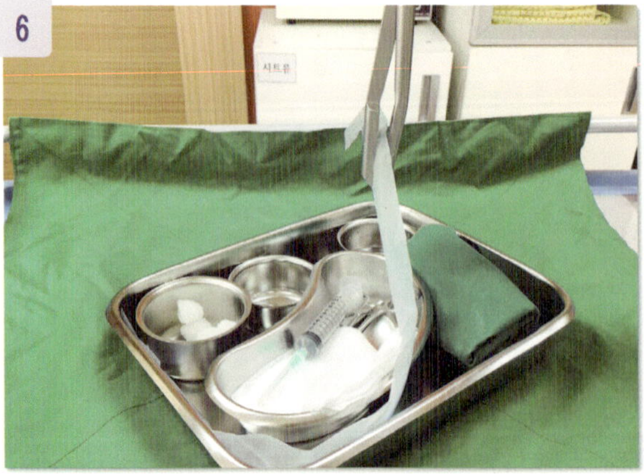

적당한 크기의 도뇨관을 무균적으로 세트 속에 넣은 후 세트를 무균적으로 싼다.

※ 참고) 여자: 14~16Fr. 남자: 16~18Fr.

유치도뇨 수행절차 및 이론적 근거(계속)

7

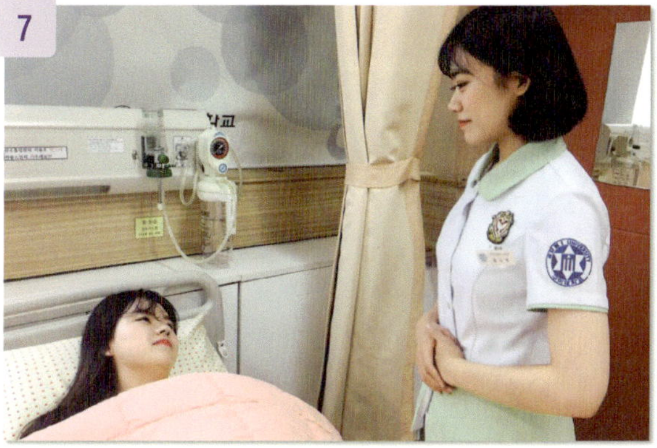

준비한 물품을 가지고 대상자에게 가서 간호사 자신을 소개한다.

8

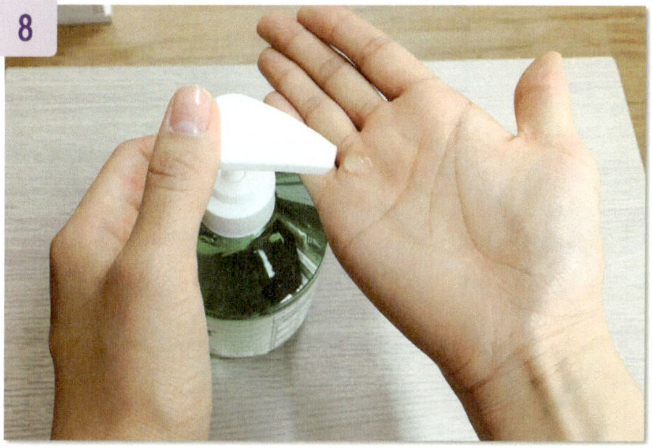

손소독제로 손위생을 실시한다.

9

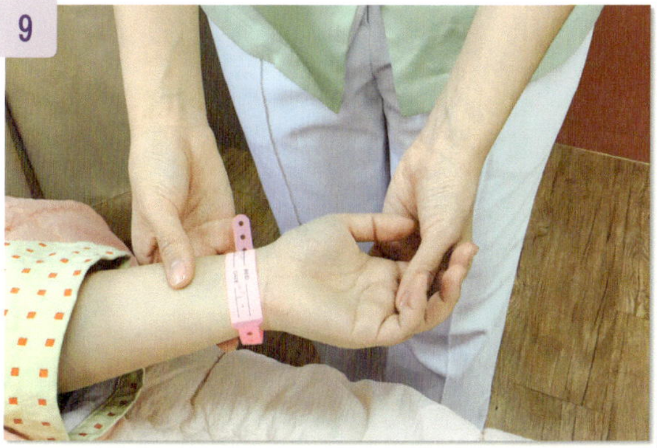

대상자의 이름을 개방형으로 질문하여 대상자를 확인하고, 입원팔찌와 환자리스트(또는 처방지)를 대조하여 대상자(이름, 등록번호)를 확인한다.

대상자를 정확하게 확인함으로써 적절한 사정과 치료를 받을 수 있도록 하고 실수를 줄일 수 있다.

10

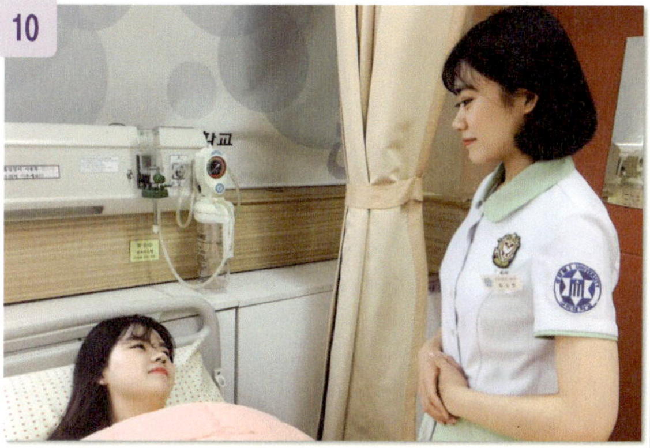

대상자에게 유치도뇨를 하는 목적과 절차를 설명한다.

대상자가 앞으로 일어날 일을 예상할 수 있도록 정확한 정보를 제공받는다면 침습적인 절차로 인한 불안과 스트레스가 감소할 수 있으며 협조를 잘 할 수 있다.

11

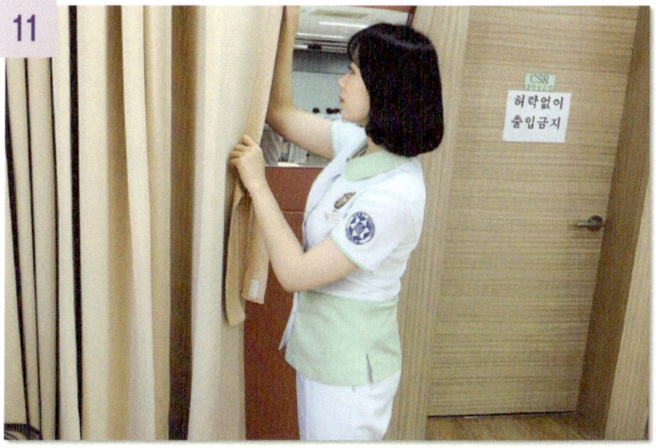

커튼(스크린)으로 대상자의 사생활을 보호해 주고, 똑바로 눕도록 한 후 침구(이불 또는 홑이불)를 덮어준다.

회음부의 노출은 대상자를 당황하게 할 수 있다.

12

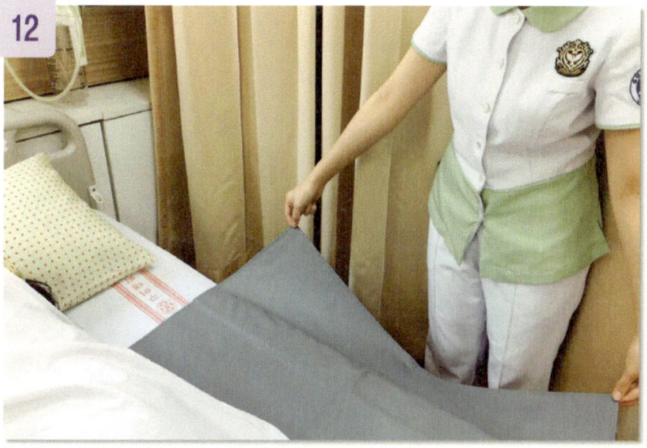

방수포(또는 고무포와 반홑이불)를 대상자 둔부 밑에 깐다.

유치도뇨 수행절차 및 이론적 근거(계속)

13

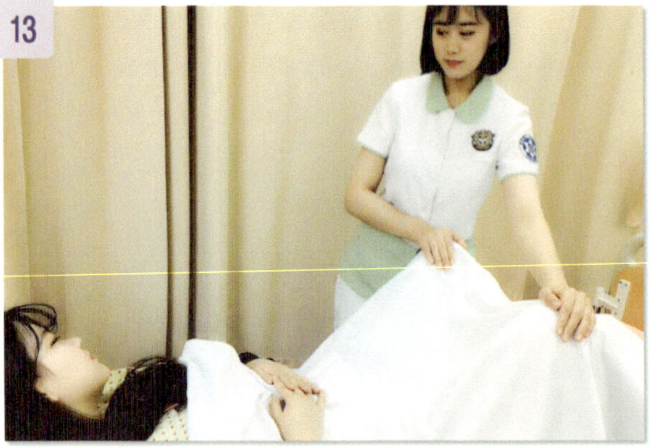

대상자의 하의를 벗기고 무릎을 굽힌 후 60cm 가량 다리를 벌려 배횡와위(dorsal recumbent position)를 취하도록 도와준다.

※ 참고) 남자는 똑바로 눕게 하고 회음부만 노출

14

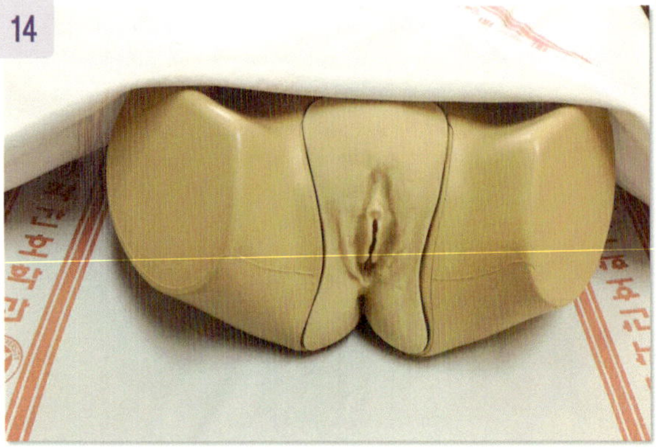

복부 위로 침구(또는 홑이불) 끝을 접어 올려서 회음부를 노출시키고 대상자에게 다리를 움직이지 말라고 설명한다.

감염과 오염을 방지하기 위함이다.

15

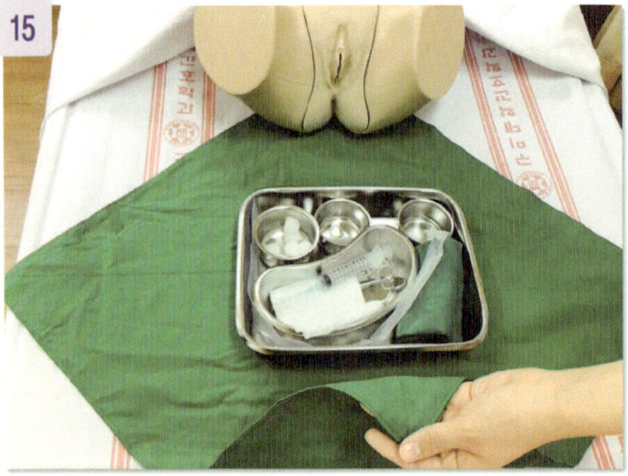

세트가 있는 쟁반(tray)과 곡반을 대상자 다리 사이에 놓고 준비한 세트를 연다.

16

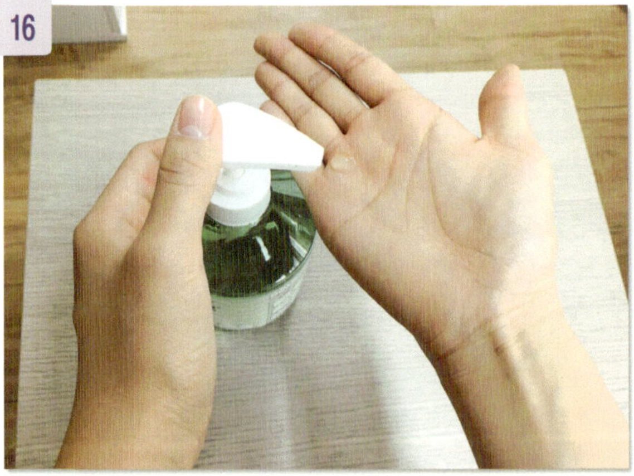

손소독제로 손위생을 실시한다.

17

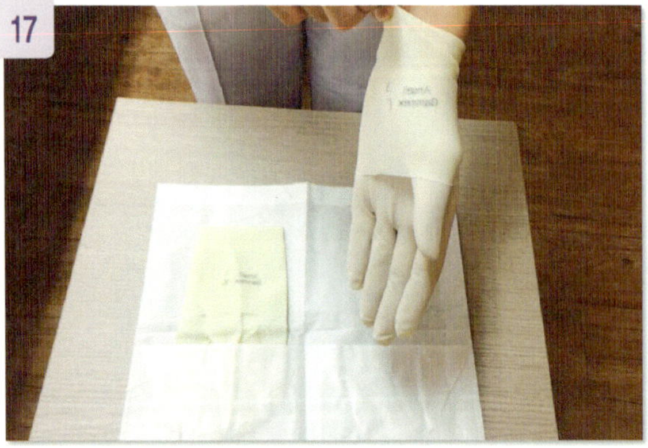

멸균장갑을 무균적으로 착용한다.

18

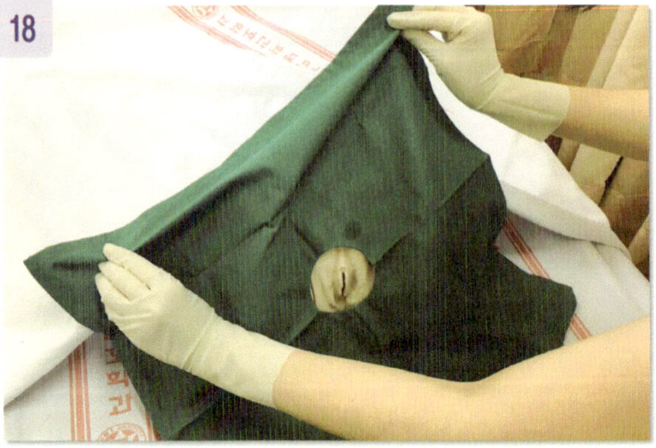

멸균장갑 낀 손이 오염되지 않게 외음부의 노출된 부위를 공포(hole towel)로 덮어 준다.

감염과 오염을 예방하고 노출 부위를 최소화하기 위함이다.

유치도뇨 수행절차 및 이론적 근거(계속)

19

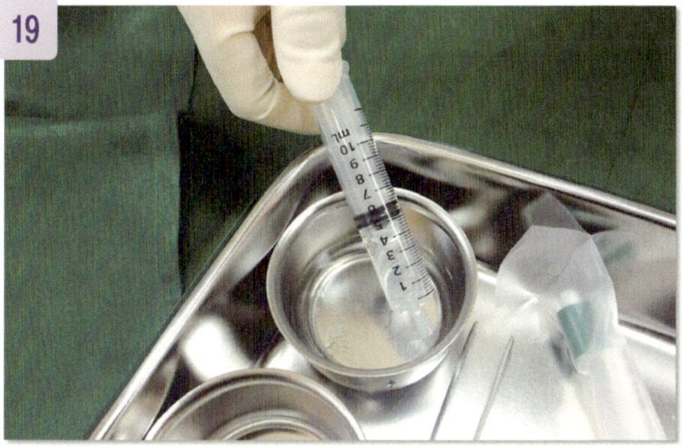

주사기에 도뇨관에 표시된 정확한 양의 증류수를 준비한다.

20

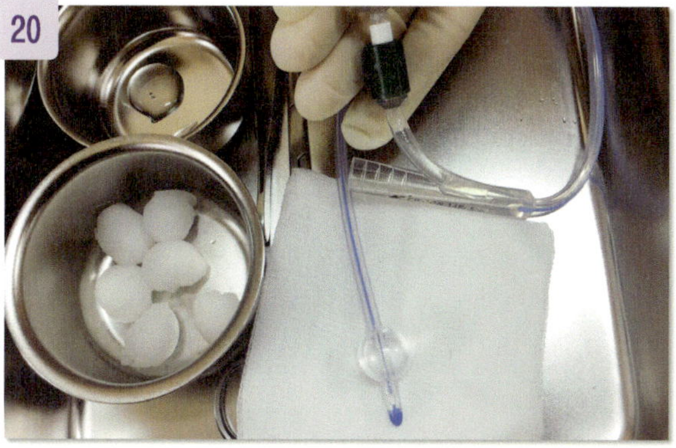

도뇨관의 풍선주입구(balloon lumen)에 주사기에 있는 증류수를 주입하여 도뇨관 풍선의 팽창 여부를 확인하고, 다시 주사기 속으로 빼낸다.

풍선이 새거나 팽창되지 않으면 카테터가 방광 내에 유치되지 않으므로 새 카테터로 교환해야 하므로 삽입 전에 풍선 상태를 확인한다.

21

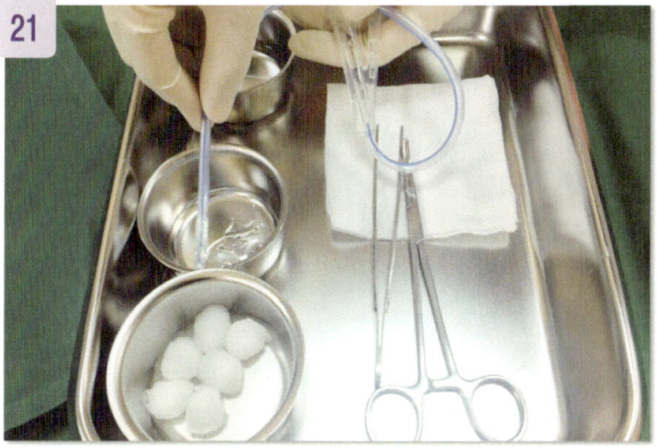

도뇨관 끝(5cm)에 윤활제를 바르고, 소독솜으로 외음부 주위를 닦을 때 찬 느낌이 있을 수 있음을 설명한다.

윤활제는 점막에 가해지는 마찰을 감소하여 도뇨관 삽입을 용이하게 하고 대상자의 불편감을 줄인다. 대상자가 당황하거나 놀라지 않게 하기 위함이다.

22

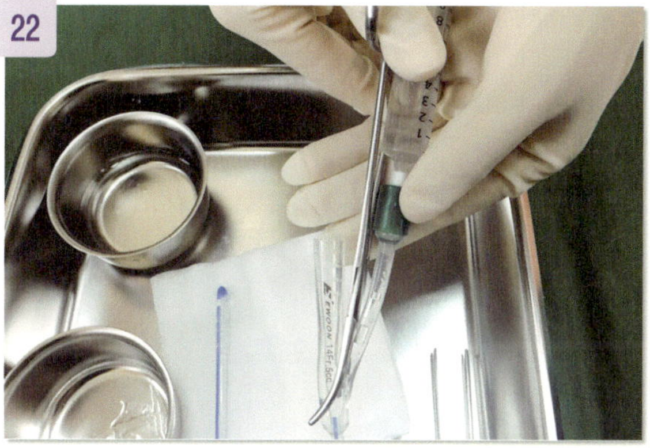

도뇨관의 소변이 흘러나오는 출구를 겸자로 잠근다.

23

소독솜으로 외음부 주위를 닦는다.(한 번 닦을 때 마다 새 솜을 사용하고 닦은 솜은 세트바깥포에 놓는다.

24

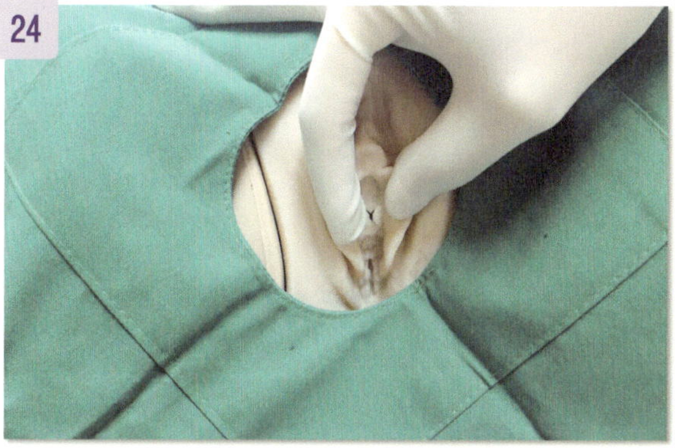

한 손의 엄지와 검지로 음순을 벌려서 요도를 노출시킨다.

유치도뇨 수행절차 및 이론적 근거(계속)

25

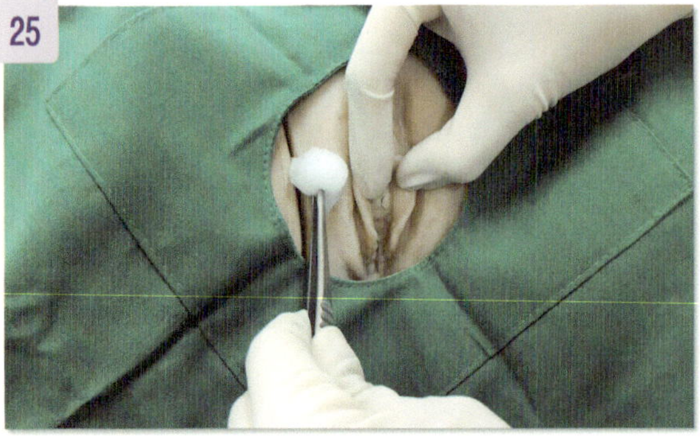

다른 손으로 양편 대음순을 위에서 아래로 닦는다.

위에서 아래로 닦아야 오염이 덜 된 요도구 쪽에서 오염이 많이 된 항문 쪽으로 닦을 수 있어 요도구의 오염을 예방할 수 있다.

26

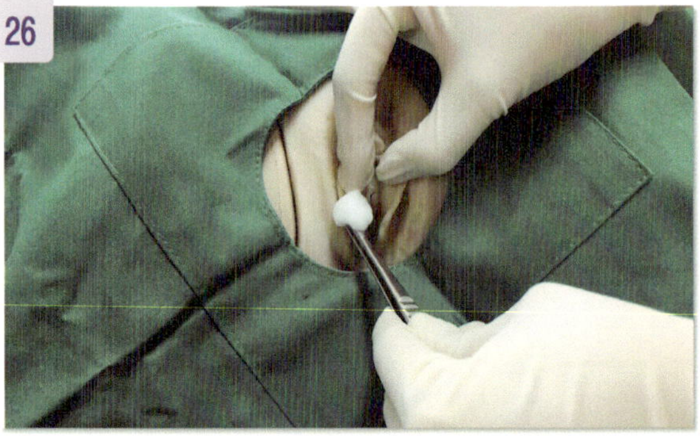

양편 소음순을 위에서 아래로 닦는다.

27

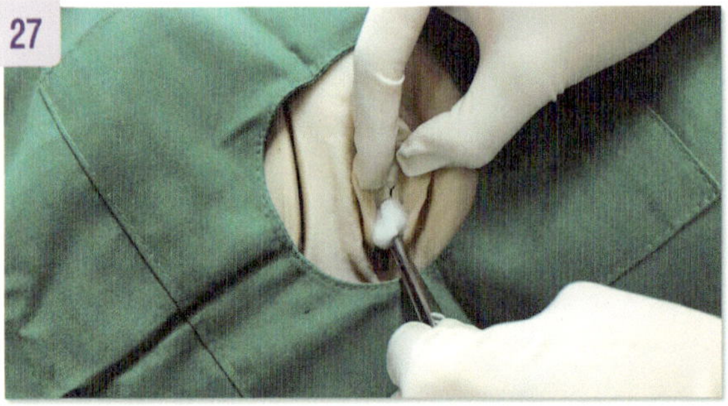

요도를 위에서 아래로 닦는다.

28

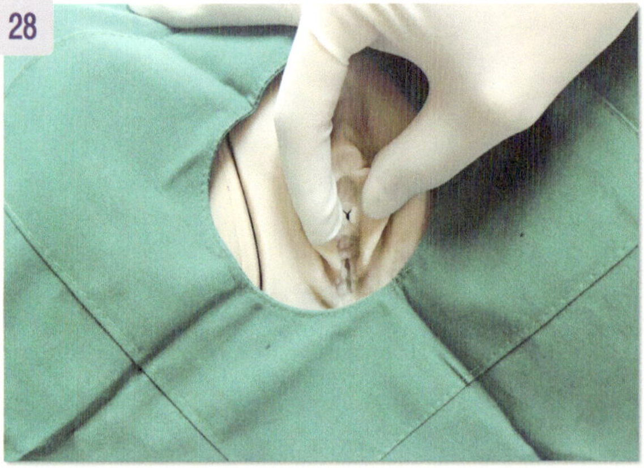

도뇨관을 삽입할 때까지 음순을 한 손으로 벌리고 있는다.

※ 참고) 남자의 경우

1) 왼손의 엄지와 검지로 음경을 잡고 포피(Preputium)를 잡아당긴다.

2) 요도를 소독솜으로 닦고 버린다.

3) 요도구 바깥쪽으로 둥글게 닦고 버린다.

절차 중에 왼손을 소음순에서 떼면 소음순이 요도구에 닿아 다시 오염되므로 카테터 삽입 후까지 요도구가 닫히지 않도록 소음순을 벌린 상태로 유지한다.

만일 카테터 삽입 전에 소음순이 요도구에 닿으면 요도구는 오염된 것으로 간주하고 다시 소독해야 한다.

29

도뇨관을 삽입함을 대상자에게 설명하고 긴장을 풀도록 유도한다.

대상자가 당황하거나 놀라지 않게 하기 위함이다.

30

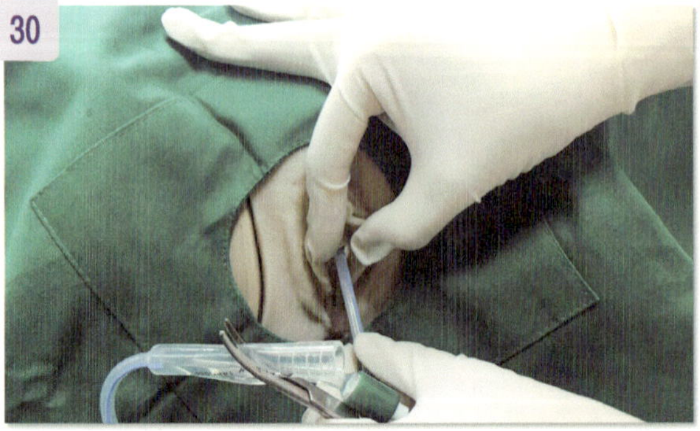

다른 손으로 도뇨관이 오염되지 않게 겸자와 함께 삽입부위로 부터 8cm 가량 되는 곳을 잘 감아쥐고 요도 후상방으로 5~8cm 삽입한다.

※ 참고) 남자: 12~18cm 삽입

유치도뇨 수행절차 및 이론적 근거(계속)

31

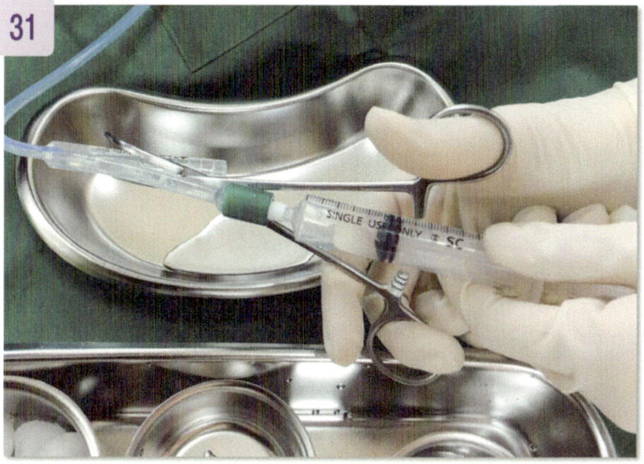

카테터 끝을 곡반에 대고 잠가둔 겸자를 풀어 소변이 나오는지 확인한다.

32

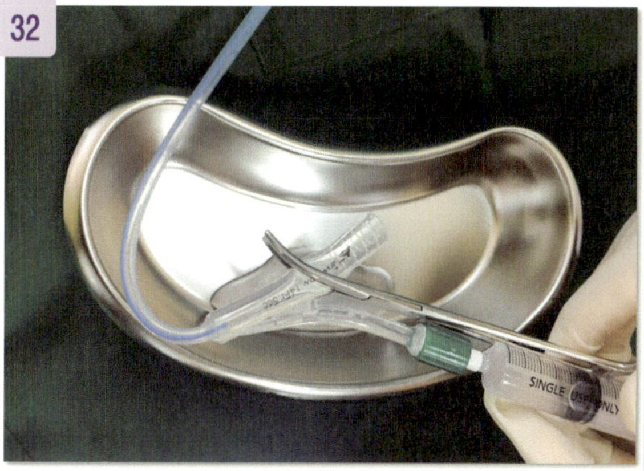

소변이 흘러나오면 다시 겸자를 잠그고 도뇨관을 2~4cm 가량 더 삽입한 후 음순을 벌리고 있던 손을 뗀다.

풍선이 요도가 아닌 방광 내에서 팽창하도록 하기 위함이며, 만일 요도 내에서 풍선이 팽창하면 외상을 일으킬 수 있다.

33

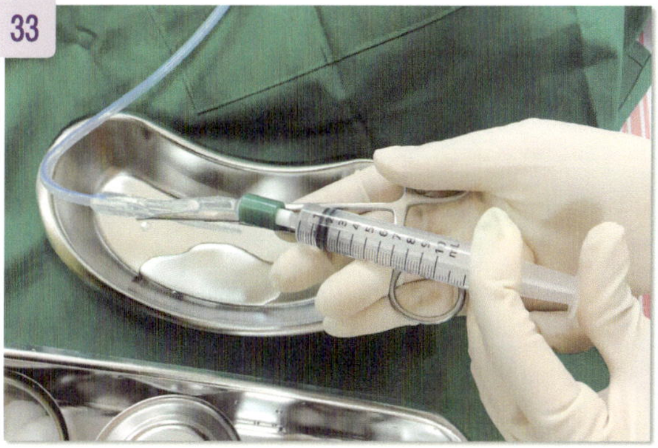

도뇨관의 풍선 주입구(balloon lumen)에 연결된 주사기에 들어 있는 증류수를 주입한 후 주사기를 제거한다.

34

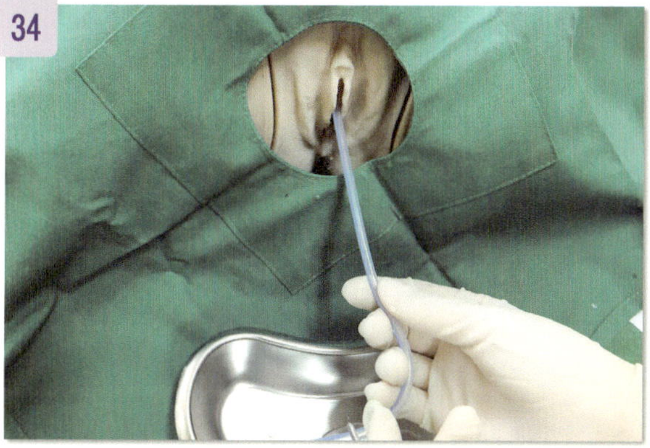

도뇨관을 부드럽게 잡아당겨 카테터가 안전하게 방광 안에 있는지 확인한다.

저항이 느껴지면, 카테터 풍선이 방광 내에서 팽창된 것이다.

35

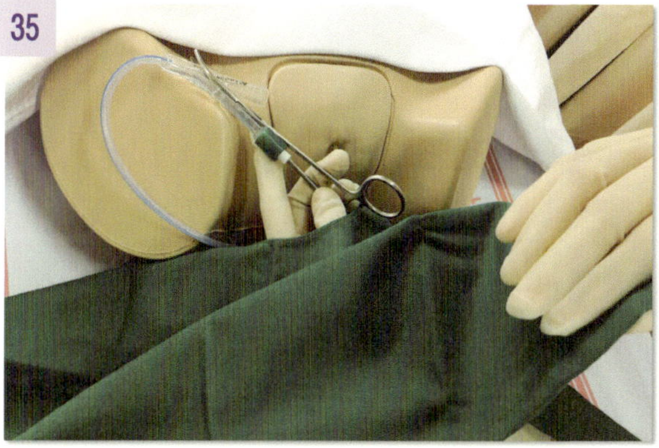

공포(hole towel)를 치우고 장갑을 벗는다.

36

손소독제로 손위생을 실시한다.

유치도뇨 수행절차 및 이론적 근거(계속)

37

소변주머니 하단의 조절기(clamp)가 잠겨 있는지 확인한 후 소변 수집 주머니를 도뇨관과 연결한다.

38

도뇨관의 소변 나오는 출구를 잠가 두었던 겸자를 제거한 후 도뇨관을 반창고로 대퇴에 고정시킨다.
※ 참고) 남자: 하복부

테이프로 고정하는 것은 카테터가 꼬이거나 빠지지 않도록 하며, 대상자가 움직일 때 요도마찰과 자극을 줄이기 위함이다.

39

소변 수집 주머니 상단의 조절기(clamp)가 열려있어 소변이 잘 나오는지 확인하고, 소변수집주머니를 침상아래 부분에 고정하되 바닥에 닿지 않도록 한다.

중력에 의해 소변이 흘러내리도록 하며, 소변주머니는 바닥에 닿지 않도록 하여 오염을 막는다. 또한 언제나 방광아래에 오도록 하여 소변의 역류를 막는다.

40

대상자에게 현재의 체위와 삽입한 도뇨관이 편안한지를 묻고 소변 수집 주머니 관리 방법에 대해 설명한다.

41

사용한 물품을 정리한다.

42

물과 비누로 손위생을 실시한다.

43

수행 결과를 간호기록지에 기록한다.
1) 시간과 날짜
2) 유치도뇨를 시행한 이유
3) 사용한 도뇨관의 크기 및 종류(유형)
4) 소변의 배출 여부와 양, 색깔 등

1. 배설기관의 해부학적 상태

- 대장: 길이 약 1.5~1.8cm, 직경 약 2.5~7.5cm 정도의 관으로 되어 있고 맹장, 상행결장, 횡행결장, 하행결장, S자 결장, 직장, 항문으로 구성된다.
- 대장의 기능: 수분, 요소, 전해질 흡수, 분변 형성과 배출.

  ✓ 정상변: 고형물질 25%, 수분 75%, 하루의 생성 양은 50~200mg
- 직장: 길이 약 12~15cm인데 이중 2.5~5cm는 항문관을 형성한다. 직장 내부에는 길이 방향의 주름이 있어 분변 물질을 일시적으로 지탱하는 역할을 한다.
- 항문: 내괄약근은 불수의적 조절 하에 있고, 외괄약근은 수의적으로 조절된다.

2. 배설의 기전

- 배변(defecation): 항문과 직장에서 대변이 배출되는 것.
- 소장: 소장에서 대장으로 소화과정을 거친 노폐물 상태의 유미즙 이동함.
- 대장(수분흡수, 반고체 분변 형성): 분변덩어리가 집단연동운동으로 이동(분변덩어리가 결장을 통과하는 동안 수분은 지속적으로 모세혈관으로 재흡수 됨) → 직장이 팽창 → 직장 내 압력 상승 → 직장벽 압력 수용기 자극 → spinal cord → brain 자극 → 배변반사 → 배변욕구 발생 → 척수에서 부교감신경을 따라 내항문괄약근 이완 → 변의에 따라 변기에 앉으면 외항문괄약근 수의적으로 이완 → defecation하지 않으면 → constipation

● **장배설에 영향을 미치는 요인:** 연령, 식이, 수분섭취, 활동과 근 긴장도, 불안과 스트레스, 우울, 개인적인 배변 습관(빈도, 시간, 자세, 장소 등), 약물, 마취 와 수술, 질병, 통증, 진단적 검사 등.

3. 관장의 목적과 적응증

- 연동운동을 자극하여 배변을 증진하기 위함이다.
- 변비나 분변 매목을 완화시키기 위함이다.
- 수술이나 진단적 검사를 시행하기 전 대장 청결하게 하기 위함이다.
- 가스를 제거하여 복부 팽만을 감소시키기 위함이다.
- 약물 또는 영양성분을 직장으로 투여하기 위함이다.

4. 관장의 금기

- 장염, 장폐색 등과 같은 장 질환자(관장으로 인해 장파열 등의 합병증 유발)
- 관장액 주입 시 장천공, 출혈가능성, 장점막 괴사 및 손상 가능성 있을 시
- 절대 안정 시(두개내압 상승, 급성 심근경색증 등) 등.

5. 관장의 종류

- **청결관장:** 직장 내 용액을 주입시켜 장을 팽창시키거나 장점막을 자극하여 연동운동을 일으켜 배변을 유도한다. (수돗물, 비눗물, 생리식염수, 고장액, 글리세린)
- **정체관장:** 소량의 용액을 장내에 주입하여 장기간 머물러 있게 한다(1~3시간).
  - 기름정체관장: 기름을 이용하여 직장과 S자 결장을 윤활하게 한다. 분변이 기름을 흡수하여 부드러워져 장을 통과하는데 용이하게 한다(광물질유, olive유, 면실유)
  - 약물관장: 약물치료제를 사용하는 관장으로 내장점막의 진정을 위해, 전해질의 불균형의 교정을 위해 , 장 수술 전 결장 내의 세균을 줄이기 위해 사용한다.
    - Polystyrene sodium sulfate: 혈청내 칼륨량이 위험하게 높을 때 사용.
    - Neomycin:장 수술 전 세균감소 위해 사용
    - Chloral hydrate paraldehyde: 수면 마취 등의 유도위해 사용
  - 영양관장: 수분과 영양분을 공급하기 위해 사용한(포도당용액).
  - 구풍관장: 장내가스배출 촉진. 가스로 인한 복부팽만을 완화하기 위해 사용한다(MGW: 황산마그네슘 30cc + 글리세린 60cc + 물 90cc 혼합액)
- **역류관장:** 연동운동을 자극하고 장내 가스를 제거하기 위해서 사용한다(생리식염수)

배출관장 수행절차 및 이론적 근거

1

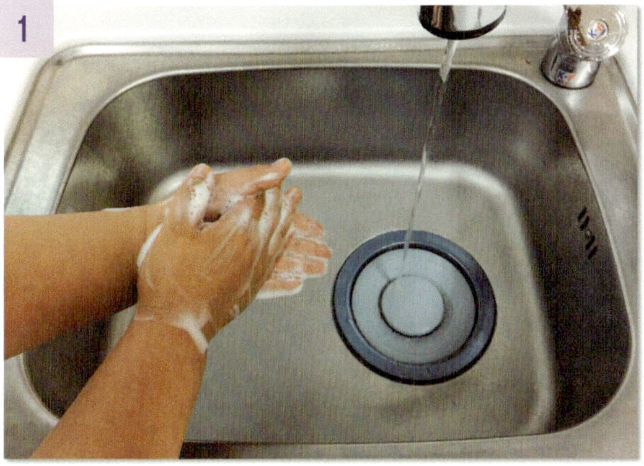

물과 비누로 손위생을 실시한다.

2

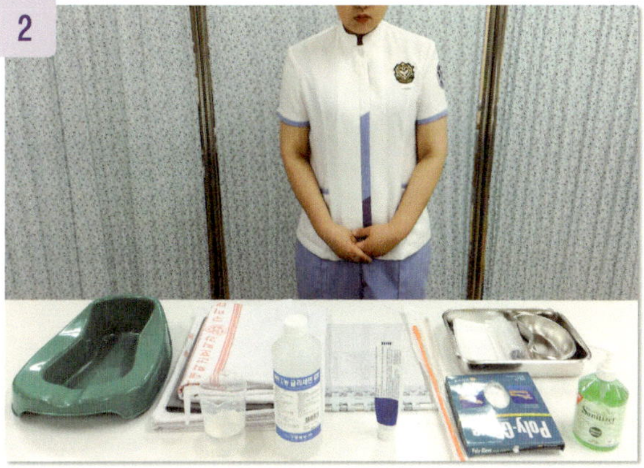

필요한 물품을 준비한다.

3

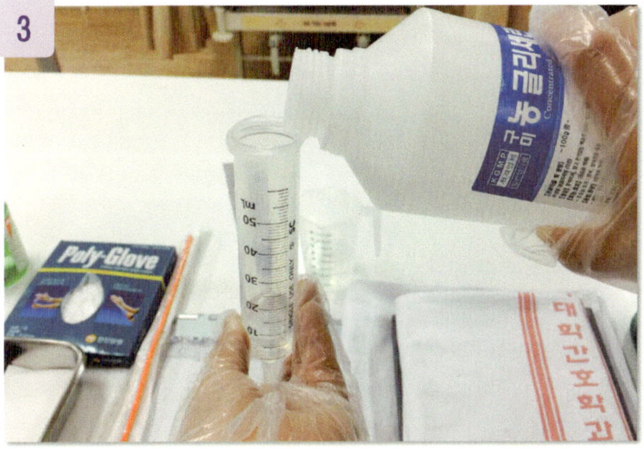

일회용 장갑을 착용 한 후, 주사기 내관을 빼고 주사기 앞부분을 손으로 막은 상태에서 글리세린과 온수를 1:1로 부어 관장액을 준비한다.

용액이 너무 뜨거우면 장 점막에 손상을 입힐 수 있다. 차가운 용액은 용액을 보유하기 어렵게 하고, 복부경련을 초래할 수 있다.

4

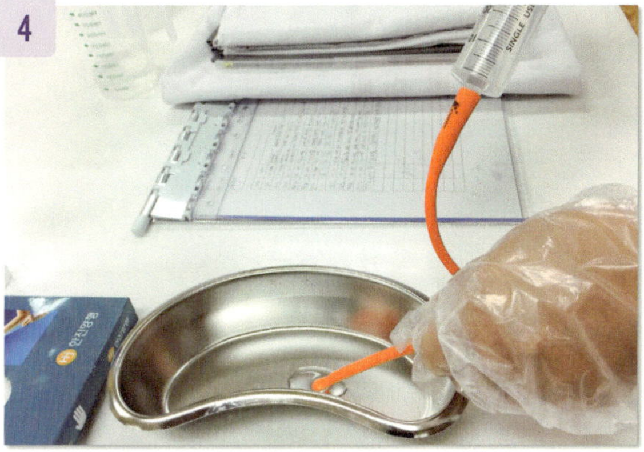

주사기 내관을 꽂고 공기를 뺀 다음 카테터나 직장튜브의 끝부분을 개봉하여 주사기를 연결하고 공기를 빼준다.

공기가 장으로 들어가면 불편감을 유발할 수 있다.

5

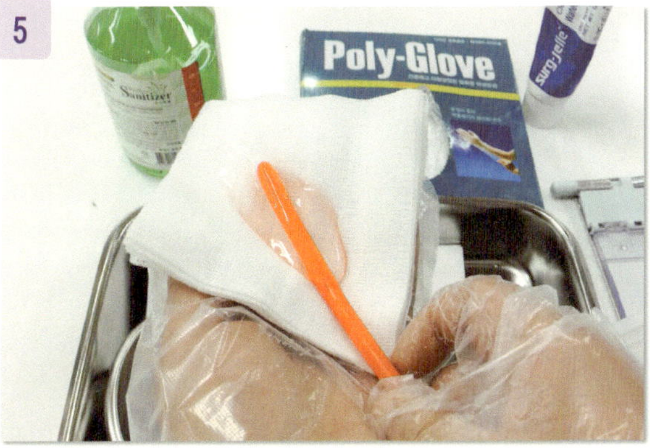

카테터나 직장튜브 끝 10~15cm 부위에 윤활제를 바른 후 장갑을 벗는다.

윤활제를 바르면 관이 더 부드럽게 삽입되고 직장관이 들어갈 때 괄약근과 점막의 손상을 예방한다.

6

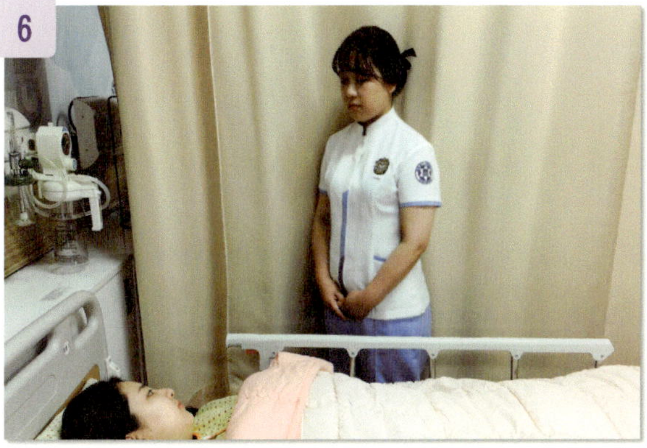

준비한 물품을 가지고 대상자에게 가서 간호사 자신을 소개한다.

배출관장 수행절차 및 이론적 근거(계속)

7

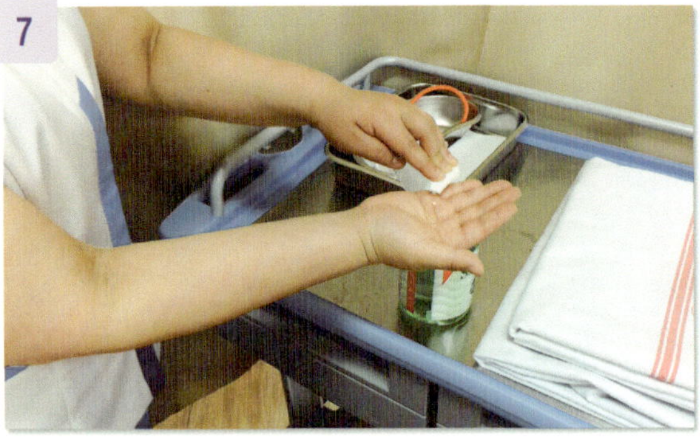

손소독제로 손위생을 실시한다.

8

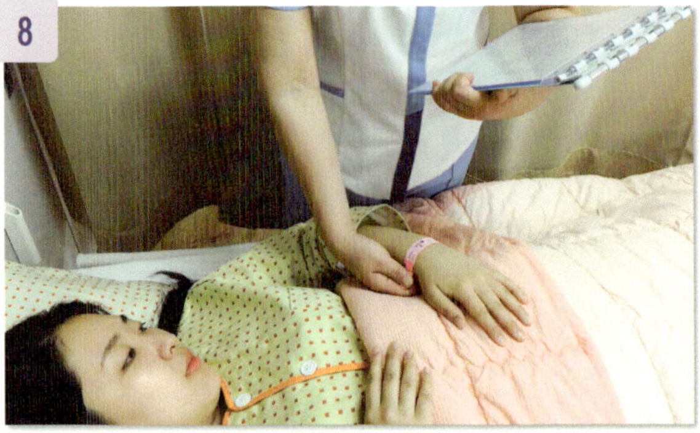

대상자의 이름을 개방형으로 질문하여 대상자를 확인하고, 입원팔찌와 환자리스트(또는 처방지)를 대조하여 대상자(이름, 등록번호)를 확인한다.

대상자를 정확하게 확인함으로써 적절한 사정과 치료를 받을 수 있도록 하고 실수를 줄일 수 있다.

9

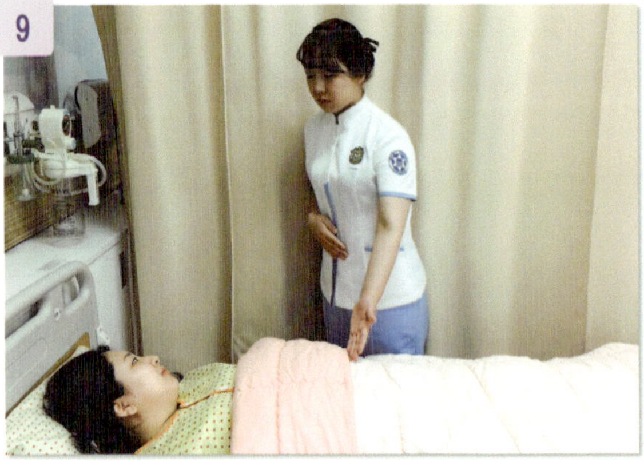

대상자에게 관장의 목적과 절차를 설명한다.

10

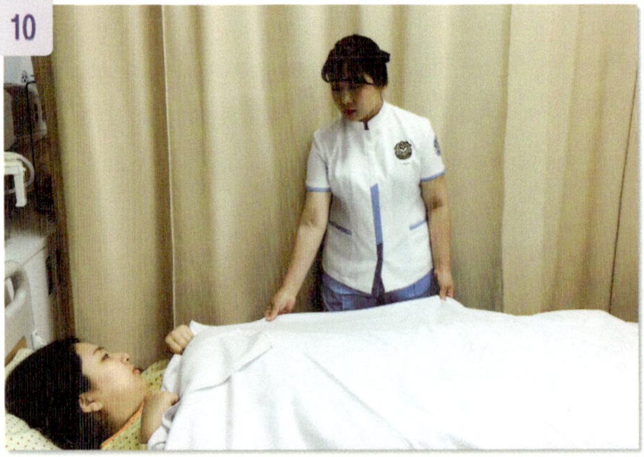

커튼(스크린)으로 대상자의 사생활을 보호해 주고 홑이불을 덮어준다.

프라이버시보호는 대상자가 이완되게 돕는다.

11

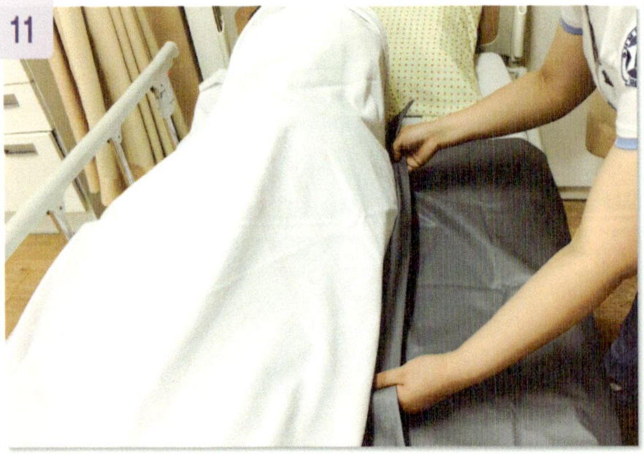

대상자의 둔부가 간호사 쪽을 향하도록 하여 Sims' position 또는 측위를 취하게 하고, 둔부 밑에 방수포(또는 고무포와 반홑이불)를 깐다.

Sims 체위는 자연스럽게 S상결장 만곡을 따라 관장액이 유입되도록 하여 관장액의 정체를 돕는다.

12

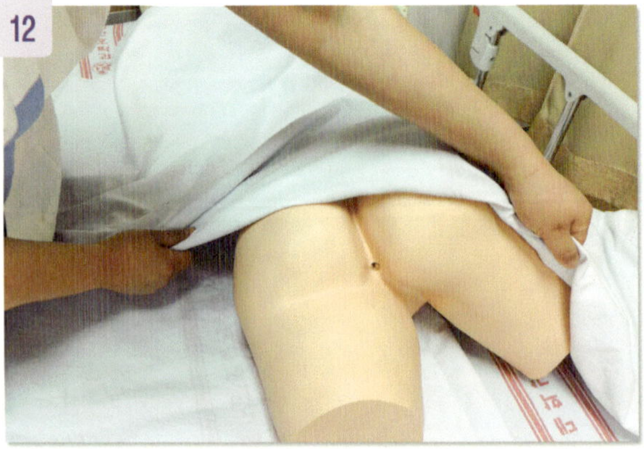

대상자의 둔부를 노출시키고 항문이 보이도록 사이를 벌리고 긴장을 풀도록 유도한다.

호흡을 천천히 내쉬면서 심호흡을 하면 괄약근이 이완되어 직장관 주입이 쉬워진다.

배출관장 수행절차 및 이론적 근거(계속)

13

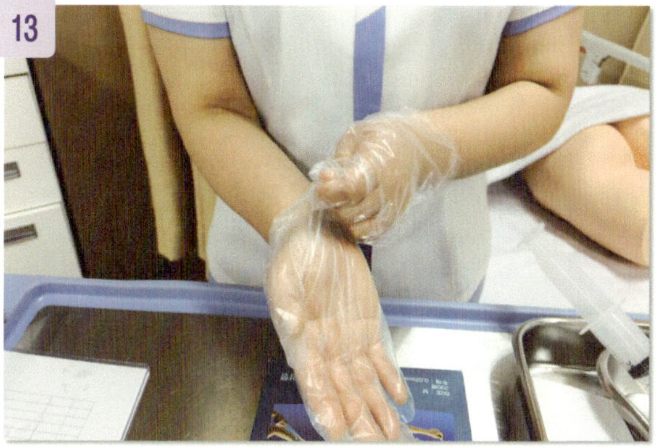

일회용 장갑을 착용한다.

14

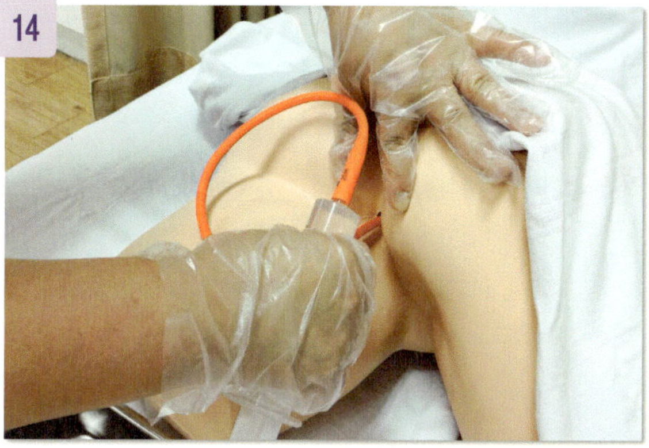

카테터나 직장튜브 끝을 대상자의 배꼽을 향하도록 해서 5~10cm 정도 삽입한다.

직장관의 끝이 배꼽을 향하면 자연스러운 장의 만곡을 따라 직장관을 삽입함으로써 장점막의 손상을 막는다.

15

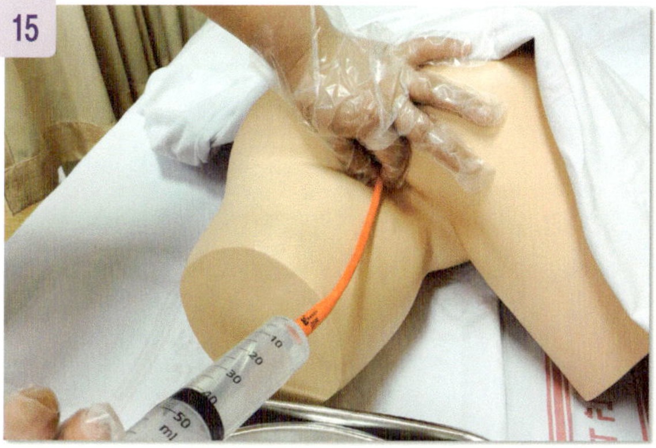

카테터나 직장튜브 위치를 고정하고 관장액을 천천히 주입한다.

용액을 너무 빨리 주입하면 장경련이 발생할 수 있다.

16

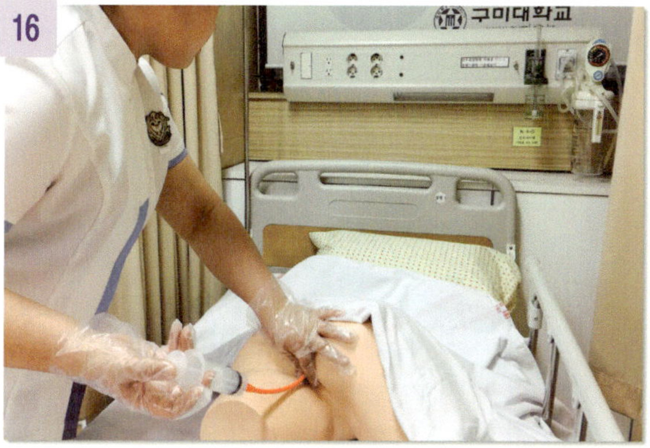

관장액이 주입되는 동안 불편함이 있을 수 있으며, 주입 후 팽만감을 느끼는 것은 정상임을 설명한다.

17

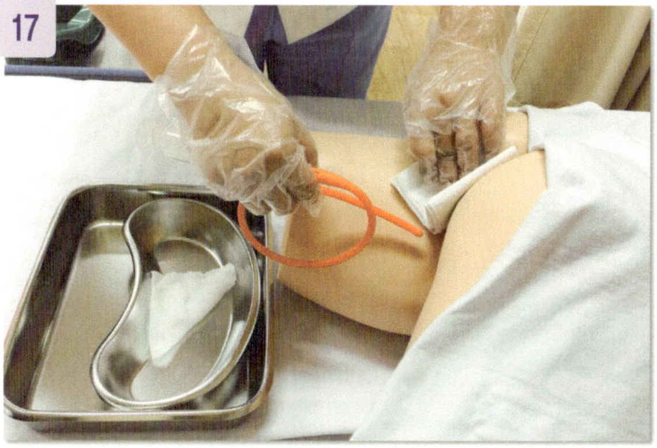

관장액을 전부 주입한 후 휴지로 항문을 막으면서 카테터나 직장튜브를 항문에서 빼낸다.

18

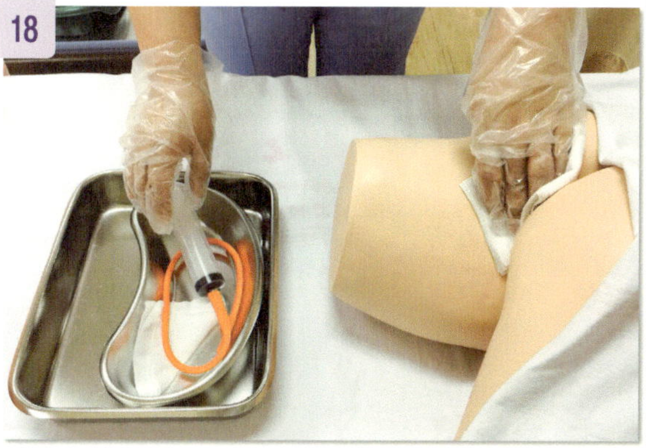

직장튜브를 말아 쥐고, 쥔 손의 장갑을 벗어 직장튜브를 감싼 후 곡반에 놓는다.

배출관장 수행절차 및 이론적 근거(계속)

19

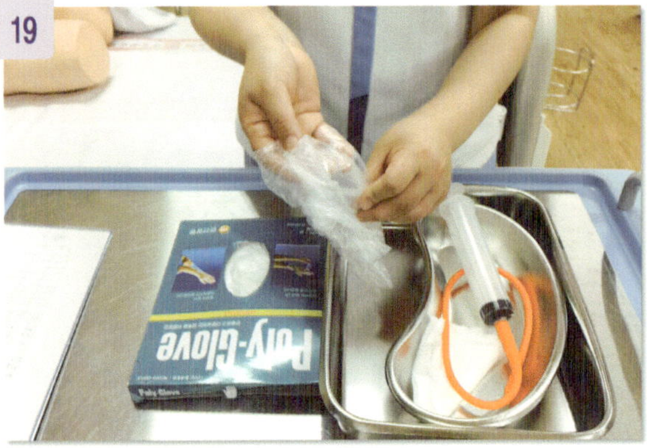

휴지로 항문을 막아주고 나머지 장갑을 벗는다.

20

대상자에게 참을 수 있을 만큼 대변을 참은 후(10~15분 정도) 화장실에 가야 함을 설명한다.

관장액 보유 시간이 길수록 연동운동과 장내용물 배출이 증가한다.

21

대상자에게 대변을 본 후 그 결과를 알려야 함을 설명한다.

22

대변을 본 후 적어도 한 시간 동안 둔부 밑에 방수포(또는 고무포와 빈홑이불)를 그대로 둔다.

23

대상자를 편안하게 해주고 사용한 물품을 정리한다.

24

물과 비누로 손위생을 실시한다.

25

수행 결과를 간호기록지에 기록한다.

1) 관장의 종류
2) 관장 용액 및 주입한 양
3) 관장절차에 대한 대상자의 이상반응
4) 대상자의 관장 결과(대변양, 대변양상)

실습보고서

년 월 일				담당교수명
학번		이름		

1. Catheter의 삽입 길이와 size를 연령별, 성별로 구별하여 분류하시오.

2. 유치 도뇨 수행시 catheter가 빠지지 않도록 해주는 방법에 대하여 서술하시오.

3. 방광 세척의 필요성에 대하여 서술하시오.

4. Enema 수행시 주의사항에 대하여 서술하시오.

5. Enema 수행시 사용되는 용액의 종류와 각각의 혼합비율에 대하여 서술하시오.

6. Enema 수행시 Sim's position을 취할 때 환자가 누워야 하는 올바른 방향과 그 이유에 대해 설명하시오.

7. Colostomy 세척시 유의사항에 대하여 서술하시오.

CHAPTER

13 | 투약

1. 경구투약
2. 비경구투약
3. 중심정맥관
4. 국소투약

Clinical Foundation Nursing

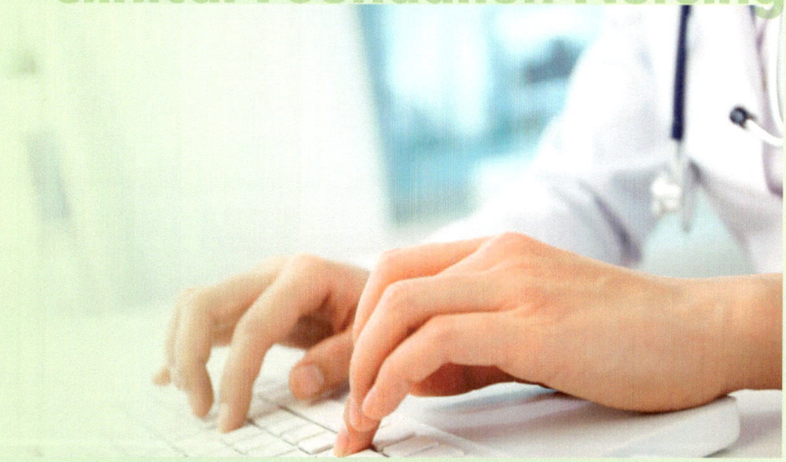

1 경구투약

1) 목적

구강을 통하여 약물을 정확하고 안전하게 투여하기 위함이다.

2) 준비물품

① 투약카드
② tray 또는 투약운반차
③ 물컵
④ 식수와 빨대
⑤ 휴지 또는 수건
⑥ 눈금이 있는 약컵
⑦ 일회용 약표지

3) 수행 및 이론적 근거

수행	이론적 근거
ⓐ 투약카드를 작성하고 확인한다. - 5R(정확한 약, 양, 투여경로, 시간, 환자)	
ⓑ 투약준비를 한다. - 투약날짜와 성명을 확인하여 투약카드를 순서대로 배열한다 - 투약카드를 보고 약장에서 약을 꺼내 약카드와 label을 확인한다(1차 확인). - 약을 용기에 담아 투약카드와 대조한 후 투약상자에 함께 놓으며 확인한다(2차 확인). - 약병이나 약봉투를 약장에 넣을 때 다시 label을 확인한다(3차 확인).	- 투약과오를 예방하고 투약하기 위해서 세 번 확인한다.
ⓒ 물약은 약컵에 원하는 양만큼 따라 준비한다. 수량을 확인하고 마약관리 기록지에 서명한 후 준비한다.	
ⓓ 처방이 정확한지 확인한다. - 투약카드와 의사의 서면처방을 대조하며 5R을 확인한다.	
ⓔ 준비된 약을 대상자에게 가져가서 이름을 불러 확인하고 대상자에게 자기 이름을 말하게 하여 다시 확인한다.	
ⓕ 대상자가 경구투약이 가능한 상태인지 살핀다. - 약을 삼킬 수 있는지, 금식인지, 위흡인을 하고 있는지, 오심과 구토가 있는지 확인한다.	- 의식이 없는 대상자 · 연하곤란 · 금식 · 오심 · 구토시는 경구투약을 시행하지 않는다.

수행	이론적 근거
ⓖ 대상자에게 투약의 목적을 설명한다.	
ⓗ 대상자는 가능한 좌위를 취하게 한다. 좌위가 불가능하면 측위를 취하도록 돕는다.	ⓗ 자연스런 자세가 쉽게 약을 삼킬 수 있다.
ⓘ 특수한 약물투여는 투여 전에 대상자의 활력징후 및 상태를 사정한다.	ⓘ digitalis는 복용 전에 맥박을 측정하여 60회/분 이하인 경우, 수면제 · 마약제는 호흡수가 12회/분 이하인 경우는 투약을 중지한다.
ⓙ 대상자가 약을 확인하고 스스로 먹을 수 있도록 한다. - 여러 가지 약을 투여할 때는 각각의 약을 따로 투여하도록 한다.	
ⓚ 대상자에게 약을 삼킬 수 있도록 충분한 물을 준다. - 약물이 치아의 에나멜이나 점막을 자극하는 경우 빨대를 사용하고 투약 후 물을 마시게 한다.	- 치아를 착색시키는 약물이 있으므로 약의 특성에 따라 투약방법을 선택하도록 한다.
ⓛ 대상자가 약을 삼킬 때까지 환자 옆에 있는다.	
ⓜ 물품을 정리하고 기록한다. - 투약카드는 다음 투약시간에 정리해서 꽂아둔다.	
ⓝ 약효, 부작용, 과민성 반응 등의 증상을 자주 관찰한다.	

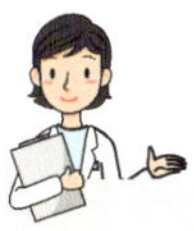

주의사항

1. 투약시 5R을 정확히 확인한다.
2. 투약준비
   - 투약카드를 보고 약장에서 꺼낼 때 (1차확인)
   - 약을 용기에 담아 투약카드와 대조한 후 (2차확인)
   - 약병이나 약봉투를 약장에 넣을 때 (3차확인)
3. OT, ov시는 24시간 이내 의사의 서면을 받는다.
4. Digitalis - 맥박측정, 수면 · 마약제 - 호흡수 측정

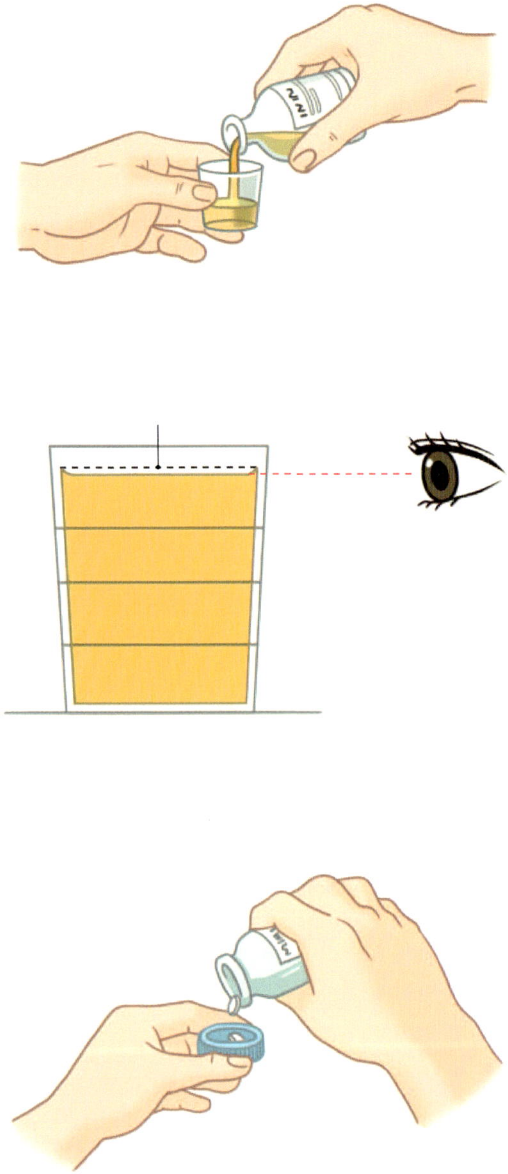

경구투약 준비하는 법

1. 투약의 기본원칙

1) 투약의 5 Right

① Right drug(정확한 약물): 약장에서 약병을 꺼낼 때. 약병에서 약을 꺼낼 때. 다시 약장에 넣을 때

② Right patient(정확한 대상자): 팔찌와 투약카드, 대상자 이름, 등록번호 부르거나 대상자 스스로 이름 말하게 함

③ Right dose(정확한 용량)

④ Right route(정확한 투여경로): 경구용, 비경구용 투약 경로 확인. 의문시 의사에게 확인

⑤ Right time(정확한 시간)

⑥ Right documentation(정확한 기록)

⑦ Right education(정확한 교육)

2) 투약처방의 종류

- 정규처방(standing order)
- 필요시 처방(PRN order)
- 일회 처방(single order)
- 즉시 시행 처방(stat order)
- 현재 처방(now order)

2. 경구 투약시 유의사항

- 투약의 기본 원칙을 지킨다.
- 한 번에 한 대상자의 약물을 준비한다.
- 약물을 준비할 때 대상자의 알레르기나 병력, 복용 중인 약물, 약물 투여에 영향을 주는 신체적, 정신적 상태를 확인한다. 특정 약물(마약제제, 혈압약, 강심제 등)은 약물을 투여하기 전 사정(호흡, 혈압, 심첨 맥박)을 먼저 시행한다.
  - ✓ 항고혈압제 투여 전에 혈압을 측정하고, 모르핀(Morphine) 등의 마약성 진통제 투여 전에 호흡수를 측정하며, 12회/분 이하일 경우에는 투약을 중지하고 보고한다. 모르핀은 호흡중추를 억제시키는 작용이 있기 때문이다.
  - ✓ digitalis(예: digoxin) 복용 전에 맥박을 측정하여 60회/분 이하일 경우는 투약을 중지하고 보고한다.
- 유효날짜가 지났거나 라벨이 훼손된 약물은 준비하지 않는다.
- 1회 용량 약물의 경우 포장된 1회 용량 약물을 개봉하여 약 컵에 직접 넣거나 개봉하지 않고 약물 트레이에 준비한다.
- 약물 보관병의 약물은 정제 또는 교갑을 약물 보관병 뚜껑에 붓고, 약 컵에 옮겨 담는다. 여분의 정제는 약물 보관병에 다시 넣는다.
- 대상자가 정제를 삼키는데 어려움이 있으면 약물 분쇄기로 약물을 부드럽게 갈아서 준비하나, 장용정이나 지속형 정제는 갈지 않도록 한다.

- 물약은 물 약병의 뚜껑을 열어 뚜껑의 안쪽이 위로 오도록 놓는다. 약병의 라벨이 붙어 있는 쪽이 손바닥 쪽으로 오도록 쥐고 라벨의 반대 쪽 방향으로 용액을 따른다. 처방된 용량보다 많은 양은 버리고, 다시 약병에 넣지 않는다.
- 준비된 약물에는 라벨을 부착한다.
- 분제제나 제산제는 치아손상이나 착색을 일으키므로 빨대를 이용하고 약물 복용 후에 물이나 구강세척제로 헹구어 내도록 한다.

3. 대상자의 경구투약 가능 여부 사정

- 연하기능이나 위장기능이 문제가 없어야 한다.
- 대상자가 삼키고 기침할 수 있는지 사정하고 구개반사가 있는지 확인한다.
- **경구투약 금기:** 장폐색이 있는 경우, 대상자가 구토를 하는 경우, 위장관 흡인을 하는 경우, 의식이 없는 경우, 연하곤란이 있는 경우.

경구투약 수행절차 및 이론적 근거

1

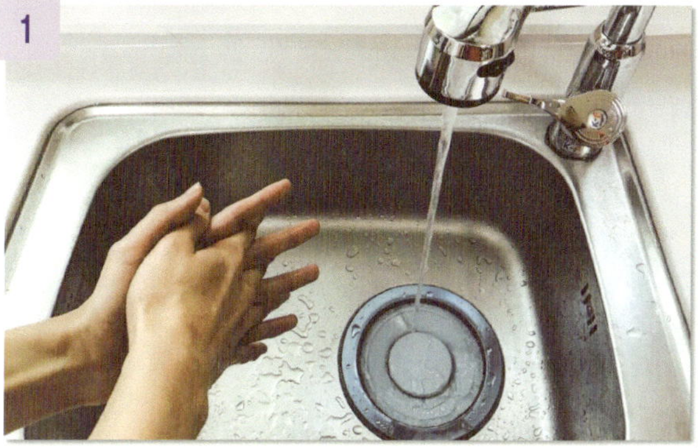

물과 비누로 손위생을 실시한다.

2

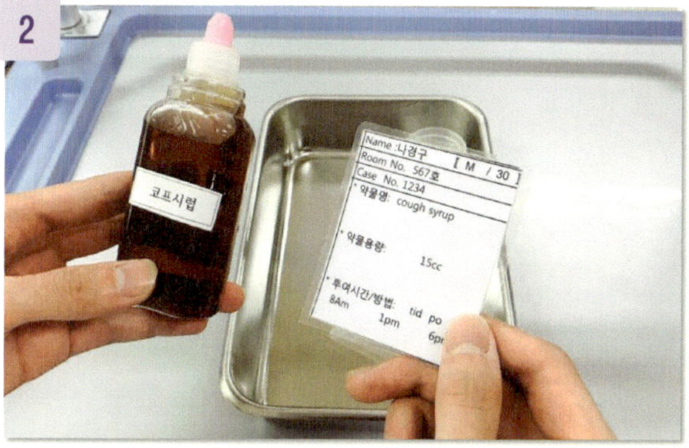

투약카트에서 대상자의 약물이 들어 있는 약포지를 꺼내어 투약처방(투약카드 또는 컴퓨터 출력물 등)과 투약원칙(5 rights; 대상자 등록번호, 대상자명, 약명, 용량, 투여경로, 시간)을 확인한다.

투약오류를 예방하기 위함이다.

3

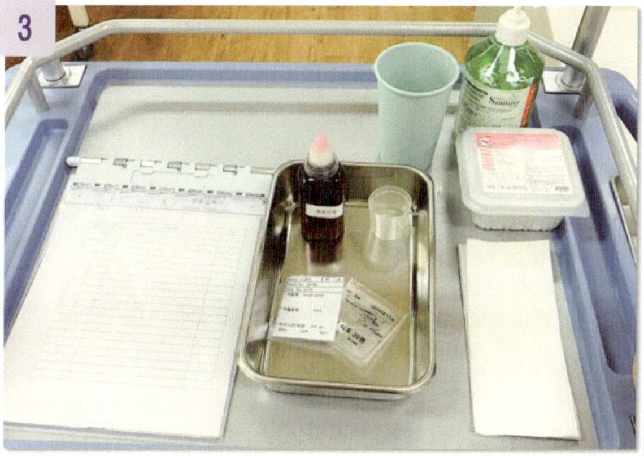

필요한 물품을 준비한다.

4

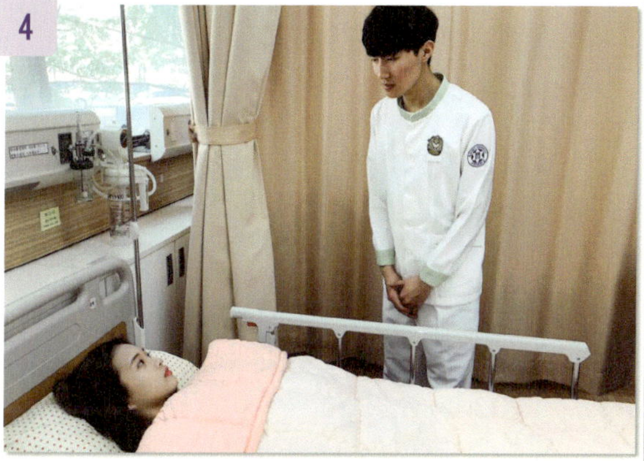

준비한 물품을 가지고 대상자에게 가서 간호사 자신을 소개한다.

5

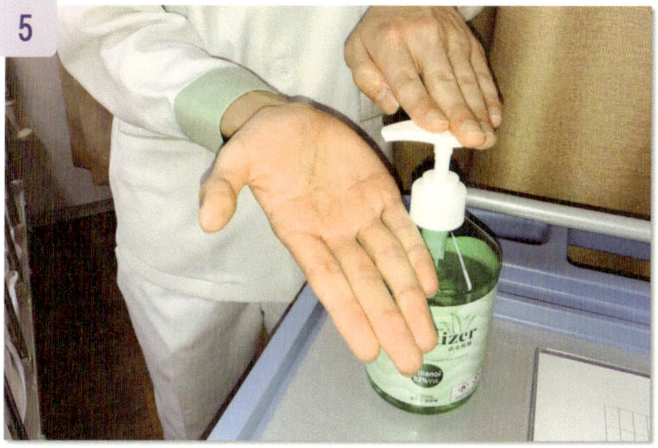

손소독제로 손위생을 실시한다.

6

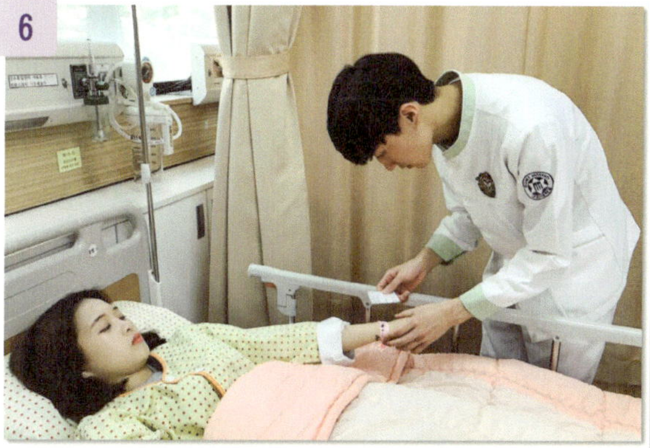

대상자의 이름을 개방형으로 질문하여 대상자를 확인하고, 입원팔찌와 투약카드(또는 컴퓨터 출력물)를 대조하여 대상자(이름, 등록번호)를 확인한다.

정확한 대상자에게 약물을 투여하여 투약오류를 예방하기 위함이다.

경구투약 수행절차 및 이론적 근거(계속)

7

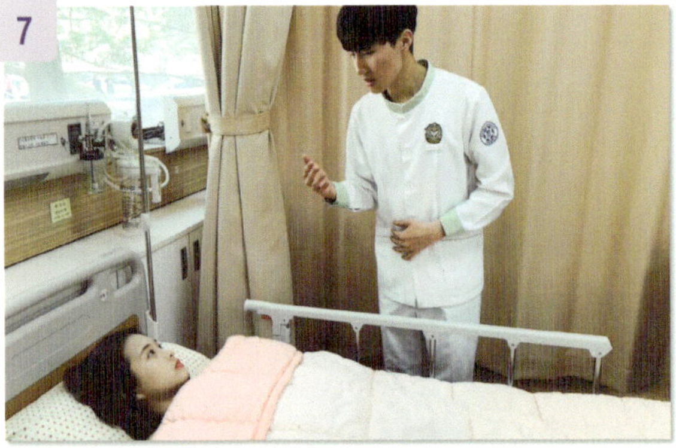

약물 투여 목적과 작용 및 유의사항을 설명한 다음 약물에 대한 의문사항이 있으면 질문하도록 한다.

충분한 설명은 대상자의 알 권리를 보호하고, 치료에 대상자의 참여를 격려한다.

8

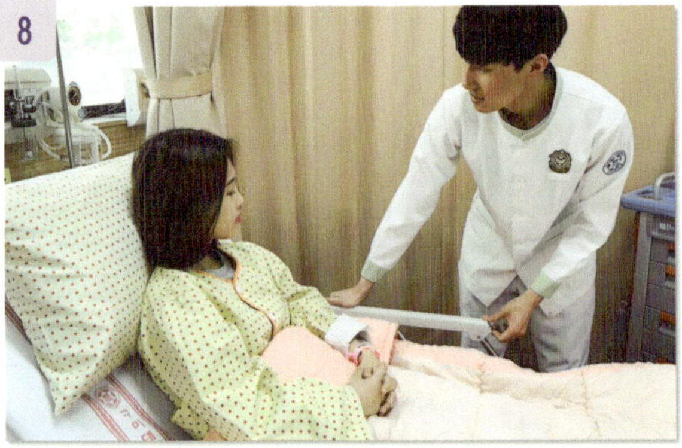

앉거나 파울러씨 체위를 취하도록 하되 앉는 것이 금기라면 측위를 취하도록 돕는다.

앉는 자세는 삼키는 것을 돕고 흡인을 예방한다.

9

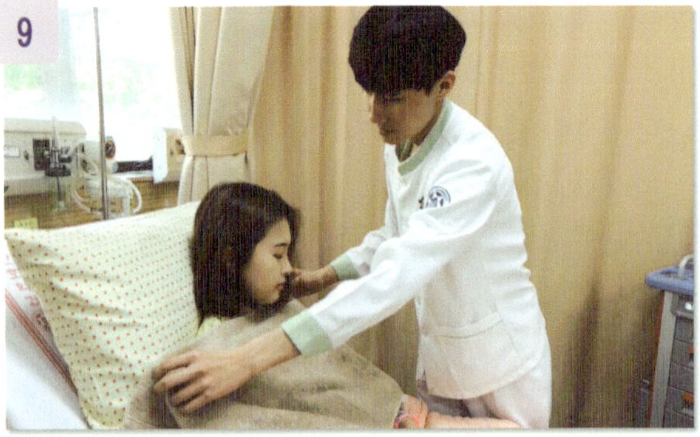

흘리지 않도록 휴지나 타월을 대준다.

10

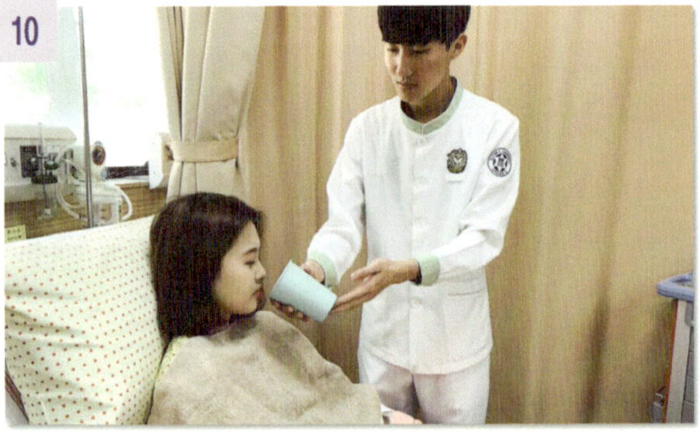

구강건조로 연하곤란이 있는지 확인하기 위해 침을 삼켜보거나 물을 한 모금 마셔보도록 한다.

연하곤란 여부를 확인함으로써 흡인의 위험을 감소시킨다.

11

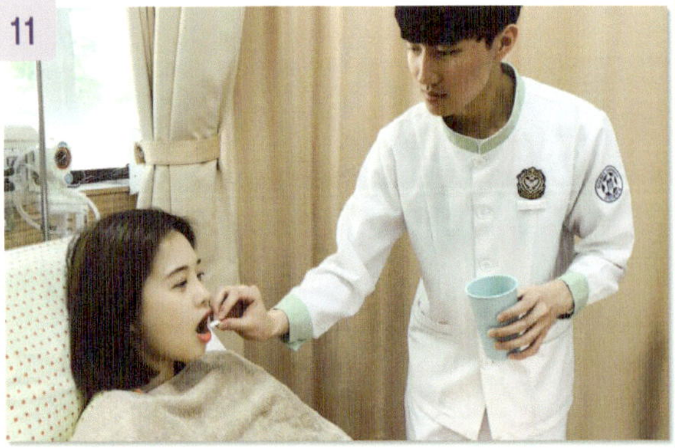

알약은 한꺼번에 복용하지 말고, 한 번에 한 알씩 복용하도록 돕는다. 알약 복용 후에 물약을 복용하도록 한다.

12

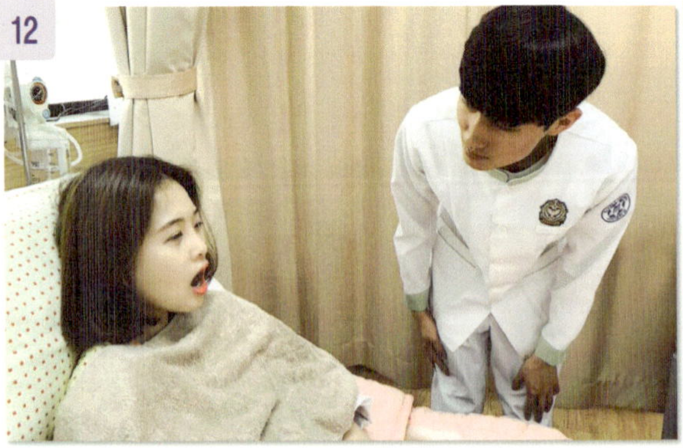

약물을 다 삼킬 때까지 대상자 옆에 있으면서, 약물복용 여부를 확인하기가 어려우면 대상자에게 말을 시켜보거나 입을 벌려보도록 한다.

간호사는 처방된 약물을 대상자에게 정확하게 투여할 책임이 있다. 확인을 하지 않을 경우 대상자는 투여량을 복용하지 않아 건강을 위험하게 할 수 있다.

경구투약 수행절차 및 이론적 근거

13

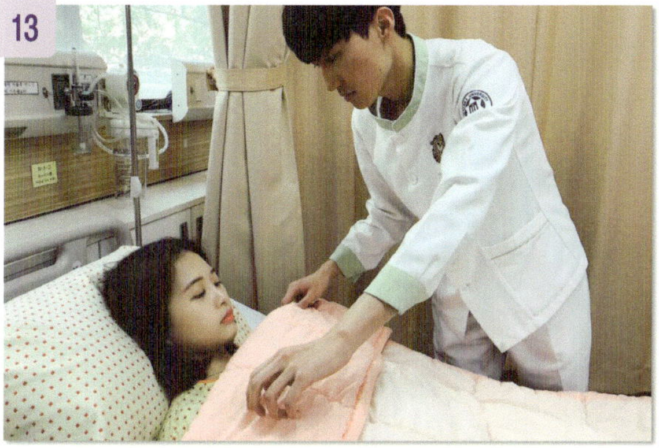

투약 후에는 대상자가 편안한 체위를 취하도록 도와준다.

14

물과 비누로 손위생을 실시한다.

15

수행 결과를 간호기록지와 투약기록지에 기록한다.
1) 5 rights(대상자명, 약명, 용량, 투약경로, 투약시간)
2) 필요시 투약목적, 대상자의 반응, 투약 못한 이유

2 비경구투약

1) 피내주사 Intra-dermal injection

(1) 목적

질병을 진단하고 과민반응을 알아보기 위함이다(알레르기, 예방접종, 기생충검사 등).

(2) 준비물품

① 1cc주사기
② 25~27G 주사바늘
③ 70% 알코올솜
④ 처방된 주사약
⑤ 투약카드
⑥ 투약쟁반

(3) 수행 및 이론적 근거

수행	이론적 근거
ⓐ 약명, 용량, 투여경로를 확인하고 약물을 준비한다.	ⓐ 보통 0.1cc의 약물을 10: 1로 희석하여 검사용 약물로 사용한다.
ⓑ 대상자에게 목적과 방법을 설명한다.	ⓑ 대상자에게 주사 후 피부에 물집과 같은 수포가 생기고 약물이 흡수되거나 체내조직과 반응하여 홍반과 결절이 생기는데 이것을 지정된 시간 내에 판독해야 함을 알려준다.
ⓒ 대상자는 앉거나 눕게 한다.	
ⓓ 깨끗하고 정상적인 피부를 주사부위로 선택한다.	
ⓔ 중심에서 원을 그리며 주사부위를 닦는다.	
ⓕ 소독액이 마르는 동안 주사바늘 뚜껑을 벗긴다. 뚜껑을 벗길 때는 주사바늘이 뚜껑의 바깥 면에 닿지 않도록 한다.	ⓕ 소독액이 마르는 동안 주사바늘 뚜껑을 벗긴다. 뚜껑을 벗길 때는 주사바늘이 뚜껑의 바깥 면에 닿지 않도록 한다.
ⓖ 주사기를 거꾸로 들고 주사바늘 사면에 주사용액이 보일 때까지 부드럽게 주사기를 밀어서 주사기에 들어 있는 공기를 빼낸다. 만약 주사기 내에 기포가 있으면 주사기통을 손가락으로 톡톡 쳐서 공기를 모아 제거한다.	
ⓗ 대상자의 손바닥이 위로 향하게 한 자세에서 오른손의 엄지와 검지로 주사바늘의 사면이 위로 향하게 하여 주사기를 잡는다.	

수행	이론적 근거
ⓘ 왼손으로 피부를 팽팽하게 잡고 피부에 주사바늘을 15°각도로 넣는다.	ⓘ 너무 깊숙이 찌르면 피내를 통과할 수 있다.
ⓙ 주의 깊게 약을 소량 주입하여 피부에 작은 수포가 생기게 한다.	
ⓚ 피부에 반작용을 주면서 주사바늘을 신속하게 빼낸다. 마른 멸균거즈로 부위를 부드럽게 닦아낸다. 마사지는 하지 않으며 대상자에게 긁지 말라고 일러준다.	ⓚ 알코올 스펀지는 어떤 진단검사결과를 방해할 수 있으므로 멸균거즈패드를 사용하여 닦아낸다. 마사지는 약물을 조직 내로 분산시켜 검사결과에 오류가 발생한다.
ⓛ 주사부위 가장자리 자국을 관찰하고 그 부위를 볼펜으로 그린다. 15분 후에 판독한다.	ⓛ 주사부위를 관찰하기 위해서다.
ⓜ 물품을 정리하고 기록한다.	
ⓝ 판독-양성: wheal이나 발적 1cm 이상 의양성: 양성과 음성의 중간 음성: 반응 없음	

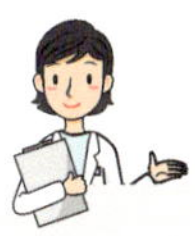

주 의 사 항

1. 주사바늘이 오염되지 않도록 한다.
2. 너무 깊숙이 찌르지 않는다.
3. 알코올 스펀지 사용 후 멸균거즈패드로 닦아낸다. 마사지는 하지 않는다.

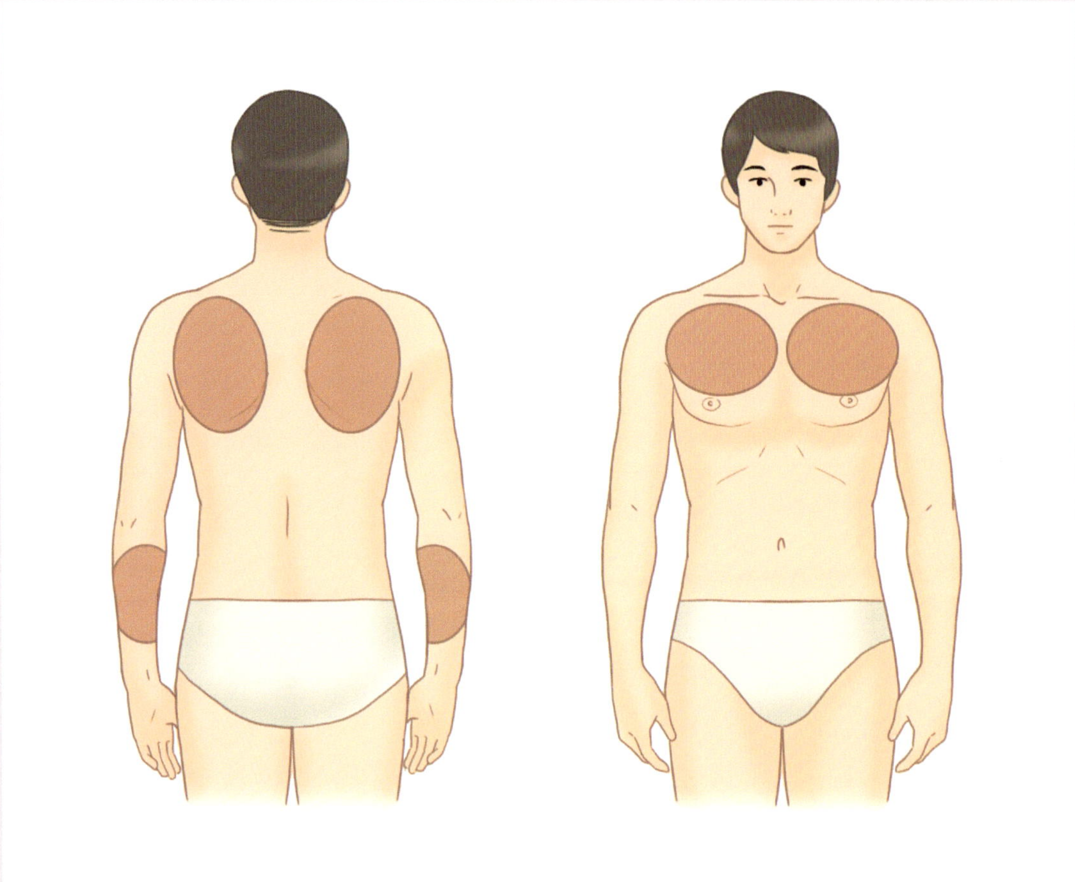

피내주사 부위

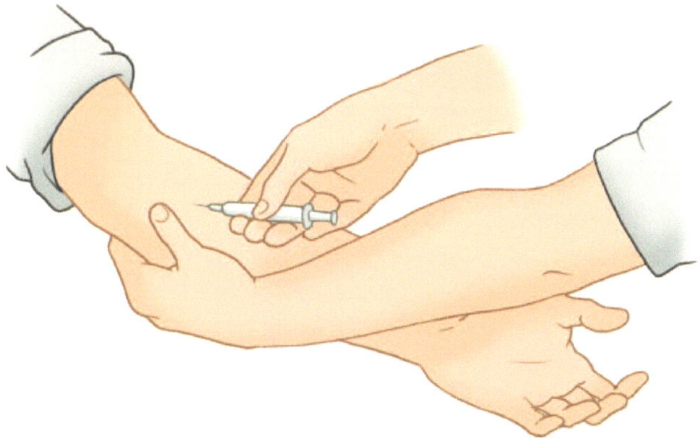

ⓗ

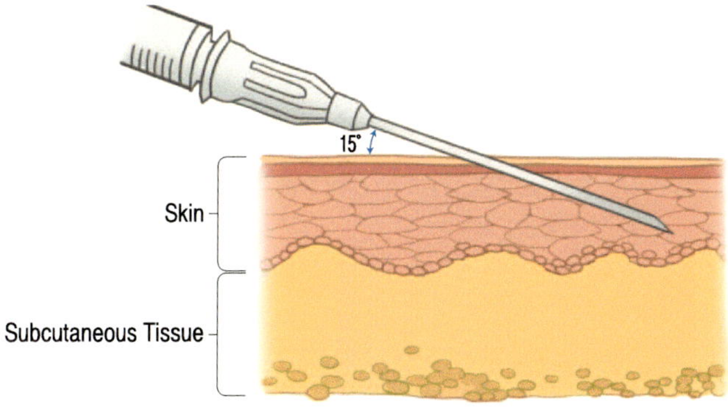
15°
Skin
Subcutaneous Tissue

ⓘ

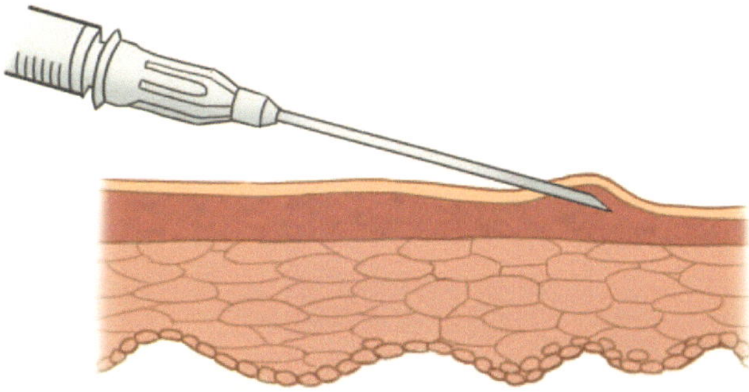

ⓙ

Key Point

1. 무균술

- 약물 준비와 간이혈당측정 및 피내주사는 무균법을 준수하여 시행한다.

✓ 주사기의 주사바늘 중심부(hub)를 제외한 주사기 연결부위, 외관의 안, 내관의 기둥, 바늘은 무균적으로 유지되도록 한다.

✓ 주사부위를 알콜솜으로 소독한다. 주사부위를 소독할 때에는 중앙에서 바깥쪽으로 원을 그리면서 가장 깨끗한 부위에서 시작하여 오염된 부위 쪽으로 닦는다.

2. 피내주사의 목적

① 피내주사는 튜베르쿨린 반응, 알러지 반응, 약물 과민성 등의 진단 목적이나 예방접종(BCG 접종)시 이용된다.

② 약물이 지나치게 빨리 순환기계에 들어가 심한 과민성 반응을 일으킬 경우를 대비하여, 혈류공급이 적고 흡수가 천천히 되는 표피 바로 아래 피부의 진피 층에 0.1mL의 아주 적은 양의 약물을 투여한다.

3. 피내주사 부위 선정

① 피내주사의 흔한 주사부위는 전완의 내측면, 흉곽상부, 견갑골 부위이다.

② 투베르쿨린 반응검사는 왼쪽 팔에 흔히 하고 다른 검사에는 오른쪽 팔을 이용한다.

③ 주사부위에는 부종, 압통, 염증, 흉터나 착색, 털이 없어야 한다.

4. 피내주사 결과 해석

발적이나 팽진의 지름을 관찰하고 결과를 기록한다.

1) 약물 알레르기 반응 검사: 15~20분 후 판독

지름	결과 해석
5mm 미만	음성
10mm 이상	양성
5-9mm 사이	주사했던 반대 팔에 생리식염수 0.05mL를 피내 주사하여 결과를 비교한다.

- 항히스타민제 복용시: 위 음성 나올 수 있음
- 항고혈압제(β-blocker 제제: Allergen에 대한 감수성, 과민반응 증가시킴): 위 양성 나올 수 있음

2) 결핵반응 검사: 48~72시간 후 판독

BCG 접종 반흔이 있는 경우	
10mm 이상	X-ray 검사 후 병변(+): 결핵 치료 X-ray 검사 후 병변(-): 예방적 화학치료
10mm 미만	계속 관찰
BCG 접종 반흔이 없는 경우	
5mm 이상	X-ray 검사 후 병변(+): 결핵 치료 X-ray 검사 후 병변(-): 예방적 화학치료
5mm 미만	BCG 접종 필요

피내주사(전완의 내측면) 수행절차 및 이론적 근거

1

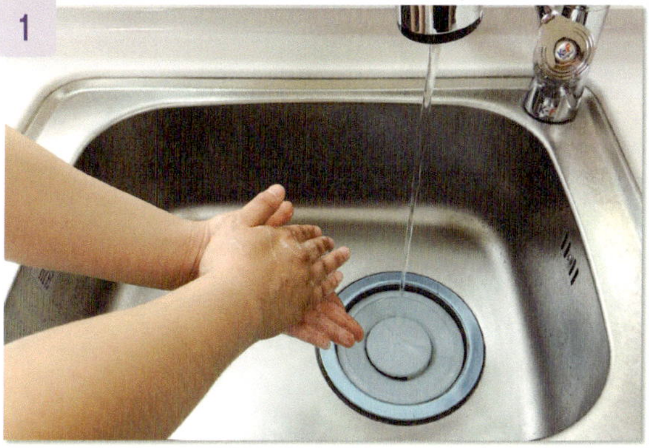

물과 비누로 손위생을 실시한다.

투약오류를 예방하기 위함이다.

2

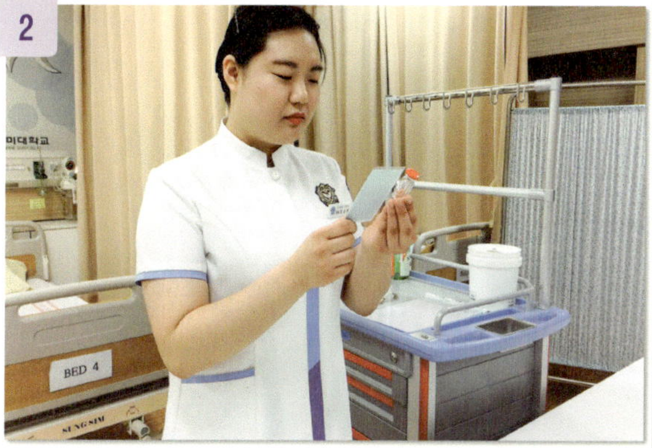

투약처방(투약카드 또는 컴퓨터 출력물 등)과 투약원칙(5 rights; 대상자 등록번호, 대상자명, 약명, 용량, 투여경로, 시간)을 확인한다.

3

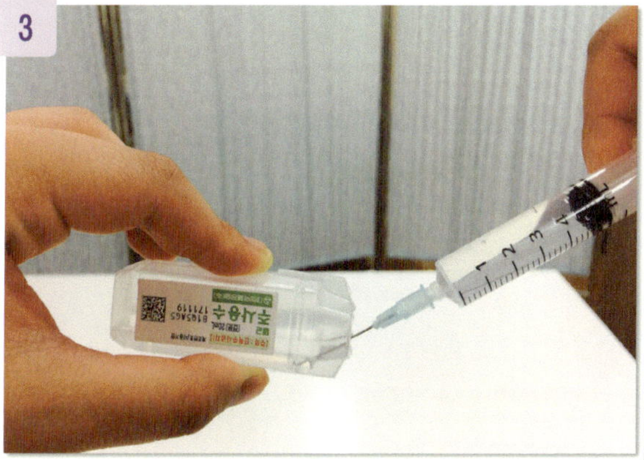

주사기로 주사용 증류수 5mL를 앰플에서 빼낸다.

4

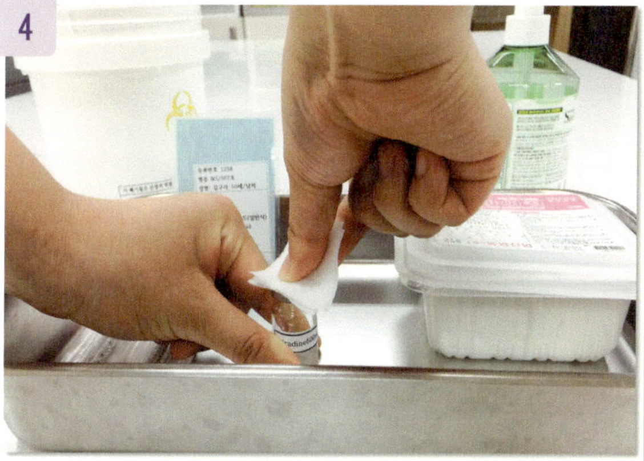

약물이 든 바이알의 고무마개를 소독솜으로 닦는다(바이알에 1g의 약물이 들어있는 경우를 기준으로 한다.)

5

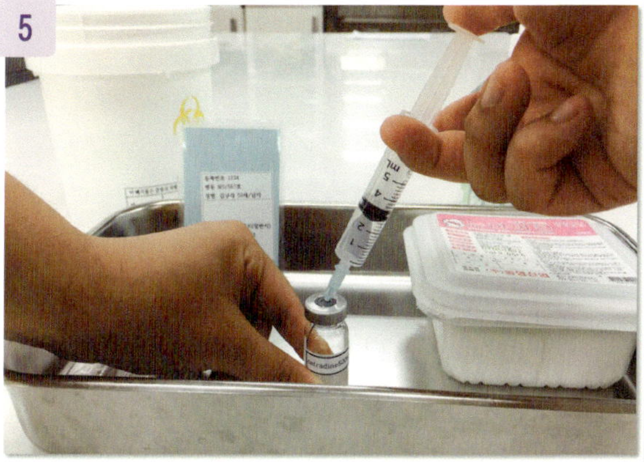

바이알에 증류수 또는 생리식염수 5mL를 멸균적으로 주입한다 (1000mg/5mL).
(200mg/mL, ※ 참고 0.5g/V-2.5mL, 1g/V-5mL, 2g/V-10mL mix)

6

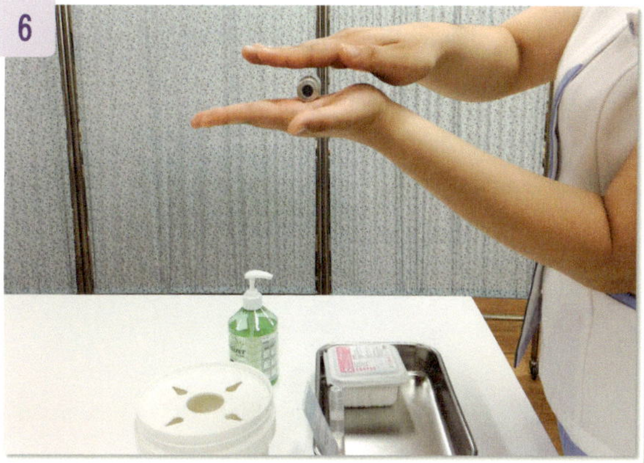

바이알에 들어있는 분말이 완전히 녹을 때까지 기포가 생기지 않게 조심스럽게 바이알을 흔든다.

피내주사(전완의 내측면) 수행절차 및 이론적 근거(계속)

7

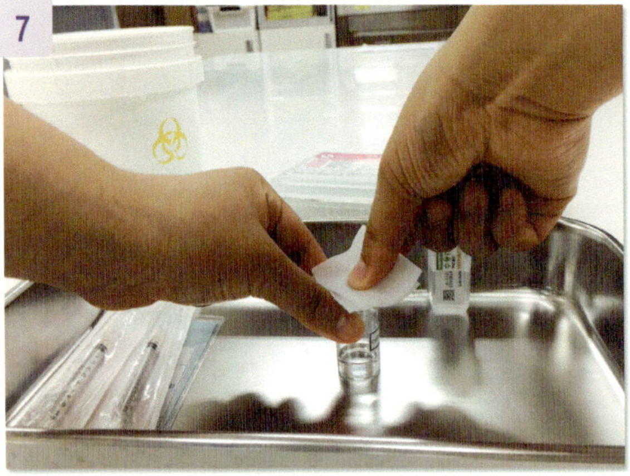

바이알의 고무마개를 소독솜으로 다시 닦는다.

8

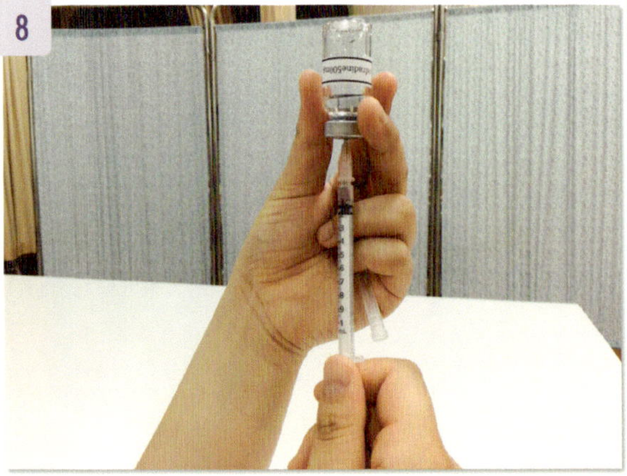

1mL 주사기로 바이알에서 0.1mL의 약물을 빼내 총량 1mL로 희석한다(20mg/mL).

9

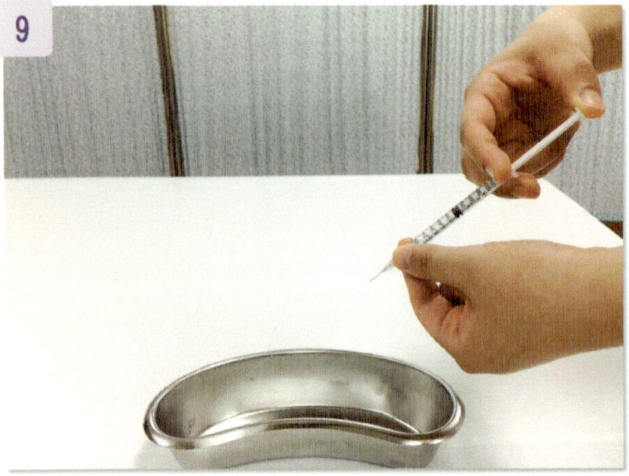

주사기 약물 중 0.9mL는 버리고 나머지 0.1mL를다시 총량 1mL로 희석한다(2mg/mL).

10

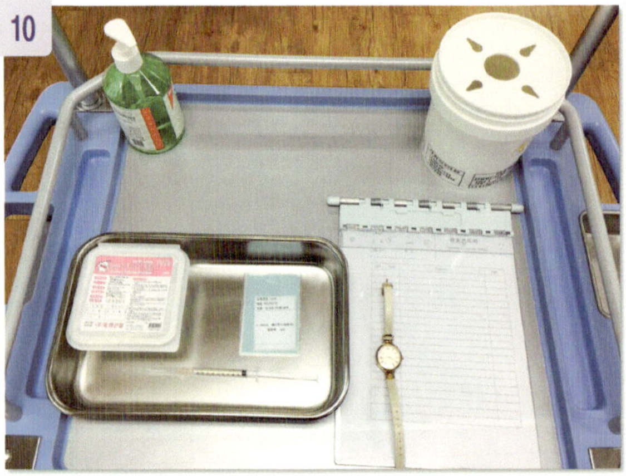

필요한 물품을 준비한다.

11

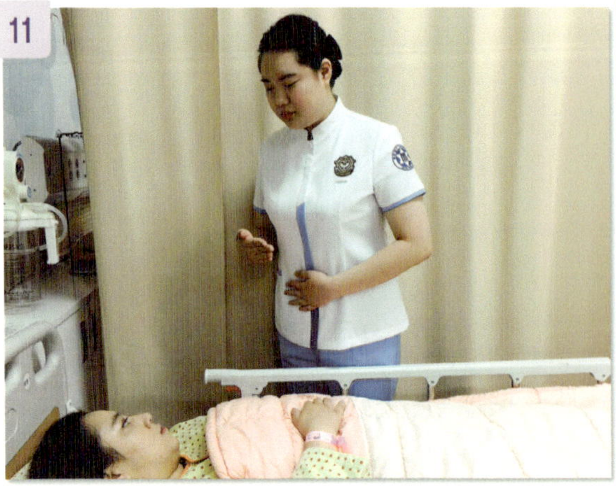

준비한 물품을 가지고 대상자에게 가서 간호사 자신을 소개한다.

12

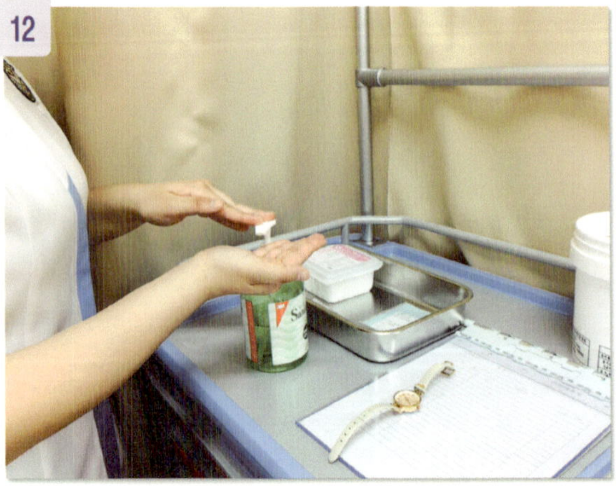

손소독제로 손위생을 실시한다.

피내주사(전완의 내측면) 수행절차 및 이론적 근거(계속)

13

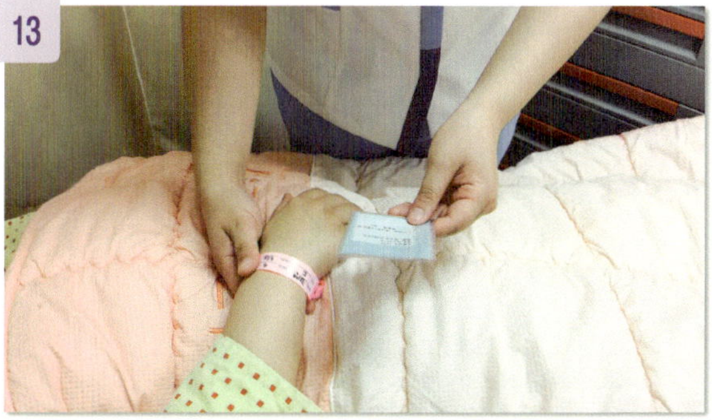

대상자의 이름을 개방형으로 질문하여 대상자를 확인하고, 입원팔찌와 투약카드(또는 컴퓨터 출력물)를 대조하여 대상자(이름, 등록번호)를 확인한다.

정확한 대상자에게 약물을 투여하여 투약오류를 예방하기 위함이다.

14

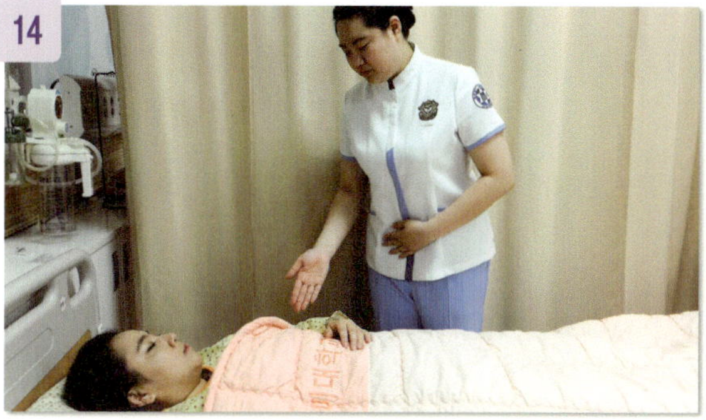

대상자에게 피내주사의 목적과 절차를 설명한다.

대상자의 투약이행을 증진시키며 불안을 감소하고 이해를 돕기 위함이다.대상자에게 주사 후 피부에 물집과 같은 수포가 생기고 약물이 흡수되거나 체내조직과 반응하여 홍반과 결절이 생기는데 이것을 지정된 시간 내에 판독해야 함을 알려준다.
또한 주사시 일시적으로 약간의 통증이 있음을 알려준다.

15

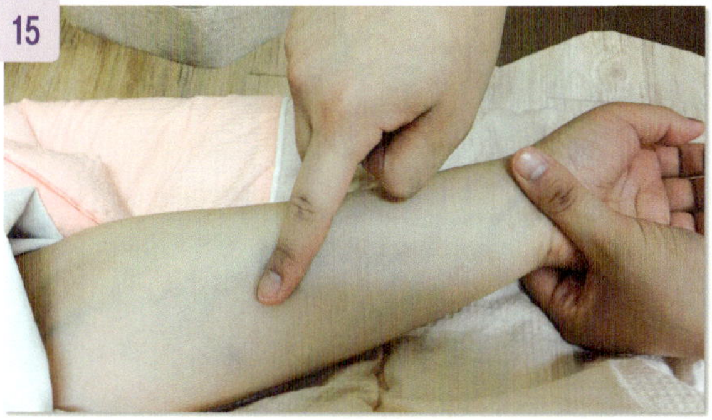

적절한 피내주사 부위를 선택한다(전완의 내측면).

주사부위는 털이 적고 압통, 부종, 흉터 및 염증이 없는 부위를 선택한다. 비정상적인 양상이 나타나는 피부에 주사를 하게 되면 투여된 약물의 흡수와 피부반응의 정확한 판독을 방해할 수 있다.

16

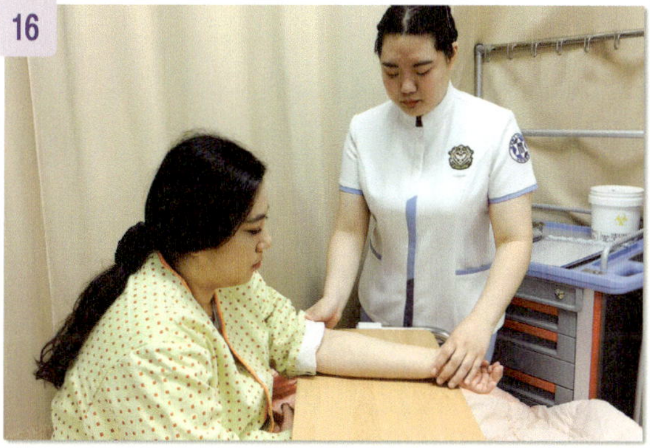

대상자의 팔을 침대나 침상 밑 탁자(over-bed table)위에 바로 펴서 얹은 다음 편안한 자세로 있게 한다.

17

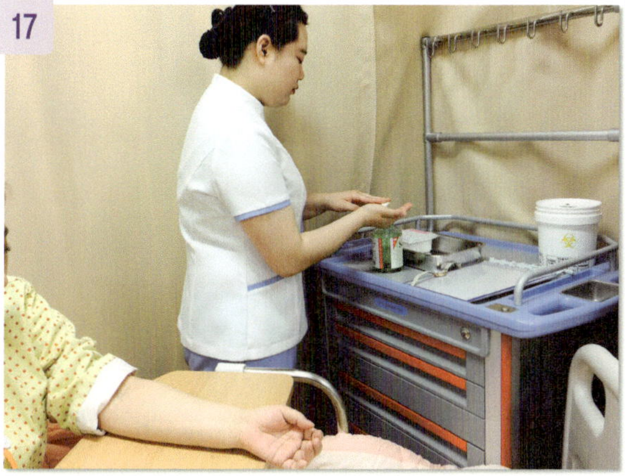

손소독제로 손위생을 실시한다.

18

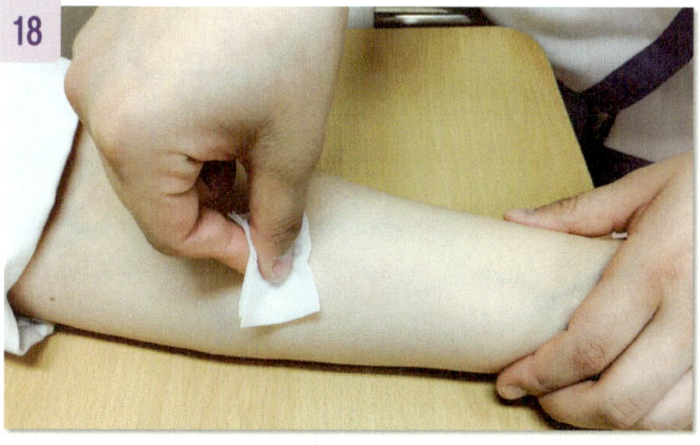

주사 놓을 부위를 소독솜으로 안에서 바깥쪽으로 직경 5-8cm 정도 둥글게 닦은 다음 소독액이 마를 때까지 잠시 기다린다.

피부에 있는 병원균이 바늘을 통해 조직으로 침투되는 것을 예방한다. 소독된 피부를 건조시키는 것은 알코올이 조직으로 들어가 조직을 자극하고 불편을 유발하는 것을 방지한다.

피내주사(전완의 내측면) 수행절차 및 이론적 근거(계속)

19

한 손으로 주사부위 위쪽 또는 아래쪽으로 2-3cm 떨어진 부위의 피부를 팽팽하게 잡아당긴다.

피부를 팽팽하게 당기면 주사부위가 안전하게 고정되어 약물이 정확하게 진피조직에 투여될 수 있도록 한다.

20

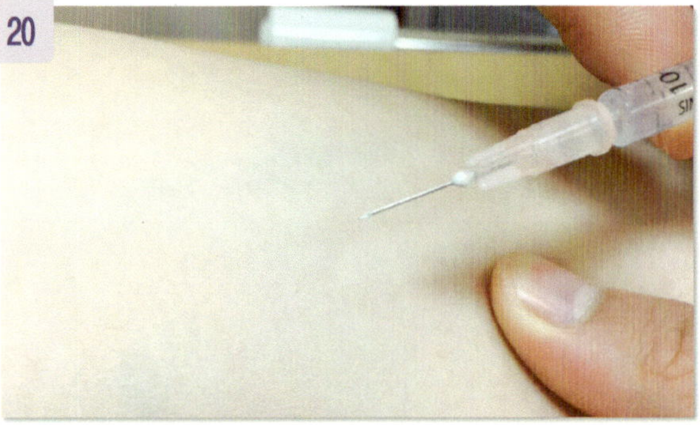

다른 손으로 주사바늘의 사면이 위로 오도록 하여 주사기가 피부와 10~15°의 각도를 유지하도록 잡은 다음 표피 아래 진피층에 주사바늘의 사면이 들어갈 때까지 피내에 삽입한다.

주사기의 각도가 15° 이상이면 약물이 피하조직으로 투여될 수 있다. 정확하게 진피에 삽입되었을 때 낭포가 형성된다.

21

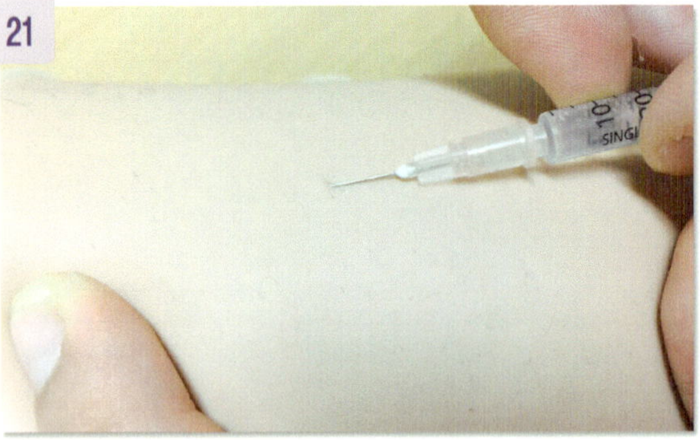

주사바늘의 사면이 피내로 삽입되고 나면 피부를 잡아당겼던 손으로 주사기의 밀대를 밀어 피부에 직경이 약 5-6mm(0.05mL) 정도의 낭포가 생길 때까지 약물을 서서히 주입한다.

22

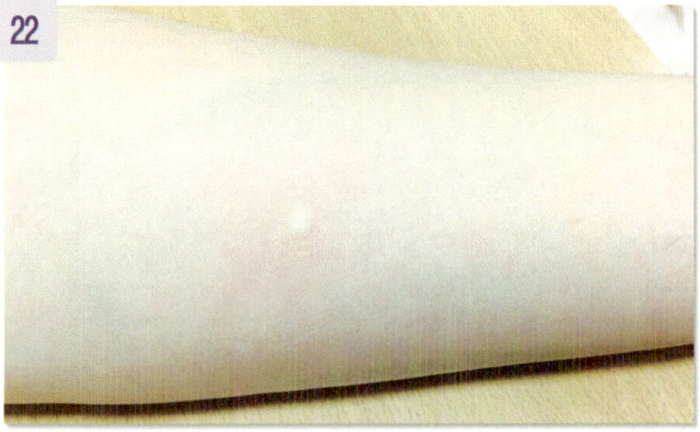

주사바늘을 빼낸 후 주사바늘이 빠져나온 부위로 약물이 나와 물기가 생긴 경우는 마른 소독솜으로 살짝 닦아낸다.

※ 참고: 1mL 주사기에 생리식염수를 준비하여 위의 주사 부위의 3~4cm 떨어진 옆 또는 반대쪽 팔의 대칭 부위에 같은 양을 대조액으로 (0.02~0.05mL) 피내주사 하여 음성 대조군을 만들어 비교하는 절차가 있으나 여기서는 생략됨.

23

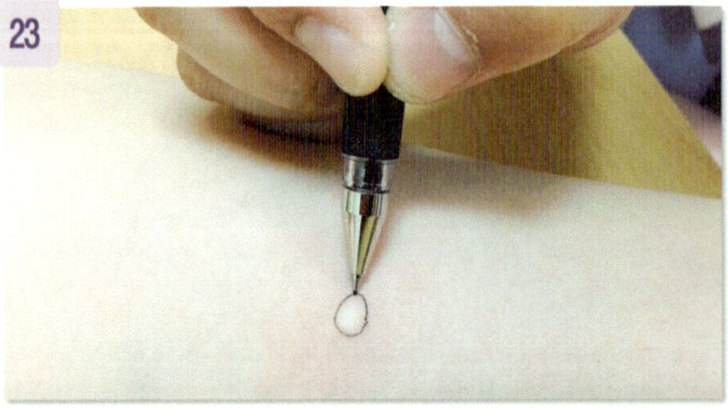

작은 낭포의 둘레를 볼펜으로 동그랗게 표시한 다음, 주사약명과 투여시간을 적고 주사 부위는 마사지 하지 않는다.

주사부위를 닦거나 문지르면 투여된 약물이 제거되거나 피하조직으로 흡수될 수 있다.

24

사용한 물품을 정리한다.(주사바늘은 뚜껑을 되씌우지 않은 채 손상성 폐기물 전용용기에 버리고, 사용했던 소독솜과 주사기는 일반 의료폐기물 전용용기에 버린다.)

사용한 물품의 적절한 폐기는 간호사가 바늘에 찔리는 사고를 예방한다.

피내주사(전완의 내측면) 수행절차 및 이론적 근거(계속)

25

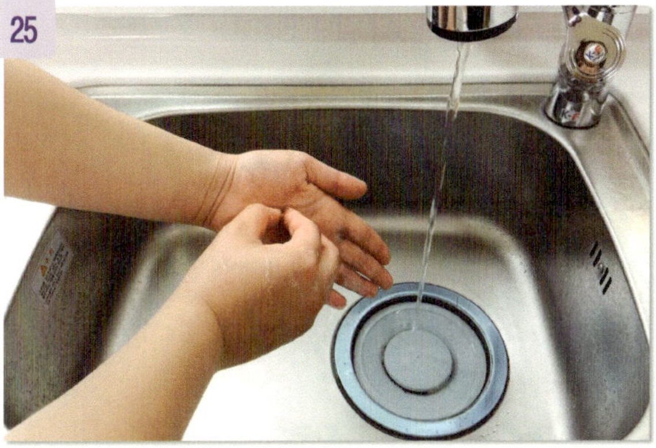

물과 비누로 손위생을 실시한다.

26

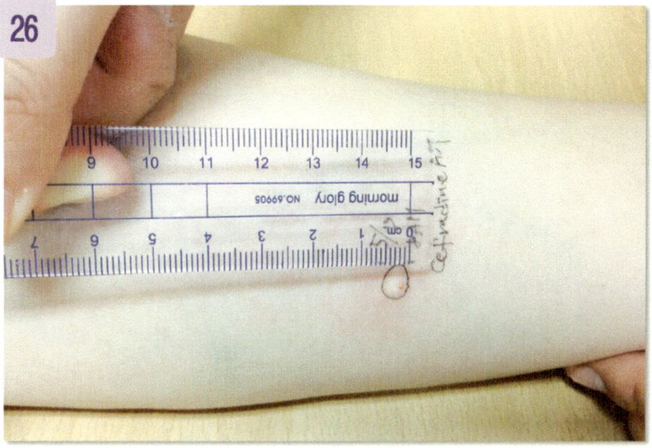

15분 후에 주사 부위의 피부반응 결과를 판독한다.

27

다음의 사항을 간호기록지에 기록한다.
1) 5 rights(대상자명, 약명, 용량, 투약경로, 투약시간)
2) 피부반응결과: 양성 혹은 음성
3) 필요시 투약목적, 대상자의 반응, 투약 못한 이유

2) 피하주사 Sub-cutaneous injection

(1) 목적

경구투여가 불가능한 대상자, 금식대상자, 의식이 없는 대상자에게 약물을 투여하기 위함이다.

(2) 준비물품

① 1~2cc주사기 tube(12~18 Fr.)
② 70% 알코올솜
③ 23~26G주사바늘
④ 투약쟁반
⑤ 처방된 주사약과 투약카드

(3) 수행 및 이론적 근거

수행	이론적 근거
ⓐ 투약지시를 확인하고 투약할 약을 준비한다.	
ⓑ 대상자에게 투약목적과 방법을 설명하고 screen을 친다.	
ⓒ 주사부위를 선정하여 노출시키고 적절한 체위를 취한다.	
ⓓ 대상자의 주사부위로 딱딱한 곳, 반흔, 소양, 작열, 국소염증이 없는 부위, 깨끗한 부위를 선택하되 자주 사용하지 않았던 곳으로 한다.	ⓓ 딱딱한 곳, 반흔, 소양, 작열, 국소염증이 있는 부위는 투약의 흡수를 방해하고 주사부위에 염증을 일으킨다.
ⓔ 알코올 스펀지로 주사부위를 중심에서 주변으로 원을 그리며 닦은 후 부위가 완전히 마르도록 한다. 알코올 스펀지는 3번째와 4번째 손가락 사이에 끼워둔다.	ⓔ 알코올 스펀지로 닦는 것은 미생물을 포함한 피부분비물을 닦아내는 것이다. 이때 어떤 화학적 반응이 일어날 수 있으므로 피부를 건조시켜야 한다.
ⓕ 주사바늘이 주위에 오염되지 않도록 하면서 주사바늘 뚜껑을 벗긴다.	ⓕ 주사바늘을 뚜껑에 끼울 때 뚜껑의 내부를 제외한 다른 부위는 오염되어 있다고 가정한다.
ⓖ 주사기를 거꾸로 들고 주사바늘의 사면 끝에 주사용액이 조금 보일 때까지 주사기 내관을 부드럽게 밀어서 주사기 속에 있는 공기를 빼낸다. 만약 주사기내에 기포가 남아 있으면 주사기통을 손가락으로 톡톡 쳐서 위로 올라가도록 한다.	
ⓗ 왼손의 엄지와 검지로 주사할 부위를 잡아 올려 피부층을 팽팽하게 한다.	ⓗ 근육막과 피하지방을 분리시켜 피하로 약을 주사하기 위함이다.
ⓘ 주사바늘을 피부표면과 45° 각도로 빨리 1.5cm가량 삽입한 후 잡았던 근육을 놓는다.	
ⓙ 주사기 내관을 뒤로 잡아당겨 보고 혈액이 보이면 주사바늘을 빼서 버리고 다시 준비한다. 혈액이 보이지 않으면 약물을 주입한다.	ⓙ 주사기 내관을 잡아당겨 보는 것은 주사바늘이 혈관에 들어갔는지를 확인하는 것이다. 피하주사는 천천히 흡수되기를 기대하기 때문에 피하주사약이 혈관으로 주입되는 경우에는 위험하다.

수행	이론적 근거
ⓚ 주사기를 단단히 잡고 고른 힘으로 천천히 주사기 내관을 누르면서 투약한다.	
ⓛ 왼손으로 피부를 누르고 주사바늘을 빨리 뺀다.	ⓛ 피부를 누름으로써 피부에 반작용을 주고 주사바늘이 빠져 나올 때 환자의 불편감을 최소화한다.
ⓜ 알코올 스펀지로 가볍게 마사지하거나 꼭 누른다.	ⓜ 마사지는 용액이 조직에 퍼지도록 하고 흡수를 돕는다.
ⓝ 물품을 정리하고 기록한다.	
ⓞ 투약종류에 따라 15~30분 후에 환자의 반응을 사정한다.	

주 의 사 항

1. 딱딱한 곳, 반흔, 소양, 작열, 국소 염증이 있는 부위는 피한다.
2. 알코올 스펀지로 닦아낸 후 피부를 건조시킨다.
3. 주사기 내관을 잡아 당겨본다.

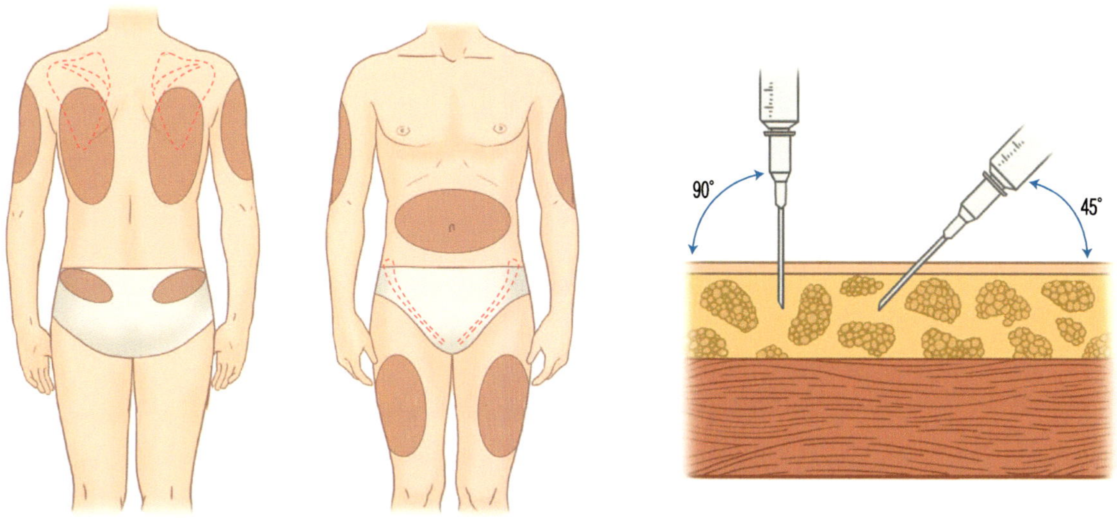

피하주사 부위

1. 약물용량 계산

- 약물을 준비할 때는 각각의 용량을 정확하게 계산하고 의심이 들 때는 다른 간호사에게 자신의 계산이 맞는지 이중 확인해야 한다.
- 약물의 종류에 따라 용량을 계산하기 전에 처방된 약물의 측정단위와 시판되는 약물의 단위를 확인하여 일치시켜야 한다.
- 피하주사 시에는 등장성 수용성 약물로 자극과 점성이 없는 2mL 미만의 적은 용량으로 약물을 투여한다. 영유아의 경우 한부위의 최대 투여 용량으로 0.5mL가 권장된다.
- 피하투약의 종류는 백신, 에피네프린, 인슐린, 마약성 진통제, 헤파린 등이 있다.

2. 피하주사 부위 선정

- 피하주사에 주로 사용되는 부위는 혈액순환이 좋고 주사하기 편리한 상완 외측면과 대퇴 전면부이며, 하복부, 견갑골 부위, 배둔근과 복둔근 부위이다.
- 딱딱한 곳, 반흔, 소양감, 작열감, 국소 염증이 있는 부위는 약물의 흡수를 방해하고 주사 부위에 염증을 일으키므로 주사 부위로 피하여 선택한다. 허리와 전장골극 사이의 앞부분이나 배꼽 부위 5cm 정도의 반경 및 골격 위는 피한다. 허리와 전장골극 사이의 부위와 배꼽 주위는 말단신경이 있으므로 통증이 심하다.
- 바늘의 크기와 길이는 대상자 체격과 삽입 각도, 삽입부위에 따라 선택된다. 일반적으로 성인에게는 25G 바늘을 사용하여 45°로 삽입하는 경우 1.6cm, 90°로 삽입하는 경우 1.3cm 삽입한다. 바늘 길이는 또한 주사부위의 두께에 따라 선택하는데, 피부주름의 폭을 측정하여 피부주름 넓이의 1/2을 바늘 길이로 한다. 삽입각도를 결정하기 위해 주사부위를 집어서 1인치가 집히면 45°로 삽입하고 2인치가 집히면 90°로 삽입한다.
- 최근에 성인에게 인슐린을 투여할 때 30G(4~6mm) 짧은 바늘을 사용하며 당뇨대상자의 인슐린 투여를 위한 인슐린 펜의 사용이 증가하고 있다.
- 인슐린 펜 사용지침
  - 처방된 인슐린을 카트리지에 준비한다.
  - 주사바늘을 끼워서 고정한다.
  - 처방된 용량을 다이얼로 맞춘다.
  - 적절한 부위에 바늘을 삽입하고 주입버튼을 눌러서 인슐린을 투여한다.
  - 바늘을 빼고 지정된 폐기물통에 버린다.
  - 미리 혼합된 인슐린은 사용하기 전에 펜을 흔들어서 혼합된 인슐린이 잘 섞일 수 있도록 한다.

3. 간이 혈당측정기 사용 및 관리법

① 측정기의 전원이 꺼져 있는 상태에서 시험이 끝부분을 측정기의 삽입부분에 삽입한다.

② 시험지 삽입 후 전원이 켜지면 기기 화면에 혈액 방울 모양이 깜빡거리는 상태를 확인한다.

③ 채혈기에 채혈침을 끼워 대상자의 피부 상태에 맞게 삽입 깊이를 조절한다.

④ 손가락 끝부분의 측면을 알콜 솜으로 소독한 후 채혈기를 놓고 채혈침이 순간적으로 천자하도록 버튼을 누른다.

⑤ 시험지 끝 가장자리 부분에 혈액을 살짝 갖다 댄다

⑥ 시험지 끝을 타고 혈액이 안으로 흡수되면서 모니터에 혈당 수치가 나온다.

⑦ 습기는 스트립 용지를 변질시킬 수 있으므로 뚜껑을 잘 닫아 습하지 않게 보관하고 개봉 후 3개월이 지났거나 유효기간이 지난 용지는 정확도가 떨어질 수 있으니 사용하지 않는다.

4. 혈당검사의 정상범위

공복혈당 100 mg/dL 미만 , 식후1시간 140mg/dL 이하,

식후2시간 120mg/dL 이하, 취침전 120mg/dL 이하

5. 비정상 혈당의 증상과 대처법

1) 저혈당 증상: 혈당이 70mg/dL 이하인 경우

공복감, 떨림, 식은땀, 현기증, 흥분, 불안감, 가슴 두근거림, 두통, 피로, 시력장애, 손발 저림 등. 오래 지속 시 경련, 발작을 일으킬 수 있으며, 치료가 늦어지면 혼수 상태나 쇼크에 빠질 수 있다.

① 경미한 저혈당 시 10~15g의 단순당(1/2컵 오렌지 주스, 꿀 1숟가락, 요구르트 1개, 3~4개 사탕) 음식을 섭취하고 충분한 휴식

② 저혈당 증상을 느낄 때는 즉시 혈당검사로 혈당치 확인

③ 음식 섭취 후 10~15분 후 다시 혈당 측정 함. 혈당이 100mg/dL 이내로 올라갔으면 다시 저혈당이 오는 것을 예방하기 위해 식사를 하거나 식사 시간이 아니면 식전까지 혈당을 유지할 수 있도록 추가 간식을 섭취해야 함

④ 저혈당이 심함 무의식 환자에게는 글루카곤이나 포도당을 즉시 정맥 투여

⑤ 기도흡인의 가능성이 있으므로 의식이 없을 경우 주스나 설탕물을 구강으로 주는 것은 금지

⑥ 취침 전 혈당은 100~140mg/dL 사이를 유지하도록 함. 혈당이 100mg/dL 이하라면 자기 전에 탄수화물과 단백질이 포함된 간식을 섭취(우유와 식빵, 과일과 치즈)

⑦ 저혈당의 원인을 점검함

2) 고혈당: 보통 혈당이 300mg/dL 이상이 되면 나타날 수 있으며, 대부분의 경우 혈당이 500mg/dL 이상에서 나타남

고혈당의 정도가 너무 심하게 되면 의식을 잃는 위험한 상태가 되는데, 이를 고혈당 혼수라고 한다.

① 고혈당의 혼수의 원인
- 지나친 과식을 한 경우
- 인슐린 투여를 중단한 경우
- 감염이 심한 경우
- 고혈당으로 인해 혈액의 산성화에 따른 산혈증이 발생한 경우
- 구토, 설사, 복통 등의 위장장애로 인해 심한 탈수 현상이 겹치게 되는 경우

② 고혈당 혼수 예방
- 적절한 양의 인슐린 공급으로 정상 혈당 유지
- 하루 2리터(8~10잔) 정도의 물을 섭취하여 충분한 수분을 공급
- 제2형 당뇨병 환자의 경우, 운동을 하면 인슐린의 작용이 증진되므로 혈당이 낮아지게 되므로 공복 시 심한 운동은 피함
- 인슐린 요법을 하는 환자의 경우 식사 직후 심한 운동을 하게 되면 저혈당이 올 수 있으므로 식사 후 약 30분~1시간 이후에 운동을 해야 저혈당의 위험을 예방할 수 있음

③ 고혈당 대처 방법
- 혈당을 측정하여 고혈당 여부를 확인
- 처방된 인슐린 투여
- 혈당이 250mg/dl 이상 상승하면 소변 내 케톤 검사 실시
- 감염의 증상과 징후 인식

피하주사 수행 항목

1

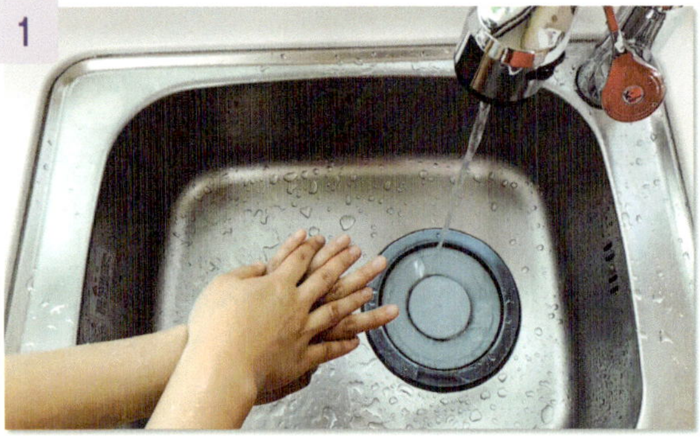

물과 비누로 손위생을 실시한다.

2

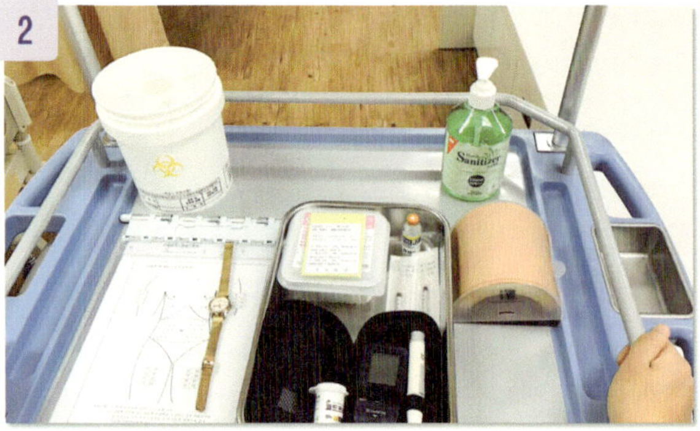

필요한 물품을 준비한다.

3

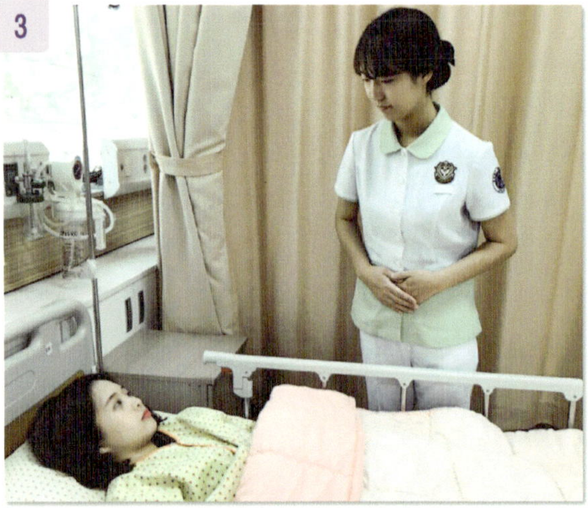

준비한 물품을 가지고 대상자에게 가서 간호사 자신을 소개한다.

4

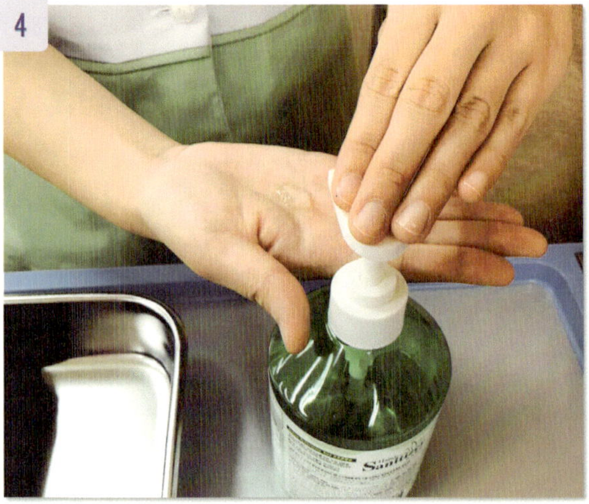

손소독제로 손위생을 실시한다.

5

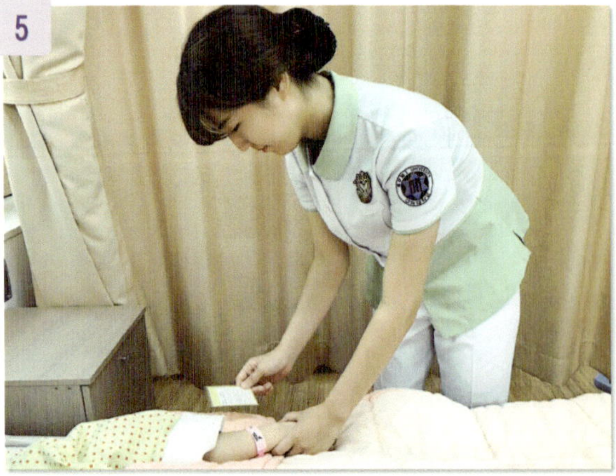

대상자의 이름을 개방형으로 질문하여 대상자를 확인하고, 입원팔찌와 환자리스트(또는 처방지)를 대조하여 대상자(이름, 등록번호)를 확인한다.

정확한 대상자를 확인하기 위함이다.

6

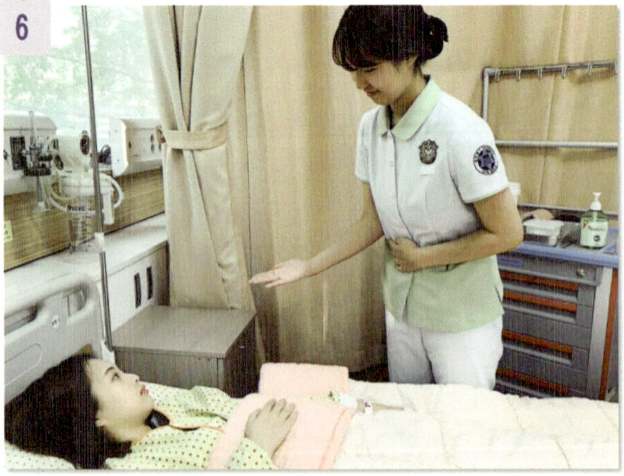

대상자에게 혈당측정목적과 절차에 대해 설명한다.

피하주사 수행 항목(계속)

7

대상자의 손가락 끝을 채혈하기 적절한지 확인한 다음 소독 솜으로 닦아 말린다.

손가락 끝부분의 옆면이 통증에 덜 예민하다.

8

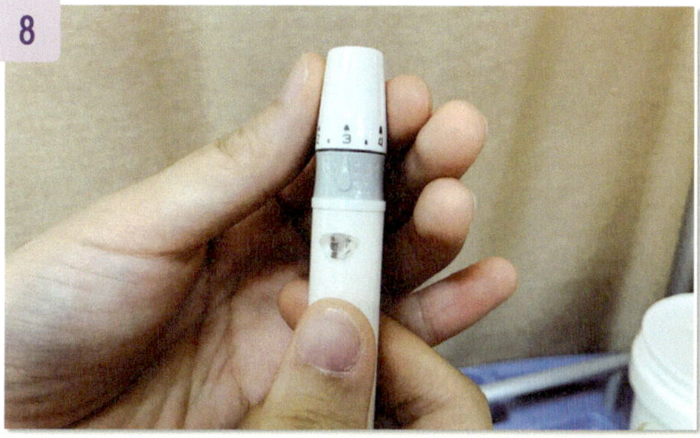

채혈기에 채혈침을 끼워 대상자의 피부 상태에 맞도록 삽입 깊이를 조절한다.

9

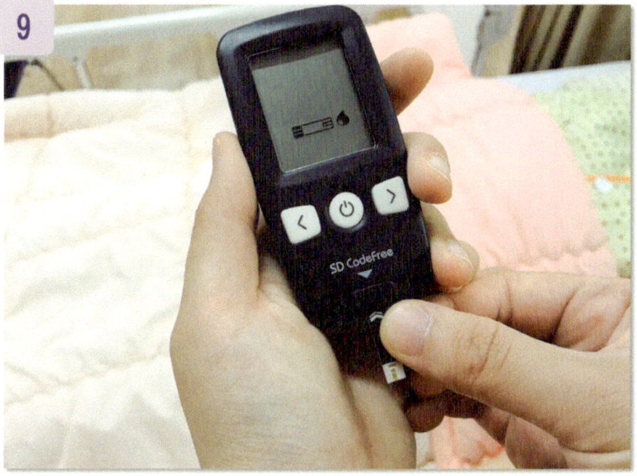

검사지를 꺼내 혈당측정기를 준비한다.(기계에 따라 시행 –전원작동, 검사지 삽입)

10

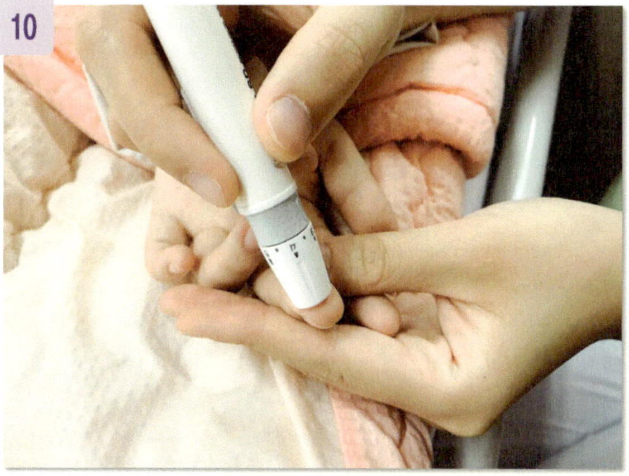

손가락 끝부분의 측면에 채혈기를 놓고 채혈침이 피부를 순간적으로 천자하도록 버튼을 누른다.

11

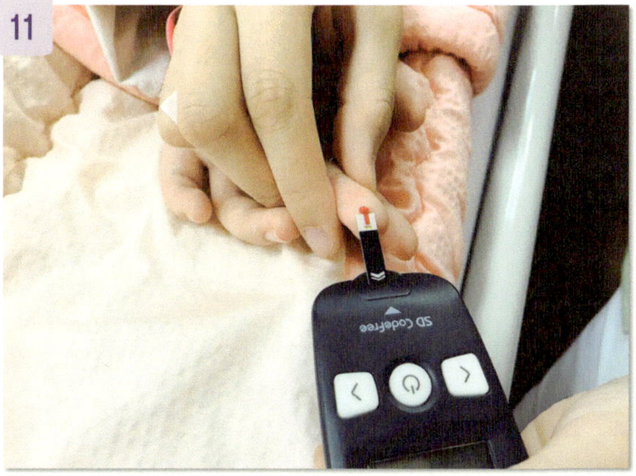

천자 부위는 혈액이 자연스럽게 흘러나오게 한 다음 혈액방울을 검사지에 묻히고 천자부위는 소독솜으로 눌러준다.

천자부위를 압력을 가해 짜내면 검사결과에 영향을 미칠 수 있다.

12

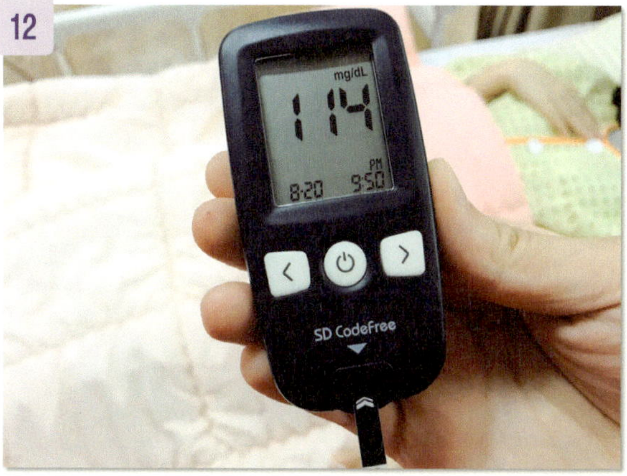

혈당측정기의 모니터에 나온 수치를 확인하고 메모한 후 대상자에게 설명해 준다.

피하주사 수행 항목(계속)

13

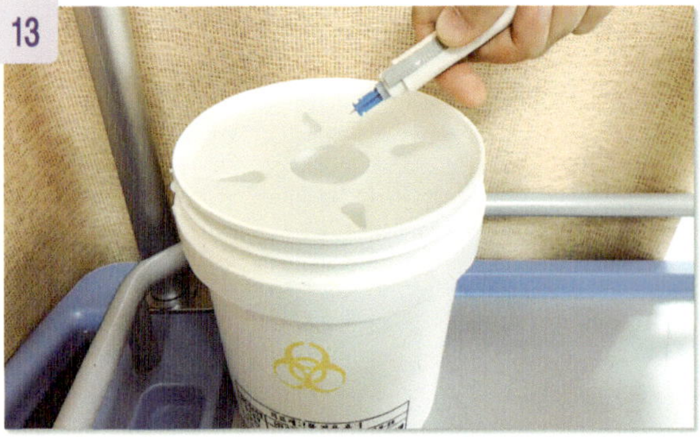

사용한 물품을 정리한다.(채혈침은 손상성폐기물 전용용기에 버리고, 사용했던 소독솜과 혈액이 묻은 검사지는 일반 의료폐기물 전용용기에 버린다.)

사용한 물품의 적절한 폐기는 간호사가 바늘에 찔리는 사고를 예방한다.

14

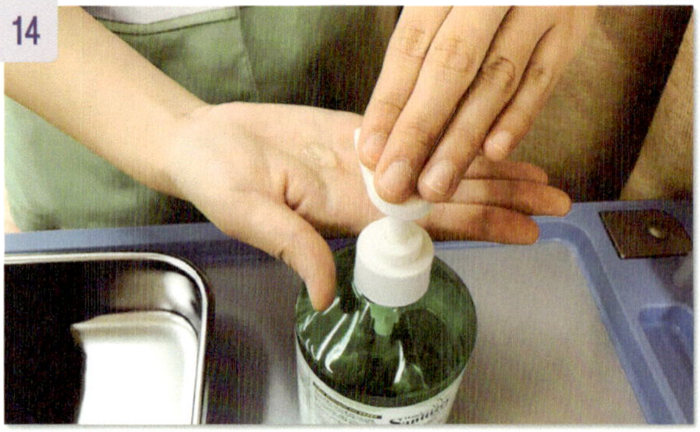

손소독제로 손위생을 실시한다.

15

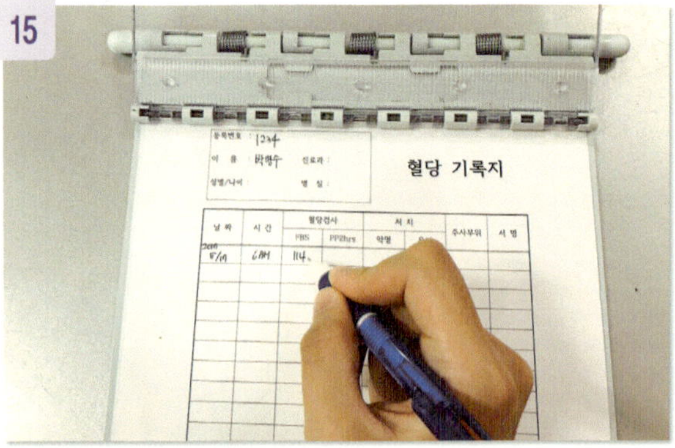

혈당 기록지에 혈당 측정치를 기록한다.

16

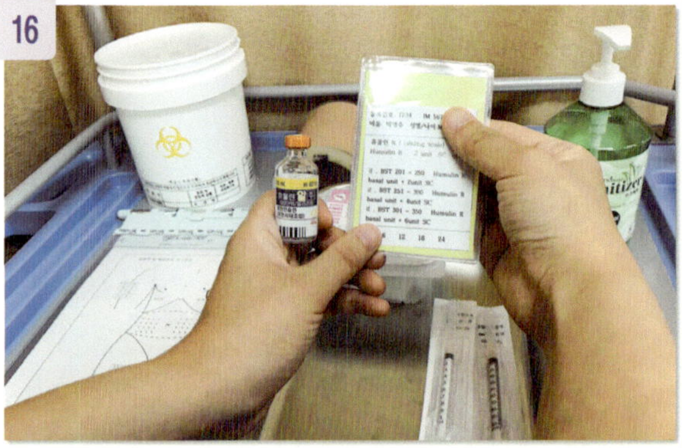

혈당 측정치에 따라 R-I Scale에 따른 투약할 인슐린 양을 확정한 후, 투약카드를 준비한다.

정확한 용량의 약물을 투여하여 투약오류를 예방하기 위함이다.

17

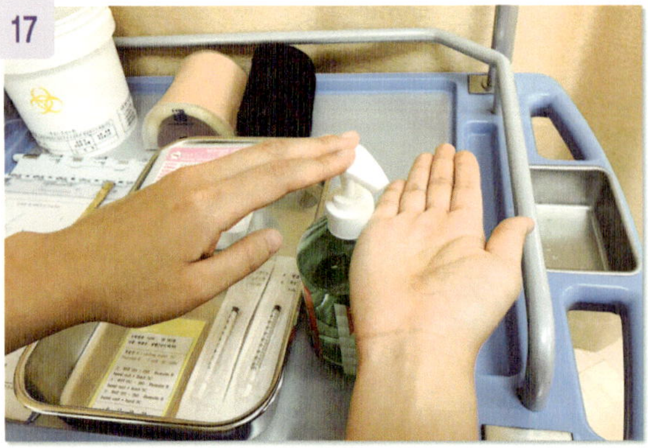

손소독제로 손위생을 실시한다.

18

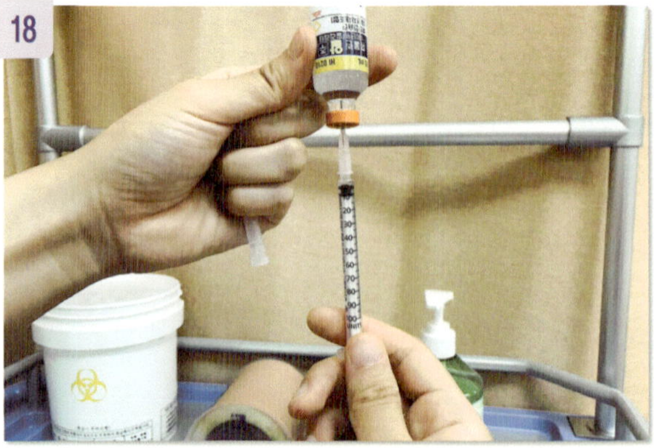

투약처방(투약카드 또는 컴퓨터 출력물 등)과 투약원칙rights; 대상자 등록번호, 대상자명, 약명, 용량, 투여경로, 시간)을 확인하여 정확한 양의 인슐린을 주사기에 준비한다.

피하주사 수행 항목(계속)

19

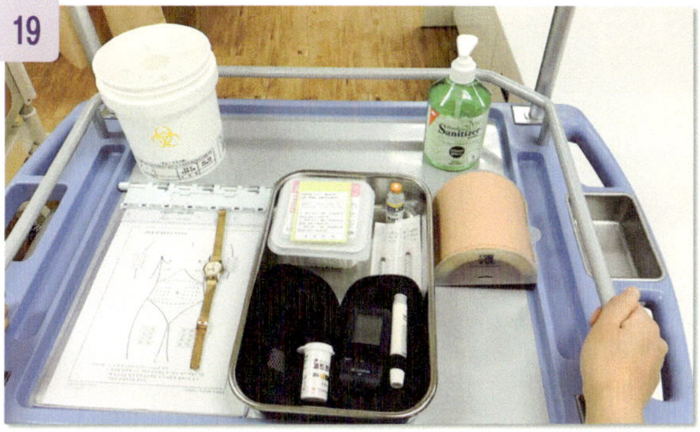

필요한 물품을 준비한다.

20

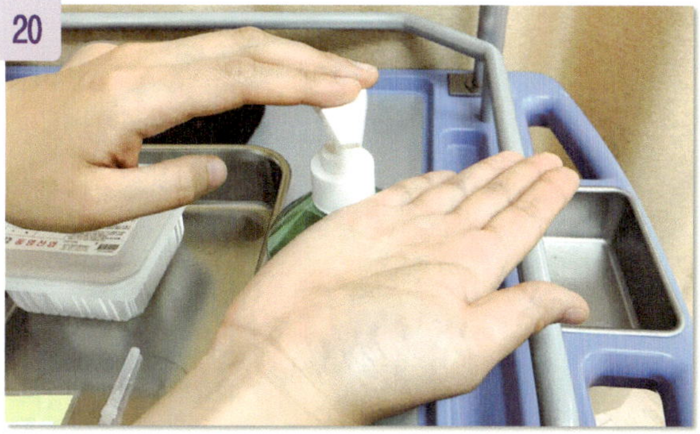

손소독제로 손위생을 실시한다.

21

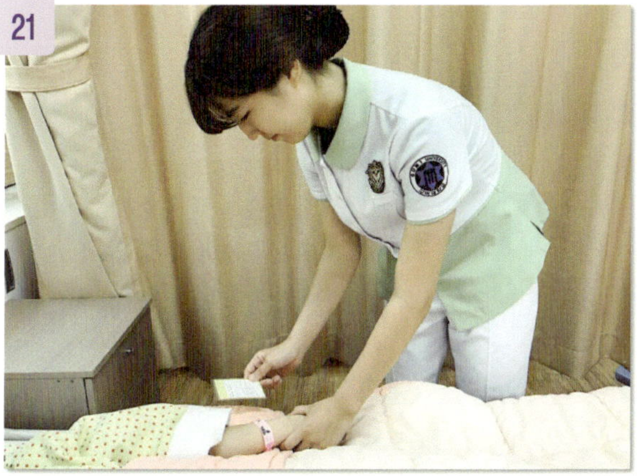

대상자의 이름을 개방형으로 질문하여 대상자를 확인하고, 입원팔찌와 투약카드를 대조하여 대상자(이름, 등록번호)를 확인한다.

정확한 대상자에게 약물을 투여하여 투약오류를 예방하기 위함이다.

22

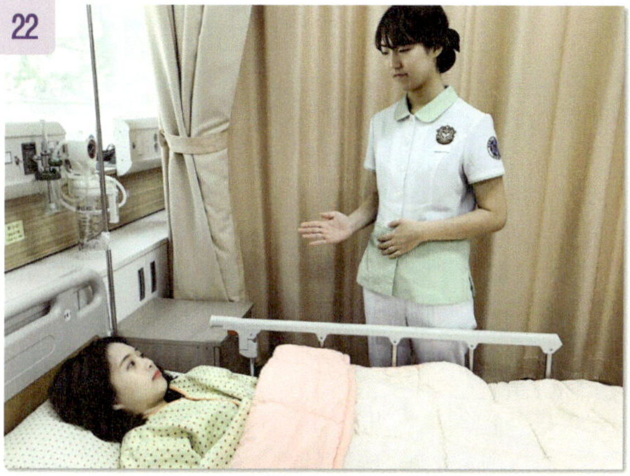

준비된 약물의 투여목적과 작용 및 유의사항에 대해 설명한다.

23

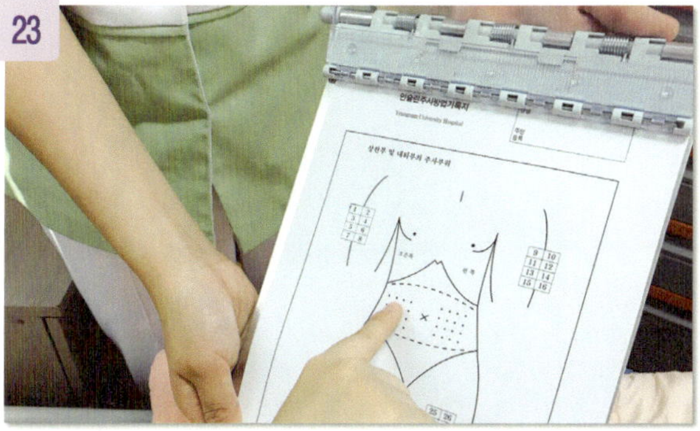

인슐린 주사 부위 기록지(그림표)를 보고 주사 부위를 선택한 후 대상자에게 편안한 자세를 취하도록 한다(주사 부위에 타박상, 부종, 경결, 민감성, 변색 등이 있는지 사정한 다음 이전 주사부위를 확인하고 이번에 교대로 주사해야 할 주사부위를 확인한다.).

비정상적인 상태의 피부에 주사하면 약물의 흡수가 방해되고 국소농양이나 감염을 유발할 수 있다.

24

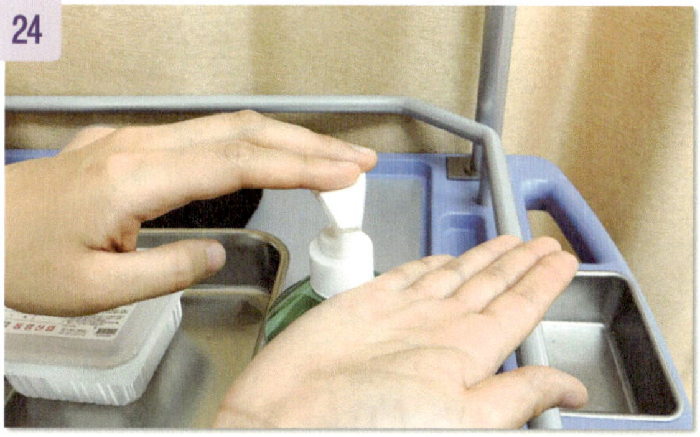

손소독제로 손위생을 실시한다.

피하주사 수행 항목(계속)

25

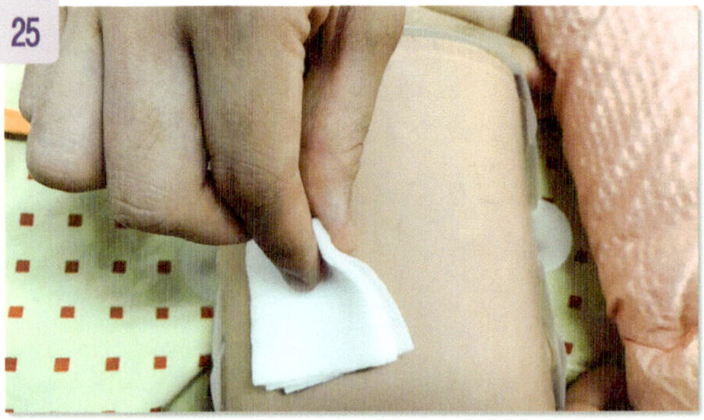

주사 놓을 부위를 소독솜으로 안에서 바깥쪽으로 직경 5~8cm 정도 둥글게 닦는다.

26

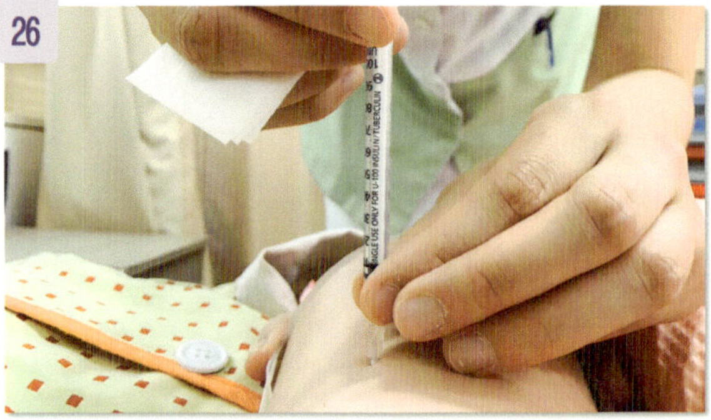

주사 바늘 뚜껑을 제거하고, 주사기를 잡지 않은 손으로 주사부위 주변의 피부를 팽팽하게 잡고, 주사바늘을 45°~90°로 빠르면서도 정확하게 삽입한 후 약물을 주입한다.

피부를 팽팽하게 잡으면 주사바늘이 통과하기가 더 용이하며 바늘을 빠르게 삽입하면 불편감이 최소화된다.
적절한 바늘의 삽입 각도는 약물이 피하조직으로 보다 정확하게 주입되도록 돕는다.

27

주사바늘을 재빨리 뺀 후 주사기는 쟁반(tray)에 넣고, 주사기를 빼낸 부위는 소독솜으로 살짝 눌러주되 주사부위는 마사지하지 않는다.

바늘을 빼는 동안 조직을 지지함으로써 불편감을 최소화하고 조직의 손상을 예방한다.
주사부위를 마사지할 경우 기대이상의 효과가 나타날 수 있으므로 약물의 흡수가 서서히 일어나게 하기 위해서 주사부위는 마사지 하지 않는다.

28

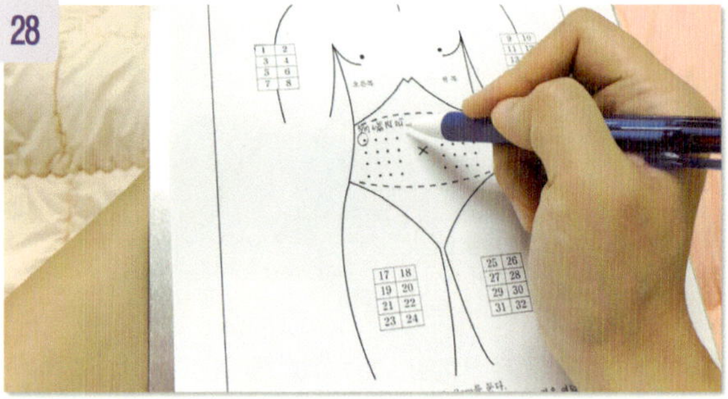

인슐린 주사부위 기록지(그림표)에 주사시행 사항을 기록한다(날짜, 시간, 서명).

29

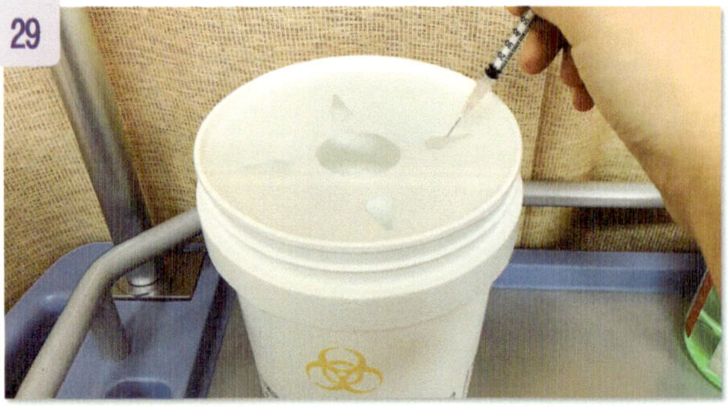

사용한 물품을 정리한다(주사바늘은 뚜껑을 되씌우지 않은 채 손상성폐기물 전용용기에 버리고, 사용했던 소독솜과 주사기는 일반 의료폐기물 전용용기에 버린다).

사용한 물품의 적절한 폐기는 간호사가 바늘에 찔리는 사고를 예방한다.

30

물과 비누로 손위생을 실시한다.

31

수행 결과를 간호기록지와 투약기록지에 기록한다.
1) 5 rights(대상자명, 약명, 용량, 투약경로, 투약시간) 2) 필요시 투약목적, 대상자의 반응, 투약 못한 이유, 혈당측정결과, 인슐린 투여량

3) 근육주사 Intra-muscular injection

(1) 목적

신속한 약의 효과를 얻기 위함이다.

(2) 준비물품

① 2~10cc주사기
② 20~22G의 주사바늘
③ 70% 알코올 스펀지
④ 처방된 주사약
⑤ 투약카드
⑥ 투약쟁반

(3) 수행 및 이론적 근거

수행	이론적 근거
ⓐ 의사의 투약지시를 확인한다.	
ⓑ 준비한 주사약을 침상가로 가져가서 대상자에게 설명한다.	ⓑ 근육이 이완된 상태에서 주사를 하면 통증을 덜 느낀다.
ⓒ screen을 친다.	
ⓓ 주사부위를 충분히 노출시키면서 편안한 측위나 복위로 발끝은 내전한 자세를 취한다.	ⓓ 복위에서 대퇴를 내회전시키고 엄지발가락을 안쪽으로 함께 모이도록 하는 자세는 둔근을 이완시켜 동통을 감소시킨다.
ⓔ 주사부위를 결정한다.	ⓔ • 후상장골극을 촉지하여 대퇴의 대전자까지 상상의 평행선을 그었을 때 생기는 선의 옆면과 위쪽(장골능으로부터 5~8cm 아래쪽, 즉 둔부 상외측에 주사함으로써 큰 혈관과 좌골신경을 피할수 있으며 이 부위가 대둔근이다.) • 전상장골극 위에 집게손가락을 얹고 가운데 손가락을 넓게 벌렸을 때 생기는 V자 모양 • 견봉의 아래쪽 끝과 액와확인 후 견봉아래쪽 끝에서 액와반대편 상박으로 가상의 삼각형부위
ⓕ 선정한 부위를 손가락으로 가볍게 몇 번 두드린다.	ⓕ 말초신경에 자극을 줌으로써 바늘이 삽입되었을 때의 자극을 최소한으로 줄인다.
ⓖ 알코올 스펀지로 주사부위를 중앙에서 주변으로 원을 그리며 닦아낸다.	
ⓗ 주사기를 잡지 않은 손의 엄지손가락과 다른 두 손가락으로 조직을 아래쪽으로 잡아당긴다.	ⓗ 피하조직을 잡아당김으로써 바늘이 정확하게 근육층으로 삽입될 수 있으며 조직이 제 위치로 되돌아 왔을 때 바늘이 통과되었던 자국이 쉽게 막힌다. 피부가 팽팽하면 주사바늘 삽입이 용이해진다.
ⓘ 오른손의 엄지와 검지사이에 주사기를 쥐고 90°로 신속히 찔러 넣는다.	ⓘ 신속하게 삽입함으로써 고통을 덜어준다.

수행	이론적 근거
ⓙ 왼손으로 주사기를 꽉 잡고 오른손으로 주사기의 내관을 잡고 뒤로 당겨본다. 만약 혈액이 주사기에 들어오면 주사약을 버리고 새 약을 준비한다.	ⓙ 주사기의 내관을 당길 때 고정하지 않으면 바늘끝이 이동될 수 있다. 혈액이 나온다는 것은 주사바늘이 근육 내가 아니라 혈관 내에 있거나 혈관을 통과한 것이므로 그대로 주사하지 않는다.
ⓚ 혈액이 없으면 주사기를 단단히 잡고 약물을 천천히 주입한다.	ⓚ 약물을 천천히 주입하면 근육조직 내에 골고루 약물이 퍼져서 환자의 불편감을 줄일 수 있다. 주사기를 꽉 잡음으로써 불편감을 최소화 할 수 있다.
ⓛ 공기도 소량 주입한다.	ⓛ 소량의 공기는 용액의 주입을 도와주고 주사바늘에 약물이 남아 있지 않아 바늘을 제거할 때 약이 흘러나오는 것을 방지해 준다.
ⓜ 주사바늘을 신속하게 빼낸다.	ⓜ 주사바늘을 천천히 빼면 조직이 당겨 나오면서 환자가 통증을 느낀다.
ⓝ 주사부위를 문질러 준다.	ⓝ 문질러 줌으로써 약물의 확산과 흡수를 도와준다.
ⓞ 약명, 용량, 투여방법, 주사부위를 기록한다. [Z-track 주사법] 피하조직에 심한 자극을 주거나 착색시키는 약을 주입할 때 이 방법을 시행한다.	
ⓐ 주사기에 처방된 약을 재고 주사바늘을 새것으로 교체한다.	ⓐ 주사바늘 끝에 묻어 있는 약물이 조직에 자극을 주므로 새 주사바늘로 교체한다.
ⓑ 주사기에 air lock을 만든다	ⓑ air lock기법은 주사기에 0.2cc 정도의 공기를 주입시켜 주사하는 방법으로 주사바늘에 남아 있는 약물까지 모두 주입시킬 수 있는 방법이다. Z-track주사시에는 반드시 air lock기법을 사용한다.
ⓒ 왼손으로 주사부위의 피하조직을 한쪽 방향으로 2.5~3.5cm 잡아당긴 후 바늘을 90° 각도로 찌른다.	
ⓓ 내관을 뒤로 조금 back하여 혈액이 밀려나오지 않는지 확인한 후 서서히 약을 주입한다. 이때 공기까지 주입한다.	
ⓔ 피하조직을 당긴 상태로 10초간 그대로 있다가 주사바늘을 빼고 당겼던 피부를 놓는다.	ⓔ 근육조직에 충분히 흡수시킨다.
ⓕ 소독솜으로 살짝 누른다. 이때 마사지는 하지 않는다.	ⓕ 약이 피하조직으로 퍼지는 것을 막는다.

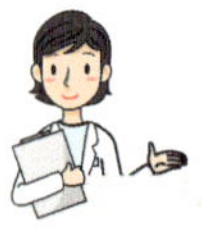

주 의 사 항

1. 주사기 내관을 뒤로 당겨본다. 〈Z-track 주사법〉
2. 주사바늘을 교체한다.

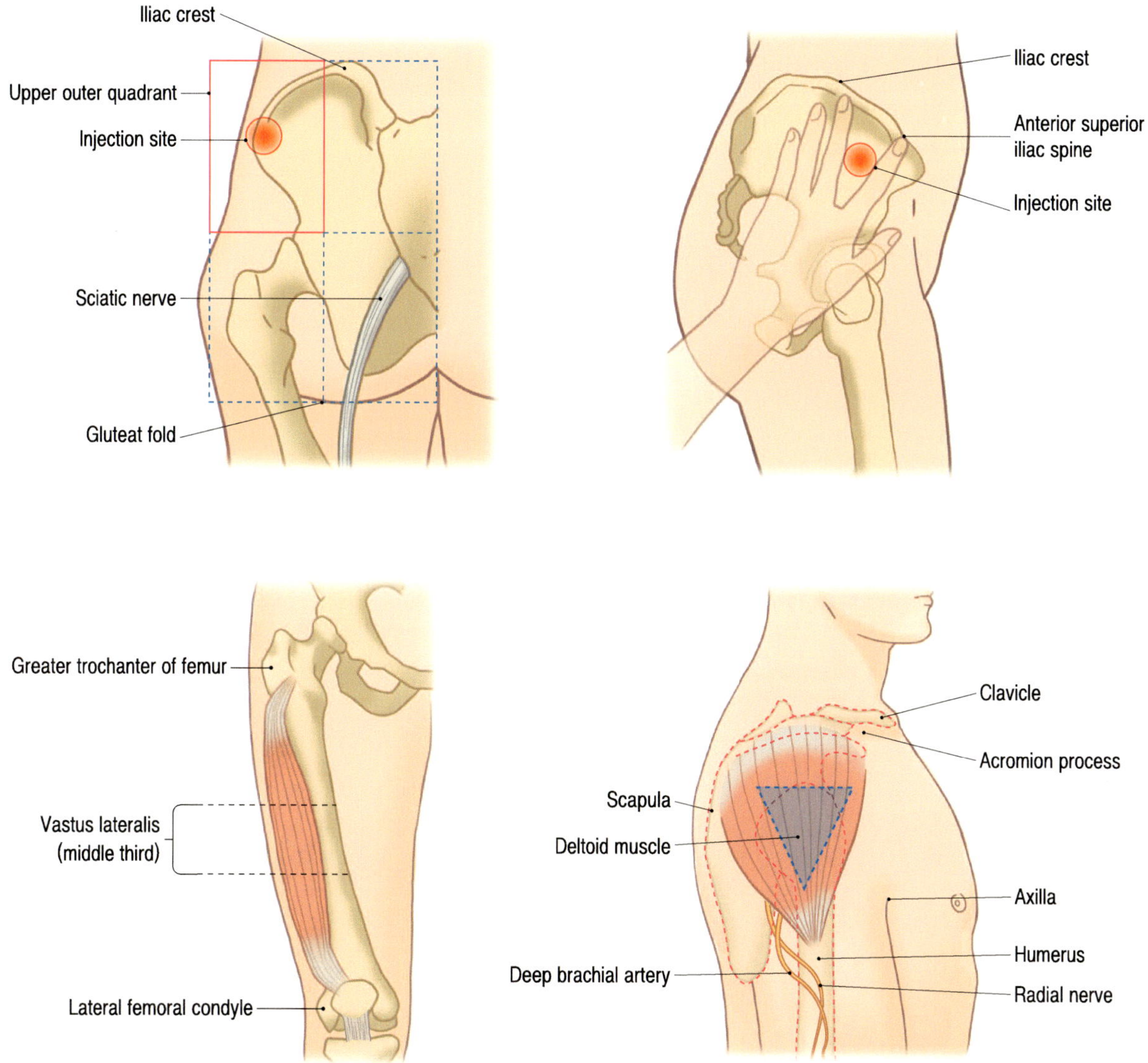
Iliac crest
Upper outer quadrant
Injection site
Sciatic nerve
Gluteat fold
Iliac crest
Anterior superior
iliac spine
Injection site
Greater trochanter of femur
Vastus lateralis
(middle third)
Lateral femoral condyle
Clavicle
Acromion process
Scapula
Deltoid muscle
Axilla
Humerus
Deep brachial artery
Radial nerve

근육주사 부위

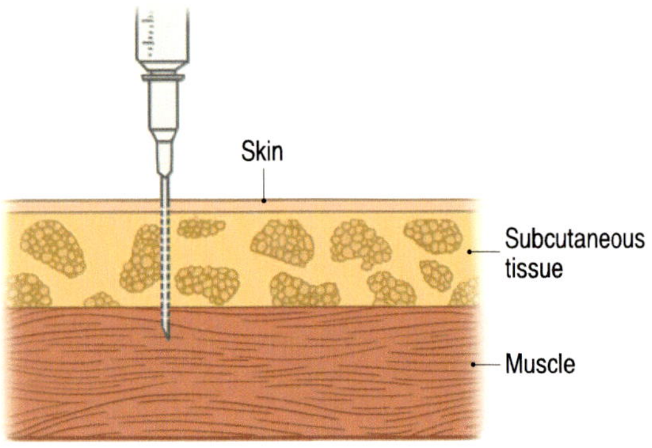

근육주사 방법

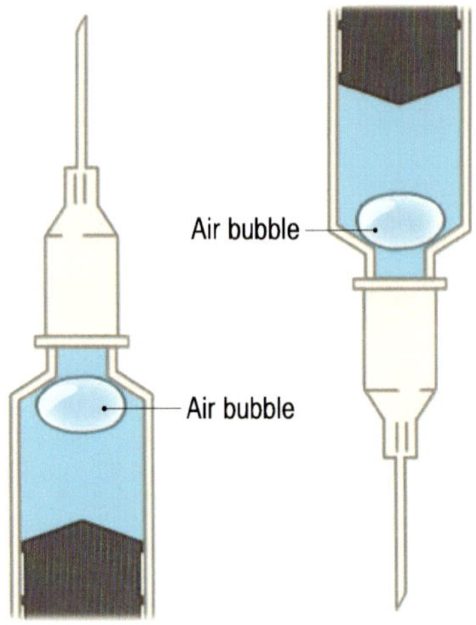

Air lock 만드는 법

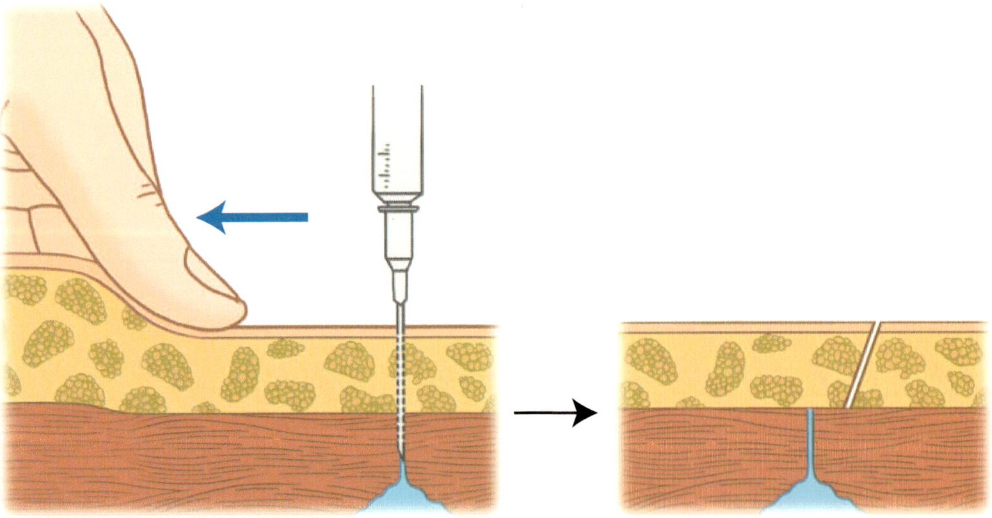

Z-track 주사법

앰플 열기

A

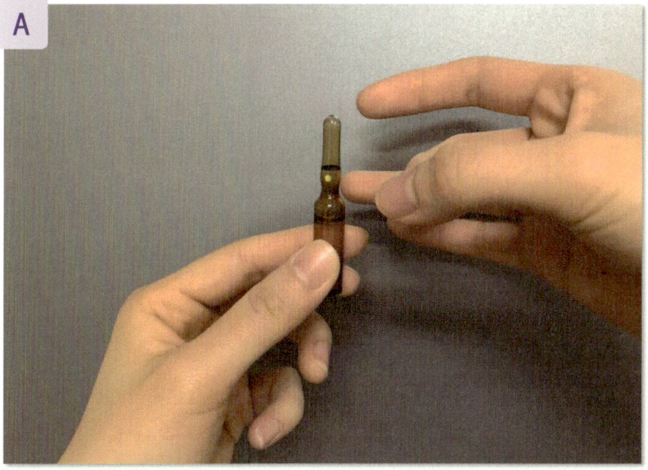

B

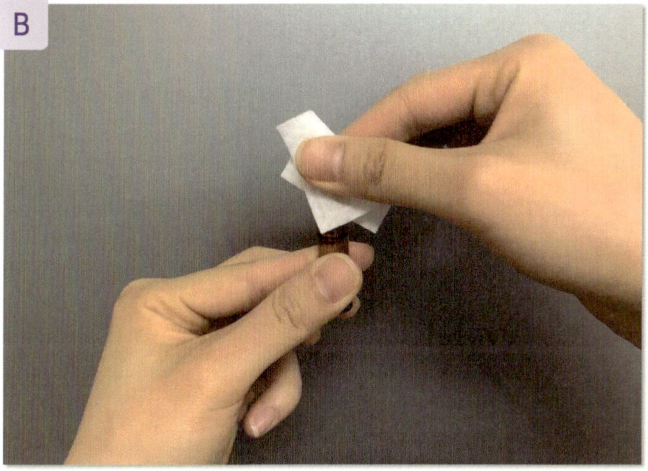

C

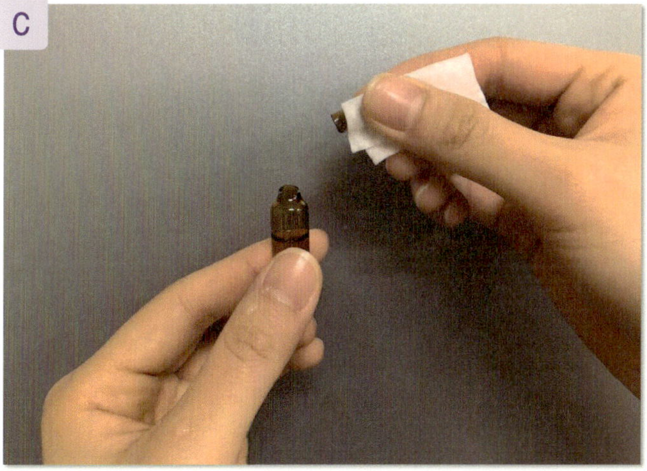

근육주사 부위

A
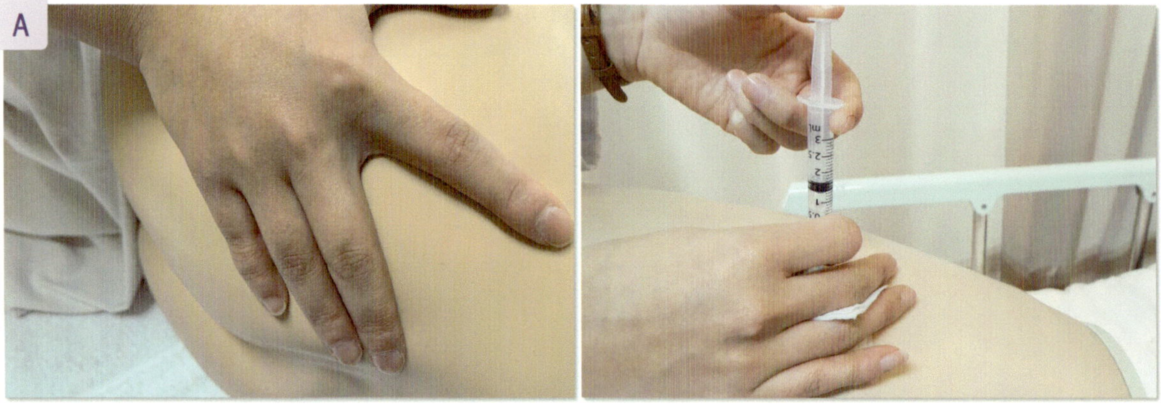
둔부의 복면

B
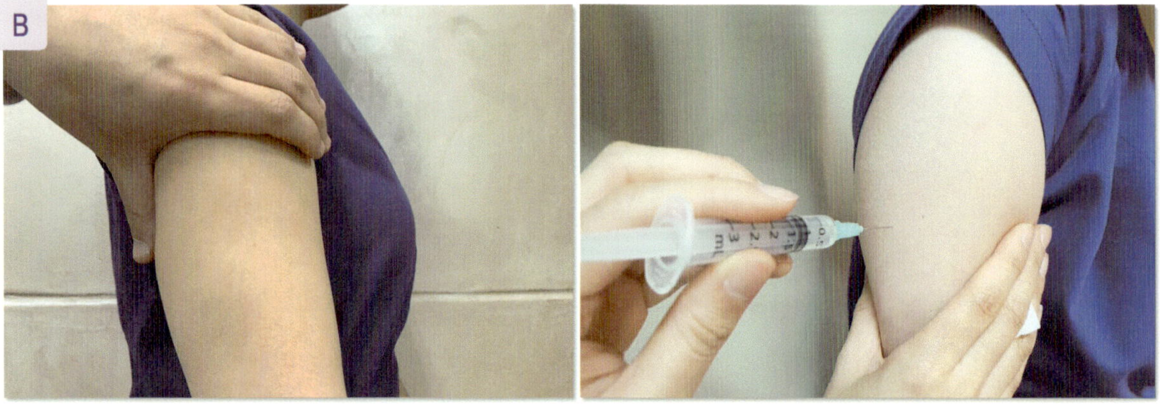
삼각근

C
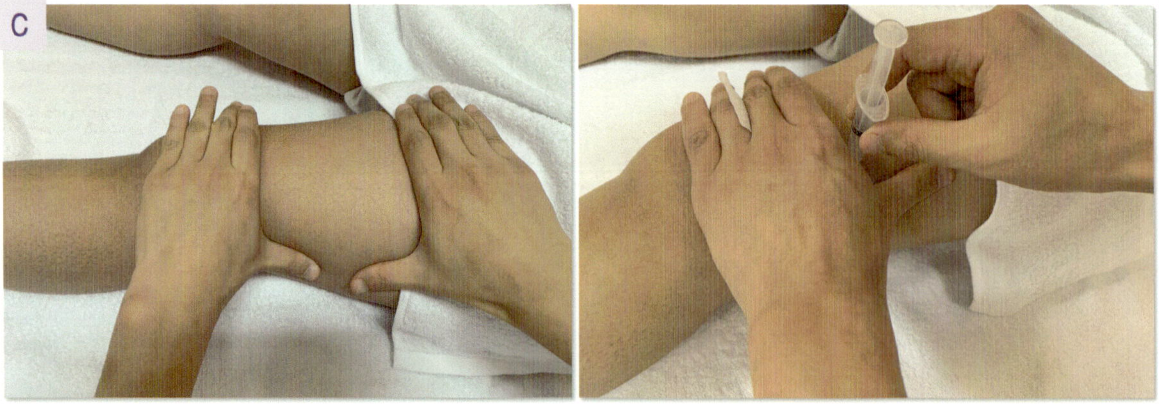
대퇴직근

1. 무균술

- 약물 준비 및 근육주사는 무균법을 준수하여 시행한다.
  - ✓ 주사기의 주사바늘 중심부(hub)를 제외한 주사기 연결부위, 외관의 안, 내관의 기둥, 바늘은 무균적으로 유지되도록 한다.
  - ✓ 주사부위를 알콜솜으로 소독한다. 주사부위를 소독할 때에는 중앙에서 바깥쪽으로 원을 그리면서 가장 깨끗한 부위에서 시작하여 오염된 부위 쪽으로 닦는다.

2. 근육주사부위

① 대상자의 과거병력, 투약력, 알레르기 상태를 확인한다.

② 순환성 쇼크, 혈류량 감소, 또는 근육위축 등 근육주사 금기사항에 대해 확인한다.

③ 굵은 신경, 굵은 혈관, 뼈를 피해 근육이 잘 발달한 곳에 주사한다.

④ 근육이 경직되지 않고 부드러운 곳에 주사한다.

⑤ 피하출혈, 압통, 경결, 부종, 염증 및 흉터가 없는 부위에 주사한다.

⑥ 반복 주사해야 할 경우 부위를 바꿔가며 주사한다.

1) 둔부의 복면

- 큰 신경과 혈관이 없고 지방조직도 적어서 가장 안전하고 통증이 적은 주사부위이다.
- 주사부위: 손바닥을 대전자위에 놓고 집게손가락을 전상 장골극에 둔 채 가운데 손가락을 장골능을 따라 가능한 넓게 벌려 "V"자를 만들어 그 사이 부위에 주사한다.
- 근육주사로 인한 부작용, 즉 섬유화, 신경손상, 농양, 조직괴사, 근육수축, 괴저, 통증의 발생이 가장 적은 부위이다.
- 항문으로부터 멀리 있어 실금 대상자의 경우 오염될 우려가 적다.
- 체위는 앙와위, 복위, 측위가 모두 가능하다.
- 7개월 이상 모든 대상자에게 용량이 많거나, 점도가 있거나 자극적 약제의 투약 부위로 가장 선호된다.

2) 둔부의 배면

- 주사부위: 후상장골극과 대전자를 연결한 선의 상외측 부위이다.
- 3세 미만은 둔근의 발육이 좋지 못하므로 배면을 사용하지 않는다.
- 체위는 복위를 취하면서 발끝을 안쪽으로 모은다.

3) 대퇴직근

- 주사부위: 무릎에서 넓적다리의 대전자까지 거리를 3등분하였을 때 가운데 부분으로 넓적다리 앞면의 중앙부위이다.
- 자가 주사할 수 있는 부위이며 큰 혈관과 신경이 없어서 성인과 아동 모두에 사용 가능하다.
- 체위는 좌위 혹은 앙와위를 취한다.

4) 외측광근

- 주사부위: 넓적다리의 바깥쪽으로 무릎에서 한 뼘 위부분과 넓적다리의 대전자에서 한 뼘 아래에 해당되는 가운데 부위이다.
- 주요 신경과 혈관분포가 적다.

5) 삼각근

- 주사부위: 팔꿈치를 구부린 후 몸에 붙여서 근육을 이완 시켰을 때 견봉돌기 하단과 액와선 사이에 형성되는 역삼각형 부위이다.
- 주사하기 쉬운 부위이지만 대부분 근육이 매우 얇고 작아 1mL 이하의 적은 양의 주사시 사용된다.
- 근육발달이 덜 된 신생아나 아동에게는 이용하지 않는다.
- 척골신경과 요골 동맥의 잠재적 손상 가능성이 있다.
- 예방접종에 주로 이용된다.

3. 근육주사시 주의사항

① 근육주사시 주입 용량은 정상성인은 1회 근육주사시 2~5mL, 아동, 노인, 마른 대상자의 경우 1회 근육주사 시 2mL, 특히 아동의 경우 1회 근육주사시 0.5mL를 넘기지 않도록 한다.

② 혈류량 감소, 또는 근육위축, 피하출혈, 압통, 경결, 부종, 염증 및 흉터가 있는 부위는 근육주사 부위 선정시 피한다.

③ 주사부위로 선택된 근육의 크기와 건강상태, 혈액 공급 상태 및 약물의 점성이나 특성을 고려하여 안전한 범위내의 최대 용량과 주사침을 판단해야한다. 가능하면 제일 가느다란 주사침과 적절한 길이의 주사침을 사용한다.

④ 긴장된 부위에 주사시 통증이 증가하므로 이완된 부위의 근육에 주사한다.

⑤ 주사침은 가능한 빨리 찌르고 약물 주입 후 같은 각도로 빨리 뽑은 다음 금기사항이 없다면 부드럽게 마사지 한다.

⑥ 특별히 통증이 심한 약은 주사 놓기 전 얼음 대준다(피부감각 없앰).

⑦ 약물은 서서히 주입하여 조직으로 퍼져 나가도록 해야 한다.

⑧ 주사를 두려워하는 대상자와 두려움에 대해 이야기 한다. 또한 충분한 설명은 주사로 인한 통증과 불안을 완화시킨다.

⑨ 계속해서 주사를 맞을 경우 부위를 바꾸어 가며 주사한다.

⑩ 피하조직을 자극하거나, 변색시킬 수 있는 약물은 Z자형 근육주사법으로 투여한다.

4. 근육주사시 합병증

- 말초신경손상: 주로 좌골신경 손상이 발생(근육약화, 하지마비, 발의 수족), 요골신경 손상(팔과 손의 마비), 천골신경, 대퇴신경의 손상 → 정확한 주사 부위의 선정이 필요함.
- 근육조직 감염: 무균술을 지키지 않아 미생물이 침투하여 발생 → 반드시 무균술을 지켜야 함.
- 조직괴사: 반복해서 피하조직으로 주사되어 흡수가 되지 못할 경우. 지속적 통증
- 골막염: 오염된 바늘로 골막에 자극을 주었을 때
- 가스괴저: 오염된 주삿바늘로 조직에 균이 들어가면서 발생(통증, 압통, 농양)
- 통증과 불편감: 긴장된 근육에 주사시, 근육조직에 자극적인 약물주입, 피하조직에 알코올이나 근육용 약물자국을 남겼을 때.
- 피하, 근육 조직에 단단한 덩어리 형성: 한 부위에 계속적인 약물 주입시, 피하조직에 약물이 투여되었을 시(약물이 수용성 제제가 아닌 경우, heparin 투여시), 혈소판이 낮은 대상자에게 투여시(30,000/ml 이하인 경우 반드시 피함).

근육주사 수행절차 및 이론적 근거

1

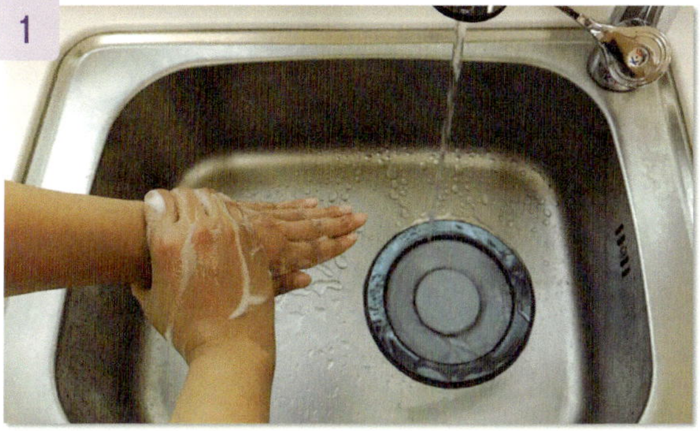

물과 비누로 손위생을 실시한다.

2*

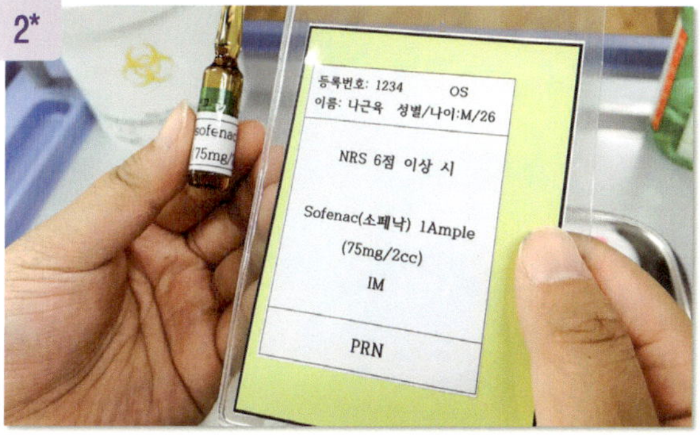

투약처방(투약카드 또는 컴퓨터 출력물 등)과 투약원칙(5 rights; 대상자 등록번호, 대상자명, 약명, 용량, 투여경로, 시간)을 확인한다.

투약오류를 예방하기 위함이다.

3

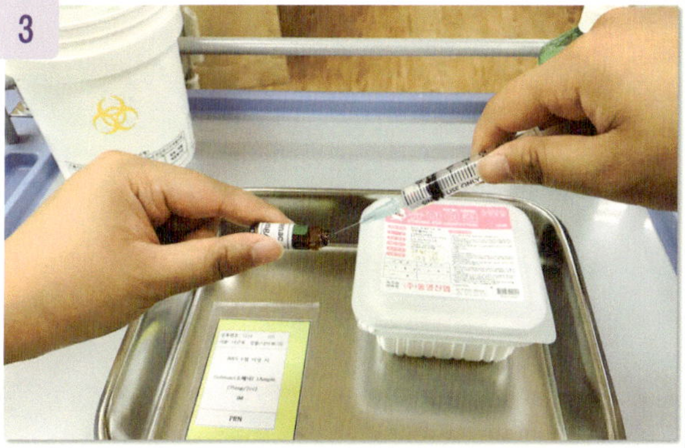

근육주사에 필요한 약물을 정확한 용량 및 방법으로 주사기에 준비한다.

처방을 확인하고 처방된 약물명, 약물의 유효기간과 용량을 확인하여 투약오류를 예방하기 위함이다. 피하조직을 자극하는 약물이면 약물을 주사기에 뽑은 다음 바늘을 교환한다.

4

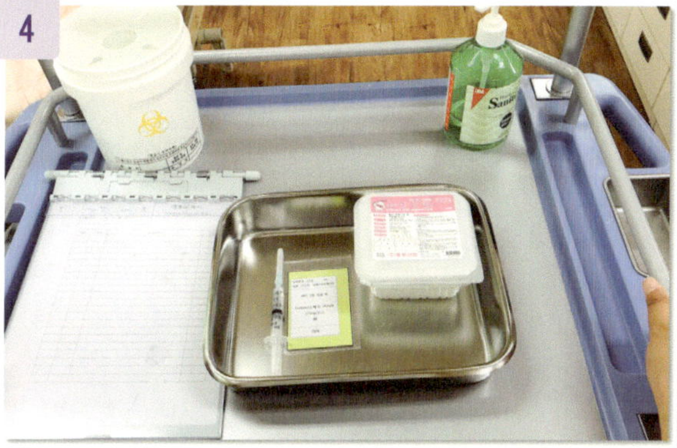

필요한 물품을 준비한다.

5

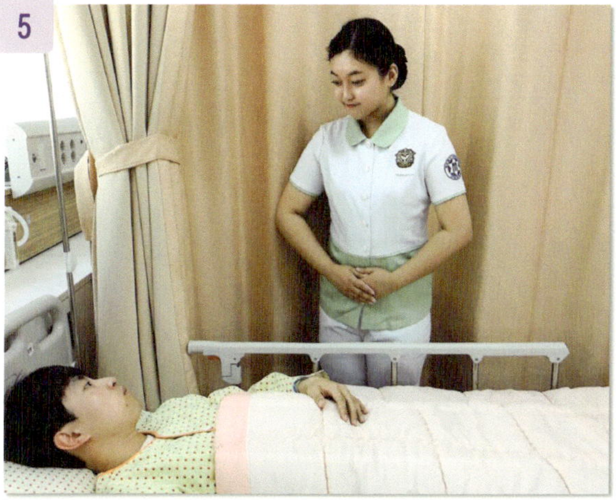

준비한 물품을 가지고 대상자에게 가서 간호사 자신을 소개한다.

6

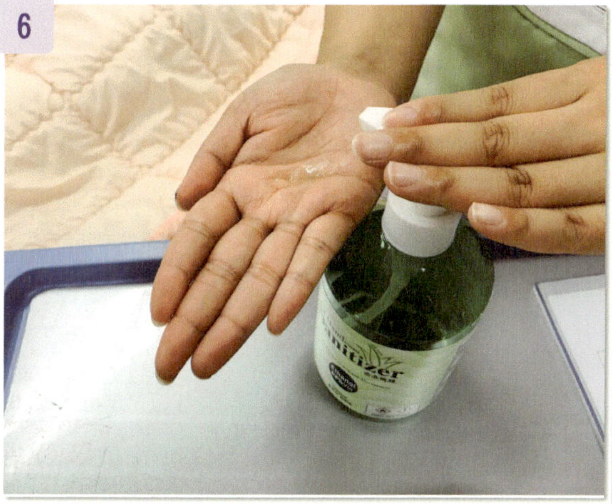

손소독제로 손위생을 실시한다.

근육주사 수행절차 및 이론적 근거(계속)

7

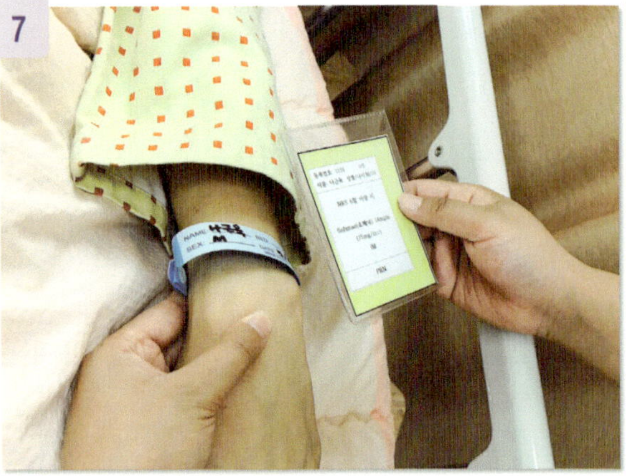

대상자의 이름을 개방형으로 질문하여 대상자를 확인하고, 입원팔찌와 투약카드를 대조하여 대상자(이름, 등록번호)를 확인한다.

정확한 대상자에게 약물을 투여하여 투약오류를 예방하기 위함이다.

8

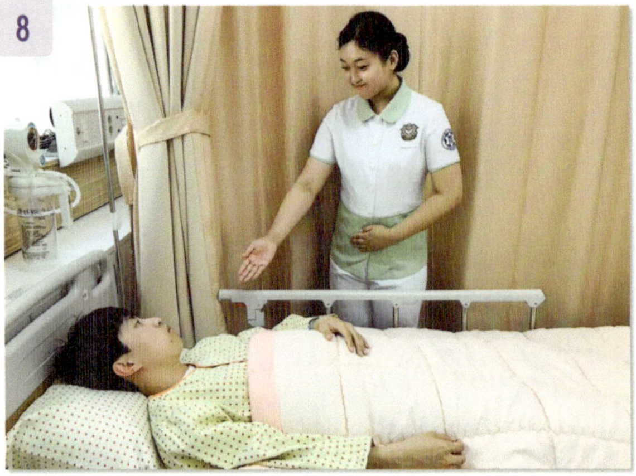

약물의 투여 목적과 작용 및 유의사항에 대해 설명한 다음 의문사항이 있으면 질문하도록 한다.

대상자의 투약이행을 증진시키며 불안과 통증을 감소하고 이해를 돕기 위함이다.

9

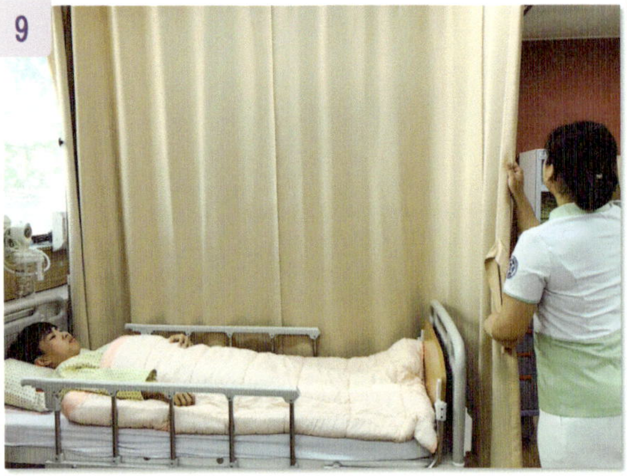

커튼(스크린)으로 대상자의 사생활을 보호해 준다.

최소한의 부위만 노출하여 대상자의 안위와 프라이버시를 지켜준다.

10

대상자의 상태와 약물 용량에 따라 적합한 주사부위를 정한 후 적절한 체위를 취하도록 하고 주사부위를 노출시킨 다음 주사부위를 선정한다. (사례에 따라 ①~④ 중 선택하여 수행)

정확한 주사부위의 선택은 뼈, 신경 및 혈관의 손상을 예방한다.

10-1

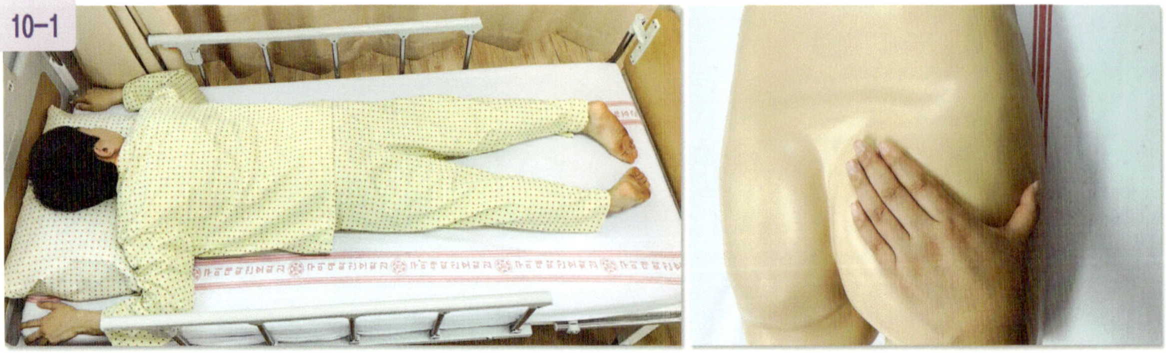

① 둔부의 배면 부위: 엎드려 누운 자세에서 엄지발가락을 안쪽으로 모으고 둔부를 노출시킨 다음 대전자와 후상장골극을 연결한 사선의 상외측이나 장골능에서 5cm 아래, 또는 둔부를 4등분한 상외측부위를 주사부위로 선정한다.

근육주사 수행절차 및 이론적 근거(계속)

10-2

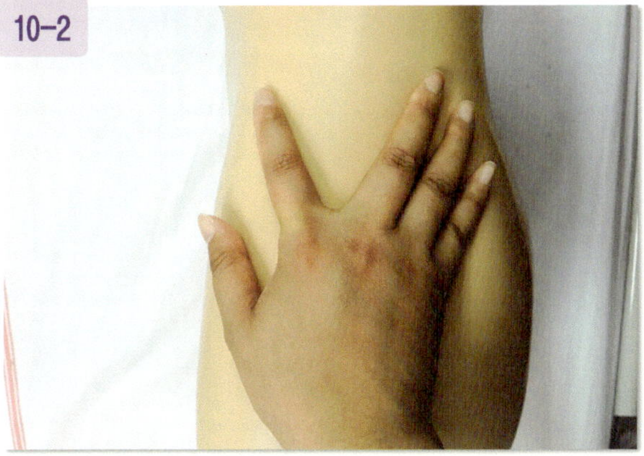

② 둔부의 복면 부위: 왼쪽 측위로 누워 오른쪽 무릎을 구부린 자세에서 둔부를 노출시킨 다음 간호사는 왼손의 손바닥을 대상자의 오른쪽 대전자 위에, 집게손가락은 전상장골극(anterior superior iliac spine)위에 올려놓고 가운데 손가락은 장골능을 따라 V자로 벌려서 주사 부위를 선정한다.

10-3

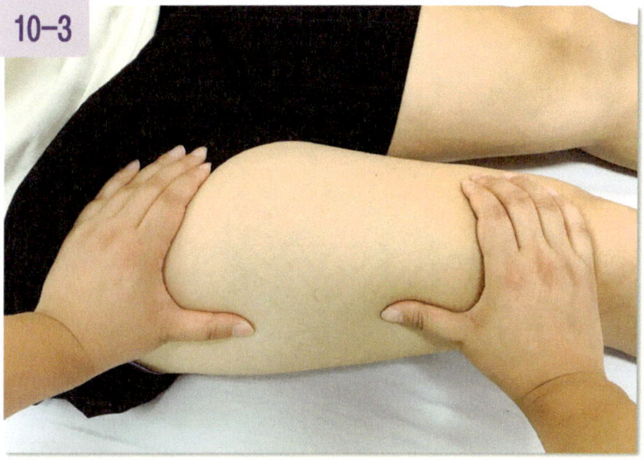

③ 대퇴 부위: 앉거나 누운 자세에서 대퇴 부위를 노출시킨 다음 외측광근을 3등분한 가운데 부분, 또는 대퇴직근 부위를 주사 부위로 선정한다.

10-4

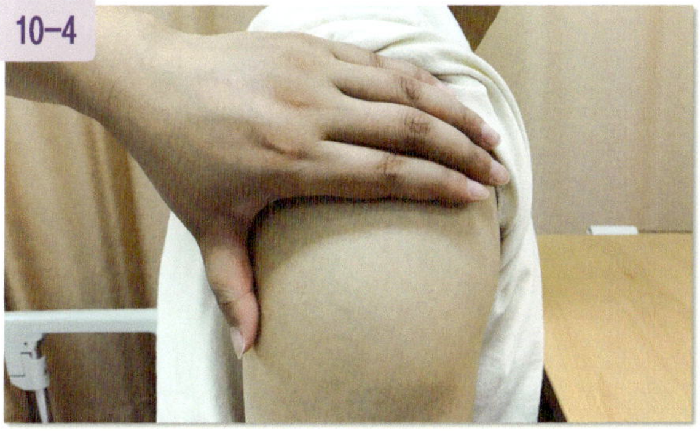

④ 삼각근 중앙 부위: 앉거나 선 자세 또는 측위에서 어깨를 노출시킨 다음 상박의 외측, 견봉돌기에서 5cm 아래 부위를 주사부위로 선정한다.

11

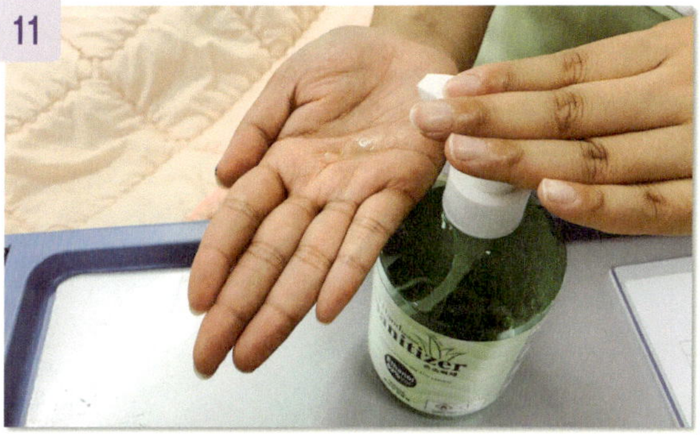

손소독제로 손위생을 실시한다.

12

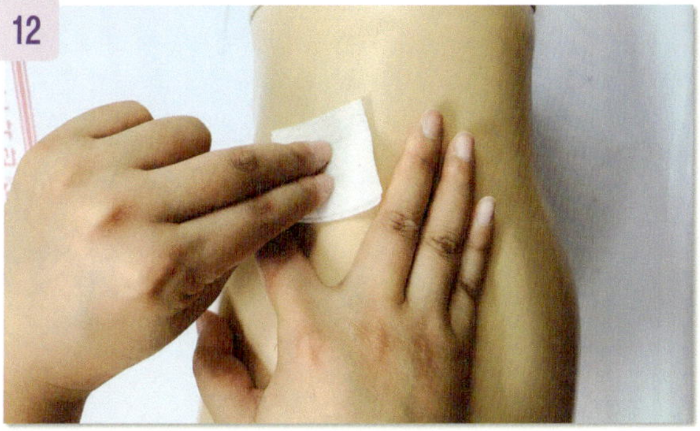

선정된 부위를 소독솜으로 안쪽에서 바깥쪽으로 직경 5~8cm 정도 둥글게 닦아낸 후 소독약이 마르면 투약카드를 보고 약을 확인한 후 한 손으로 주사기를 집어 올려 주사바늘 뚜껑을 제거한다.

13-1

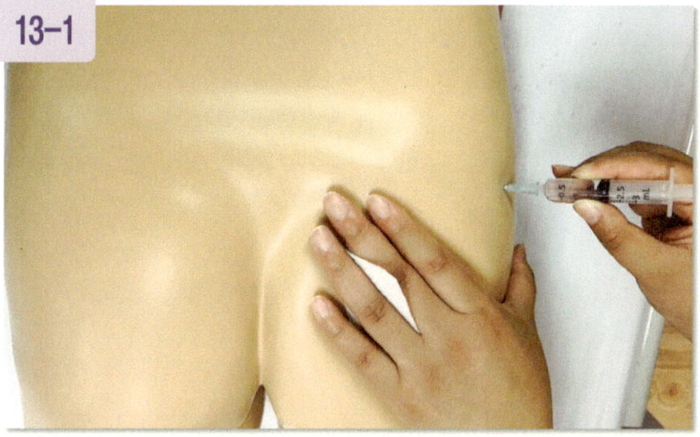

주사바늘을 90°로 유지한 다음 주사기로 선정된 주사부위 근육을 재빨리 찌른다.

바늘을 90°각도로 삽입하면 깊은 근육층으로 바늘이 삽입되며, 바늘을 빠르게 삽입하면 대상자의 불편감이 최소화된다.

① 둔부의 배면부위

근육주사 수행절차 및 이론적 근거(계속)

13-2

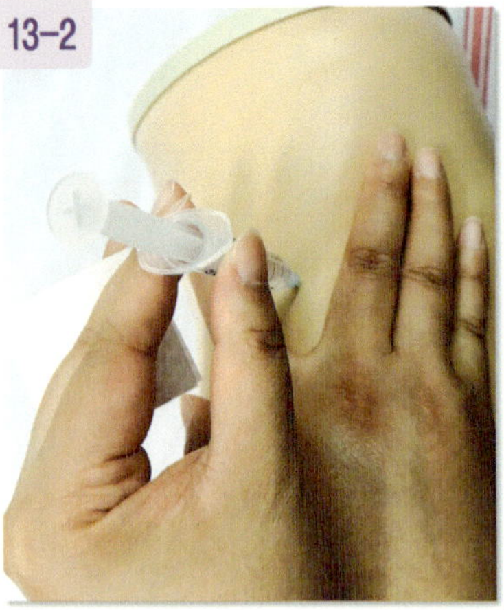

② 둔부의 복면부위

13-3

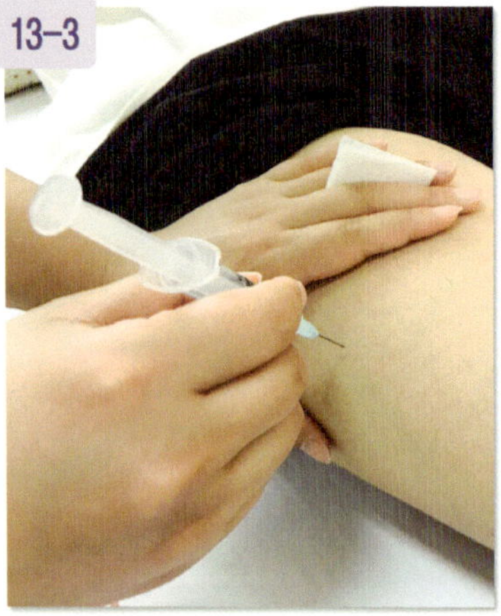

③ 대퇴부위

13-4

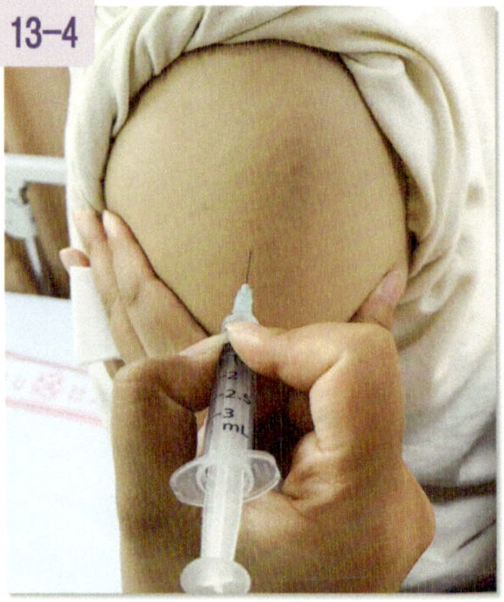

④ 삼각근 중앙 부위

14

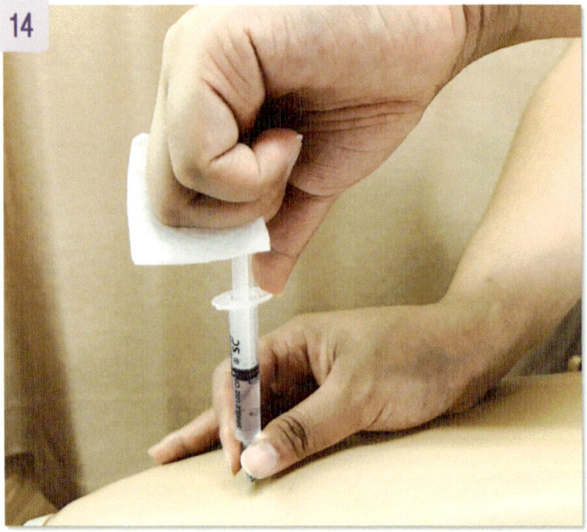

피부를 잡았던 손의 엄지와 집게손가락으로 주사기 하단부를 잡고, 주사기를 잡았던 손으로는 주사기의 내관을 살짝 뒤로 당겨 혈액이 나오지 않으면 주사기 내관을 당겨보던 손의 엄지손가락으로 내관을 밀어서 약물을 천천히 주입한다(만약 주사기에 혈액이 보인다면 주사기를 빼내어 버린 다음 주사 준비를 처음부터 다시 해야 함).

주사기 내로 혈액이 흡인되면 바늘이 정맥 내에 삽입되었다는 것을 의미하므로 약물을 투여해서는 안 된다. 그대로 주사기를 빼고 약물을 다시 새로 준비하여 시행한다.

천천히 주입하면 약물이 조직에 서서히 분산되어 흡수되게 하여 대상자의 통증이 감소된다.

15

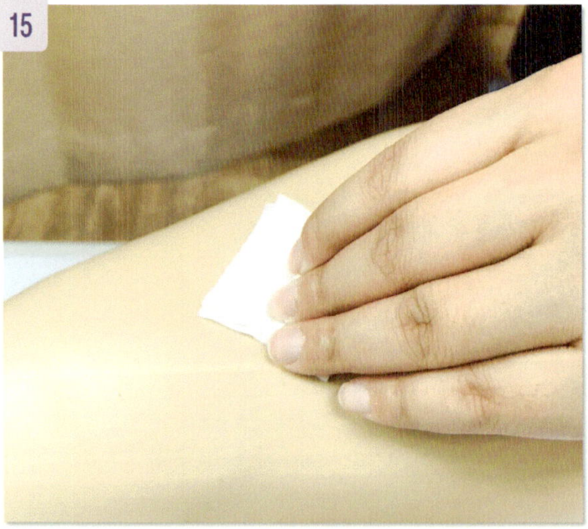

약물 주입이 끝나면 소독솜으로 주사부위를 누르면서 주사바늘 삽입할 때와 같은 각도로 주사기를 재빨리 빼서 트레이에 놓고, 소독솜을 댄 채로 주사부위를 마사지 한다(주사바늘 제거 후 출혈이 있을 때는 주사부위를 1~2분 정도 압박한다).

바늘을 빼는 동안 조직을 지지함으로써 불편감을 최소화하고 같은 각도로 바늘을 제거하여 조직의 손상을 예방한다.

근육주사 수행절차 및 이론적 근거(계속)

16

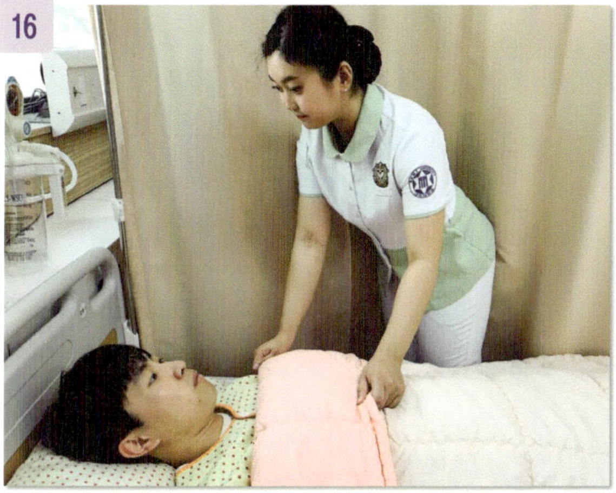

소독솜을 트레이에 놓고 환의를 입힌 후 대상자의 자세를 편안하게 해준다.

17

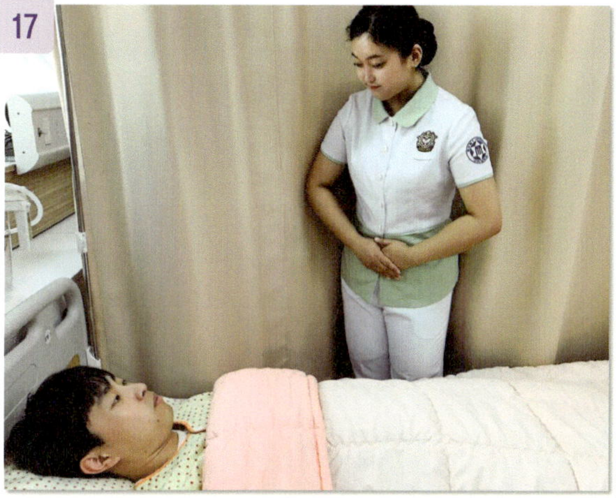

주사 후의 기대효과에 대해 설명한다.

18

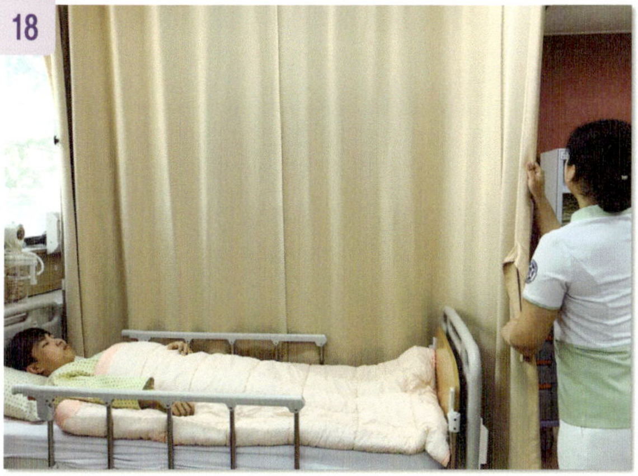

커튼(스크린)을 걷는다.

19

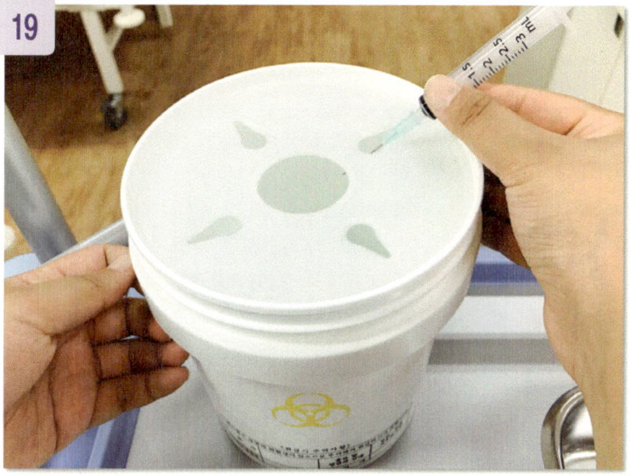

사용한 물품을 정리한다(주사바늘은 뚜껑을 되씌우지 않은 채 손상성 폐기물 전용용기에 버리고, 사용했던 소독솜과 주사기는 일반 의료폐기물 전용용기에 버린다).

사용한 물품의 적절한 폐기는 간호사가 바늘에 찔리는 사고를 예방한다.

20

물과 비누로 손위생을 실시한다.

21

수행 결과를 간호기록지, 투약기록지에 기록한다.

1) 5 rights(대상자명, 약명, 용량, 투약경로, 투약시간)

2) 필요시 투약목적, 대상자의 반응, 투약 사유 또는 못한 이유

4) 정맥주사

(1) 목적

① 체액의 수분 · 전해질의 균형을 유지 및 교정하기 위함이다.

② 구강 섭취가 불가능한 대상자에게 기본적인 영양공급을 신속히 하기 위함이다.

③ 약물의 신속한 효과를 얻기 위함이다.

④ 검사물(혈액)을 채취하기 위함이다.

(2) 준비물품

① 지시된 약과 투약카드

② 70% 알코올솜

③ IV set

④ 지혈대(tourniquet)

⑤ 반창고

⑥ 곡반

⑦ IV 걸대

⑧ 부목(필요시)

(3) 수행 및 이론적 근거

수행	이론적 근거
ⓐ 투약지시를 확인하고 손을 씻는다.	
ⓑ 투약을 준비한다. - 수액병의 뚜껑을 따고 고무마개를 알코올 솜으로 닦는다. - 수액에 약물을 주입할 때는 약물을 주사기에 잰 다음 고무마개에 주사바늘을 꽂아 주입한다. 이때 공기가 들어가지 않도록 유의한다. - IV set를 고무마개 부분에 꽂고 ⅓~⅔정도 cham- ber를 채운 후 수액병을 IV 걸대에 걸어 용액이 흐르게 하면서 set내 공기를 제거한다. - 조절기를 잠그고 수액세트 끝에 뚜껑을 씌운다. - 1회 정맥주사시는 주사기에 지시된 약을 준비한다.	- 수액병에 공기가 들어가면 병 내의 압력에 변화가 생겨 수액이 잘 흐르지 않거나 역류될 수 있다. - chamber에 용액이 적당히 채워지지 않으면 line내에 공기방울이 맺힐 수 있다.
ⓒ 대상자의 심장이 주사부위보다 높은 곳에 있도록 자세를 취하게 한다.	ⓒ 심장보다 정맥이 낮게 위치해 있으면 정맥이 팽창되어 정맥 찾기가 용이해 진다.
ⓓ 지혈대를 묶어서 정맥혈류를 막는다. 이때 지혈대는 주사부위의 상부에 묶되 주사부위에서 떨어진 곳이어야 한다.	ⓓ 심장으로 들어가는 혈류를 막으면 정맥이 확장되어 정맥촉진이 쉬워진다.지혈대를 너무 세게 묶어 동맥이 차단되지 않도록 한다. 이는 요골동맥을 촉지해 보아 사정한다.
ⓔ 정맥이 쉽게 만져지지 않으면 가볍게 두드리거나 주먹을 쥐었다 펴게 하거나 따뜻한 수건을 대 주기도 한다.	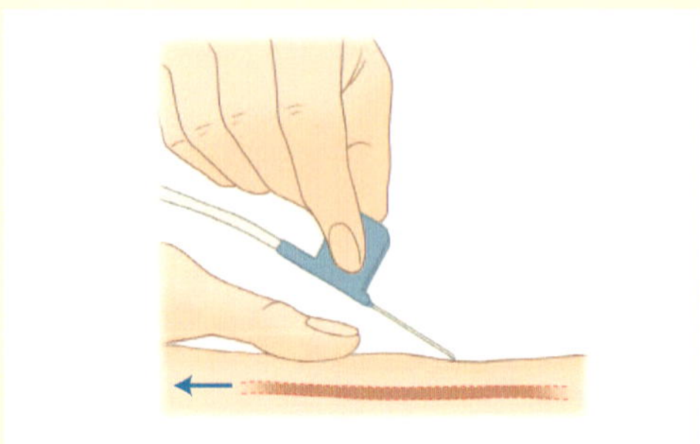
ⓕ 알코올 솜으로 주사부위를 중심에서 주변으로 둥글게 닦고 피부를 말린다.	
ⓖ 왼손엄지를 이용하여 바늘삽입 부위의 1inch 아랫부분을 주사반대방향으로 잡아당기면서 바늘을 삽입한다. 이때 바늘은 원하는 정맥위치보다 1cm 아랫부분에, 바늘의 사면을 위로하여 45°각도로 삽입한다. - 정맥주사시 방향은 항상 바늘이 심장을 향하도록 한다.	- 약물이 정맥의 혈류와 같은 방향으로 점적됨으로써 약물의 역류를 막는다.

수행	이론적 근거
ⓗ 바늘이 피부에 들어가면 바늘의 각도를 낮추어 정맥을 찾아 찌른다.	ⓗ 바늘의 각도를 낮춰 바늘이 혈관을 천공하지 않도록 한다.
ⓘ 혈관카테터의 경우에는 혈액이 역류되어 주사바늘에 혈액이 보이면 카테터를 1~2.5cm 정도 더 밀어 넣는다. 주사기를 이용하여 천자한 경우는 내관을 뒤로 당겨보아 혈액이 밀려나오는 것을 확인하고 바늘을 더 밀어 넣는다. **[검사물 채취를 위해 정맥천자를 한 경우]** • 주사기내관을 잡아당겨 혈액을 주사기에 모은다. • 지혈대를 풀고 주사바늘을 빼낸다. **[정맥을 통한 1회 약물주입인 경우]** • 바늘의 위치가 확인되면 지혈대를 푼다. • 대상자의 반응을 살피며 천천히 약물을 주입한다. **[수액공급인 경우]** • 위치확인 후 지혈대를 푼다. • 혈관카테터의 철침을 빼고 왼손의 약지로 바늘의 끝을 누르면서 수액세트와 연결시킨다. • 조절기를 열어 서서히 수액을 주입시키면서 대상자의 상태를 사정한다. - 바늘삽입부위의 부종 · 동통 여부와 수액이 잘 들어가는지 살핀다. 이상이 있으면 즉시 조절기를 clamp시킨다. • 반창고로 바늘과 수액세트를 고정시킨다. - 소아나 의식장애자의 경우 주사바늘 삽입부위의 해당 관절에 부목을 대어 고정시킨다.	ⓘ 바늘이 혈관 내에 삽입되었음을 의미한다. • 혈액이 새어나오지 않도록 하기 위함이다. - 주사바늘이 혈관에서 빠지면 주위조직이 붓고 동통이 있다.
• 수액의 주입속도를 조절한다.	• 주입속도가 너무 빠르면 순환량 과다, 폐부종, 쇼크가 일어날 수 있다.
ⓙ 위 과정이 끝나면 주사바늘을 신속히 빼낸 후 알코올 솜으로 살짝 눌러준다.	ⓙ 압력을 가하거나 문지를 경우에는 혈액이 조직으로 새어나와 멍이 든다.
ⓚ 물품을 정리하고 기록한다.	

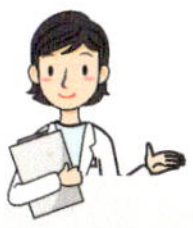

주 의 사 항

1. 수액병에 공기가 들어가지 않도록 한다.
2. chamber에 ⅓~⅔ 정도 용액을 채운다.
3. 대상자의 심장이 주사부위보다 높은 곳에 있도록 자세를 취한다.
4. 지혈대를 너무 세게 묶지 않는다.
5. 바늘의 각도를 낮춰 바늘이 혈관을 천공하지 않도록 한다.
6. 압력을 가하거나 문지르지 않도록 한다.

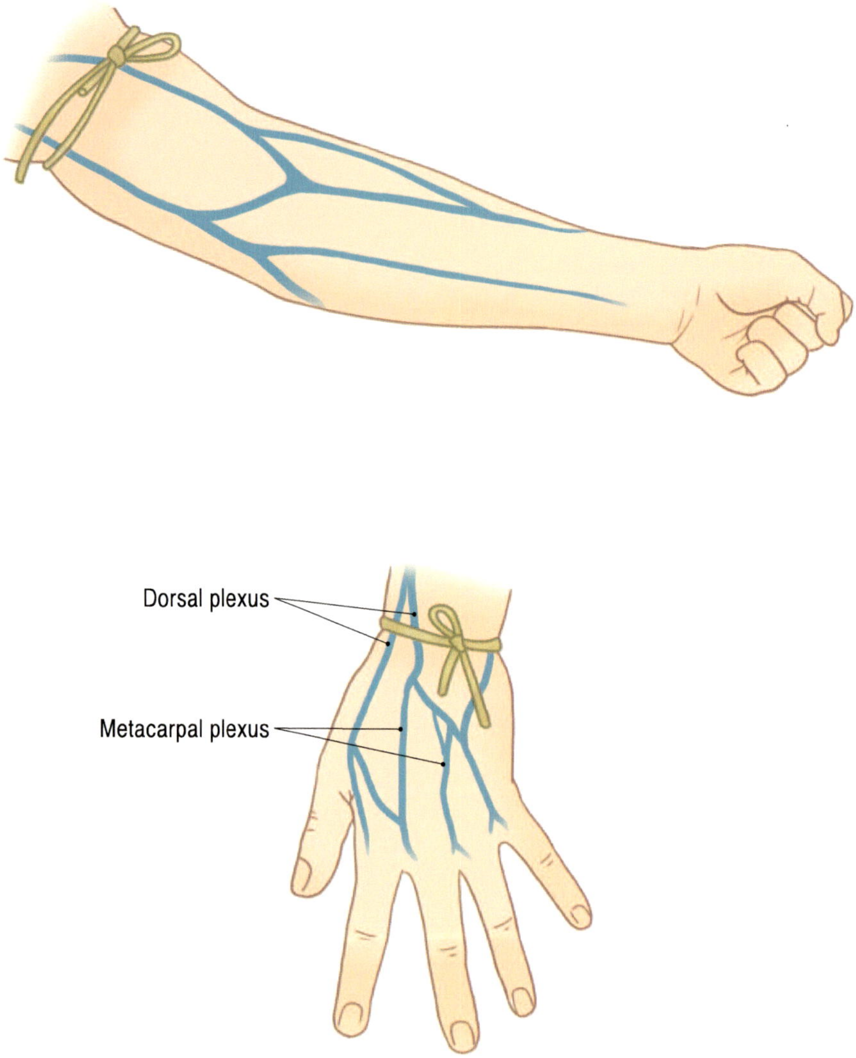

정맥주사 부위

5) 계속적 또는 간헐적인 수액 주입중의 정맥주사

(1) 목적

수액주입 중에 약물을 주입하기 위함이다.

(2) 준비물품

① 처방된 약과 투약카드
② 수용성 윤활제
③ 주사기와 3-way
④ 70% 알코올 솜 또는 포타딘솜
⑤ 헤파린 용액(heparin)
⑥ 생리 식염수

(3) 수행 및 이론적 근거

수행	이론적 근거
ⓐ 처방을 확인하고 손을 씻는다.	
ⓑ 투약을 준비한다. - 서로 다른 주사기에 생리식염수와 헤파린을 각각 준비하고 label을 붙인다. - 처방된 약을 준비한다.	- 헤파린은 항응고제로서 간헐적인 정맥주사시에 이용된다.
ⓒ 약물을 투여한다. **[계속적인 수액요법 중의 1회 정맥주사방법]** : 보통 3-way가 이용된다. • 3-way의 상태를 사정한다. - 수액set가 연결되지 않은 강을 확인한다. • 확인된 강의 뚜껑을 열고 알코올 솜으로 닦는다. • 주사기를 연결시킨다. • 3-way의 조절기를 주사기와 정맥이 연결되도록 조절한다. • 주사기의 내관을 뒤로 잡아당겨 강 내의 공기를 제거한다. • 주사기를 90°로 세우고 약을 천천히 주입한다. 약이 모두 주입되면 조절기를 수액과 정맥이 연결되도록 조절하고 주사기를 제거한다. • 강의 뚜껑을 닫는다.	• 강내 소량의 공기가 존재한다. • 공기가 주사기 끝에 모아지도록 주사기를 세운다.
[간헐적인 수액주입 중의 정맥주사방법] : heparin lock을 이용한다. • 알코올 솜으로 injection port를 닦아낸다. • 생리식염수가 든 주사기를 port에 연결시킨 후 내관을 뒤로 당겨 혈액이 나오는지 확인한다. • 위치가 확인되면 생리식염수를 0.5~2ml가량 주입한다. • 생리식염수가 든 주사기를 제거한다. • 약물이 든 주사기를 injection port에 연결시켜 서서히 약물을 주입한다. • 주사기를 제거한다. • 두 번째 생리식염수가 든 주사기를 port에 연결시키고 2mℓ 가량 주입한다. • 주사기를 제거한다. • port에 헤파린 주사기를 연결시켜 서서히 주입한다.	• 바늘이 혈관내에 있는지 확인하기 위함이다. • 주사기를 통해 밀려나온 혈액을 다시 혈관으로 삽입한다. • 카테터 내 정체되는 약물을 모두 혈관 내로 주입시키기 위함이다. • 헤파린을 카테터 내에 정체시켜 혈액응고에 의해 카테터가 막히는 것을 방지한다.
ⓓ 물품을 정리하고 기록한다.	

주의사항

1. 간헐적인 정맥주사시에 헤파린이 이용된다.

[계속적인 수액요법 중 1회 정맥주사]

- 주사기 내관을 뒤로 잡아당겨 강내의 공기를 제거한다.
- 주사기를 90°로 세워 공기를 주사기 끝에 모아지도록 한다.

[간헐적인 수액주입 중의 정맥주사]

- 내관을 뒤로 당겨 혈액이 나오는지 화인한 후 생리식염수를 주입한다.

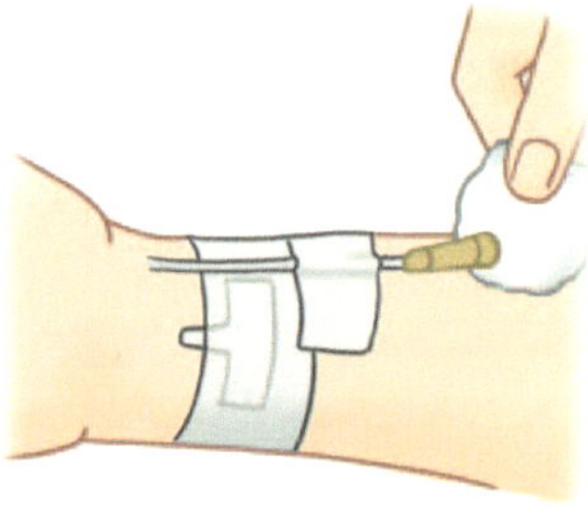

10% 포비돈 요오드 솜으로 소독한다.

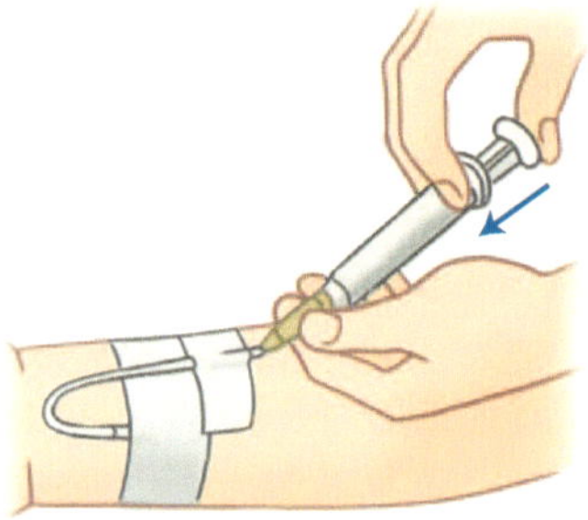

생리식염수를 주입한다.

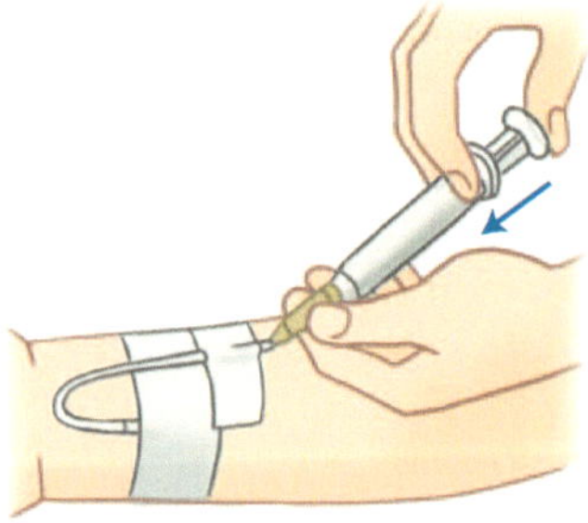

주사약을 주입한 후 생리식염수를 다시 주입한다.

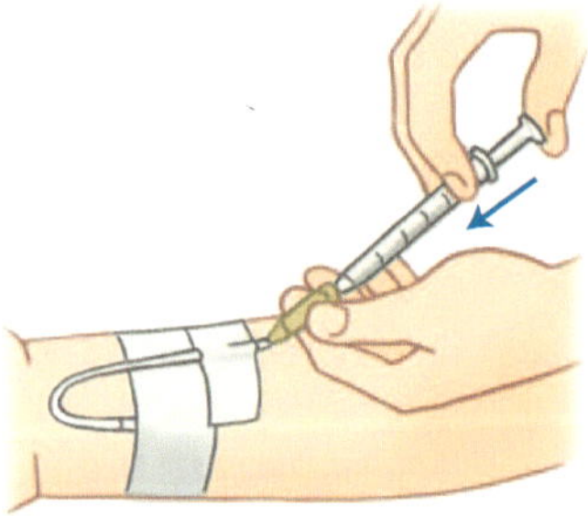

헤파린 용액을 주입한다.

수액용기에 약물 첨가하기

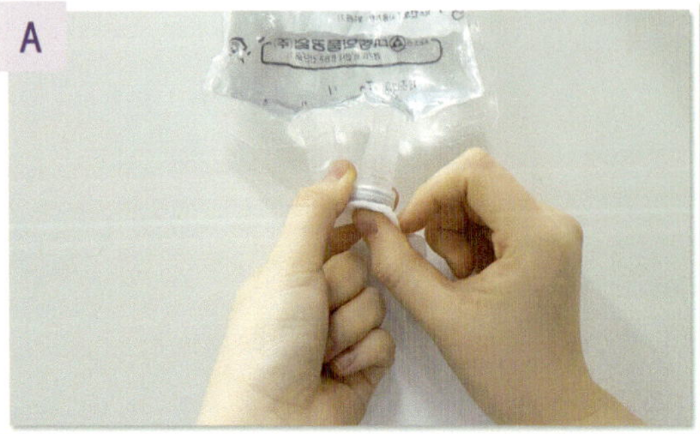

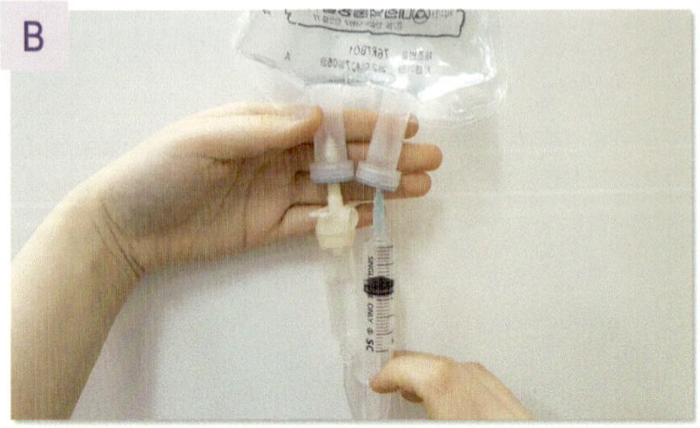

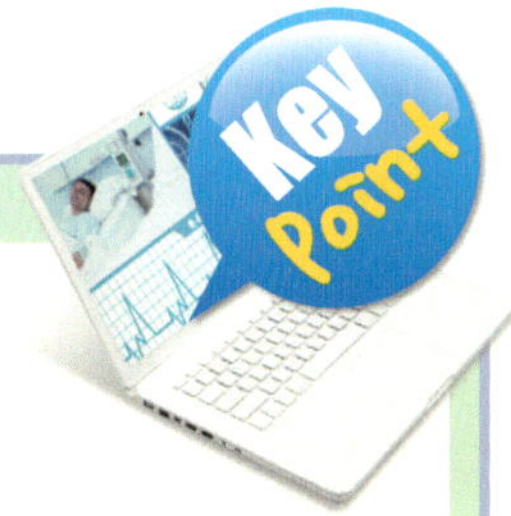

1. 수액요법의 목적

- 체액의 수분 · 전해질의 균형을 유지 및 교정하기 위함이다.
- 구강 섭취가 불가능한 대상자에게 기본적인 영양공급을 신속히 하기 위함이다.
- 약물을 희석하여 서서히 주입하기 위함이다.
- 약물의 혈중농도를 짧은 시간에 높여 빠른 효과를 얻고 완전히 흡수되도록 하기 위함이다.
- 계속적인 정맥 내 주입으로 약물의 치료적 혈중농도를 일정하게 유지하기 위함이다.
- 한 번의 정맥천자로 많은 용량의 약물을 투여하기 위함이다.

2. 무균술

- 미생물의 확산과 교차 감염을 예방하기 위해 물품을 준비하기 전, 모든 대상자와 접촉 전, 후에 내과적 손씻기나 손소독제로 손위생을 시행한다.
- 손소독제의 미생물 감소 효과를 얻기 위해 손소독제는 완전히 마를 때까지 마찰하고, 손씻기는 손이 팔꿈치 보다 아래로 있게 하여 흐르는 물에 비누를 묻혀 30초 이상 강하게 비비면서 손씻기 수행의 6단계를 정확하게 지키며 씻는다.
- 약물 준비 및 수액요법은 무균법을 준수하여 시행한다.
  - ✓ 수액 용액은 무균적이고 정상적이며 깨끗해야 한다.
  - ✓ 수액세트의 연결부위와 삽입침은 무균적인 상태가 유지되어야 하고 기구가 준비되고 시작될 때 수액용기 내로 삽입된다.
  - ✓ 카테터와 수액세트는 매 72시간마다 교환하며 기관의 지침에 따라 좌우된다.
  - ✓ 주사기의 주사바늘 중심부(hub)를 제외한 주사기 연결부위, 외관의 안, 내관의 기둥, 바늘은 무균적으로 유지되도록 한다.
  - ✓ 혈관 카테터(angio catheter)의 바늘과 캐뉼러, 외부 연결 부위는 무균적으로 유지되도록 한다.
  - ✓ 주사부위를 알콜솜으로 소독한다. 주사부위를 소독할 때에는 중앙에서 바깥쪽으로 원을 그리면서 가장 깨끗한 부위에서 시작하여 오염된 부위 쪽으로 닦는다.

3. 말초정맥 주사부위와 주사부위 선정시 원칙

1) 말초정맥 주사부위

손가락정맥(digital vein), 중수정맥(metacarpal vein), 요측피정맥(cephalic vein), 척측피정맥(basilic vein), 정중전완정맥(median antebrachial vein), 정중주와정맥(median cubital vein).

2) 주사부위 선정시 원칙

① 가장 가깝고 접근하기 쉬운 정맥을 선택한다.

② 곧고 부드러우며 탄력 있는 혈관을 선택한다.

③ 화상 및 외상이 있거나 수술 받은 쪽 팔, 관절부위, 굽은 혈관, 혈관이 경화된 곳은 선택하지 않는다.

④ 혈전의 위험이 있으므로 다리의 정맥은 피한다.

⑤ 오랫동안 주입해야 할 경우 관절부위는 피하고 대상자가 자주 사용하지 않는 팔, 움직임의 제한이 적은 부위를 선정한다.

⑥ 가급적 말초 부분의 정맥을 먼저 선택한다.

4. 말초 정맥 수액의 종류와 부작용

1) 말초 정맥 수액의 종류

등장액	• 혈장과 동일한 삼투압의 수액. 혈액의 이동을 발생시키지 않음 • 혈관을 확장시키고 순환 혈량을 증가시키기 위해 사용 • 순환하는 수분의 부피를 증가시켜, 구토, 설사, 수술로 인한 수분손실, 저혈압시 사용됨 • 급속한 순환 혈액량 증가로 인한 수분과부하 주의 - Normal saline(0.9% NaCl), 5% Dextrose(포도당) in water (D5W) 등
저장액	• 혈장보다 낮은 삼투압의 수액. 혈장의 농도를 희석시킴 • 세포내와 세포외의 평형상태를 유지하기 위해 물을 세포 내로 이동시킨다. 세포는 팽창하거나 붓게 된다. • 저장액이 주입되면 혈장 내 삼투압이 낮아져 물을 세포내로 이동시켜, 고나트륨 혈증 및 세포 탈수증 환자에게 사용 - Hypotonic saline(0.45% NaCl) 등.
고장액	• 혈장보다 높은 삼투압의 수액. 혈장의 농도가 증가해 세포 외로 물을 이동킴. 세포에서 물을 제거하여 탈수 초래할 수 있음 • 세포와 조직에서 물을 제거하여 혈장의 부피를 증가시킴 • 세포의 부종, 뇌부종을 완화하는데 사용함. - Hypertonic saline(3% NaCl), 5% Dextrose in Normal saline 등.

2) 정맥요법의 부작용과 증상

① 국소 감염: 통증 오한, 발열

② 공기색전증: 가슴, 어깨, 등의 통증, 호흡곤란, 저혈압, 청색증, 약한 맥박, 의식 상실

③ 침윤증상: 주사부위의 부종, 통증, 냉감 등.

④ 정맥염: 주사부위의 발적, 종창, 통증, 작열감 등.

⑤ 체액과부담: 울혈된 경정맥, 혈압상승, 호흡곤란

⑥ 순환기 shock: 치는 듯한 두통, 기절, 빠른 맥박, 호흡곤란

⑦ 패혈증: 주입부위 발적, 민감, 발열, 허약

5. 용량계산 및 수액주입속도 조절

$$\text{시간당 주입량(mL/hr)} = \frac{\text{총 주입량(mL)}}{\text{총 주입될 시간}}$$

$$\text{분당 방울 수(gtt/min)} = \frac{\text{drip factor(20)}}{\text{60분}} \times \text{시간당 주입량(ml/hr)}$$

정맥수액 주입 수행절차 및 이론적 근거

1

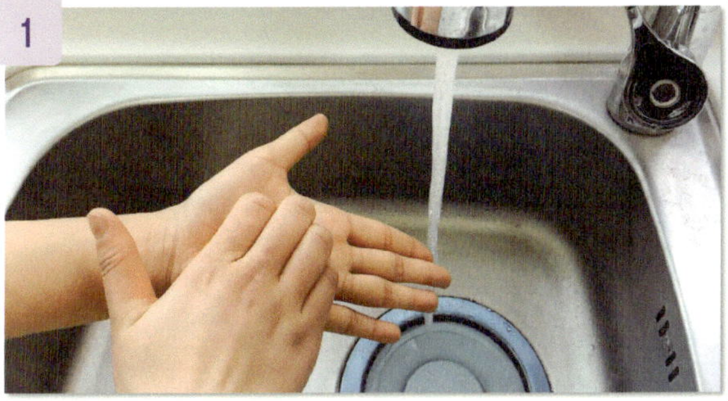

물과 비누로 손위생을 실시한다.

2

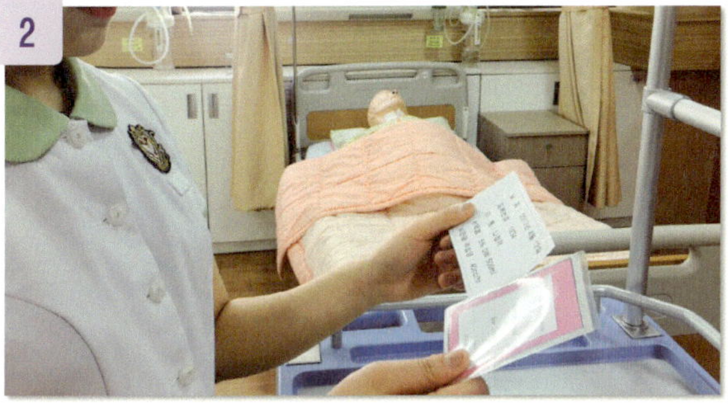

투약처방(투약카드 또는 컴퓨터 출력물 등)과 투약원칙(5 rights; 대상자 등록번호, 대상자명, 약명, 용량, 투여경로, 시간)을 확인한다.

올바른 수액을 정확하게 준비하여 투약오류를 예방하기 위함이다.

3

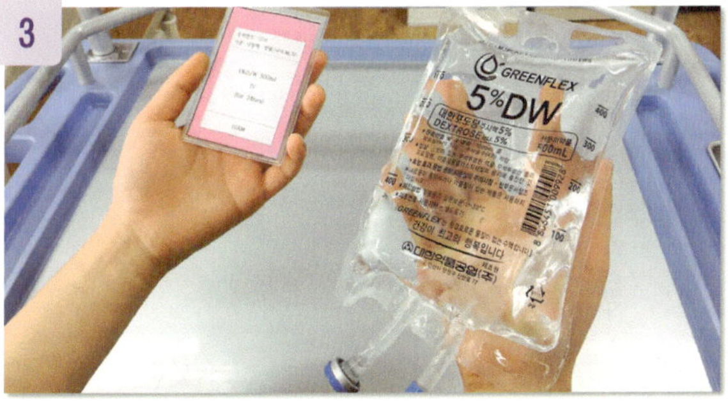

투약 처방을 보고 수액의 유효일자, 이물질 유무 등을 확인한 후, 정확한 수액, 수액주입에 필요한 물품을 준비한다.

4

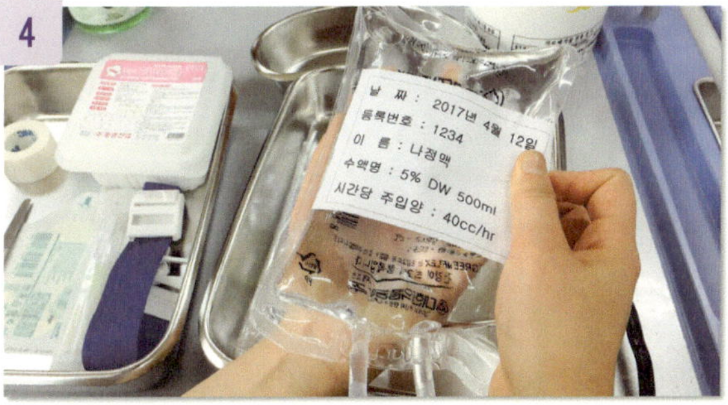

수액백에 날짜, 등록번호, 대상자 이름, 수액명, 용량, 주입속도 등이 적혀 있는 라벨을 붙인다.

5

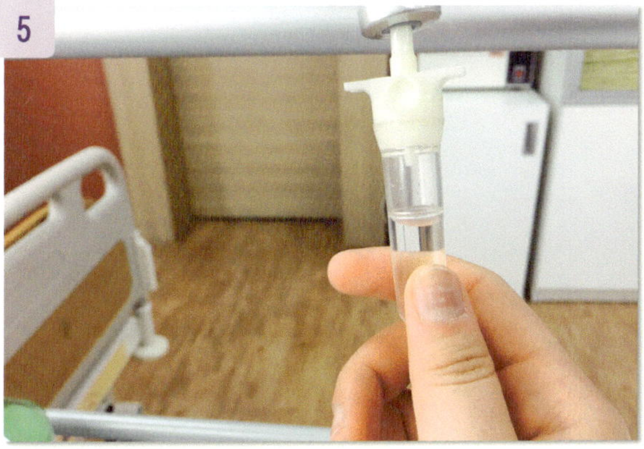

수액과 수액세트를 연결한다.

1) 수액백의 고무마개를 소독솜으로 닦은 후 수액세트를 꽂아 점적통의 1/2 정도를 수액으로 채운다.

고무마개를 소독하는 것은 미생물이 수액세트의 삽입침과 함께 수액 안으로 들어가는 것을 예방하기 위함이다.

정맥수액세트는 개봉한 후 수액이 흘러나오는 것을 예방하기 위해 조절기를 잠궈야 한다.

또한 점적통에 용액이 적절하게 채워지지 않으면 수액세트 튜브 내에 공기방울이 맺힐 수 있다.

6

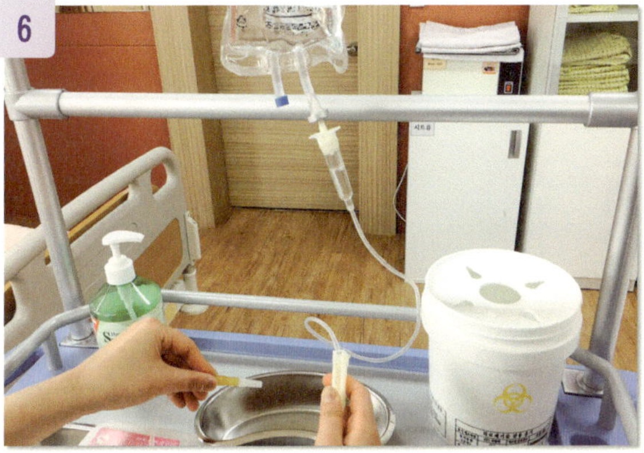

2) 수액백을 높이 들어 올리거나 수액걸대에 걸고 수액을 통과시켜 튜브의 공기를 빼낸 다음 조절기를 잠근다.

튜브의 공기를 정확하게 제거하지 않을 경우 공기색전을 초래할 수 있다.

정맥수액 주입 수행절차 및 이론적 근거(계속)

7

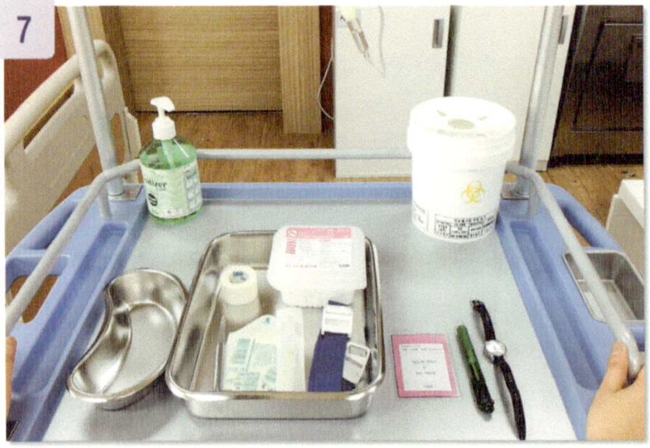

필요한 물품을 준비한다.

8

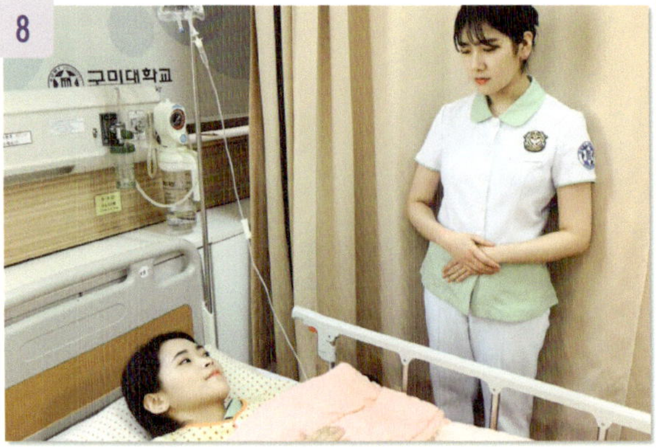

준비한 물품을 가지고 대상자에게 가서 간호사 자신을 소개한다.

9

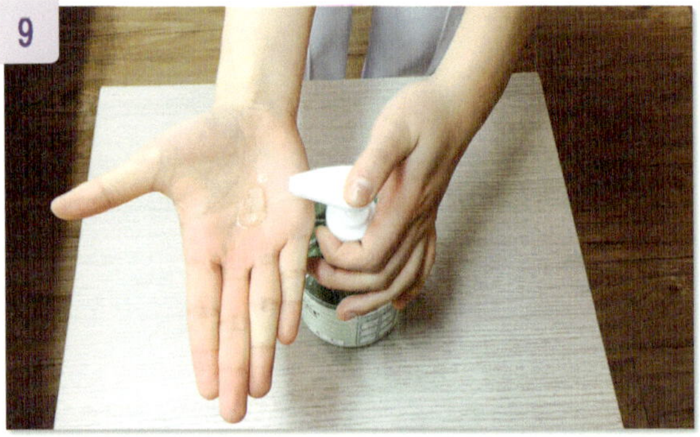

손소독제로 손위생을 실시한다.

10

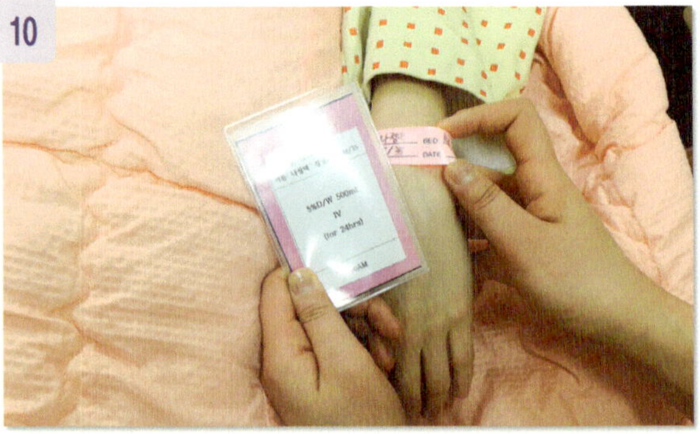

대상자의 이름을 개방형으로 질문하여 대상자를 확인하고, 입원팔찌와 투약카드(또는 컴퓨터 출력물)를 대조하여 대상자(이름, 등록번호)를 확인한다.

정확한 대상자에게 약물을 투여하여 투약오류를 예방하기 위함이다.

11

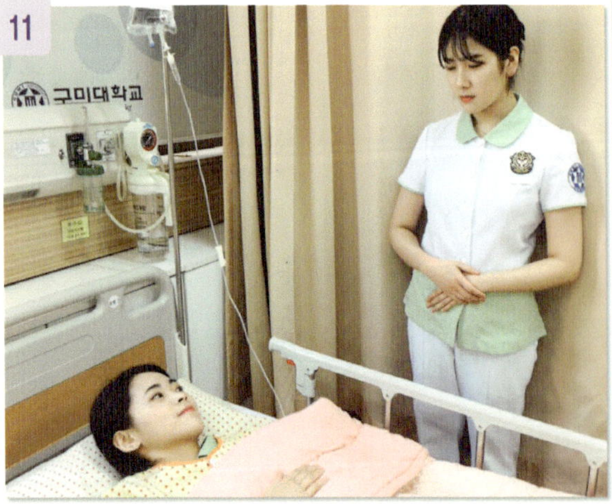

투약의 목적과 약물의 효과, 주의사항, 방법을 설명한다.

대상자의 투약이행을 증진시키며 불안과 통증을 감소하고 이해를 돕기 위함이다.

12

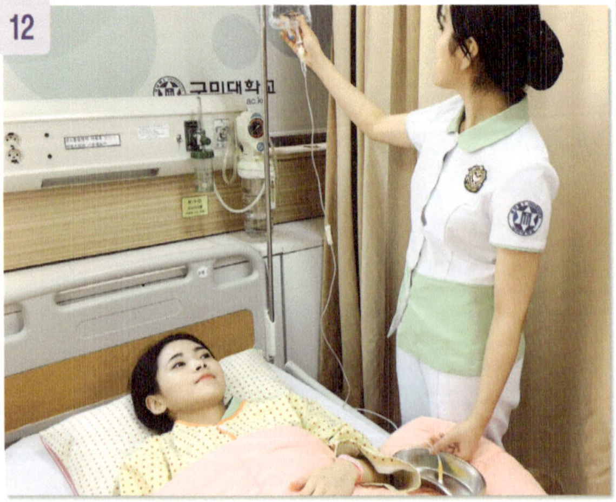

침상 옆의 수액 걸대에 수액백을 걸고 수액세트의 끝을 대상자에게 주사할 부위 가까이에 둔다.

정맥수액 주입 수행절차 및 이론적 근거(계속)

13

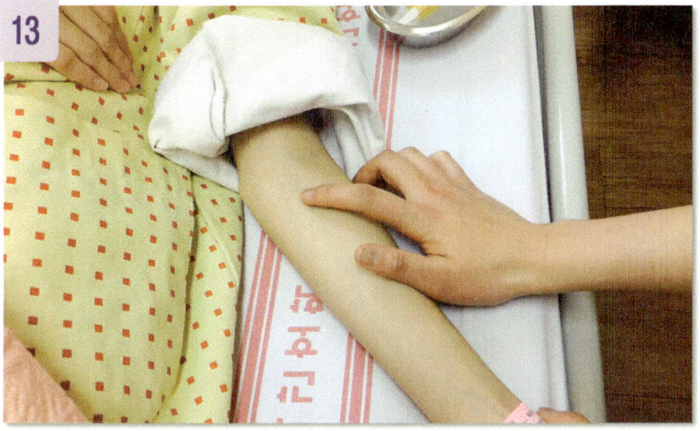

대상자에게 편안한 자세를 취하도록 하고 팔을 심장보다 낮게 위치하도록 한 다음 정맥의 상태를 확인한다.

심장보다 정맥이 낮게 위치해 있으면 정맥이 팽창되어 정맥 찾기가 용이해진다. 만약 장기간 정맥요법이 예상된다면 다음 정맥 주사 위치를 고려하여 몸통에서 가장 먼 곳에서부터 정맥을 주사를 놓기 시작한다. 적절한 정맥 선택은 대상자의 손상과 불편을 감소시킨다.

14

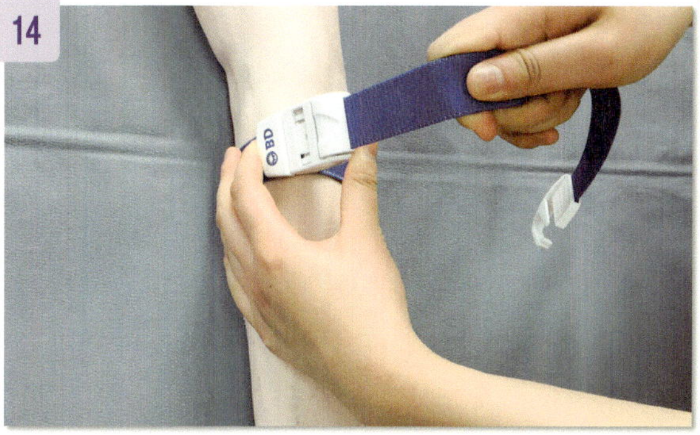

정맥 상태가 양호한 부위 보다 12~15cm 위쪽을 지혈대로 묶어 삽입할 카테터의 길이보다 정맥이 곧고 길게 두드러진 부위를 주사부위로 선정한다.

심장으로 들어가는 혈류를 막으면 정맥이 확장되어 정맥촉진이 쉬워진다.

지혈대를 너무 세게 묶어 동맥이 차단되지 않도록 한다. 이는 요골동맥을 촉지해보아 사정한다.

15

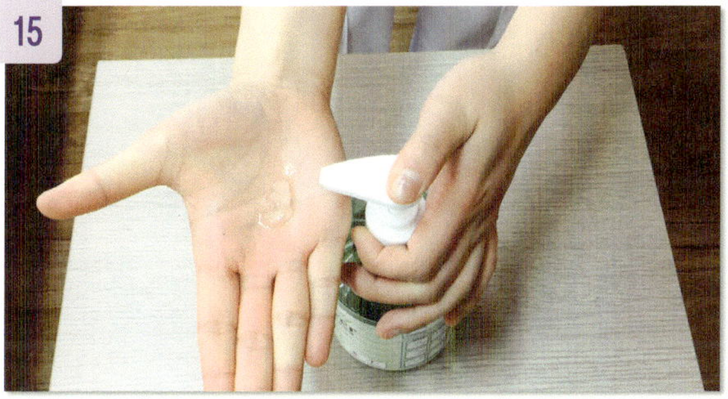

손소독제로 손위생을 실시한다.

16

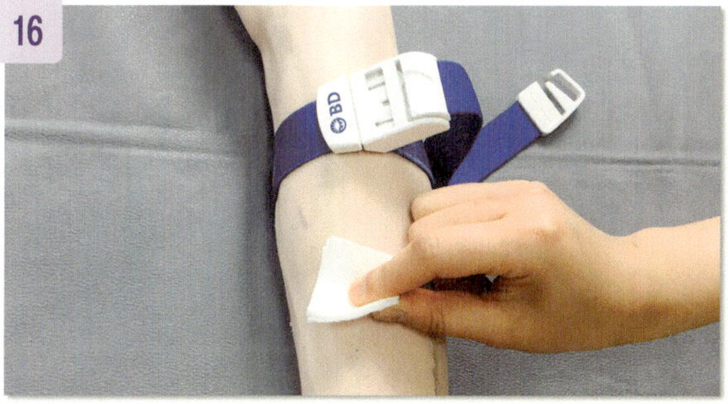

천자할 정맥을 정하고 나면 소독솜으로 주사부위를 안에서 밖으로 5~8cm 정도 둥글게 닦는다.

소독은 천자 부위의 미생물을 제거해준다

17

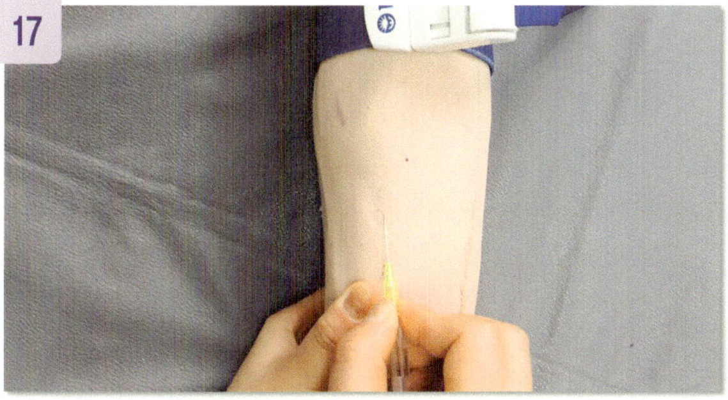

정맥 천자할 부위의 위쪽이나 아래쪽으로 2~3cm 떨어진 부분의 피부를 한 손 엄지손가락으로 팽팽히 잡아당긴 다음 다른 손으로 카테터의 사면이 위로 오도록 잡고 15°~30°로 혈류 방향을 따라 카테터를 정맥 내로 삽입한다.

피부를 팽팽하게 유지함으로써 혈관을 안정적으로 고정하고, 주사바늘 삽입시 통증을 감소시키기 위함이다.

카테터 삽입후 혈류 방향으로 바늘의 각도를 낮춰 혈관을 천공하지 않도록 한다.

18

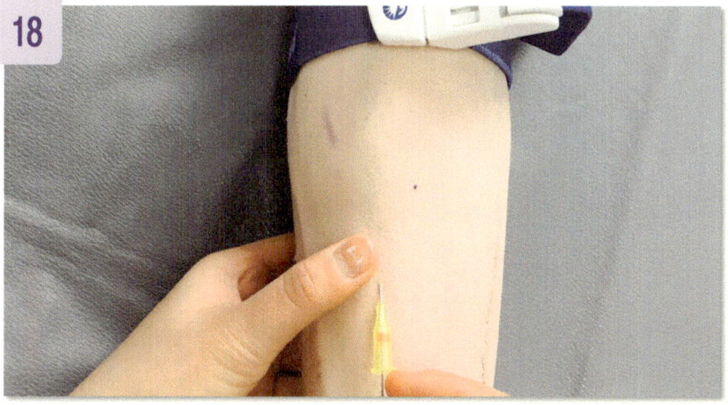

카테터 내로 혈액이 역류되면 카테터의 중심부를 잡고 카테터의 삽입각도를 약간 낮추면서 카테터를 혈관으로 진입시키면서 카테터 길이만큼 탐침을 조금씩 빼낸다.

카테터 내로 혈액이 역류되면 바늘이 혈관 내에 삽입되었음을 의미한다. 바늘이 제 위치를 벗어나지 않도록 완전히 삽입한다.

정맥수액 주입 수행절차 및 이론적 근거(계속)

19

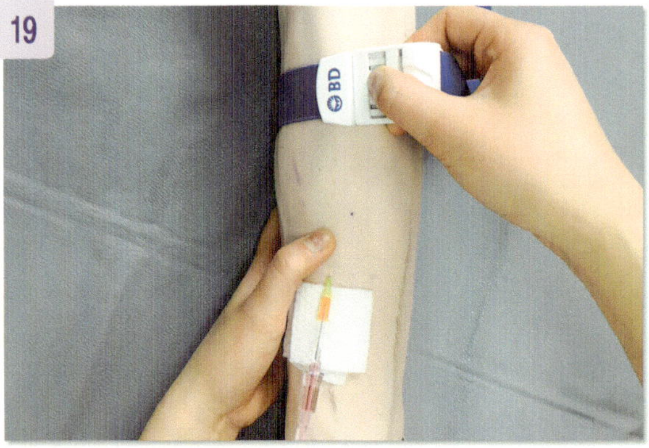

카테터가 완전히 삽입된 후 카테터를 잡지 않은 손으로 지혈대를 푼다.

지혈대를 제거하고 수액주입을 시작하면 수액이 정맥으로 흐르며 개방성이 유지된다.

20

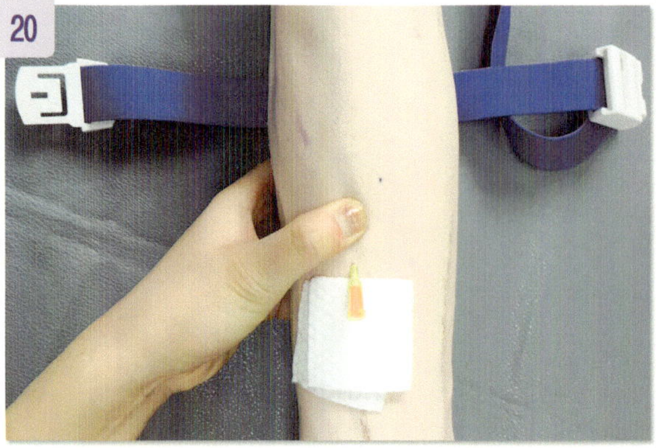

한 손으로 혈관 내로 삽입된 카테터의 끝 부위를 눌러주면서 다른 손으로 탐침을 재빨리 제거한다.

수액세트를 연결하기 전에 카테터로 인한 출혈을 예방하기 위함이다.

21

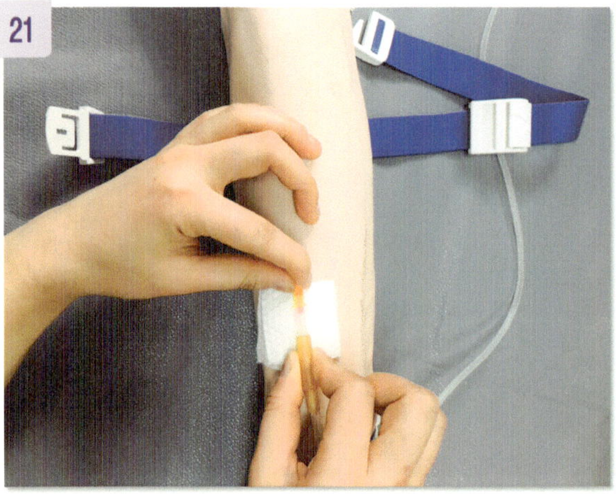

탐침을 제거한 후 바로 수액세트의 튜브를 카테터의 중심부와 연결하여 혈액이 카테터를 통해 흘러내리지 않도록 한다.

22

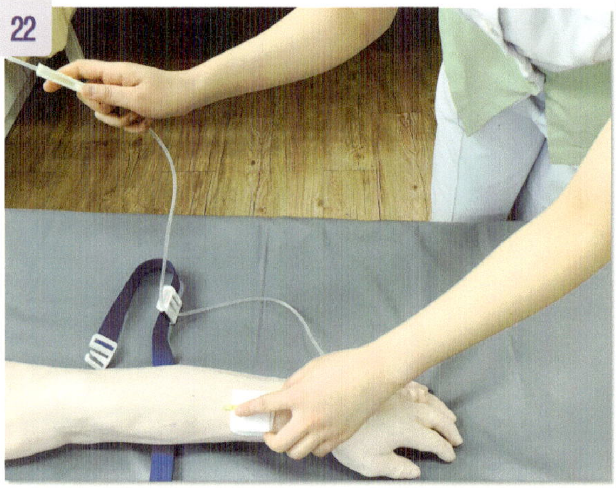

한 손으로 카테터 삽입 부분을 고정하듯 잡으면서 다른 손으로는 수액세트의 조절기를 풀어 수액 주입여부와 정맥천자 부위에 부종, 통증 등의 침윤 증상이 있는지 관찰한다.

주사바늘이 혈관에서 빠지면 주위조직이 붓고 동통이 있다.

23

카테터에서 손을 떼어도 카테터 삽입부분이 꺾이지 않도록 수액 주입관을 안정적 위치에 놓은 후 반창고나 투명드레싱으로 카테터 삽입부위를 고정한다.

24

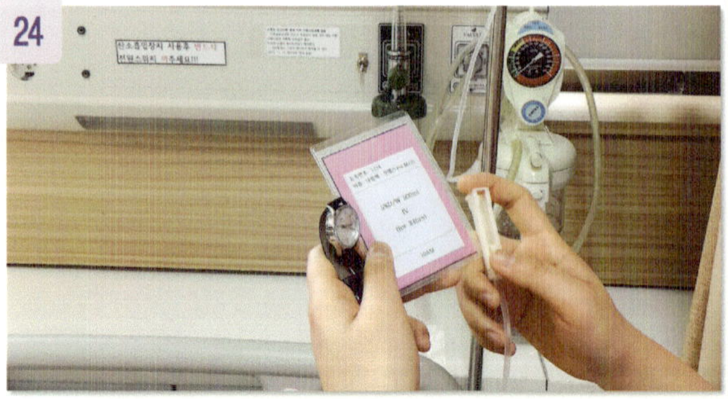

처방에 따라 주입하는 수액의 속도를 조절한다.

주입속도가 빠르면 조직 침윤과 정맥염의 발생 위험이 높다. 순환계에 부담이 되어 폐 부종을 유발할 수 있다.

정맥수액 주입 수행절차 및 이론적 근거(계속)

25

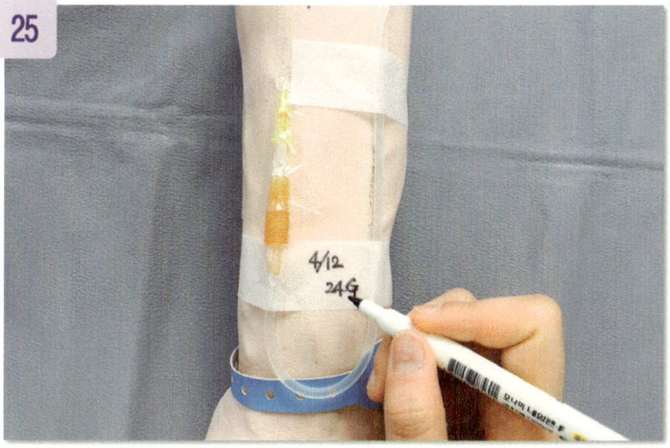

고정용 반창고나 드레싱에 카테터 삽입 날짜와 시간, 카테터의 크기를 기입한다.

어떤 유형의 바늘이 사용되었으며 언제 삽입되었는지 알 수 있다.
72시간 마다 주사 부위와 카테터를 바꿔 줌으로써 정맥염 발생을 예방해야 한다.

26

대상자가 편안한 자세를 취하도록 돕는다.

27

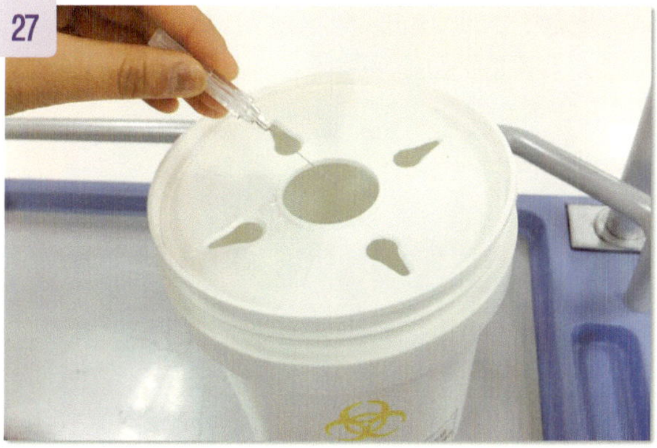

사용한 물품을 정리한다(주사바늘은 뚜껑을 되씌우지 않은 채 손상성폐기물 전용용기에 버리고, 사용했던 소독솜과 주사기는 일반 의료폐기물 전용용기에 버린다).

사용한 물품의 적절한 폐기는 간호사가 바늘에 찔리는 사고를 예방한다.

28

물과 비누로 손위생을 실시한다.

29

수행 결과를 간호기록지에 기록한다.
1) 5 rights(대상자명, 약명, 용량, 투약경로, 투약시간)
2) 필요시 투약목적, 대상자의 반응, 투약 못한 이유

6) 수혈Transfusion

(1) 목적

① 순환혈량액량을 보충하기 위함이다.
② 혈액의 산소운반 능력을 증강시키기 위함이다.
③ 혈액응고 인자를 보충하기 위함이다.
④ 혈액의 결핍성분을 보충하기 위함이다.
⑤ 급성, 만성 빈혈을 치료하기 위함이다.

(2) 준비물품

① 혈액과 혈액 확인증
② 수혈 세트
③ 주사바늘(18G~19G)
④ 70% 알코올 스펀지
⑤ 지혈대
⑥ 반창고와 가위
⑦ IV걸대
⑧ 곡반

(3) 수행 및 이론적 근거

수행	이론적 근거
ⓐ 수혈 지시사항을 확인하고, 대상자의 혈액형을 확인한다.	ⓐ 수혈은 항원-항체 반응을 일으키므로 적합한 혈액형을 수혈해야 한다.
ⓑ 혈액은행에서 혈액을 받으면 공기방울 혼탁도, 색깔에 이상이 있는지 확인한다.	ⓑ 기포의 존재는 미생물이 성장하고 있음을 뜻하며 색깔의 이상이나 혼탁은 용혈이 의심된다.
ⓒ 혈액백의 라벨에 기록된 대상자의 이름, 진찰권번호, 혈액번호, 혈액형, 혈액의 종류를 확인한다.	ⓒ 수혈 사고를 방지하기 위함이다.
ⓓ 대상자에게 목적과 방법을 설명한다.	
ⓔ 대상자의 체온, 맥박, 호흡을 측정한다.	ⓔ 혈액 주입 후와 비교하기 위함이다.
ⓕ 수혈하기 직전에 대상자에게 혈액형을 확인한다.	
ⓖ 혈액백에 수혈set를 연결시키고 IV걸대에 건다.	
ⓗ 수혈세트 내 공기를 제거한다.	
ⓘ 지혈대를 묶고 주사부위를 알코올 솜으로 닦는다.	
ⓙ 18G 바늘을 삽입하고 수혈set와 연결한다.	ⓙ 바늘이 18G보다 작으면 혈액의 주입이 어렵고 응혈되거나 혈구가 파괴될 수 있다.

수행	이론적 근거
ⓚ 대상자의 반응을 살피며 수혈 속도를 조절한다.	ⓚ 수혈부작용의 원인으로는 빠른 수혈속도, 여러 번 수혈시 백혈구 항체반응, 수혈시 감염 등이 있으며, 수혈부작용으로는 두드러기, 소양감, 호흡곤란, 열, 오한, 두통, 요통, 쇼크 등이 있다.
ⓛ 물품을 정리하고 기록한다.	
[Y-자형 수혈세트 사용할 때]	- Y자형 수혈세트는 수혈 전 · 중 · 후 생리식염수의 주입을 용이하게 하기 위해 사용한다.
ⓐ Y-세트 한쪽에 생리식염수를 연결하여 상부잠금장치와 중앙잠금장치를 열어 line 내 공기를 제거한다.	
ⓑ 중앙잠금장치를 잠그고 상부잠금장치를 모두 열어 생리식염수가 연결되지 않은 다른 Y-세트 한쪽의 공기를 제거한다.	
ⓒ 수혈 직전 대상자의 이름, 병록번호, 혈액형을 확인한다.	
ⓓ 생리식염수가 연결되지 않은 다른 Y-세트 한쪽에 혈액백을 연결한다.	
ⓔ 정맥천자하여 수혈세트와 연결한다.	
ⓕ 생리식염수 쪽의 상부잠금장치를 잠그고 중앙잠금장치를 풀어 혈액을 주입한다.	
ⓖ 주입 속도를 조절한다.	ⓖ 주요수혈부작용은 수혈시작 후 첫 15분 내에 나타나므로 혈액 1분에 20방울정도 떨어지도록 서서히 주입하면서 부작용 관찰 및 활력징후를 측정한다.
ⓗ 수혈 전후, 주입이 잘 안 될 때 생리식염수를 주입한다.	ⓗ 5% 포도당은 저장액이므로 적혈구가 파괴될 수 있으므로 사용하지 않는다.
ⓘ 대상자의 상태를 파악한다.	

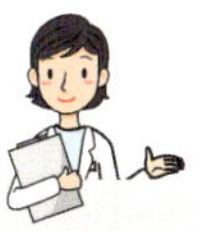

주의사항

1. 수혈의 지시사항을 확인하고, 대상자의 혈액형을 확인한다.
2. 공기방울 혼탁도, 색깔에 이상이 있는지 확인한다.
3. 대상자의 이름, 진찰권번호, 혈액번호, 혈액형, 혈액의 종류를 확인한다.
4. 대상자에게 목적과 방법을 설명한다.
5. 대상자의 체온, 맥박, 호흡을 측정한다.
6. 수혈하기 직전에 대상자에게 혈액형을 확인한다.

1. 혈액성분의 종류

혈액 성분	용량	주입 시간	적응증
전혈 (whole blood)	400cc/unit 320cc/unit	2~4hr/unit	출혈시(혈량증가 + 산소운반능력증가)
RBC • 적혈구농축액(packed cells) • 세척적혈구 • 백혈구제거 적혈구	 240cc 200cc 200cc	2~4hr/unit	순환 혈량 증가 없이 산소운반능력만 증가
백혈구(WBC)	400cc	45~60분	호중구감소증, 항생제로 조절되지 않는 패혈증
Platelet • 혈소판풍부 혈장 • 혈소판농축액 • 혈소판 pheresis	 200cc 50cc 250~300cc	20~30분	혈소판부족으로 인한 출혈 예방
Plasma • FFP(신선동결혈장) • 혈장 pheresis	200cc	15~45분	응고인자의 부족으로 인한 출혈 예방

2. 수혈 전 확인해야 하는 사항

- 수혈에 대한 의사의 처방을 확인한다.
- 의사, 간호사, 대상자, 대상자의 가족 혹은 보호자에게 제공한 수혈에 대한 위험, 이점, 대안에 대한 설명이 기록되어 있는 수혈동의서를 확인한다.
- 기본적인 검사수치와 수혈 과거력을 확인한다.
  ① 혈액형 검사: ABO & Rh typing
  ② 교차반응검사(cross mathing, 적합성 검사): 수혈자의 혈청과 공혈자의 혈구를, 수혈자의 혈구와 공혈자의 혈청을 섞어보는 검사로 용혈반응이 없어야 수혈 가능함.
  ③ 직접 Coombs' 검사: 적혈구에 부착된 항체의 존재 유무 결정
  ④ 간접 Coombs' 검사: 항원에 직접 반대되는 저분자 무개 항체의 존재 유무 확인
  ⑤ 감염성 질병 검사: HBs Ag, HIV 항체 검사, ATL 항체 검사, GOT, GPT 검사, 매독(VDRL) 검사
- 혈액은행에서 가져온 혈액과 대상자를 의료인 2인 이상이 확인한다.
- 혈액 가온시 온도가 40℃를 넘어가지 않도록 한다.
- 수혈세트를 혈액백과 연결하고 점적통의 2/3 정도를 채운 후 튜브내의 공기를 모두 제거한다.
- 대상자의 현재 정맥주사의 개방성과 완전한 상태인지를 사정하고 필요하면 다른 주사부위를 선택한다.
- 수혈 시 주사바늘의 굵기는 가능한 18G 이상의 사용을 권한다.

Key Point

3. 수혈 중 유의사항

- 수혈세트와 3Way를 연결하고 수혈제제 주입시 다른 수액은 주입되지 않도록 한다.
- 수혈 중 혈액 내 타 약제를 혼합하거나, 수혈세트에 다른 투약을 하지 않는다.
- 혈액제제와 혼합할 수 있는 수액제제는 생리식염수(0.9% NaCl)밖에 없다. 생리식염수는 수혈 전에 세트를 가득 채우고 바늘에 용액을 주입하기 위해 사용하며, 수혈 부작용 발생에 대비한다는 의미도 있다.

✓ **많은 부작용이 수혈 후 15~30분 이내, 50~100mL를 주입하는 동안 나타나므로 첫 15분 동안 15~20gtts/분으로 천천히 주입하면서 V/S: 15분간 2회, 30분~1시간마다 측정하면서 수혈 부작용을 사정한다.**

- 너무 오랫동안 혈액제제가 실온에 노출되면 혈액이 응고되고 세균 증식의 가능성이 증가하므로 가급적 4시간 이내에 주입하도록 한다.
- 혈액 2unit 이상 수혈시에는 1unit 마다 수혈세트를 교환해주고 수혈하는 동안 자주 주사부위와 대상자의 반응을 확인한다.

4. 수혈 부작용의 종류 및 간호

✓ **수혈 시 부작용의 위험이 크므로, 대상자는 수혈 전과 수혈 중에 자주 주의 깊게 사정되어야 한다. 많은 부작용이 수혈 후 15~30분 이내에 가장 많다: 대상자와 함께 있으면서 관찰한다(주입속도: 15~20drops/min, V/S: 15분간 2회, 30분~1시간마다 측정).**

1) 순환과잉부담: 속도 slow

2) 질환전파: 철저한 검사

3) 발열반응: 혈중의 백혈구나 혈소판 응집소, 항원물질에 기인한 감작반응(가장 흔함)

- **증상:** 갑작스런 오한, 열
- **간호**
  ① 즉시 수혈을 중지하고 의사에게 알린다.
  ② 활력징후를 관찰한다.
  ③ 생리식염수 주입으로 정맥 개방성을 유지한다.
  ④ 처방대로 해열제를 투여한다.

4) 세균감염

- **증상:** 오한, 발열, 혈압상승, 건조하고 홍조띤 피부, 복통, 저혈압, 두통
- **간호**
  ① 즉시 수혈을 중단하고 반드시 수혈 튜브도 제거한다.
  ② 정맥로를 확보하여 생리 식염수 주입을 위해 새 수액세트를 사용한다.
  ③ 의사에게 보고하고 활력징후를 관찰한다.
  ④ 시간당 소변배설량을 측정한다.
  ⑤ 항생제와 스테로이드 처방을 받는다.
  ⑥ 항생제 투여 전에 혈액 배양을 위해 혈액을 채취한다.
  ⑦ 배양검사를 위해 남아 있는 혈액과 세트를 검사실로 보낸다.

5) 알러지 반응

- **증상:** 경증-두드러기, 소양증
  중증: 호흡곤란, 천명음, 흉통
  아나필락시스: shock, 의식소실

- **간호**

· 경증인 경우

① 기관의 규정에 따라 수혈을 멈추거나 속도를 줄이며 의사에게 보고한다.

② 처방에 따라 약물(항히스타민제)을 투여한다.

③ 수혈을 계속할 경우 알레르기 반응의 진행을 관찰한다.

· 중증인 경우

① 수혈을 중단하고 의사에게 즉시 알린다.

② 필요시 소생술을 실시한다.

③ 생리식염수로 정맥 개방성을 유지한다.

④ 활력징후를 계속 관찰한다.

⑤ 처방에 따라 투약과 산소를 투여한다.

6) 용혈반응: 혈액형 부적합

- **증상:** 오한, 열, 홍조, 두통, 저혈, 강직, 호흡곤란, 핍뇨, 혈뇨, 흉부압박감, 빈맥, 쇼크증상

- **간호**

① 수혈을 즉시 중지 한다

② 수혈 튜브를 반드시 제거 후 생리식염수 주입을 위해 새 수액세트를 사용한다.

③ 기관의 규정에 따라 생리식염수로 혈관 장치를 유지한다.

④ 의사와 혈액은행에 즉시 알린다.

⑤ 활력징후를 계속 관찰한다.

⑥ 수액공급과 배출을 확인한다.

⑦ 남은 혈액, 대상자의 혈액(수혈하지 않은 쪽 팔), 반응보인 후 첫 소변 샘플을 검사실로 보낸다.

⑧ 처방에 따라 산소를 투여한다.

⑨ 급성 신부전이 의심되면 시간당 소변배설량을 모니터한다.

수혈요법 수행절차 및 이론적 근거

1

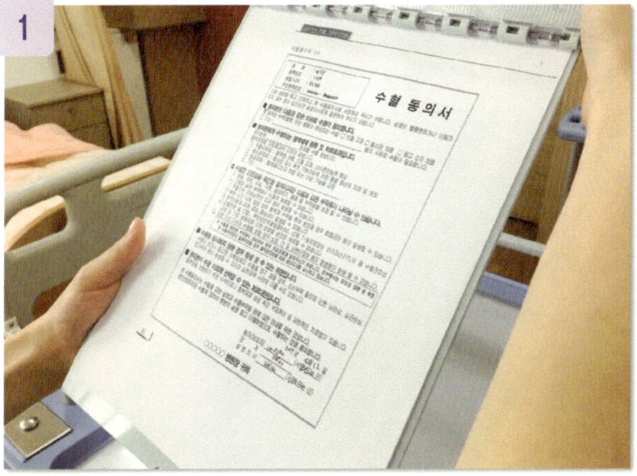

수혈 처방을 확인한 후 수혈동의서를 확인한다.

2*

혈액은행에서 수령해 온 혈액을 의료인 2인이 직접 적십자 혈액원 스티커와 후면의 본원 혈액부착 스티커에 기재된 대상자 이름, 성별, 나이, 등록번호, 혈액제제, 혈액고유번호, 혈액형, irradiation 유무, 교차검사 결과, 유통기한, 혈액의 상태(공기방울, 혼탁도, 색깔 이상 등)를 확인하고 확인란에 서명한다.

수혈 전에 엄격하게 확인하는 것은 다른 대상자, 다른 혈액 수혈의 오류를 방지하기 위함이며, 오염된 혈액 주입을 예방하고 합병증 위험성을 감소시킨다.

3

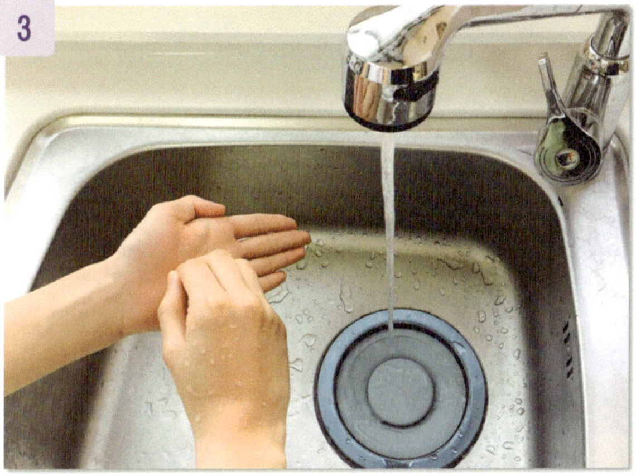

물과 비누로 손위생을 실시한다.

4

필요한 물품을 준비한다.

5

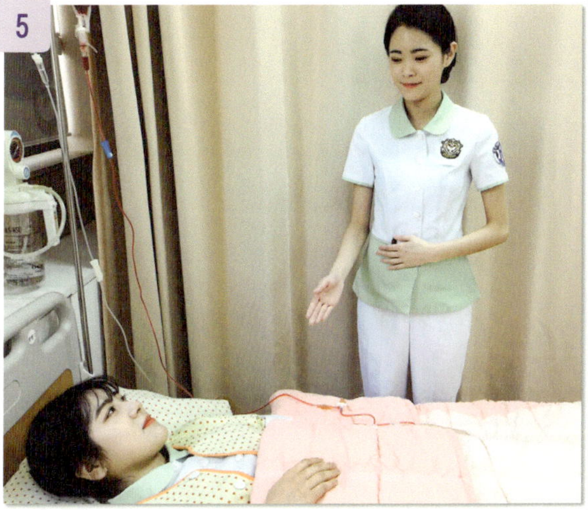

준비한 물품을 가지고 대상자에게 가서 간호사 자신을 소개한다.

6

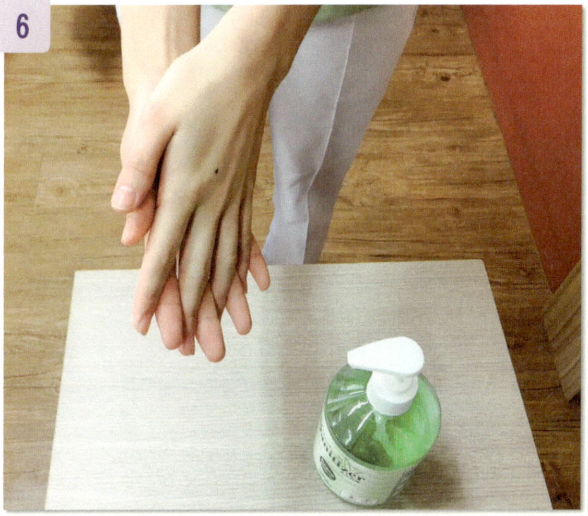

손소독제로 손위생을 실시한다.

수혈요법 수행절차 및 이론적 근거(계속)

7

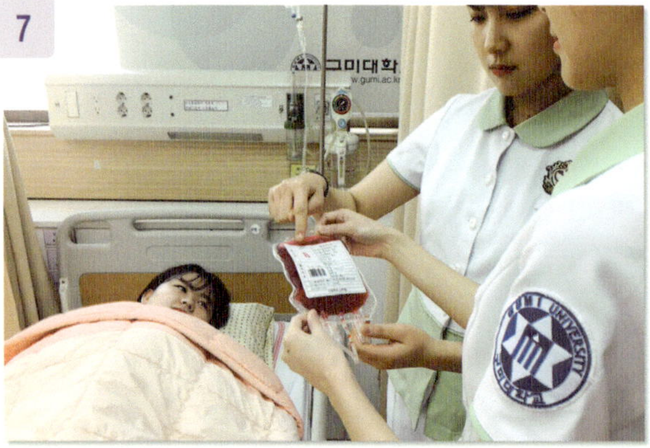

대상자의 이름을 개방형으로 질문하여 대상자를 확인하고, 입원팔찌와 환자리스트(또는 처방지)를 대조하여 대상자(이름, 등록번호)를 확인한 후 혈액형을 말하도록 하여 준비한 혈액과 동일한지 확인한다(의료인 2인이 직접 실시).

대상자가 알고 있는 혈액형과 교차시험 후 혈액은행에서 가져온 혈액제제의 혈액형을 확인하여 안전하게 투여하기 위함이다.

8

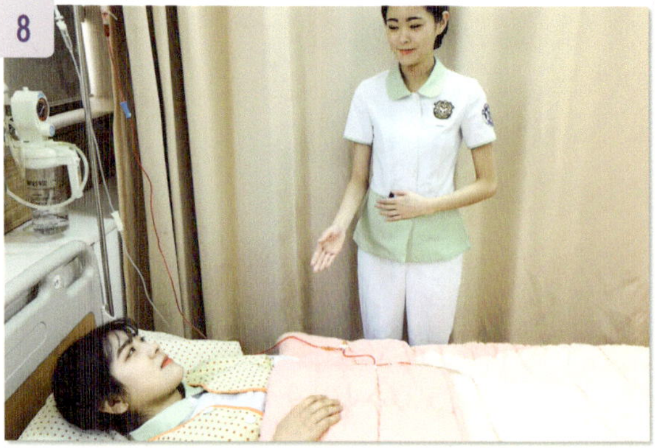

대상자에게 과거 수혈경험과 부작용 경험 유무를 확인하고, 수혈의 목적, 부작용을 설명한다.

대싱자에게 오한, 발열, 흉부압박감, 두통, 오심구토, 빈맥, 빈호흡, 피부발진 등의 부작용에 대해 설명해주고 이러한 증상 발생 시 간호사에게 즉시 알리도록 교육한다.

부작용에 대한 자가모니터는 잠재적 문제를 빨리 발견할 수 있도록 돕는다.

9

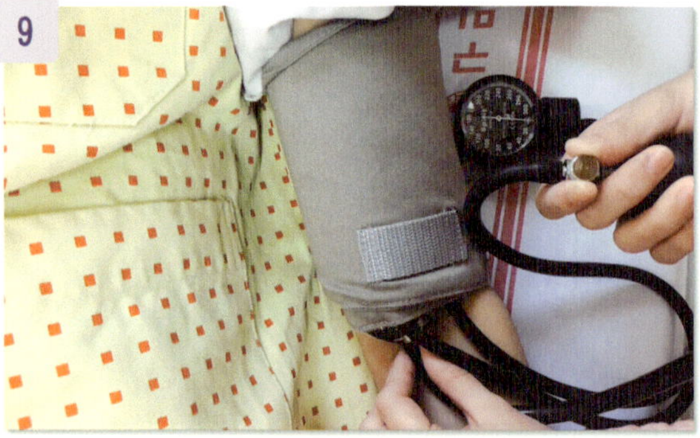

수혈 전 활력징후 측정과 피부상태 관찰, 가려움증과 같은 대상자 상태를 확인한다.

수혈 전의 활력징후는 수혈 동안이나 수혈 후와 비교하여 수혈로 인한 활력징후의 변화를 알기 위함이다. 체온 1℃의 상승은 수혈반응의 징후이다.

10

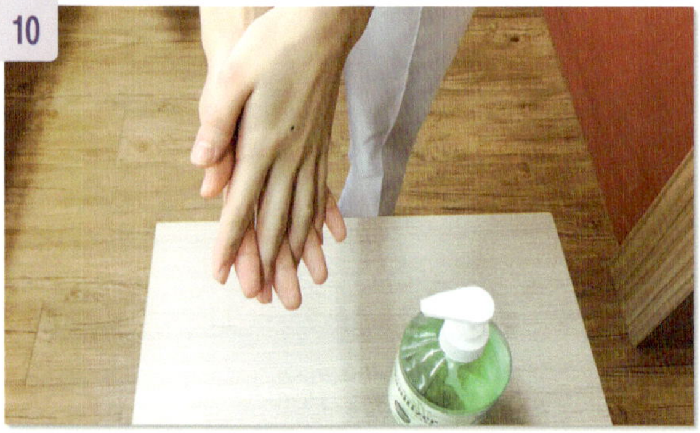

손소독제로 손위생을 실시한다.

11

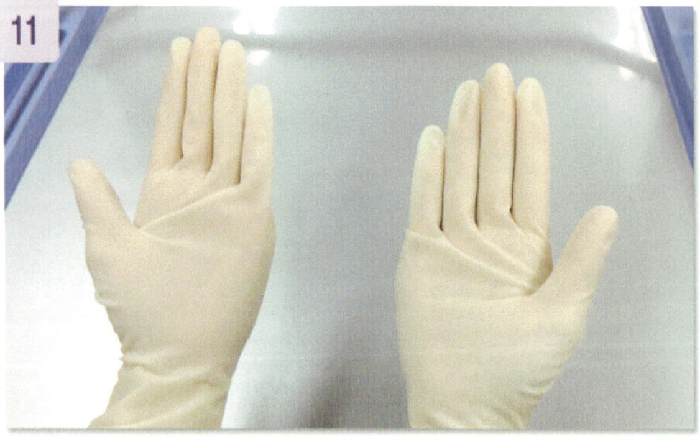

청결장갑을 착용한다.

12

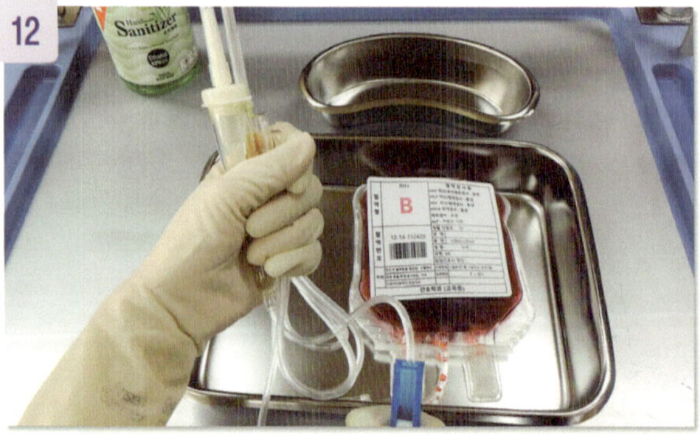

수혈세트를 꺼내어 조절기(clamp)를 완전히 잠근다.

혈액을 흘리거나 낭비하는 것을 막기 위함이다.

수혈요법 수행절차 및 이론적 근거(계속)

13*

삽입침을 혈액백에 정확하게 삽입하여 수혈세트와 혈액백을 연결한다.

14*

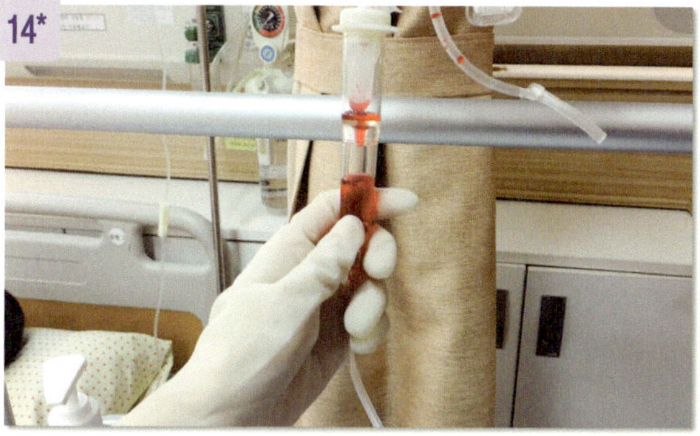

drip chamber에 2/3~3/4 이상 혈액을 채운 후, 수혈세트의 조절기를 열고 공기를 완전히 제거한다.

수혈세트의 필터는 저장혈액에서 생성되는 미립자 등을 여과시키는 역할을 한다.

혈액이 점적통에 2/3 정도 채워져야 떨어지는 혈액이 용혈되는 것을 예방할 수 있다.

15*

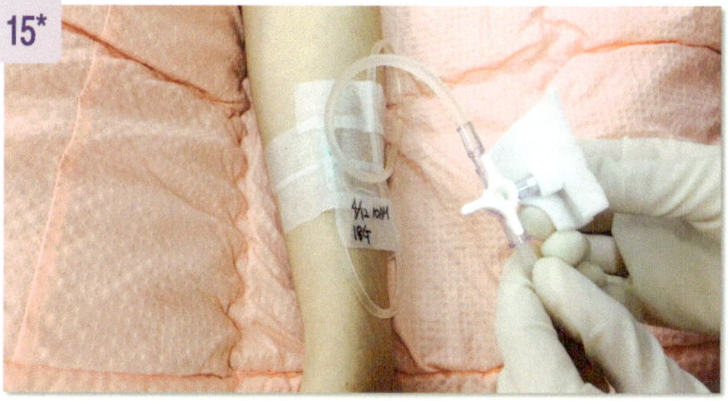

생리식염수 주입 line에 있는 3-way stopcock의 보호덮개를 열고 소독솜으로 연결부위를 소독한 후 수혈세트를 연결한다.

16*

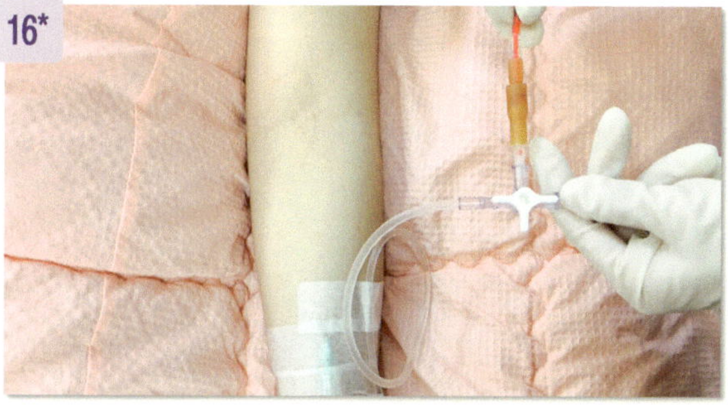

3-way의 조절기를 돌려서 혈액제제가 주입되도록 하고, 다른 수액이 주입되지 않도록 한다.

포도당 등 일부 수액은 적혈구를 응집 또는 용혈시킬 수 있다.

17

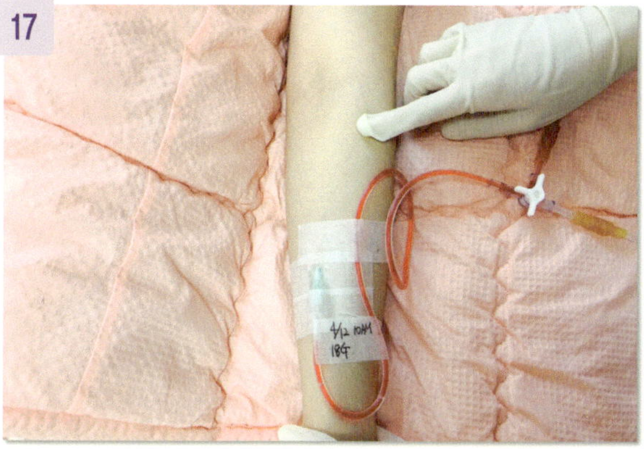

수혈세트 조절기(clamp)를 열어서 수혈을 시작하고 잘 들어가는지, 팔이 붓지 않는지를 확인한다.

18*

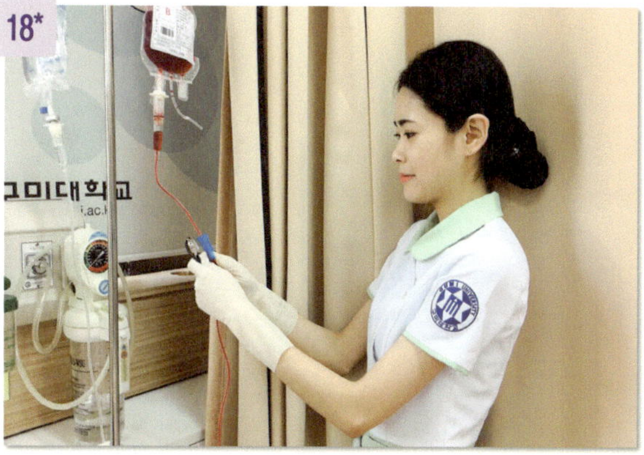

첫 15분 동안 15~20gtts/분으로 주입속도를 맞춘다.

수혈에 대한 부작용은 처음 15~30분 사이, 50~100mL를 주입하는 동안 나타난다. 발열, 발적, 피부 가려움, 오심, 구토, 오한, 두드러기, 호흡곤란 등의 부작용이 있으면 즉시 중단한다.

수혈요법 수행절차 및 이론적 근거(계속)

19

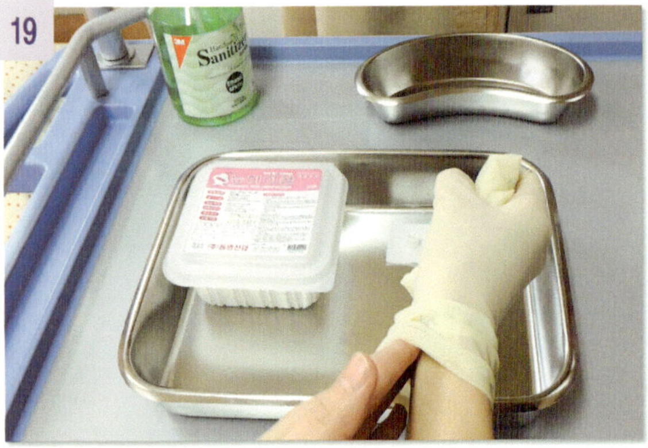

청결장갑을 벗는다.

20

수혈 직후 15분간 주의 깊게 관찰하고, 다음사항을 대상자에게 설명한다.

1) 주사부위에 부종, 통증이 있거나, 혈액이 잘 들어가지 않거나, 오심/구토, 피부 가려움, 발적, 발열, 오한이 생기면 바로 이야기 할 것

2) 혈액제재에 따른 주입시간

3) 수혈 시작 후 15분에 활력징후를 측정할 것

만약 부작용이 발생하면 혈액주입을 중단하고 0.9% 생리식염수에 부착된 수액세트 조절기를 열고 의사에게 즉시 보고한다.

기관의 정책에 따라 검사나 혈액 및 소변 채취가 이루어진다.

만약 15분 후에도 이상반응이 없으면 의사의 처방에 따라 주입 속도를 유지한다.

적혈구는 보통 2~4시간 동안 주입한다.

수혈 동안에 적어도 30분마다 수혈반응의 증상과 징후를 관찰해서 기록한다.

21

사용한 물품을 정리한다.

22

물과 비누로 손위생을 실시한다.

23

수행 결과를 간호기록지에 기록한다.

1) 혈액제제의 종류, 혈액형, irradiation 유무, 수혈 양, 혈액 주입 시작 시간과 주입속도

2) 수혈 전 · 중 · 후 활력징후

3) 수혈 부작용 발생 유무

7) 중심정맥 카테터 삽입

(1) 목적

영양실조 대상자, 많은 영양이 필요한 대상자(암, 심한 외상, 과잉대사 상태), 장기간 위장관의 측관로를 필요로 하는 대상자에게 비경구적으로 영양을 공급하기 위함이다.

(2) 준비물품

① 마스크	⑦ 4×4 거즈
② 피부준비set	⑧ 접착테이프
③ 멸균장갑	⑨ 25G 주사바늘
④ 멸균가운	⑩ 3cc, 10cc 주사기
⑤ 소독포	⑪ intra catheter
⑥ 70% 알코올 솜	⑫ 국소마취제

(3) 수행 및 이론적 근거

수행	이론적 근거
ⓐ 손을 씻고 물품을 준비한다.	
ⓑ 대상자를 확인한 후 절차를 설명한다.	ⓑ 불안을 경감시킨다.
ⓒ 탁자를 알코올 솜으로 닦은 후 기구를 올려놓는다.	
ⓓ 카테터 삽입 부위의 피부(대개 쇄골하정맥)를 깨끗이 닦는다.	ⓓ 피부에 있는 병원균으로부터의 감염을 막기 위함이다.
ⓔ 대상자의 체위를 trendelenburg 체위나 앙와위를 취하게 한다.	ⓔ 정맥을 확장시켜 삽관을 용이하게 하고 정맥내를 양압으로 만들어 공기 색전의 위험을 예방한다.
ⓕ 대상자의 머리를 삽관할 부위와 반대로 돌린다.	ⓕ 호흡기로부터의 감염을 예방하기 위함이다.
ⓖ 대상자는 카테터가 삽입되는 동안 valsal-vama- neuver를 하도록 한다.	ⓖ 흉곽내압의 상승과 말초저항의 증가로 대정맥압을 높여 우심방으로 유입되는 혈액을 감소시킨다. 이는 카테터로 인한 공기색전증의 위험을 줄인다.
ⓗ 삽관이 끝나면 대상자가 편안한 자세를 취하도록 한다.	
ⓘ 주입액을 서서히 주입하고 카테터 부위를 X-ray로 확인한 후 알맞은 주입률을 유지한다.	
ⓙ 물품을 규정에 맞게 처리하도록 한다.	
ⓚ 삽입시간, 주입액의 종류, drop 속도, 대상자의 상태 등을 기록한다.	

3 중심정맥관Cetnral Venous Catheter, CVC

1) 종류

(1) 비터널

① 응급상황시 정맥 확보가 쉽다.

② 쇄골하 정맥, 경정맥을 천자하여 삽입한다.

③ 수일에서 수주간 사용이 가능하다(단기간 사용 가능하다).

(2) PICCPeripheral inserted central catheter

① 시술이 용이하다.

② 척측피정맥을 천자하여 삽입한다.

③ 기흉, 혈흉이 거의 없다.

④ 수주에서 6개월간 사용이 가능하다(장기간 사용이 가능하다).

(3) 터널 catheter

① 쇄골하 부위에서 흉골과 유두사이 피하에 터널을 만들어 삽입한다.

② 시술전 반드시 WBC, platelet, ESR을 확인해야 한다.

③ 6개월이상 사용이 가능하다(장기간 사용 가능).

(4) 완전 이식 포트

① 대상자의 특별한 관리가 필요 없다.

② 미관상 좋고 감염이 적다.

③ 직각형과 직선형의 두 가지가 있다.

2) CVP 선택기준

① 정맥 접근 빈도와 치료기간

② 약물 투여 방법

③ 환자의 혈관상태 · 선호도 · catheter 관리능력

3) CVP dressing

① 손을 씻은 후 mask를 착용한다.

② dressing 제거 후 통증, 배액, 열감, 발적 등을 관찰한다.

③ 멸균 장갑을 착용하고 catheter부위를 알코올 솜으로 세척한 후 베타딘 솜으로 다시 세척한다.

④ film tape나 거즈로 catheter부위를 부착한다(film tape는 3일마다, 거즈는 매일 소독해야 한다.).

⑤ dressing 후 간호일지에 상태를 기록한다.

4) Catheter로 검사물 채취할 시

① catheter와 수액연결부위를 소독한다.

② 10cc 빈 주사기를 연결해서 5cc의 혈액을 채취한 후 버린다.

③ 다시 빈 주사기를 연결해서 혈액을 채취한 후, 검사용 tube에 담는다.

④ normal saline(생리식염수)을 관류시킨 후, 수액 set를 연결한다.

⑤ 이때는 공기색전에 유의해야 한다.

5) 합병증 관리

① 기흉, 혈흉

- 짧은 호흡과 흉통, 기침이 있다.
- X-ray로 카테터 부위를 확인한다.

② 공기색전

- CVP 조작이나 catheter 손상시 발생한다.
- 환자의 position을 change시킨다(방법: 20~30분동안 catheter를 꽂고 있지 않은 반대편 어깨를 밑으로 하고 head down 시킨다).

③ 감염

- 국소적 감염: 삽입부위에 열감, 분비물, 발적 증상이 있다. 배양검사를 실시하고 양성반응시 catheter를 제거한다.
- 전신적 감염: 발열, 패혈증이 나타난다. 말초 및 중심정맥에서 혈액을 배양시켜 양성시 항생제 치료를 한다.

6) 완전이식 포트의 huber needle 삽입

① huber needle을 포트중격에 직각으로 찔러 바닥에 닿는 느낌이 날때까지 삽입한다.

② 10cc 가량의 normal saline을 관류시킨다.

③ huber needle clamp를 잠그고 수액을 연결시킨다.

④ 거즈를 대고 film tape으로 고정한다.

⑤ label에 삽입날짜, 시행자, 바늘크기 등을 적고 부착한다.

⑥ 간호기록지에 기록한다.

4 국소투약

1) 눈에 약 넣는 법

(1) 목적

① 눈의 분비물 제거 및 소염이나 진통을 완화시키기 위함이다.
② 검사나 치료를 하기 위함이다.
③ 눈을 마취시키기 위함이다.
④ 안저검사를 위하여 동공을 산대시키기 위함이다.
⑤ 결막의 자극을 감소시키기 위함이다.
⑥ 안압을 하강시키기 위함이다.
⑦ 눈의 감염을 감소시키기 위함이다.

(2) 준비물품

① 소독솜(2% boric acid sponge)
② 지시된 약(물약이나 연고)
③ 마른솜
④ 멸균 드레싱과 보호용 안대
⑤ 곡반
⑥ 점적기
⑦ 약쟁반
⑧ 멸균 점안기구
⑨ 투약카드

(3) 수행 및 이론적 근거

수행	이론적 근거
ⓐ 손을 씻는다.	
ⓑ 투약카드에 쓰여진 대로 약을 꺼내서 세 번 lavel을 확인한다.	
ⓒ 대상자를 확인하고 목적과 방법을 설명한다.	
ⓓ 약을 넣을 눈을 확인한다.	
ⓔ 대상자는 앙와위나 좌위를 취하고 머리를 뒤로 젖힌다.	
ⓕ 분비물이 있을 때는 솜으로 눈을 내측에서 외측으로 닦아 낸다.	
ⓖ 안약의 이름, 농도를 확인하고 첫번째 나오는 것은 짜내어 소독솜으로 닦아낸다.	ⓖ 튜브에서 처음 나오는 연고 및 액은 오염된 것으로 간주한다.
ⓗ 대상자로 하여금 위를 쳐다보게 한다.	

수행	이론적 근거
[물약] • 왼손 손가락으로 하안검이 노출되도록 압력을 주면서 아래쪽으로 잡아당긴다. • 점적기가 든 손을 대상자의 이마에 대고 점적기를 눈에서 1~2cm 높이에 둔다. • 눈의 하부결막낭 외측 ⅓ 지점에 점적하여 용액이 내측에서 외측으로 흐르도록 한다. • 대상자의 눈을 감게 하고 솜으로 눈의 내안각을 30초 정도 가볍게 눌러준다.	• 점적액이 비루관으로 흘러 들어가지 않도록 하기 위함이다.
[연고] • 왼손 손가락으로 하안검이 노출되도록 압력을 주면서 아래쪽으로 잡아당긴다. • tube의 끝이 눈에 닿지 않도록 하여 연고를 길게 짜내면서 하안검의 내측에서 외측으로 가로로 1~2cm 길게 연고를 바르고 tube를 살짝 방향을 돌려서 약을 끊는다. • 환자에게 눈을 감고 안구를 굴리라고 말한다. • 소독솜으로 눈꺼풀 밖으로 나온 연고를 씻어낸다.	
[세척시] • 엄지와 검지를 이용하여 아래쪽 안검을 아래로 잡아당기고 위쪽 안검을 위로 잡아 올린다. • 안세척기에 약물을 채운 다음 눈에서 2.5cm 떨어진 높이에서 세척한다. 이때 용액은 안각의 안쪽에서 바깥쪽으로 흐르도록 한다. • 눈의 분비물이 없어질 때까지 계속 세척한다. • 연고가 고루 퍼지도록 눈을 굴린다. • 멸균된 마른 손으로 눈의 안쪽에서 바깥쪽으로 닦아준다.	
ⓘ 물품을 정리하고 기록한다.	

2) 귀에 약 넣는 법

(1) 목적

① 귀의 통증을 감소시키기 위함이다.
② 감염을 방지하고 염증을 치료하기 위함이다.
③ 외이도 이물질을 제거하기 위함이다.

(2) 준비물품

[점적시]

① 지시된 약
② 투약카드
③ 점적기
④ 마른솜
⑤ 면봉
⑥ 이경
⑦ 약 38℃의 물

[세척시]

① 약 500ml 또는 처방된 용량의 세척용액
② 주사기
③ 세척용액을 담을 소독용기
④ 곡반
⑤ 방수포
⑥ 면봉
⑦ 마른솜

(3) 수행 및 이론적 근거

수행	이론적 근거
ⓐ 의사의 처방을 확인하고 물품을 준비한 후 약을 약 38℃의 물그릇 안에 담근다.	ⓐ 찬 것은 현기증이나 구토를 유발할 수 있다.
ⓑ 손을 씻는다.	
ⓒ 대상자를 확인하고 목적을 설명한다.	
ⓓ 대상자가 적절한 체위를 취하게 한다. - 세척시: 앙와위나 좌위에서 세척할 귀쪽으로 고개를 돌린 자세를 취하게 한다. 이때 세척할 귀의 아래쪽 어깨 밑에 방수포를 깔고 귀밑에 곡반을 대어준다. - 점적시: 대상자는 치료받을 귀를 위쪽으로 오도록 하여 측위를 취한다.	
ⓔ 이개와 이도를 사정한다.	
ⓕ 면봉으로 이도와 이개를 닦아준다.	ⓕ 배액을 하기 위해 이도를 청결히 한다.
ⓖ 세척시에는 주사기에 용액을 채우거나 세척용기를 IV걸대에 걸고 tube내의 공기를 제거한다.	
ⓗ 귀의 연골 부위를 붙잡고 후상방으로 이개를 잡아당긴다. 단, 영아인 경우 이개를 후하방으로 잡아당겨 이도가 일직선을 유지하도록 한다.	ⓗ 이도가 일직선이 되어야 잘 보인다.

수행	이론적 근거
ⓘ 용액이 이관의 벽을 타고 흐르도록 하면서 정확한 양의 약물을 점적한다.	ⓘ 용액이 직접 고막에 닿지 않도록 한다.
[점적시] • 귀의 이주(tragas)를 두세 번 꼭 눌러준다. • 대상자의 체위를 그대로 약 5분간 유지시킨다. • 이도 내에 솜을 가볍게 삽입하여 약 15~20분간 그대로 둔다.	• 약이 이도로 흘러 들어가도록 한다. • 약물이 새어나오지 않고 내부에 골고루 닿도록 도와준다. • 솜은 대상자가 일어설 때 약물이 남아 있도록 도와준다. 이관 내로 꼭 끼게 누르면 솜이 약의 작용을 방해하고 정상 분비물의 외부분비를 막는다.
[세척시] • 이관이 깨끗해질 때까지 용액을 계속 주입시킨다. • 마른 솜으로 귀주변을 닦고 이도에 마른 솜을 넣어두어 과도한 수분을 제거한다. • 세척한 귀를 밑으로 하여 곡반으로 세척액이 흘러나오도록 한다.	• 찬물은 구토, 현기증을 일으킬 수 있으므로 따뜻하게 데운다.
ⓙ 대상자의 반응을 사정한다.	
ⓚ 물품을 정리하고 기록한다.	

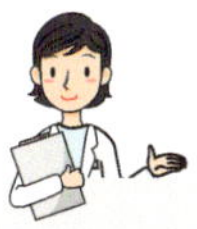

주 의 사 항

1. 약은 약 38℃의 물그릇 안에 담근다.
2. 적절한 체위
   - 세척시: 앙와위나 좌위에서 세척할 귀쪽
   - 점적시: 치료받을 귀를 위쪽
3. 면봉으로 이도와 이개를 닦아준다.
4. 어른은 후상방, 영아는 후하방으로 잡아당겨 이도가 일직선 유지
5. 용액이 직접 고막에 닿지 않도록 한다.

3) 코에 약 넣는 법

(1) 목적

① 비강이나 부비동의 염증을 예방 · 치료하기 위함이다.
② 비울혈을 경감시키기 위함이다.
③ 비강내 분비물을 씻어내기 위함이다.

(2) 준비물품

① 처방된 약과 투약카드
② 점적기
③ 약쟁반
④ 곡반
⑤ 휴지

(3) 수행 및 이론적 근거

수행	이론적 근거
ⓐ 처방을 확인하고 투약을 준비한다.	
ⓑ 대상자 확인 후 목적과 방법을 설명한다.	
ⓒ 대상자로 하여금 코를 풀도록 한다.	
ⓓ 대상자를 앙와위로 눕힌 자세에서 어깨밑에 베개를 받쳐주어 어깨를 뒤로 젖히도록 도와준다.	ⓓ 복위는 사골동과 접형골동의 병변을 치료할 때 취하는 자세이다. 상악동과 전두동의 병변을 치료하고자 할 때에는 복위에서 머리를 옆으로 돌린 자세를 취한다.
ⓔ 대상자의 비강을 사정한다.	
ⓕ 점적기에 필요한 양의 약을 뽑아 놓는다.	
ⓖ 왼손으로 대상자의 코끝을 가볍게 들고 입으로 숨쉬게 한다.	
ⓗ 비강에 점적기의 촉을 1cm 정도 삽입하여 투약한다. 이 때 환자에게 약을 삼키지 말라고 이른다. 연고는 면봉을 사용하여 투약한다.	
ⓘ 약 3~5분 동안 체위를 유지한다.	ⓘ 투약한 약이 원하는 부위에 도달하도록 하기 위함이다.
ⓙ 대상자의 반응을 사정한다.	
ⓚ 물품을 정리하고 기록한다.	

4) 질강에 약 넣는 법

(1) 목적

① 질내 국소병변을 치료하기 위함이다.
② 가려움이나 동통을 완화시키기 위함이다.

(2) 준비물품

① 처방된 약과 투약카드
② 소독장갑
③ 질크림용 applicator
④ 윤활제

(3) 수행 및 이론적 근거

수행	이론적 근거
ⓐ 처방을 확인하고 투약을 준비한다.	
ⓑ 대상자에게 목적과 방법을 설명하고 스크린을 친다.	
ⓒ 대상자로 하여금 소변을 보게 한다.	ⓒ 투약 전 방광을 비워 대상자의 불편감을 감소시킨다.
ⓓ 하의를 내리고 배횡와위를 취한 후 회음부를 노출시키게 한다.	
ⓔ 회음부를 사정한다.	
ⓕ 장갑을 끼고 좌약에 윤활제를 바른다.	
ⓖ 한 손으로 대상자의 음순을 벌려 질구를 노출시킨 후 질의 후벽을 따라 좌약을 6~10cm가량 삽입한다.	ⓖ 질의 후벽이 전벽보다 약 2.5cm 정도 더 길다.
ⓗ 좌약 삽입 후 5~10분 동안 침상에 누워 있도록 설명한다.	ⓗ 삽입된 약물이 녹아 질의 후원개로 주입되도록 한다.
ⓘ 대상자의 반응을 관찰한다.	
ⓙ 물품을 정리하고 기록한다.	

5) 직장에 약 넣는 법

(1) 목적

① 약물이 직장 점막에 국소적으로 직접 작용을 시키기 위함이다.

② 경구, 비경구적 투약이 불가능한 경우 약을 직장 점막으로부터 흡수시켜 혈행을 통해 전신적인 효과를 얻기 위함이다.

(2) 준비물품

① 처방 된 좌약과 투약카드

② 윤활제

③ 소독장갑

④ 방수포

(3) 수행 및 이론적 근거

수행	이론적 근거
ⓐ 투약카드를 확인하고 투약을 준비한다.	
ⓑ 목적과 방법을 설명하고 screen을 친다.	
ⓒ 대상자의 둔부 밑에 방수포를 깐다.	
ⓓ 대상자는 하의를 내리고 Sim's position을 취한다.	
ⓔ 장갑을 끼고 좌약과 오른손 검지에 윤활제를 바른다.	ⓔ 윤활제는 삽입을 용이하게 해준다.
ⓕ 왼손으로 대상자의 항문을 노출시키면서 오른손의 엄지와 검지로 좌약을 잡고 삽입한다.	
ⓖ 윤활제를 바른 검지로 좌약을 직장 벽을 따라 밀어 넣는다.	
ⓗ 손가락을 뺀 후 장갑을 벗고 몇 초 동안 대상자의 둔부를 모아 눌러준다.	ⓗ 대상자가 좌약을 직장 밖으로 밀어내고 싶다는 느낌이 안 들 때까지 눌러준다.
ⓘ 좌약삽입 후 15~20분 정도 대상자를 누워있게 한다.	ⓘ 좌약의 보유를 용이하게 한다.
ⓙ 대상자의 반응을 사정한다.	
ⓚ 물품을 정리하고 기록한다.	

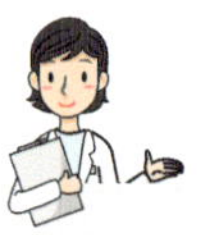

주 의 사 항

1. 대상자는 하의를 내리고 Sim's position을 취한다.
2. 윤활제를 발라 삽입을 용이하게 해준다.
3. 몇 초 동안 대상자의 둔부를 모아 눌러준다.
4. 좌약삽입 후 15~20분 정도 대상자를 누워있게 한다.

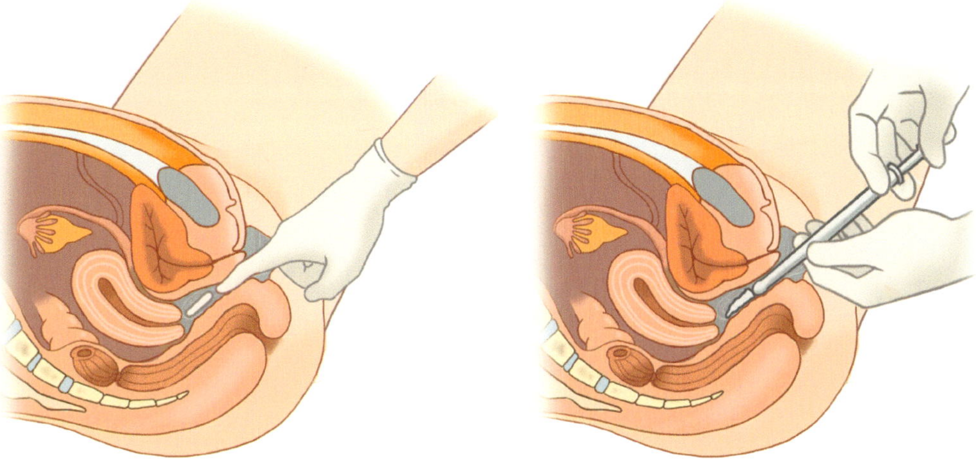

질강에 약 넣는 법

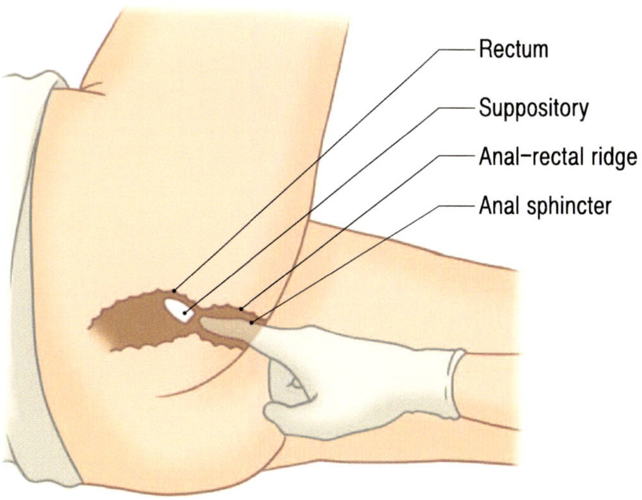

직장에 약 넣는 법

실습보고서

년 월 일				담당교수명
학번		이름		

1. 투약시 5R이 의미하는 것에 대하여 서술하시오.

2. 투약에 관련된 용어를 나열하고 그 뜻을 설명하시오.

3. 경구 투약을 금지하는 환자를 분류하시오.

4. Injection의 적절한 부위를 나열하시오.

1) IM

2) IV

5. 아래 빈 칸에 해당하는 답을 적어 넣으시오.

투여경로	굵기(성인,소아)	길이(성인, 소아)	삽입각도
ID			
SC			
IM			
IV			
Transfusion			

6. 눈 세척시 세척액의 주입방향을 기술하시오.

7. 비강 세척시 대상자가 취해야 할 적절한 자세에 대하여 서술하시오.

8. 질 세척시 주의해야 할 사항을 서술하시오.

CHAPTER

14 | 상처간호

1. 상처의 세척법
2. 드레싱 교환법
3. 붕대법
4. 삼각건 사용법

Clinical Foundation Nursing

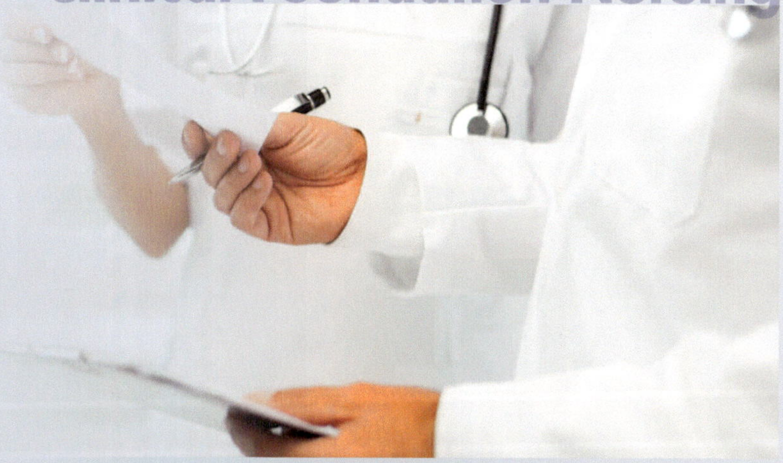

1 상처의 세척법

1) 목적

① 상처의 분비물을 제거하여 청결을 유지하기 위함이다.
② 괴사된 부위를 제거하기 위함이다.
③ pre op care를 위함이다.
④ 항생제 투여나 온냉요법 등을 적용하기 위함이다.

2) 준비물품

① 드레싱 set ② 30℃ 정도의 멸균처리된 생리식염수
③ 멸균된 방수포 ④ 곡반 또는 대야 ⑤ syringe
⑥ IV 걸대 ⑦ 튜브 ⑧ 멸균된 솜과 섭자

3) 수행 및 이론적 근거

수행	이론적 근거
ⓐ 손을 세척한 후 대상자를 준비시킨다.	
ⓑ 절차를 설명한 후 세척이 용이한 position을 취하도록 한다.	
ⓒ 대상자의 침대 위에 방수포를 깔고 상처에서 흘러내린 용액을 받을 수 있도록 곡반이나 대야를 놓는다.	
ⓓ 스크린을 사용하여 노출을 피한다.	ⓓ 개인의 프라이버시를 존중하기 위함이다.
ⓔ 세척액을 syringe에 담아 상처 위에서 천천히 계속적으로 흐르게 한다. 이때 멸균된 솜이나 tube를 사용하여 세심하게 세척할 수 있다.	ⓔ 오염된 세척액이 상처를 지나지 않도록 유의한다.
ⓕ 괴사조직과 배액 등이 완전히 씻기어 상처가 깨끗해질 때까지 계속 세척한다.	ⓕ 분비물이 완전히 제거되어야 상처치유가 빠르게 진행된다.
ⓖ 세척이 끝나면 상처주위를 솜으로 닦고 배액이 있는 경우 피부주위에 연고를 바른다.	ⓖ 완전히 마르지 않는 상처에는 미생물 성장이 촉진되어 피부자극이 발생할 수 있다.
ⓗ 상처를 드레싱 한다.	ⓗ 손상에서 보호하며 오염되지 않도록 한다.
ⓘ 사용한 물품들을 규정에 맞게 처리한다.	
ⓙ 삼출물의 양과 유형 등의 상처에 대한 정보와 사용한 용액 등에 대하여 기록한다.	

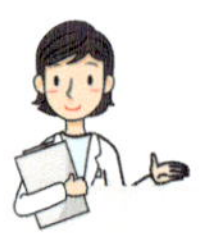

주 의 사 항

1. 오염된 세척액이 상처를 지나지 않도록 유의한다.
2. 분비물이 완전히 제거되어 상처가 깨끗해질 때까지 계속 세척한다.
3. 배액이 있는 경우 피부주위에 연고를 바른다.

2 드레싱 Dressing 교환법

1) 목적

분비물로 인해 오염된 드레싱을 효과적으로 멸균교환하기 위함이다.

2) 준비물품

① 멸균 드레싱 set(bowel, 섭자, 가위, 소독솜)
② 소독액
③ 멸균 거즈
④ 테이프
⑤ 농반
⑥ glove

3) 수행 및 이론적 근거

수행	이론적 근거
ⓐ 필요한 물품을 준비한 후 수행목적을 설명하고 스크린으로 가린다.	ⓐ 불필요한 노출을 줄여 개인의 프라이버시를 존중해 준다.
ⓑ 손을 깨끗이 씻어 상처가 오염되지 않도록 하고 상처를 적당히 노출시킨다.	
ⓒ 피부를 누르고 반창고를 상처쪽으로 천천히 제거한 후 드레싱의 가장자리를 잡고 부드럽게 떼어낸다. 젖은 드레싱은 일회용 장갑을 끼고 필요하다면 마스크를 착용하기도 한다.	ⓒ 비말감염과 교차감염 등을 예방하기 위함이다.
ⓓ 상처부위의 드레싱이 말라서 떨어지지 않는 경우에는 식염수나 증류수로 상처부위를 적신 후 가피가 떨어지지 않도록 주의하여 제거한다.	ⓓ 오염된 드레싱은 공기오염의 위험이 있으므로 유의하고, 제거한 드레싱을 보게 되면 대상자가 당황할 수 있으므로 가급적 보이지 않도록 하여 처리한다.
ⓔ 제거한 드레싱은 후에 소각시킬 수 있도록 쓰레기통에 넣는다.	ⓔ 소독액을 사용해서 감염의 위험성을 최소로 한다.
ⓕ glove를 착용한 후 섭자로 소독액을 적신 솜을 집어 상처의 중심에서 가장자리로 닦아낸다. 솜은 1회씩만 사용한다.	ⓕ 섭자의 끝을 항상 아래로 유지하여 상처에서 먼 부위에서 상처쪽으로, 적게 오염된 부위에서 배액이 모이는 심한 부위로 진행하여 다른 부위를 오염시키지 않도록 한다.
ⓖ 충분히 소독될 때까지 반복해서 닦는다.	ⓖ 배액이 있으면 절개선을 먼저 닦은 후 닦아낸다. 불규칙적인 상처는 중앙에서 밖으로 둥글게 닦아 미생물의 침입을 줄이면서 분비물을 효과적으로 제거한다.
ⓗ 건조된 거즈로 상처를 말린다. 때에 따라 연고나 파우더를 바른다.	
ⓘ 상처의 중앙부위부터 거즈로 덮어 테이프를 이용해 드레싱을 단단히 고정시킨다.	
ⓙ 상처 등에 대한 정보를 기록한다.	

주의사항

1. 젖은 드레싱은 일회용 장갑, 마스크를 착용한다.
2. 제거한 드레싱은 후에 소각시킬 수 있도록 쓰레기통에 넣어 감염의 위험성을 최소화한다.
3. 섭자의 끝은 항상 아래, 상처에서 먼 부위에서 상처쪽, 적게 오염된 부위에서 심한 부위
4. 솜은 1회씩만 사용한다.

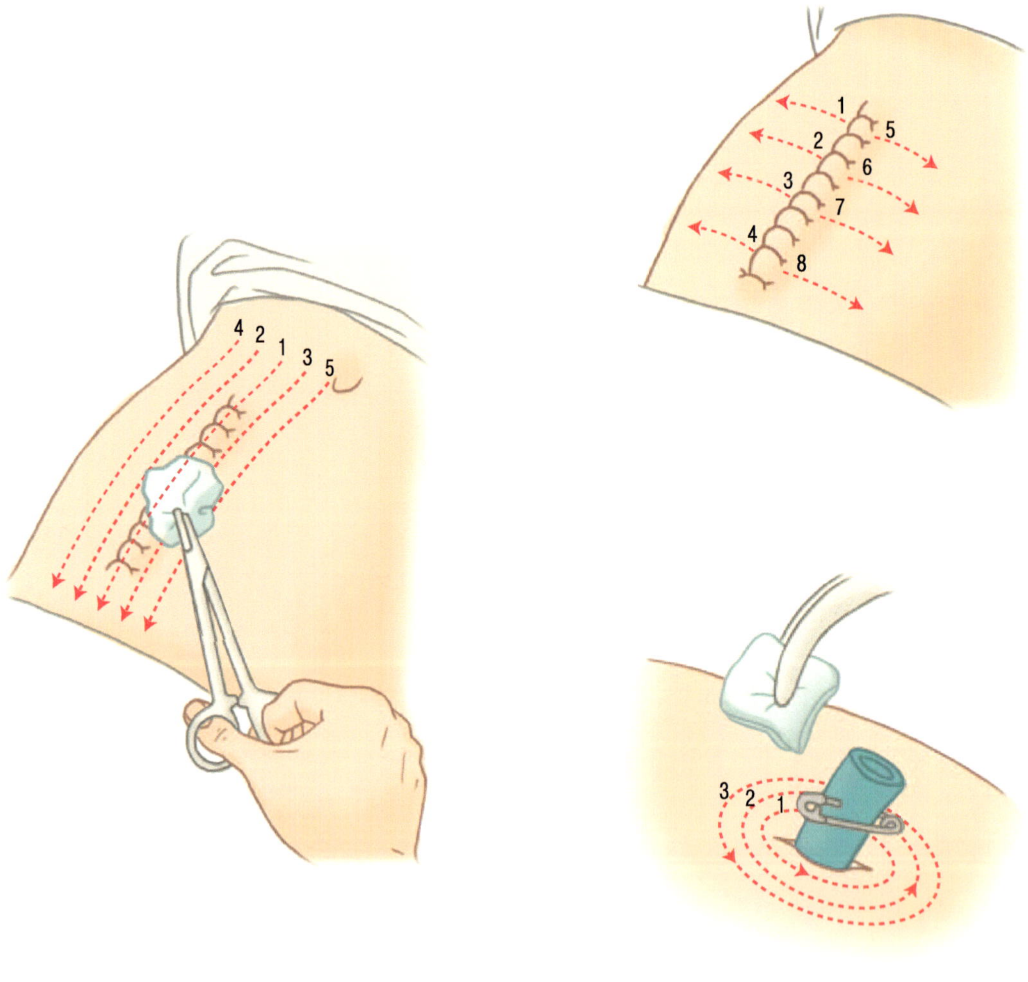

ⓕ

3 붕대법

1) 목적

① 올바른 체위유지를 유지하여 편안함을 주게 한다.
② 관절부위 등 지지와 드레싱을 고정할 수 있다.
③ 압박효과를 높여 지혈효과와 부종을 완화시킨다.
④ 정맥의 울혈을 방지할 수 있다.

2) 기본적인 붕대법

(1) 환행대

① 이미 감겨진 붕대위에 겹쳐지게 붕대를 감는 방법이다.
② 신체의 둥근 부위에 적용한다.
③ 시작과 끝맺음의 방법으로 사용한다.

(2) 나선대

① 붕대를 겹쳐 감을 때마다 접어서 감는 방법이다.
② 손가락, 팔목, 몸통 등 신체의 둥글고 굵기가 고른 부위 이용한다.
③ 약 30°정도의 경사로 감으며 붕대 넓이의 ⅔정도를 겹쳐지게 한다.

(3) 나선 절전대

① 나선대와 같은 방법이다.
② 대퇴, 다리 전박등 주로 원통모양이나 굵기가 불규칙한 신체부위에서 많이 이용한다.

(4) 8자 붕대법

① 관절 아래에서 관절 위로 엇갈리게 감은 후 다시 관절 아래로 감는 방법으로 붕대가 8자형으로 관절 위를 올라가며 관절 부위가 완전히 싸여질 때까지 감는 방법이다.
② 붕대의 넓이는 ⅔가 겹치도록 한다.
③ 무릎, 팔꿈치, 발목, 팔목등 주로 관절에 이용한다.

(5) 맥수대

① 8자 붕대법과 비슷하며 좀더 큰 부위를 감을 때 사용하는 방법이다.
② 엄지손가락, 가슴, 어깨, 서혜부, 둔부에 이용한다.

(6) 회귀법

① 처음 위치한 자리에서 앞뒤를 반복하여 감을 부위가 모두 덮일 때까지 계속 감아 나간다.
② 머리, 절단부위, 손가락 드레싱의 고정 등 신체의 말단부위에 이용한다.

3) 붕대법 적용시 주의사항

① 대상자가 편안한 체위를 취하여 장시간 적용시에도 불편하지 않도록 한다.

② 붕대법이 적용될 부위의 건조여부와 청결함을 확인하여 미생물이 번식할 가능성을 최소화한다.

③ 붕대는 말단에서 체간 방향으로 감아나가며, 말단부위는 노출시킨다. 이는 감각과 부종, 피부의 색깔 변화 등을 관찰하여 합병증을 예방하기 위함이다.

④ 특별한 경우를 제외하고 관절부위는 약간 굴곡된 상태로 붕대를 감는다.

⑤ 시작과 끝맺음은 상처위나 압박이 심하게 느껴지는 부위는 피하고 너무 조이지 않도록 주의한다.

⑥ 함몰부위나 돌출부위는 패드를 이용하여 균등한 압박이 가해지도록 한다.

⑦ 붕대는 깨끗하고 흡수가 잘되어야 한다.

4) 준비물품

① 적당한 너비의 청결한 붕대(일반적으로 팔에는 5cm, 다리는 8cm 정도 사용)

② 패드

③ 반창고 또는 안전핀

④ 드레싱 set 또는 거즈

5) 부위별 붕대법의 수행 방법 및 수행

수행방법	수행
[손가락의 붕대법] ⓐ 손가락 끝을 1~2회 회귀한다. ⓑ 손끝에서 손바닥쪽으로 나선대로 감는다. ⓒ 끝마무리는 손가락에서 하기도 하고 손목 주변을 두 번의 환행대로 고정할 수도 있다.	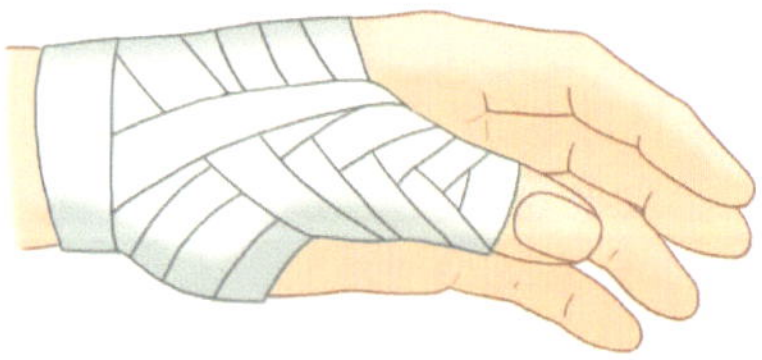
[손 및 손목의 붕대법] ⓐ 손목에 1~2회 환행대로 감아 붕대를 고정한다. ⓑ 손등과 손목에 8자대의 넓이가 ⅔ 가량이 겹치도록 계속 감는다. ⓒ 손목에서 끝마무리한다.	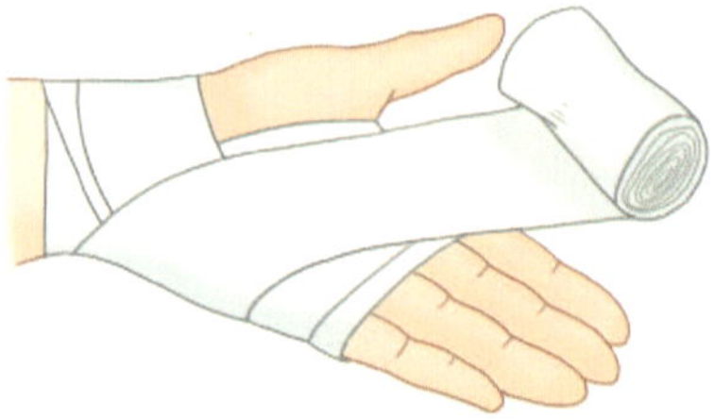

수행방법	수행
[팔과 팔꿈치의 붕대법] ⓐ 팔목에 환행대를 1~2회 실시한다. ⓑ 팔꿈치를 향해 나선대나 나선절전대로 감아간다. ⓒ 팔꿈치 바로 아래에서 환행대를 1~2회 한 후, 환자의 팔을 약간 굴곡시키고 팔꿈치는 팔자대로 감는다. ⓓ 환행대 1~2회로 끝마무리한다.	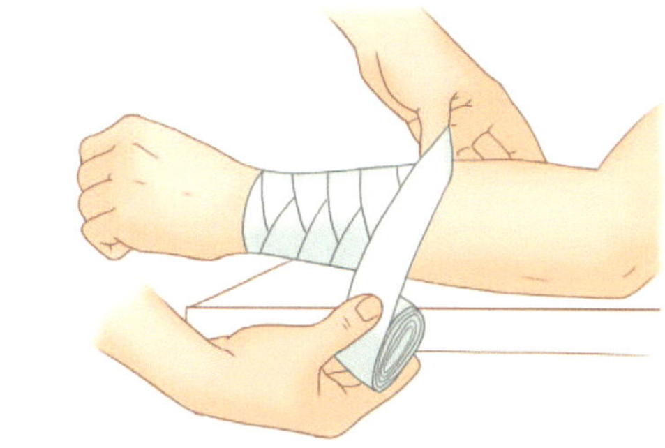
[발의 붕대법] ⓐ 환행대를 발등에 실시한다. ⓑ 다리쪽으로 나선대로 감아올린다. ⓒ 발꿈치는 팔자대로 감아 관절의 움직임을 유용하게 한다. ⓓ 발목에서 환행대로 끝마무리한다.	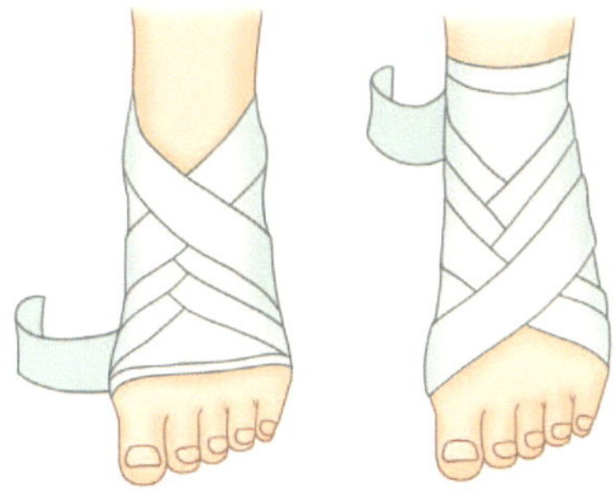
[다리와 무릎의 붕대법] ⓐ 발목에 환행대를 실시한다. ⓑ 다리는 나선대나 나선절전대를 적용한다. ⓒ 무릎 관절 아래 부분에서 환행대를 1~2회 한 후, 관절부위를 굴곡시키고 팔자대로 무릎을 감는다. ⓔ 환행대로 끝마무리한다.	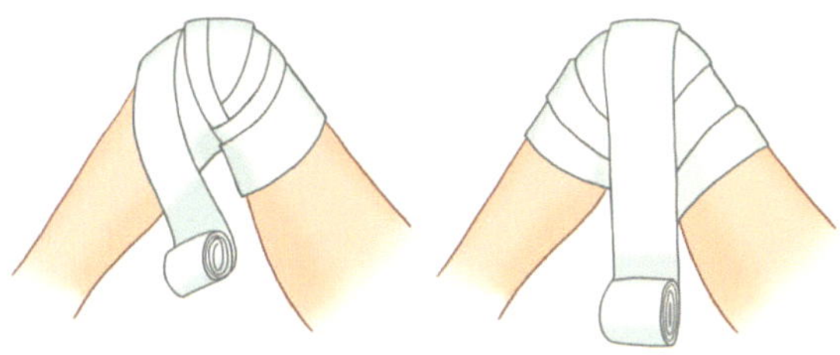
[서혜부의 붕대법] ⓐ 대퇴부에서 환행대로 시작한다. ⓑ 대퇴부와 허리는 팔자대로 감는다. ⓒ 대퇴상부에서 환행대로 마무리한다.	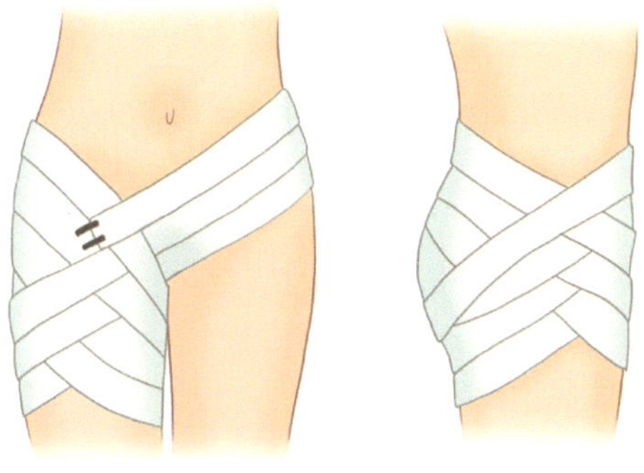

4 삼각건 Binder 사용법

1) 목적

① 상처의 드레싱을 고정시켜 상처를 보호하기 위함이다.
② 손상부위를 압박하여 지지 또는 편안함을 증진시키기 위함이다.
③ 가슴이나 등의 넓은 부위의 상처를 보호하기 위함이다.

2) 주의사항

① 균등한 압박이 가해지도록 상처부위에 단단히 적용하고 쉽게 흘러내리므로 자주 확인하여 느슨해지지 않게 한다.
② 주름이 생기거나 피부마찰이 생기지 않도록 고정하고, 매듭을 묶을 때 자극에 민감한 신체부위나 상처부위는 피하도록 한다.
③ 편안한 자세 특히 신체 선열이 잘 유지되는 자세에서 적용하도록 한다.
④ 지지대의 청결도와 적용부위의 건조함과 청결함을 사정하여 미생물의 번식을 최소화한다.

3) 준비물품

① 적당한 넓이의 청결한 삼각건
② 압박을 위한 패드
③ 안전핀이나 반창고
④ 드레싱 set 또는 거즈 (필요시)

4) 부위별 삼각건의 수행 방법 및 수행

수행방법	수행
[두부] ⓐ 얼굴 앞쪽에서 삼각건을 쓰고 후두부로 돌려 교차시킨 후 이마에 가져와 맨다. ⓑ 후두부의 삼각건 뒤끝을 잘 접어 넣어 마무리한다.	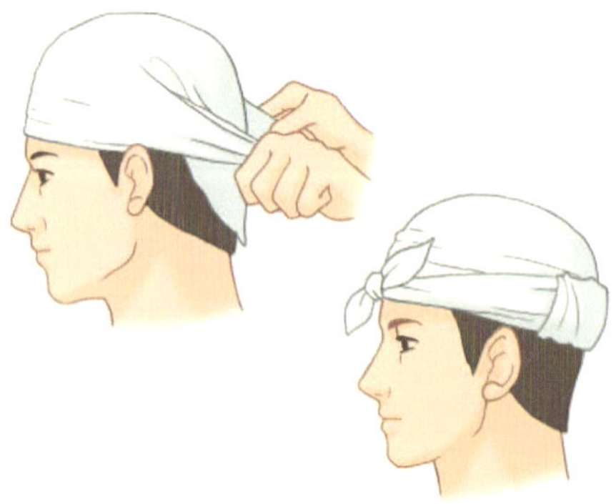

수행방법	수행
[어깨] ⓐ 삼각건 2장 중 먼저 펴놓은 삼각건의 중심에 다른 것의 정점을 겹쳐 놓고 이 삼각건이 빠지지 않도록 아래 삼각건 밑변에 평행하도록 하여 세 번 정도 접어 고정시킨다. ⓑ 상처가 잘 덮이도록 위치를 선정한다. ⓒ 부상당하지 않은 팔의 겨드랑이에서 교차하여 상박에 단단히 맨다.	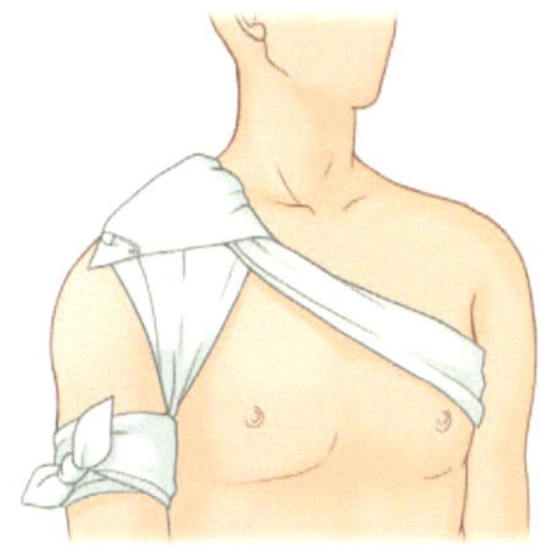
[가슴이나 등] ⓐ 가슴에 상처가 있을 경우 상처를 잘 덮을 수 있도록 삼각건을 넓게 펴고 꼬리는 부상당한 어깨 뒤로 넘긴다. ⓑ 삼각건의 양끝을 겨드랑이 아래를 지나 등 뒤에서 맬 때 삼각건의 한끝은 길게, 다른 한끝은 짧게 남긴다. ⓒ 길게 남긴 매듭과 꼬리를 맨다. 드레싱이 있을 경우 반대 방향으로 한다.	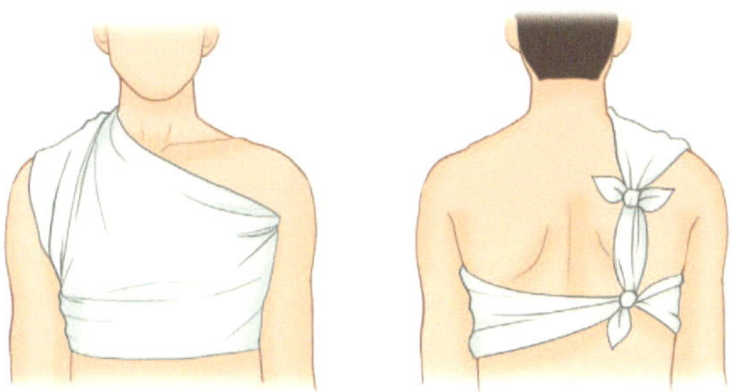
[손이나 발] ⓐ 손(발)에 드레싱을 댄다. ⓑ 삼각건을 펴고 상처가 있는 쪽을 위로 보이도록 손(발)을 놓는다. ⓒ 삼각건의 정점에 손(발)의 끝이 오게 하고, 삼각건의 정점을 잡아 손(발)을 충분히 덮고 정점이 팔목(발목)까지 닿게 겹쳐 놓은 다음 삼각건의 양끝을 둘러서 잡아맨다.	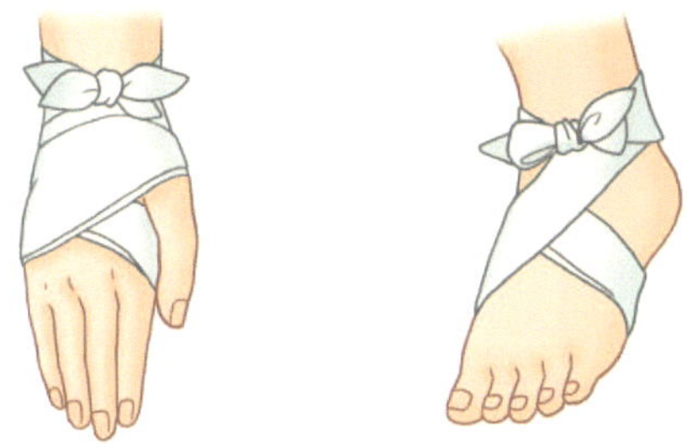
[팔걸이] ⓐ 삼각건의 한끝은 부상당하지 않은 어깨에 걸치고 한끝은 가슴 앞에 늘어뜨린다. ⓑ 부상당한 쪽 팔을 'ㄱ'자로 굴곡시킨다. ⓒ 늘어뜨린 삼각건의 끝으로 팔을 싸서 부상당한 어깨 뒤로 가져가 부상당하지 않은 어깨 위에서 손끝을 팔꿈치보다 약 10cm 높인 자세로 묶는다. ⓓ 꼬리는 팔꿈치 끝에서 돌려 앞쪽에서 핀으로 고정시키거나 꼬리를 잡아맨다.	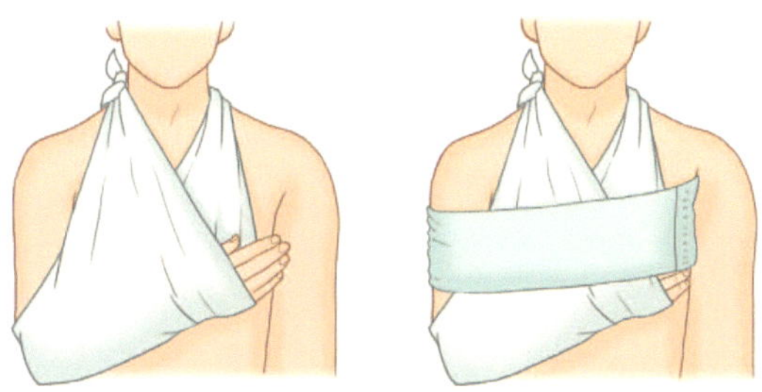

실습보고서

년　　월　　일				담당교수명
학번		이름		

1. 상처의 종류와 그 특성에 대하여 서술하시오.

2. 상처 세척의 목적에 대하여 서술하시오.

3. 상처부위를 닦을 때 섭자를 진행시키는 방향과 그 이유에 대하여 서술하시오.

4. 붕대법 적용시 주의할 점에 대하여 서술하시오.

CHAPTER

15 | 수술환자의 간호

1 목적

2 수술 전 처치

3 수술 후 처치

Clinical Foundation Nursing

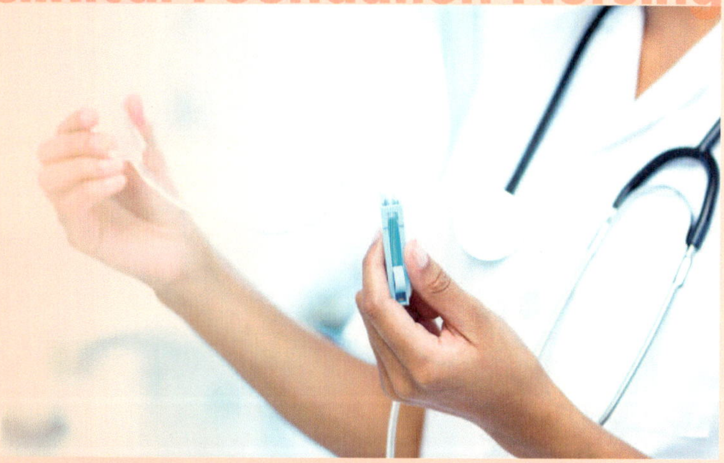

1 목적

① 수술에 대한 정보제공으로 환자의 이해를 증진시킨다.
② 수술부위의 감염원을 제거한다.
③ 수술후 통증과 불안을 감소시킨다.
④ self care의 동기를 부여해서 조기 퇴원을 돕는다.
⑤ 합병증을 예방하고 회복시간을 단축시킨다.

2 수술 전 처치

1) 수술환자 준비의 수행 및 이론적 근거

수행	이론적 근거
ⓐ 수술전날 또는 전날 저녁에는 처방된 수술전 검사가 모두 끝났는지 확인하고 환자의 건강상태를 사정한다.	ⓐ 환자상태에 대한 사전 지식은 합병증 예방과 수술의 위험을 감소시킬 수 있다.
ⓑ 수술에 대한 절차를 설명하고 수술 승낙을 받는다. 또한 수술 후 심호흡법이나 운동 등에 대하여 사전교육을 실시한다.	ⓑ 수술에 대한 정보는 불안감을 감소시킬 수 있다. 또한 법적인 절차로 수술동의서는 환자 보호자의 서명이 반드시 필요하다.
ⓒ 입원부터 수술 전까지 활력증상을 체크하여 이상시에는 보고하도록 해야 한다.	ⓒ 활력증상의 이상은 수술의 위험성을 증가시킬 수 있다.
ⓓ 저녁 식사 후부터는 물도 마시지 않도록 한다.	ⓓ 최소한 수술 10시간 이전부터 NPO를 실시하여 위장계를 비우도록 한다. 이는 장의 운동을 저하시켜 구토를 예방하여 음식물로 인한 흡입 및 복강이 오염되는 것을 예방한다.
ⓔ 필요에 따라 관장을 시행하여 장배설을 돕기도 한다.	ⓔ 관장은 마취 중 무의식적 자연배변을 예방하고, 수술 후 복부팽만 및 가스 장폐색과 진정제에 의한 변비를 감소시킬 수 있다.
ⓕ 목욕 또는 구강위생 등을 실시하여 개인위생에 대한 요구를 충족시킨다.	ⓕ 편안함을 증진시킬 수 있다.
ⓖ 수술 부위를 닦고 삭모한 후 소독포로 싼다.	ⓖ 감염원을 최소화하기 위함이다.
ⓗ 처방된 안정제를 투여한다.	ⓗ 숙면은 불안감소와 충분한 휴식으로 최상의 컨디션을 유지하게 한다.

2) 수술부위 피부준비

(1) 목적

미생물의 감염을 방지하기 위함이다.

(2) 준비물품

① 목욕담요 및 목욕수건
② 따뜻한 물
③ 가위
④ 항균용액
⑤ 일회용 면도
⑥ 용액담을 용기
⑦ 스펀지
⑧ 면봉
⑨ 비누(hexachlorophen 용액)
⑩ 일회용 장갑

(3) 수행 및 이론적 근거

수행	이론적 근거
ⓐ 필요한 물품을 모두 준비한 후 대상자에게 시술목적을 설명한다.	ⓐ 대상자의 협조를 구할 수 있고, 불안감을 완화시킬 수 있다.
ⓑ 스크린으로 가린 후에도 삭모할 부위 외에는 목욕담요로 덮어준다.	ⓑ 불필요한 노출은 줄여 대상자의 프라이버시를 존중해 준다.
ⓒ 비눗물을 칠하고 작은 부위에서 점차 넓은 부위로 칠해 나간다.	ⓒ 비누는 피부표면의 지방물질을 파괴하고 물이 스며들어 털을 연하게 한다.
ⓓ 면도칼을 피부에 30° 각도로 잡고 털이 자라는 방향으로 삭모한다. 이때 피부를 팽팽하게 잡아당기는 것이 좋고, 삭모는 수술부위보다 더 넓게 실시한다.	ⓓ 30°는 피부에 손상을 최소로 할 수 있는 각도이며, 털이 자라는 방향으로 삭모를 해야 가장 짧게 자를 수 있다.
ⓔ 삭모부위와 눈의 위치를 같게하여 제대로 삭모가 되었는지 확인한다.	
ⓕ 비눗기가 남지 않도록 깨끗이 헹구어 낸 후 건조시킨다.	ⓕ 비눗기를 제거하면서 남은 비누와 피부에 묻어 있는 털을 완전히 없애기 위함이다.
ⓖ 수술 전 피부준비에 대한 정보를 기록한다.	

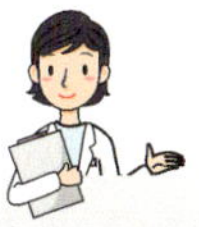

주 의 사 항

1. 스크린으로 가린 후에도 삭모할 부위 외에는 목욕담요로 덮어준다(불필요한 노출은 줄여 대상자의 프라이버시를 존중해 준다.)
2. 면도칼을 피부에 30°각도로 잡고 털이 자라는 방향으로 삭모한다(피부를 팽팽하게 잡아당기는 것이 좋고, 삭모는 수술부위보다 더 넓게 실시한다.)

3) 수술당일 준비의 수행 및 이론적 근거

수행	이론적 근거
ⓐ 가능하면 구강위생과 전신목욕을 하도록 한다.	
ⓑ 보석, 시계 같은 귀중품을 잘 처리한다.	ⓑ 귀중품 분실은 법적 문제가 될 수도 있으므로, 병원 방침에 맞게 잘 보관하도록 한다.
ⓒ 의족, 의안을 제거하고, 안경, 콘택트렌즈, 매니큐어 등 화장도 지운다.	ⓒ 분실이나 손상을 입을 수 있고, 콘택트렌즈는 눈을 상하게 한다. 화장은 수술 중 대상자의 상태를 사정하는데 방해가 된다.
ⓓ 수술가운과 머리수건을 씌운다. 긴 머리는 양 갈래로 따서 고무줄로 묶는다.	ⓓ 머리수건으로 hair로 인한 세균감염을 막는다.
ⓔ 수술 직전에 방광과 장을 비우도록 한다.	ⓔ 방광과 장이 비어 있으면 마취 중 실금이 생기지 않는다.
ⓕ 신원을 확인할 수 있는 물품이 있는지 확인한다.	ⓕ 보통 팔찌, 발찌 등을 착용하여 대상자가 의식이 없을 때에도 확인할 수 있게 한다.
ⓖ 알레르기병력을 조사한 뒤, 금기증이 없으면 지시된 수술 전 투약을 한다.	
ⓗ 투여된 약에 따라 현기증이나 갈증이 나타날 수 있음을 teaching해 준다.	ⓗ 약에 대한 정보를 제공함은 알지 못하는 데서 기인한 불안과 공포를 덜게 된다.
ⓘ 침대 side-rale을 올려주고 수술 전 charting을 완성한다.	
ⓙ 환자를 침대에서 이동차로 옮겨 눕도록 한다.	

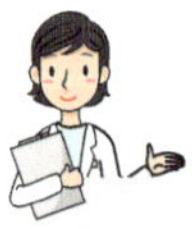

주의사항

1. 보석, 시계같은 귀중품을 잘 처리한다.
2. 의족, 의안을 제거하고, 안경, 콘택트렌즈, 매니큐어 등 화장도 지운다.
3. 수술 직전에 방광과 장을 비우도록 한다.
4. 팔찌, 발찌 등을 착용하여 대상자가 의식이 없을 때에도 확인할 수 있게 한다.
5. 투여된 약에 대한 정보를 제공함은 알지 못하는 데서 기인한 불안과 공포를 덜어준다.
6. 침대 side-rale을 올려준다.

1. 수술 후 폐합병증 예방을 위한 폐 운동법

전신마취하의 환자는 폐용적이 감소하기 때문에 호흡하는데 더 많은 노력이 필요하다. 환자는 천천히 깊게 그리고 이완된 심호흡을 하는 동안 폐용적이 증가되고, 기도에서 남아있는 마취가스가 배출된다.

1) 심호흡과 기침 연습

환기를 효율적으로 도와 산소공급을 증대시키고 깊고 효과적인 기침은 기도 내에 축적된 점액을 제거하도록 만든다.

① 심호흡

- 앉은 자세에서 양손바닥을 흉곽벽에 대고 흉곽이 최대로 확장될 때까지 코로 천천히 숨을 들여 마시도록 한다.
- 2~3초간 숨을 참는다.
- 입술을 오므린 채 앞으로 내밀면서 흉곽이 최대한 수축될 때까지 숨을 천천히 내쉰다.

② 기침

- 대상자에게 좌위에서 약간 앞으로 기대도록 하고, 통증을 최소화하도록 절개부위를 지지하기 위해 손은 절개 부위 위에 두게 한다.
- 코를 통해 흡기하고 입을 통해 호기하는 심호흡을 천천히 2회 반복한다.
- 세 번째 깊게 흡기한 후 셋을 세는 동안 숨을 참는다.
- 기침 사이에는 흡기없이 2~3회 연속적 기침을 하여 폐에 있는 모든 공기를 배출하라고 대상자에게 말한다. 깊게 기침할 수 없다면 기침을 하는 듯하게 "헙"소리를 내게 한다.
- 기침을 하지 않고 목 안에 가래만 배출하지 않도록 설명한다.
- 적어도 매 2시간 마다 기침과 심호흡을 하도록 한다.

2) 강화폐활량계(incentive spirometry)

수술 후 무기폐를 예방하는데 효과적이며, 흡기를 도와 허탈된 폐포의 재팽창과 분비물 제거를 돕는다.

- 똑바로 앉거나 반좌위를 취한다.
- 틀니가 잘 맞지 않으면 제거한다.
- 매 호흡시 달성해야 할 대상자의 폐활량 목표를 설정한다.
- 한쪽 손으로 기구를 잡고 다른 쪽 손으로 입마개를 잡도록 한다.
- 마우스피스를 입술로 완전히 덮을 수 있게 물도록 한다.
- 물고 있는 마우스피스를 통해 천천히 숨을 들이 마시도록 하며 호흡을 참을 수 없을 때까지 도달하면 2~3초간 호흡을 멈추게 한 후 서서히 내쉰다. 한 번 할 때마다 1분에 10~12회를 초과하지 않는다(과환기과 피로를 막음).
- 심호흡 후 잠시 동안 정상호흡을 하게 한다
- 목표한 폐활량에 도달할 때까지 반복 시행한다.

3) 다리운동과 체위변경

사지의 혈액순환을 증가시킨다. 하지근육의 수축은 정맥귀환을 증가시키고 혈전이 형성되지 않게 하며 수술 후 가스배출로 올 수 있는 통증이나 복부팽만을 감소시킨다.

- 무릎을 굽혔다가 펴면서 족배굴곡 상태에서 무릎에 힘을 주고 족저굴곡 상태에서 발끝에 힘을 주게 한다.
- 양쪽 발목을 회전하여 처음에는 오른 쪽으로 다음은 왼쪽으로 회전한다. 3회 반복한 다음 발끝을 이완한다.
- 다리를 들어 올릴 수 없거나 관절운동을 할 수 없는 대상자는 관절운동 없이 근육을 수축, 이완하는 등척성 운동을 하도록 교육한다.
- 침대에서 무릎을 바로 편 채 한 쪽 다리는 올리고 다른 쪽 다리는 무릎을 굽히도록 하되 양다리를 교대로 올렸다 내렸다를 시킨다.

2. 수술 종류에 따른 피부준비 부위 및 피부준비 방법

1) 피부준비 목적

수술부위 피부의 청결과 삭모로 감염의 위험을 예방하고 피부표면을 청결하게 하기 위함이다.

- 몸통 부위 수술은 유두에서 치골결합 부위까지(액와선~서혜부)
- 수술부위를 항균제 비누를 사용하여 5-10분간 부드럽게 닦아준다.
- 더 큰 절개가 필요한 경우를 대비하여 피부준비는 넓고 길게 잡아야 한다.
- 살균된 새 안전면도기를 사용한다.
- 털을 깨끗하게 바싹 깎기 위해서는 모발결을 따라 삭모한다.
- 피부가 베이거나 상처가 나지 않도록 조심한다.
- 제모제는 사용할 때는 제모제에 알레르기가 있는지 확인한 후 피부반응 결과가 음성이면 피부 준비해야할 부위에 털이 완전히 덮이도록 충분히 도포한다. 피부에 제모제를 10분간 발라두었다가 털과 같이 닦아낸다.

3. 수술 전 준비사항

- 수술 및 수혈 동의서 확인. 동의서에 서명이 있어야 한다.
- 수술 전 금식, 도뇨관 삽입 등 수술 전 준비 내용과 절차, 수술과정에 대해 충분히 설명한다.
- 수술 후 통증관리, 기침과 심호흡, 수술 후 운동, 체위 변경, 수술후 사용장비와 기구에 대한 교육을 실시한다.
- 가능한 경우 대상자에게 수술 전날 저녁 항균비누로 목욕을 하도록 한다.
- 대상자 확인: 대상자 정보를 기록한 밴드를 착용한다.
- 수술 부위의 피부 준비를 시행한다.
- 수술부위 표식을 확인한다.
- 대상자에게 수술 8~10시간 전부터 금식하도록 하고 금식표시판을 침상 위 잘 보이는 곳에 부착한다.
- 대상자에게 조용하고 편안한 환경을 제공한다.
- 처방대로 장 준비가 되었는지 확인한다.
- 활력징후를 측정한다.
- 방광의 팽창과 수술 중 손상을 예방하기 위해 방광을 비운다. 필요시 도뇨관을 삽입한다.
- 대상자에게 수술복을 입도록 하고 머리핀, 가발, 안경, 매니큐어 지우기, 보석류, 콘택트렌즈, 틀니 등을 제거하여 가족에게 맡기고 물건의 위치를 기록한다.
- 정맥주입 경로의 확보를 위해 수액주입을 준비하고 처방에 따라 수술 전 약물을 투여한다.
- 수술 전 사정 기록지와 수술 전 준비 내용이 일치하는지 확인한다.

수술전 간호 수행절차 및 이론적 근거

1

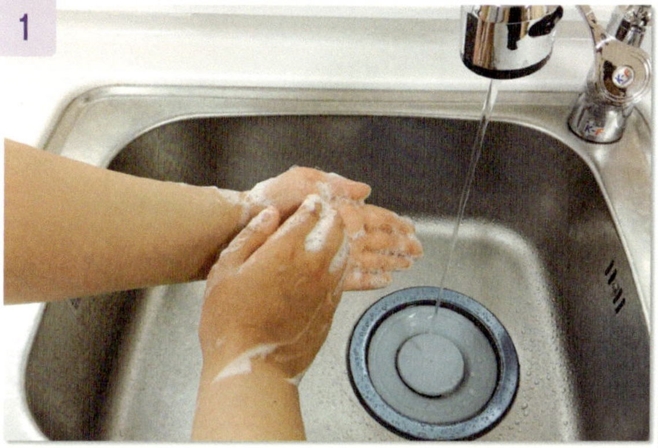

물과 비누로 손위생을 실시한다.

2

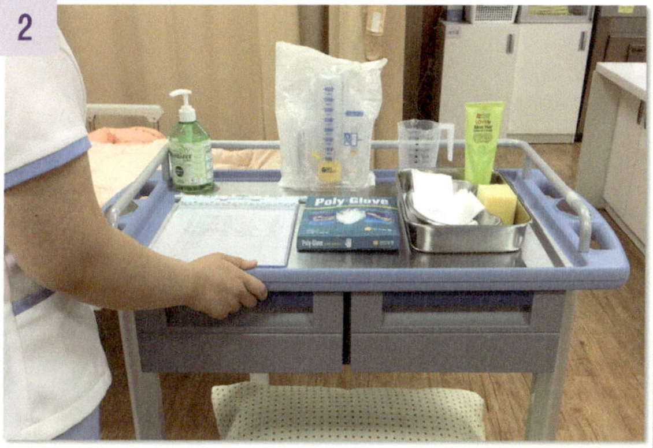

필요한 물품을 준비한다.

3

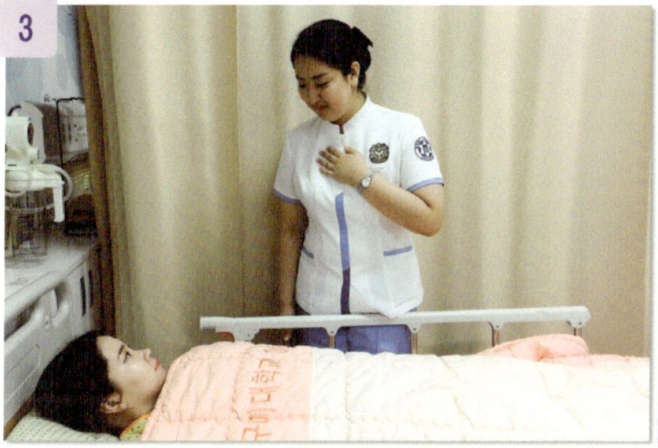

준비한 물품을 가지고 대상자에게 가서 간호사 자신을 소개한다.

4

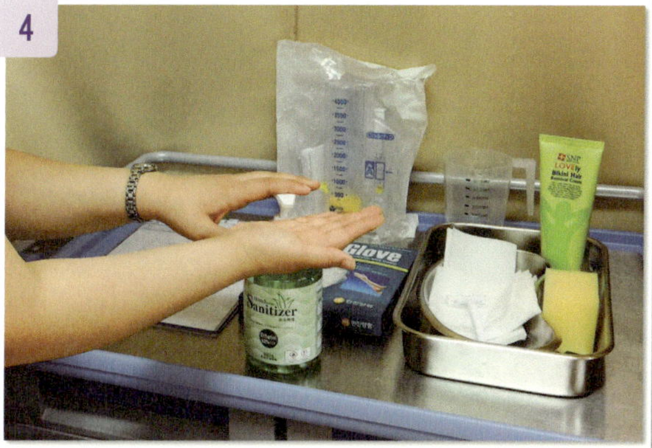

손소독제로 손위생을 실시한다.

5

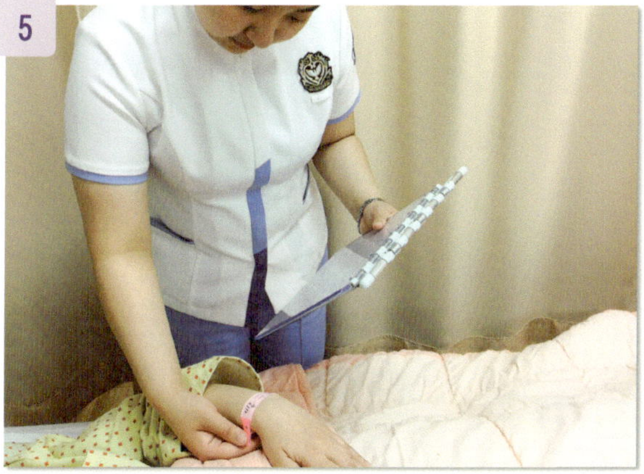

대상자의 이름을 개방형으로 질문하여 대상자를 확인하고, 입원팔찌와 환자리스트(또는 처방지)를 대조하여 대상자(이름, 등록번호)를 확인한다.

대상자를 정확하게 확인함으로써 안전을 유지하고 실수를 줄일 수 있다.

6

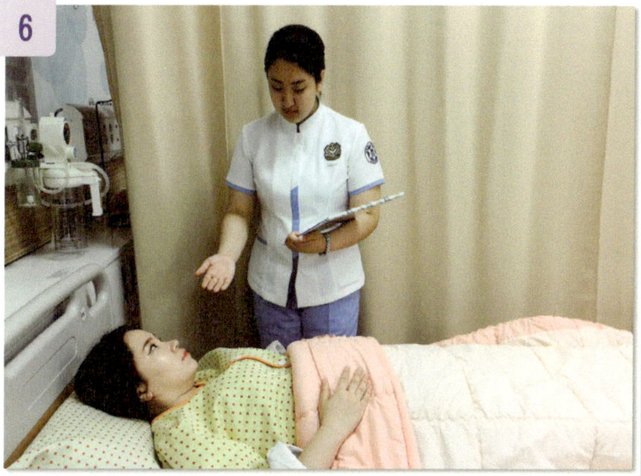

대상자에게 수술동의서 작성여부를 확인하고, 수술에 대해 대상자가 정확히 알고 있는지 확인한다.

주치의가 동의서를 받고, 간호사는 내용이 완전한지 여부와 대상자가 이해하고 있는지를 확인해야 한다.

정보를 불충분하게 받은 경우 합병증에 더 취약하고 위험률이 높다.

수술전 간호 수행절차 및 이론적 근거(계속)

7

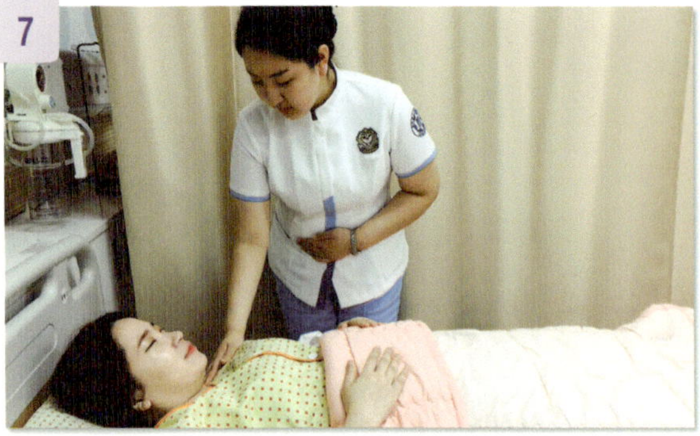

수술에 대한 불안을 사정하고 필요시 불안 완화간호를 실시한다.

Incentive spirometer 사용방법 교육수행절차 및 이론적 근거

8

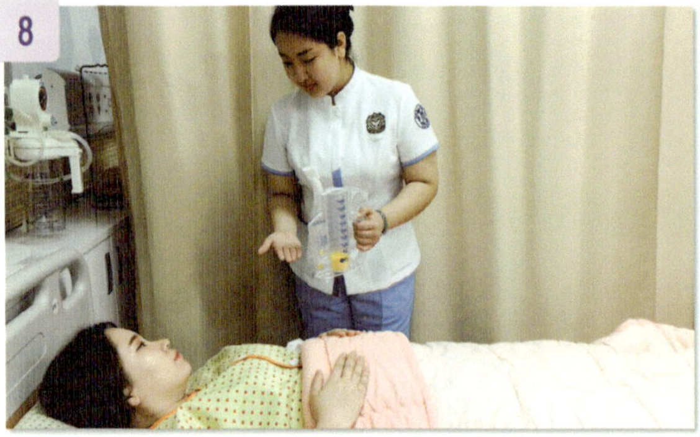

대상자에게 목적(수술 후 심호흡, 기침, incentive spirometer가 필요한 이유)과 절차를 설명한다.

수술과 관련된 충분한 정보 제공을 통해 불안을 감소시키고 수술 후 합병증을 예방하기 위함이다.

9

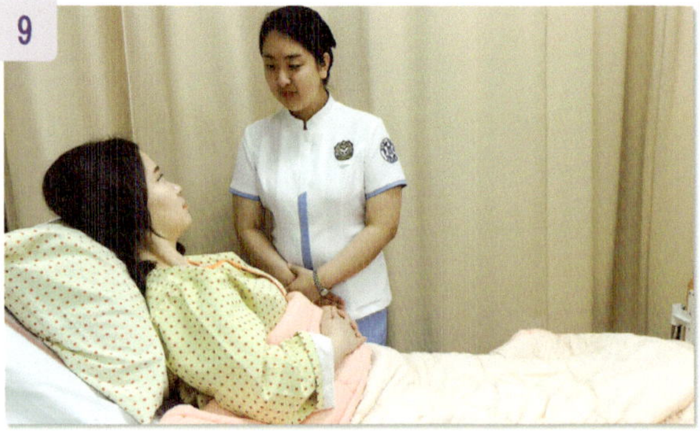

대상자를 좌위/반좌위를 취하게 한다.

최적의 폐확장을 돕기 위함이다.

10

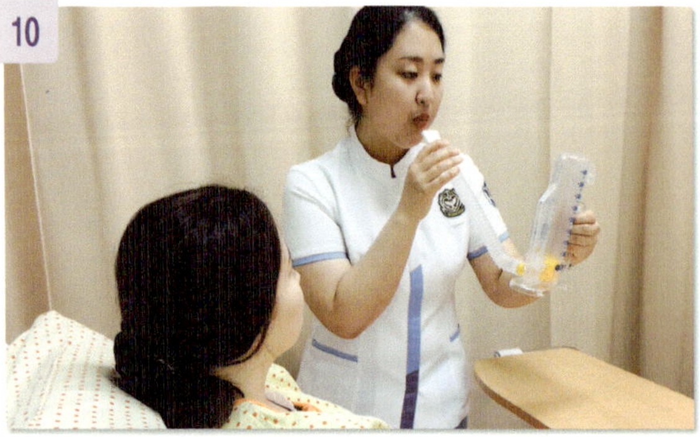

Incentive spirometer 사용법을 설명한다.
- 최대한 숨을 내쉬고 호스를 입에 문다.
- 최대한 깊게 숨을 들이마신다.
- 지표가 기준선에 3~5초 유지할 수 있도록 한다.

최대흡기를 유지하여 폐포 허탈 위험을 줄인다.

11

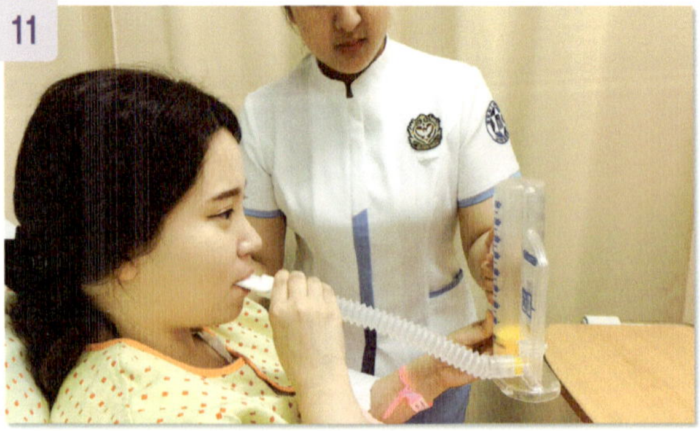

대상자가 Incentive spirometer를 사용해 보도록 한다.

수술전 간호 수행절차 및 이론적 근거(계속)

12

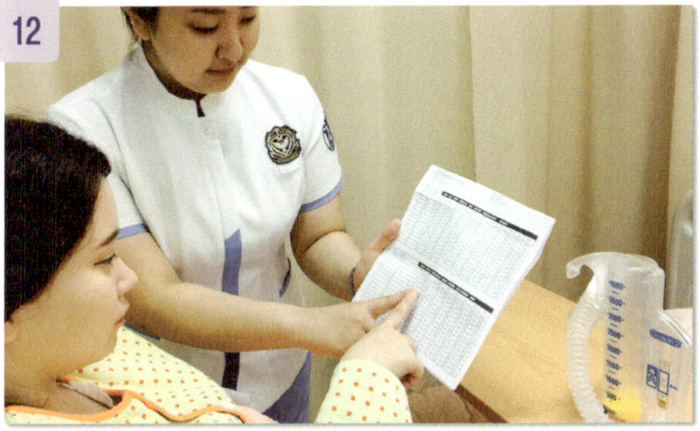

대상자의 최대 흡식량을 확인하고, indicator로 지정한다.

13

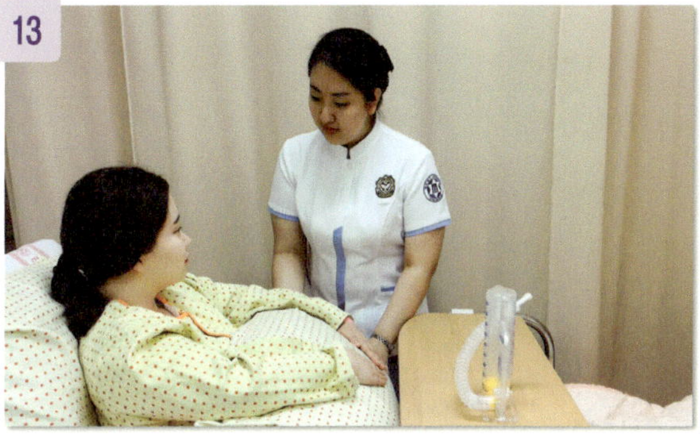

수술 후 사용 빈도, 수술부위 지지방법 등에 대해 설명한다.

※ 참고)

1) 5~10회 반복한다(1회 사용 시마다 휴지기를 가지도록 설명: 과대환기 시 두통과 어지러움 발생).
2) 1시간에 10분씩 사용하도록 설명한다.
3) 심리적으로 지지해 준다(격려해 준다).

수술부위 피부준비(제모제를 사용하는 경우-부위: 복부) 수행절차 및 이론적 근거

14

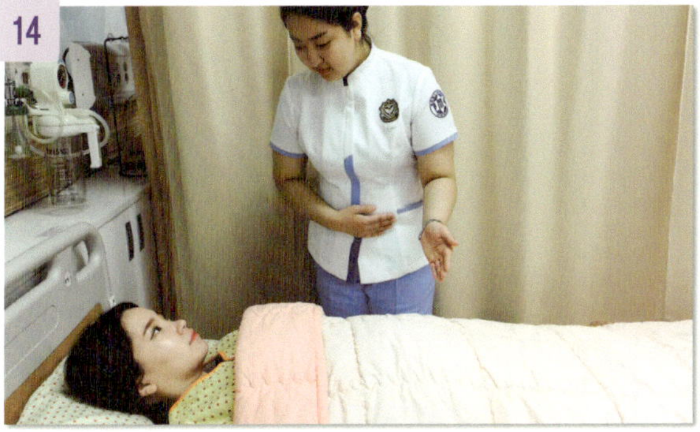

대상자에게 수술부위 피부준비의 목적과 절차를 설명한다.

15

커튼(스크린)으로 대상자의 사생활을 보호해 준다.

16

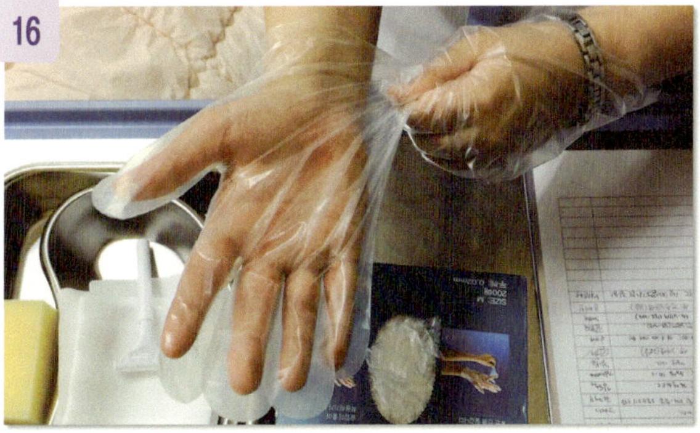

일회용 장갑을 착용한다.

17

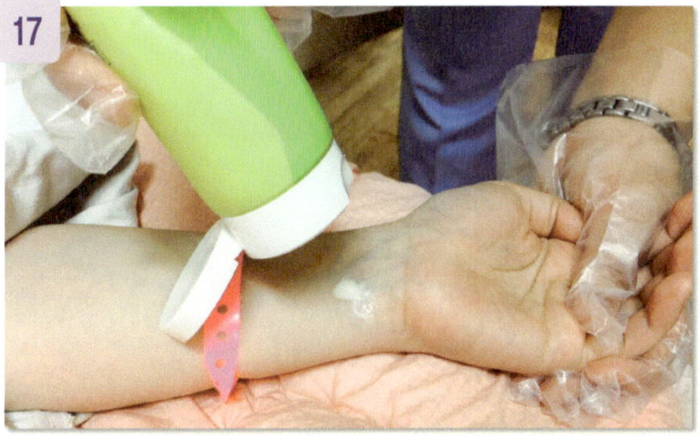

제모제 피부 민감성 반응검사를 한다.

예: 피부(손목 안쪽)에 소량의 제모제를 바른 후 일정시간(제품설명서에 제시된 시간) 동안 그대로 둔 다음 피부 반응을 확인한다.

수술전 간호 수행절차 및 이론적 근거(계속)

18

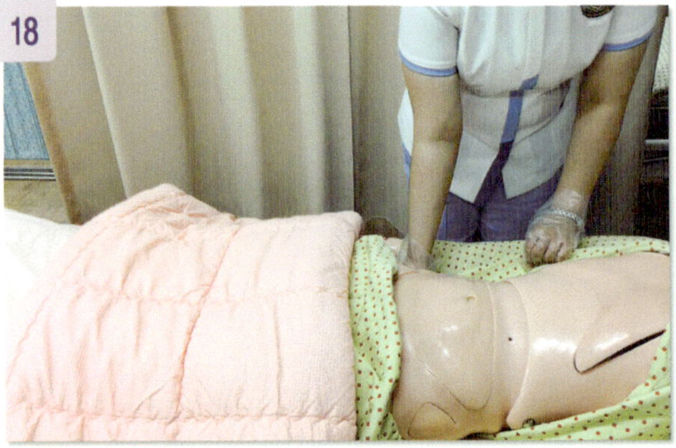

피부반응 확인 결과 발진이 없으면 누운 자세에서 복부를 노출시킨다.

19

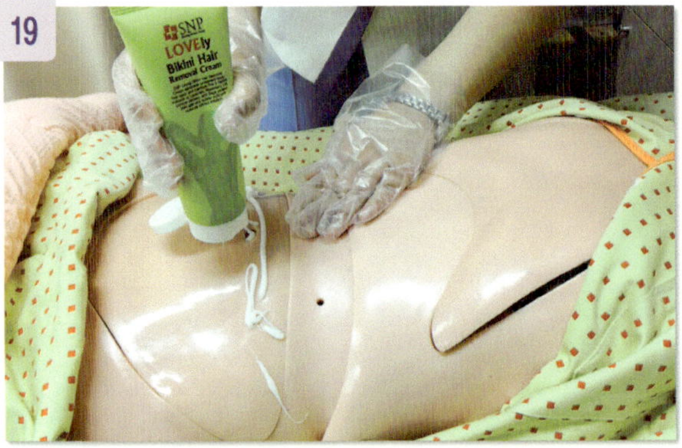

제모제를 수술부위 전체에 바르고 문지르지 않도록 한다.

20

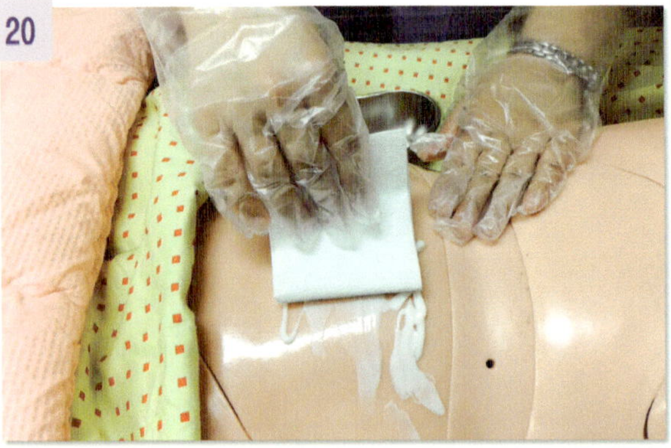

제품설명서에서 제시하는 일정 시간이 지난 후에 제모제를 닦아낸다 (시간 엄수 중요).

먼지를 제거하고 피부에 있는 미생물을 감소시킬 수 있다.

21

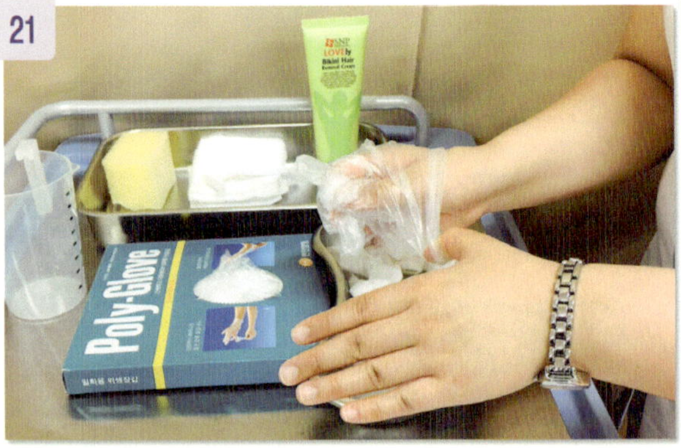

일회용 장갑을 벗는다.

22

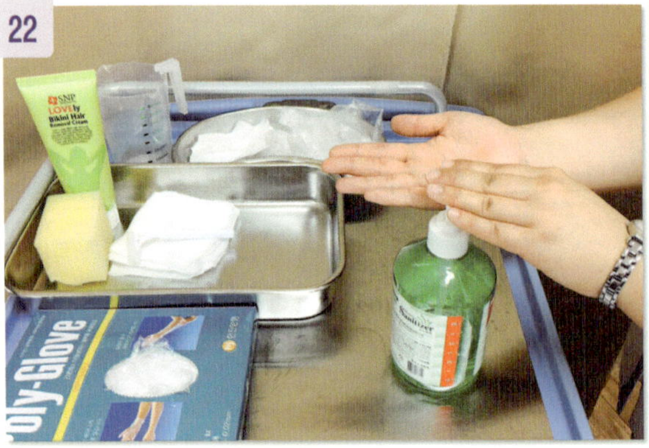

손소독제로 손위생을 실시한다.

23

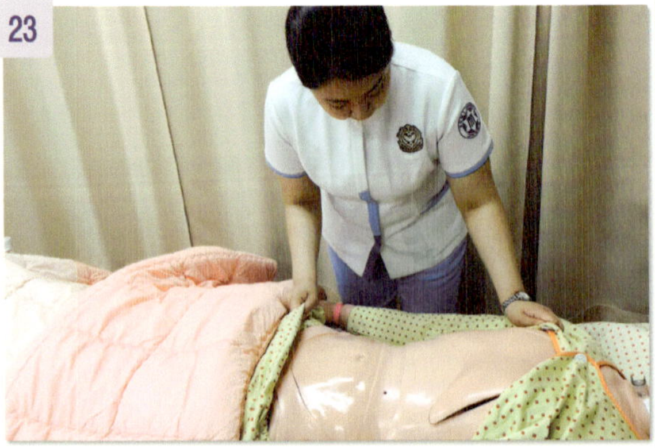

수술부위(복부 전체, 유두선부터 서혜부 윗부분까지) 제모 여부를 확인한다.

24

필요한 경우, 샤워를 하도록 설명한다.

25

대상자를 편안하게 해주고 사용한 물품을 정리한다.

수술전 간호 수행절차 및 이론적 근거(계속)

주의사항 설명

26

전일 금식 및 장준비를 하도록 교육한다(수술 전날 의사가 지시한 시간에 따라 물을 포함한 어떠한 경구섭취도 하지 않도록 한다).

전신마취로 인한 위 괄약근이 이완되면 위 내용물이 식도나 기관으로 역류되어 흡인의 위험성이 있다.

27

의치나 보철기, 보청기, 악세서리, 속옷, 안경, 콘텍트렌즈, 화장(입술, 매니큐어, 페디큐어 등) 등 제거, 흔들리는 치아 확인, 수술 가기 전 소변보기 등을 교육하고 확인한다.

의치나 보철기는 수술 중에 빠질 수 있어 의식 없는 대상자의 호흡기를 폐쇄시킬 수 있다.

28

귀중품은 병원 규정에 따라 보관함에 넣고 잠그거나 가족이 보관하도록 설명한다.

29

사용한 물품을 정리한다.

30

물과 비누로 손위생을 실시한다.

31

수행 결과를 간호기록지에 기록한다.
1) 교육내용
2) 피부준비 수행내용
3) 수술부위 상태

3 수술 후 처치

1) 수술후 환자간호의 수행 및 이론적 근거

수행	이론적 근거
ⓐ 대상자의 신원을 확인한다.	
ⓑ IV용액, 산소흡인기, 배액관 및 용기 등 수술실에서 달고 온 기구들을 침대로 옮긴다.	
ⓒ 이동침대에서 침대로 대상자를 옮긴다.	
ⓓ 가능한 측위를 취하게 하고 복위를 취해야 하는 대상자는 머리를 한쪽으로 돌린다. 척추마취를 한 대상자는 대개 8~12시간 동안 베개를 베지 않고 똑바로 누워있게 한다.	ⓓ 측위나 머리를 한쪽으로 돌리는 것은 기도로 분비물이 들어가는 것을 방지한다.
ⓔ 침대의 side rale을 올리고 필요하면 연락할 수 있도록 연락 cord를 손 가까이 놓아준다.	
ⓕ OP V/S을 check한다(15분마다 4회, 30분마다 2회, 안정되면 1시간마다 2회를 차례대로 한다).	ⓕ V/S의 변화는 합병증의 조기 암시가 될 수 있다.
ⓖ 입 가장자리와 손톱의 피부색을 관찰한다.	ⓖ cyanosis의 유무를 관찰한다.
ⓗ air way가 제자리에 있는지 살피고 기도내 tube를 삽입한 경우 전문 간호사의 기술을 요한다.	ⓗ 인후반사가 돌아오면 air way를 뱉어내게 된다.
ⓘ IV 부위를 살피고 떨어지는 속도를 측정한다. 드레싱을 살펴 다량의 선혈이 보이면 보고한다.	ⓘ 비정상적인 다량의 선혈은 출혈이 있음을 암시한다.
ⓙ 의식상태를 확인하고, 심호흡을 하게 한다. 가능하면 곧 발, 다리를 움직이도록 한다.	ⓙ 호흡기와 순환기 합병증을 예방하기 위해 수술 전 교육을 수행한다.
ⓚ 적신 수건 또는 gauze로 대상자의 입술과 혀를 적셔 준다.	ⓚ 마취에서 깨어난 대상자는 대개 갈증을 호소하나, 안전하게 삼킬 수 있을 만큼 회복되지 않을 수도 있다.
ⓛ 환자의 상태에 따라 진통제를 투여한다.	
ⓜ 방광의 팽만을 사정하여 요의를 느끼면 변기사용을 돕는다. 소변량을 측정하고 배뇨 후 8시간이 경과하면 의사에게 알린다.	ⓜ 수술 후 대상자의 정확한 수분균형을 기록하고, 배뇨를 못할 경우 다른 방법을 취해 준다.
ⓝ 환자의 상태와 간호계획을 가족에게 알리고 협조를 구한다.	

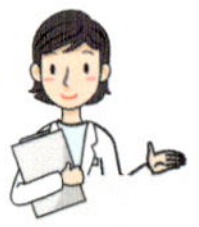

주 의 사 항

1. 측위나 머리를 한쪽으로 돌리는 것은 기도로 분비물이 들어가는 것을 방지한다.
2. 대상자는 대개 8~12시간 동안 베개를 베지 않고 똑바로 누워있게 한다.
3. OP V/S을 check한다(15분마다 4회, 30분마다 2회, 안정시 1시간마다 2회).
4. V/S의 변화는 합병증의 조기를 암시한다.
5. 입 가장자리와 손톱의 피부색을 관찰한다(cyanosis의 유무를 관찰).
6. 인후반사가 돌아오면 air way를 뱉어내게 된다.
7. 호흡기와 순환기 합병증을 예방하기 위해 심호흡을 하게 한다.
8. 수술 후 대상자의 정확한 수분균형을 위해 소변량을 측정한다.
9. 배뇨 후 8시간이 경과하면 의사에게 보고한다.

2) 심호흡법의 수행 및 이론적 근거

수행	이론적 근거
ⓐ 움직일 수 있는 환자는 가능한 좌위를 취한 상태에서, 베개를 허리 뒤에 놓고 침대에서 약간 앞으로 숙이게 한다.	ⓐ 심호흡법에 대하여는 수술전에 교육하여 두는 것이 좋다. 약간 숙인 좌위는 폐를 최대한 확장시킬 수 있다.
ⓑ 복부를 수술한 환자의 경우는 무릎을 약간 굽히도록 한다.	ⓑ 긴장을 덜어줄 수 있다.
ⓒ 심호흡을 서서히 시행한다. 한번 심호흡 후에 3초 정도 휴식을 취하는 방법으로 4회 정도 반복한다고 설명한다.	ⓒ 수술기간동안 폐는 활동이 억제되어 있었으므로 심호흡을 여러 번 시행하여 기능을 활성화시킨다.
ⓓ 손을 배 위에 얹고 숫자를 천천히 세면서 코로 숨을 들이마셔 배가 불러 오르게 한다.	ⓓ 이러한 방법은 공기를 잘못 삼킬 때 초래되는 위와 장의 불편감을 막을 수 있고 횡격막의 움직임에 대하여 정확히 알 수 있다.
ⓔ 들숨에서 4초 동안 숨을 멈춘다.	ⓔ 다량의 공기는 활동이 억제되어 있던 폐속에서 폐포가 허탈됨을 방지한다.
ⓕ 날숨에서는 휘파람 불 때의 입 모양을 하고 15를 셀 동안 서서히 내쉬어야 한다고 설명한다.	ⓕ 폐포 내의 압력의 증가로 기도개방 및 탄산가스의 호식을 이롭게 한다.
ⓖ 배를 눌러 주면서 서서히 내쉬게 한다.	ⓖ 호기를 최대로 하도록 복부의 압력을 증가시킨다.
ⓗ 심호흡법을 정확하게 할 수 있을 때까지 반복한다.	
ⓘ 심호흡법은 수술 후 2시간부터 시작해야 하며 3일정도 계속하도록 한다. 만약 호흡기계에 장애가 생기면 기간을 연장하는 것이 좋다.	ⓘ 폐의 허탈과 분비물 제거 등의 문제를 예방하기 위해 정상적인 호흡음으로 회복될 때까지 시행한다.

3) 기침하는 법의 수행 및 이론적 근거

수행	이론적 근거
ⓐ 금기환자가 아니면 앉혀서 상체를 구부리거나 옆으로 눕게 한다.	ⓐ 구부린 자세는 흉곽내압을 올려 분비물 분비를 도와준다.
ⓑ 숨을 깊게 들이쉰 후 날숨에서 2~3회 잔기침을 한다. 이때 혀를 내밀고 하면 더 효과적이다.	
ⓒ 만일 가래가 있으면 심호흡을 하고 기침을 하도록 한다.	ⓒ 심호흡을 하고 기침을 하면 허탈된 폐조직을 팽창시킬 수 있다.
ⓓ 기침을 하여 끌어올린 다음 잘 싸서 휴지통에 버리도록 한다.	ⓓ 객담에는 병원균이 있을 수 있으며 다른 사람에게 전파될 수도 있다.
ⓔ 수술후 대상자가 기침을 하면 청진을 통하여 분비물 여부를 알 수 있다.	ⓔ 분비물 축적시 호흡음이 들리지 않거나 거친 소리를 들을 수 있다.

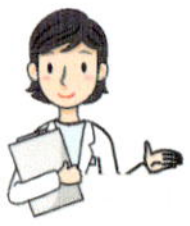

주 의 사 항

1. 구부린 자세는 흉곽내압을 올려 분비물 분비를 도와준다.
2. 숨을 깊게 들이쉰 후 날숨에서 혀를 내밀고 2~3회 잔기침을 한다.
3. 만일 가래가 있으면 심호흡을 하고 기침을 하도록 함으로써 허탈된 폐조직을 팽창시킨다.
4. 객담에는 병원균이 있을 수 있으며 잘 싸서 버린다.

4) 발과 다리운동의 수행 및 이론적 근거

수행	이론적 근거
ⓐ 대상자를 앙와위를 눕히고 두부를 약간 올린다.	ⓐ 다리운동은 무릎과 발가락을 구부려야 한다.
ⓑ 족저굴곡과 배측굴곡을 한 후 발목을 시계 방향 반대방향으로 돌린다.	
ⓒ 무릎을 번갈아 구부려 올린다.	ⓒ 대퇴근을 구부리고 무릎을 펴는 운동으로 혈행을 심장으로 움직이게 할 수 있다.
ⓓ 다리를 펴게 한 후 한 다리씩 번갈아 들어올린다.	ⓓ 다리의 상승은 정맥귀환을 돕는다.
ⓔ 발과 다리운동은 매 5회씩 깨어 있는 동안 24시간마다 정상적인 활동을 회복할 때까지 반복해야 한다.	ⓔ 활동이 가능할 때까지는 거동을 대신해서 발과 다리운동을 수행해야 한다.

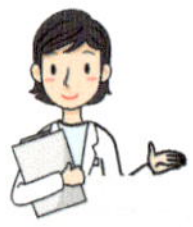

주 의 사 항

1. 대상자를 앙와위를 눕히고 두부를 약간 올린다.
2. 무릎을 번갈아 구부려 혈행을 심장으로 움직이게 할 수 있다.
3. 한 다리씩 번갈아 들어올림은 다리의 정맥귀환을 돕는다.

1. 수술 후 합병증

- 호흡기계: 무기폐(폐의 불완전한 팽창과 허탈, 수술 후 48시간 이내 발생), 폐렴, 저산소 혈증, 폐색전증
- 순환기계: 정맥혈전증(골반부위와 하지의 큰 정맥에서 혈액 응고물 형성), 저혈량성 쇼크, 출혈, 공기색전
- 소화기계: 마비성 장폐색(장의 연동운동이 없거나 저하된 상태: 장음 감소, 복부 팽만, 포만감), 오심과 구토, 복부팽만
- 비뇨생식기계: 요정체(방광과 인접한 부위에서 시행되는 수술로 인해 신경손상, 방광경부 주위의 부종, 통증과 불안으로 인한 괄약근의 경련, 특히 마취와 관련된 약물에 의해 나타남), 요로감염(일회성 도뇨는 정체도뇨보다 감염률이 낮다. 정체도뇨관은 가능한 사용시간을 짧게 제한하고, 도뇨관은 자체 밀폐시켜 사용하고 청결을 유지한다)
- 피부계: 상처감염, 상처열개(봉합선 자리가 터지는 것), 상처적출(절개부위로 내부 장기와 조직이 돌출되는 것), 피부파괴(압력 또는 응전력의 결과. 피부부종과 상처치유 지연 현상이 일어난다)
- 신경계: 난치성 통증(상처 또는 드레싱, 불안, 자세와 관련되어 발생함. 진통제와 통증경감 중재에도 조절되지 않는 통증)

2. 수술 후 상처배액 종류에 따른 관리법

배액이 상처 치유를 방해할 때 계속적인 흡인법을 사용하거나 배액튜브를 통해 배출시켜야 한다.

1) 외과적 배액법(penrose drain)

과다한 장액성 삼출액과 화농성 삼출액을 배액하여 근본 조직을 치유를 촉진하기 위해 삽입한다. 일반적으로 절개선에서 몇 cm 떨어진 곳에 자상을 만들어 삽입한다. 배액관의 끝부분이 뚫려 있어 드레싱 위로 배액이 되도록 되어 있다.

2) 폐쇄성 상처 배액 시스템(hemovac, Jackson-Pratt)

미생물이 배액관을 통해 상처 속으로 들어갈 가능성을 줄여준다. 수술 중에 상처 배액관을 삽입하고 배액튜브는 지속적으로 조금씩 흡인되는 수집백과 연결된다. 흡인은 수술 후 3~5일 후 또는 배액이 최소한으로 줄어들 때 중지한다.

- 배액튜브가 꼬이거나 막히지 않았는지 점검하고 규칙적으로 배액의 유형, 양, 색깔, 점도, 냄새를 관찰, 기록하고 비정상적인 배액은 의사에게 보고한다.
- 수집백을 비울 때 배액 부분을 건드리면 안되며 장갑을 끼고 농반에 배액을 따라내고 소독솜으로 입구와 마개를 닦는다.

3. 수술 후 통증 관리

- 수술 후 24~36시간이 가장 심하다.
- 수술 후 24~48시간 동안은 마약성 진통제의 혈중 농도를 일정하게 유지한다.
- 전반적인 통증 사정을 한다: 부위, 특성, 지속기간, 빈도, 질, 강도, 유발요인 등
- 통증을 유발하거나 증가시키는 요인을 제거한다(예: 공포, 피로, 지식부족 등)
- 처방된 진통제의 약명, 용량, 빈도를 확인한다.
- 필요시 투약(PRN order) 처방을 한다.
- 자가 조절 진통법이나 경막외진통법을 선택한다.
- 진통제 효과를 규칙적으로 자주 평가한다.
- 진통제 부작용의 증상과 징후를 관찰한다(호흡억제, 오심구토, 구강건조, 변비)

Key Point

- 약물투여 날짜와 시간, 투여 용량, 투여 경로, 진통제에 대한 대상자의 반응과 부작용을 기록한다.
- 비약물적 중재(체위 변경, 온찜질과 냉찜질, 이완요법, 음악요법, 침요법, 마사지요법, 최면요법, 조용한 환경 조성)를 수행한다.

4. IV PCA 관리

✓ 대상자에게 준비된 일정량의 약물이 정맥을 통해 자동적으로 주입되도록 한다.

✓ 통증이 있을 때 대상자가 스스로 진통제를 투여하여 자신의 통증을 치료하는 방법이다.

✓ 주기적인 근육주사보다 진통제의 혈중 농도를 좀 더 지속적으로 유지한다.

- 대상자에게 PCA의 목적, 통증자가조절 버튼 사용법에 대해 설명하고 대상자만이 통증 버튼을 사용해야 한다는 것을 보호자에게 설명한다.
- 대상자가 과량 투여에 대한 두려움 없이 안전하게 버튼을 누를 수 있도록 설명한다.
- 정맥 내 주사부위의 침윤이나 폐색의 증후를 자주 확인한다.
- 통증자가조절 약물 변동이나 약물농도의 변경 처방은 의사의 서면 처방을 다시 받고 주입을 시작해야한다.
- 대상자의 특성에 따라 호흡억제, 가려움증, 오심구토, 저혈압 등의 부작용이 나타날 수 있으므로 잘 관찰한다.
- 간호사는 통증 자가 조절기 사용시 초기 2시간은 진정수준을 확인해야하며 첫 8시간 동안은 1시간 간격으로 활력징후를 측정하고, 그 후에는 4시간 간격으로 측정한다.

● 안전한 사용방법을 이해하지 못한 영, 유아, 혼돈상태의 노인, 천식이나 수면무호흡 대상자, 근이완제 등 강력한 아편유사약물을 사용하는 대상자에게는 사용할 수 없다.

수술 후 간호 수행절차 및 이론적 근거

1

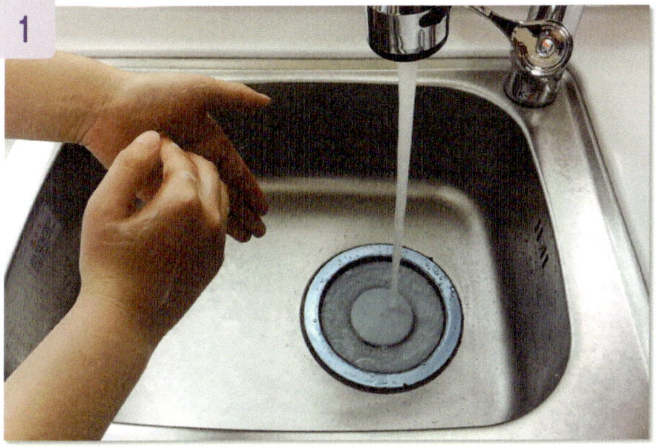

물과 비누로 손위생을 실시한다.

2

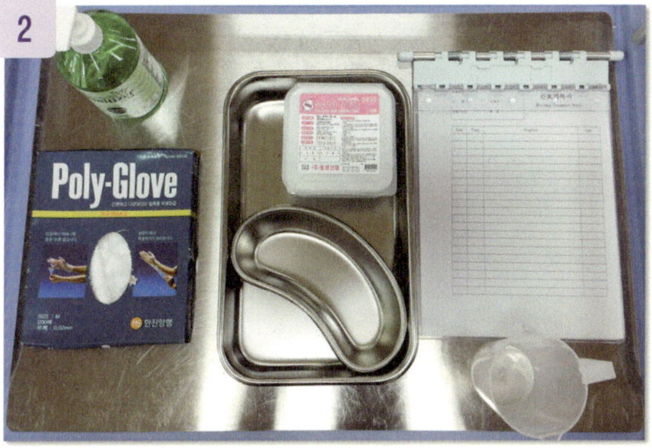

필요한 물품을 준비한다.

3

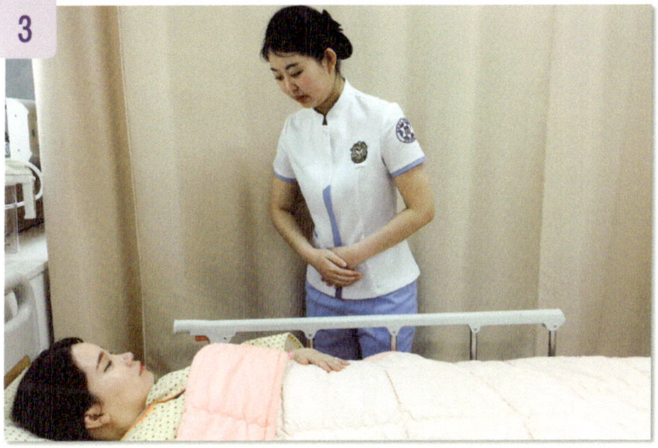

준비한 물품을 가지고 대상자에게 가서 간호사 자신을 소개한다.

4

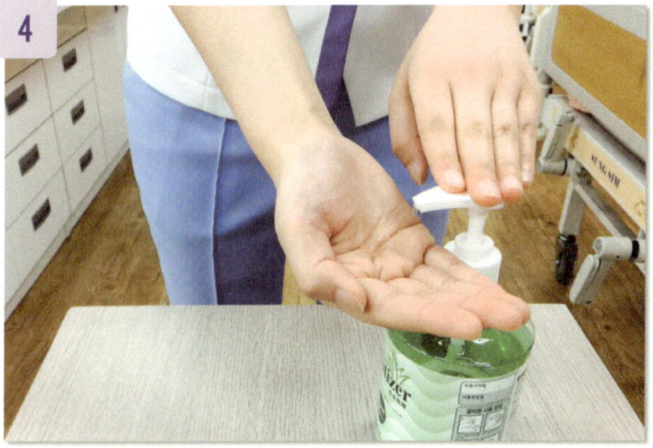

손소독제로 손위생을 실시한다.

5*

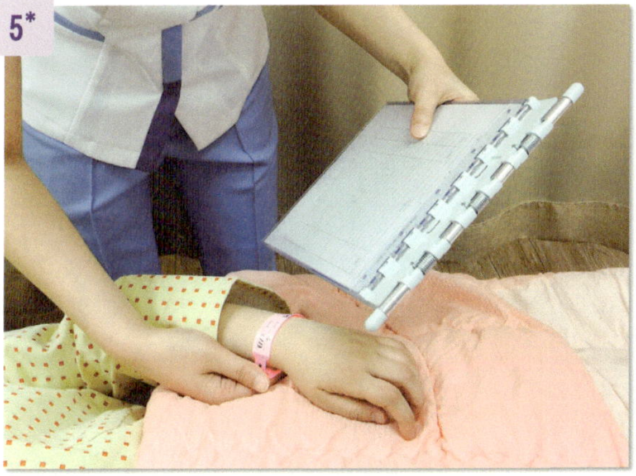

대상자의 이름을 개방형으로 질문하여 대상자를 확인하고, 입원팔찌와 환자리스트(또는 처방지)를 대조하여 대상자(이름, 등록번호)를 확인한다.

대상자를 정확하게 확인함으로써 적절한 사정과 치료를 받을 수 있도록 하고 실수를 줄일 수 있다.

수술 후 간호 수행절차 및 이론적 근거(계속)

IV PCA 관리 교육수행절차 및 이론적 근거

6

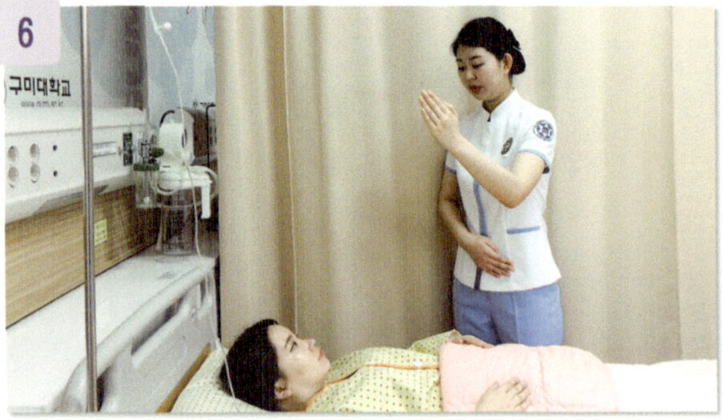

대상자에게 IV PCA 적용의 목적과 절차에 대해 설명한다.

적절한 교육은 대상자와 가족의 불안을 감소시키고 이해와 협조를 증진한다.

7

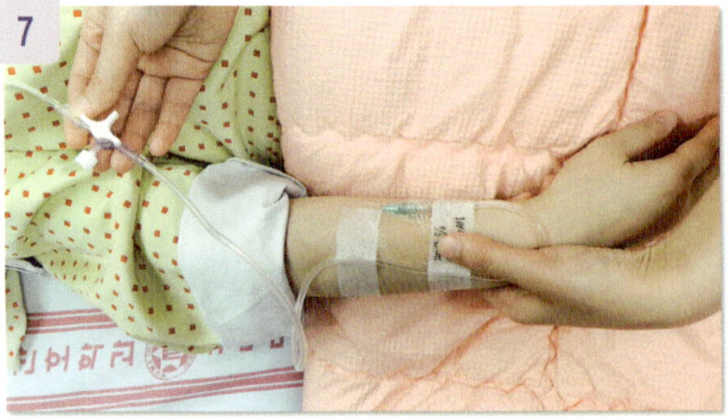

IV PCA 적용부위의 피부를 확인한다(부종, 발적, 통증 등 사정).

정맥선을 따라 침윤된 것을 만일 장기간 알지 못했다면 많은 양의 약물이 피하조직 내에 침착될 수 있다.

8

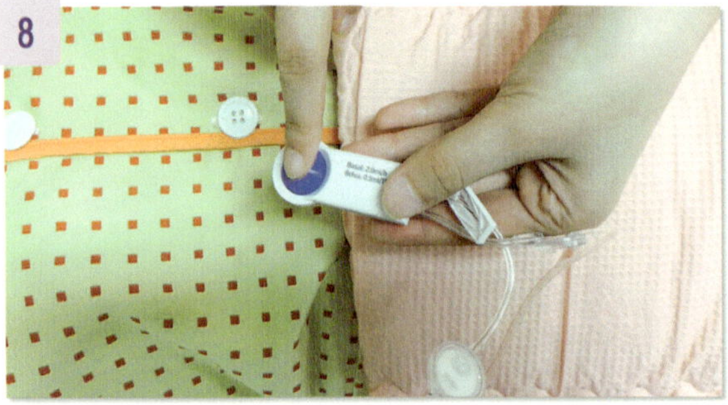

IV PCA의 사용방법(버튼기능, 용량, 간격)에 대해 설명한다.

1) 주입펌프에 달린 버튼을 누르면 정해진 용량이 주입된다.
2) 정해진 용량이 투여된 후 일정기간(보통 10~15분간) 버튼을 눌러도 진통제가 투여되지 않음을 설명한다.

통증이 있으면 버튼을 누르도록 대상자를 교육한다.
대상자 교육은 치료의 준수, 이해와 협조를 증진한다.

9

IV PCA의 부작용(오심, 구토, 어지러움 등)에 대해 설명하고, 부작용이 있으면 즉시 알려줄 것을 교육한다

마약성 약물의 부작용에 대한 사전지식을 제공한다.

JP drain 혹은 Hemovac 관리 수행절차 및 이론적 근거

10

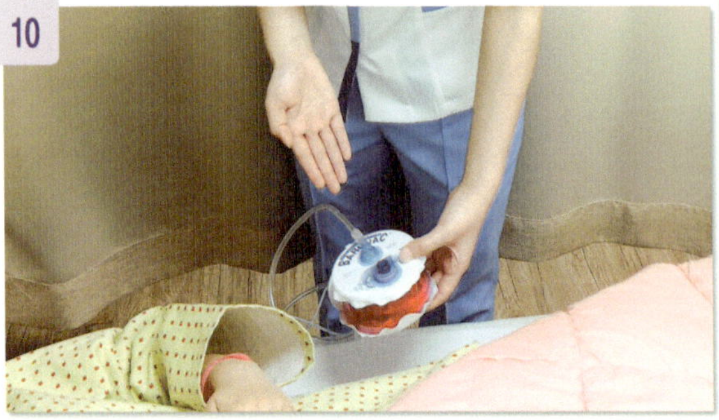

대상자에게 배액관 적용의 목적과 절차에 대해 설명한다.

11

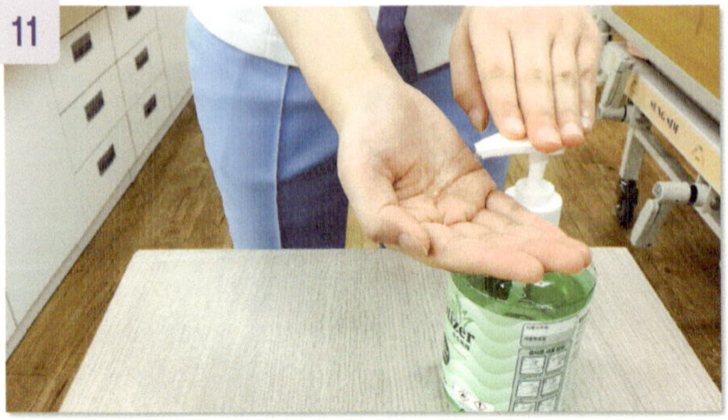

손소독제로 손위생을 실시한다.

수술 후 간호 수행절차 및 이론적 근거(계속)

12

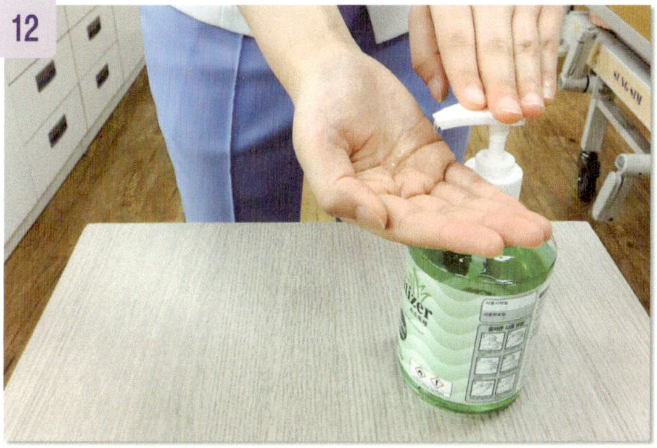

손소독제로 손위생을 실시한다.

13

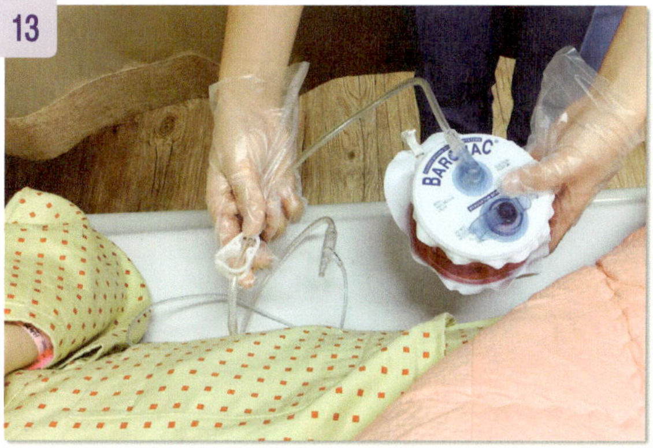

배액이 잘되고 있는지, 배액관이 꼬이거나 접혀있지 않은지, 막힌 부분이 없는지 배액관을 확인한다.

14

배액관 삽입부위 dressing 상태(부종, 발적, 삼출물, 출혈 등)를 확인한다.

15

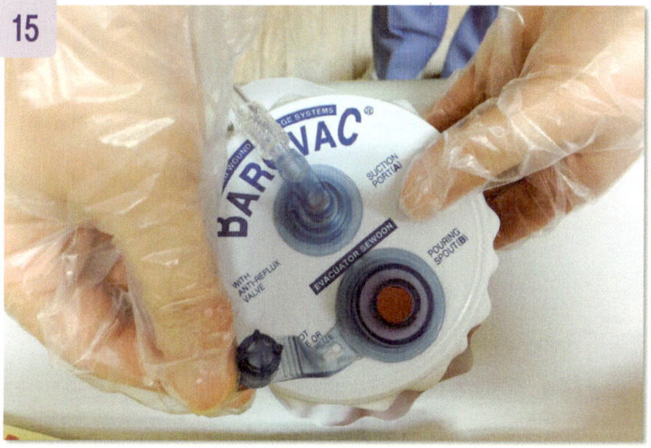

배액관 위쪽을 잠근 후 흡인백을 안전하게 잡고 주의 깊게 마개를 연다.

16

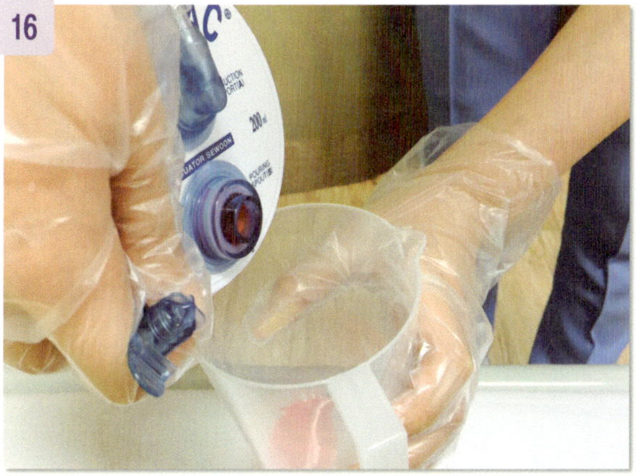

흡인백의 내용물을 눈금이 있는 측정컵에 옮겨 담는다.

정확한 배액량을 확인하기 위함이다.

17

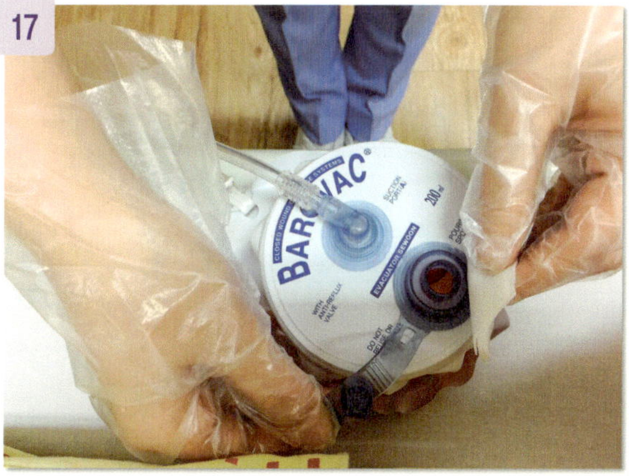

소독솜으로 배출구와 흡인백 마개를 닦고 사용한 소독솜을 곡반에 버린 후 흡인백을 눌러 음압이 유지된 상태에서 배출구를 닫는다.

상처에 미생물이 전파되는 것을 예방한다.
흡인백 속의 음압으로 흡인력이 생긴다.

수술 후 간호 수행절차 및 이론적 근거(계속)

18

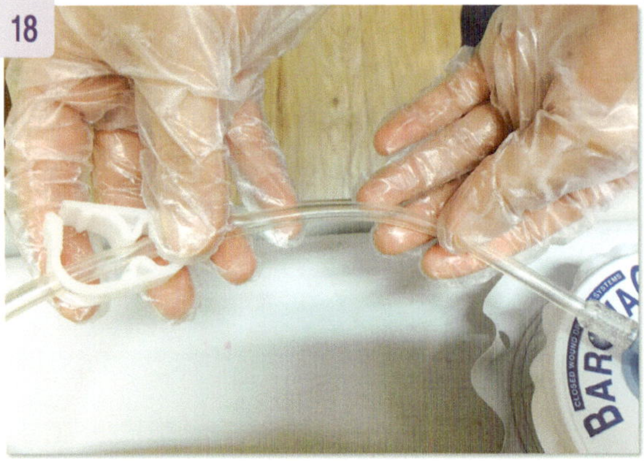

배액관 위쪽의 잠금 장치(clamping)를 열어서 배액 여부를 확인한다.

19

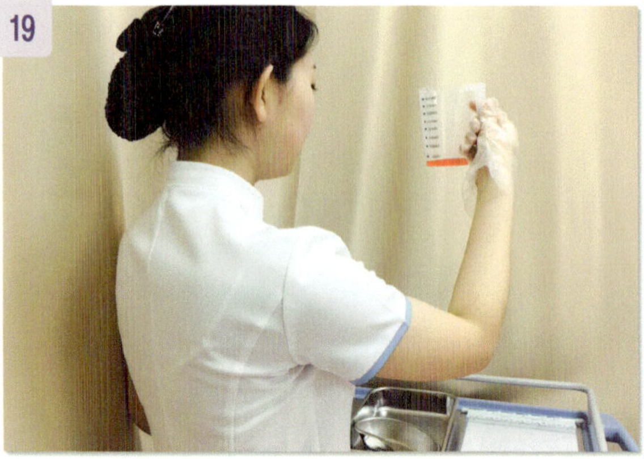

배액용 측정컵에 담긴 배액양상(배액의 양, 색깔, 투명도)을 확인한다.

배액량이 30mL 이하일 때 배액관을 제거한다.

20

배액물을 오물배출구(clinical sink)에 버리고 측정컵을 물로 헹군다.

21

장갑을 벗어 의료폐기물 용기에 버린다.

22

사용한 물품을 정리한다.

23

물과 비누로 손위생을 실시한다.

24

수행 결과를 간호기록지에 기록한다.

1) 배액관 삽입부위 상태
2) 배액양상(배액의 양, 색깔, 투명도 등)
3) 교육내용

실습보고서

년 월 일				담당교수명
학번		이름		

1. NPO를 적용하는 목적에 대하여 서술하시오.

2. 수술 전 피부 및, 손발톱 care에 대하여 서술하시오.

3. Early ambulation을 위해 수술환자에게 교육해야 할 사항에 대하여 서술하시오.

4. 수술 당일에 준비해야 하는 사항에 대하여 서술하시오.

CHAPTER

16 | 검사시 간호

1 요추천자

2 복막천자

3 간 생검

4 신장 생검

5 위내시경

6 초음파 검사

7 혈관조영술

8 복부 컴퓨터 단층촬영

9 대장경 검사

10 동위원소 전신 뼈 촬영

Clinical Foundation Nursing

1 요추천자 Lumbar puncture

1) 목적

① 뇌척수압의 측정과 천자로 압력을 내리기 위함이다.
② 척수액을 뽑아 진단 및 치료에 이용하기 위함이다.
③ 척수내로 약물을 투여하기 위함이다.

2) 준비물품

① spinal tap set
② pus pan
③ 2% lidocaine
④ alcohol sponge
⑤ povidine sponge
⑥ glove
⑦ screen
⑧ gauze
⑨ 10cc syringe
⑩ 검사물 채취 tube
⑪ 반창고

3) 간호행위

① 손을 씻은 후 준비물품을 챙긴다.
② screen을 치고 대상자에게 절차를 설명한다.
③ 대상자를 lateral position으로 눕힌 후 새우처럼 등을 구부려 천자할 부위가 잘 나타나게 한다.
④ spinal tap set을 풀어 천자 부위를 소독한 뒤 2% lidocaine을 국소마취를 위해 준비한다.
⑤ 바늘 삽입시 대상자가 움직이지 않도록 지지한다.
⑥ 천자를 시행하는 동안 나타날 수 있는 sign(pulse change, respiration change, dizziness, cyanosis 등)의 유무를 관찰한다.
⑦ 천자가 끝나면 채취물에 병실, 성별, 이름, 나이, 등록번호, 검사물 종류 등을 기입하여 의뢰서와 함께 검사실로 보낸다.
⑧ 천자부위를 dressing하여 supine position을 취하게 한 뒤 약 6시간은 베개를 베지 않도록 teaching한다.
⑨ 사용한 물품들을 챙기고 대상자의 상태, 시행자, 검사물 처리상황 등을 정확히 charting한다.

4) 참고

① 천자부위: L3~L4 또는 L4~L5 사이의 subarachnoid space
② 뇌척수압의 정상치: 60~180mmH_2O
③ 시행 중 현기증, 오심, 이명이 있거나 후두부종, 출혈이 있을 수 있으므로 잘 관찰해야 하며 증상이 나타나면 시술자에게 보고한다.

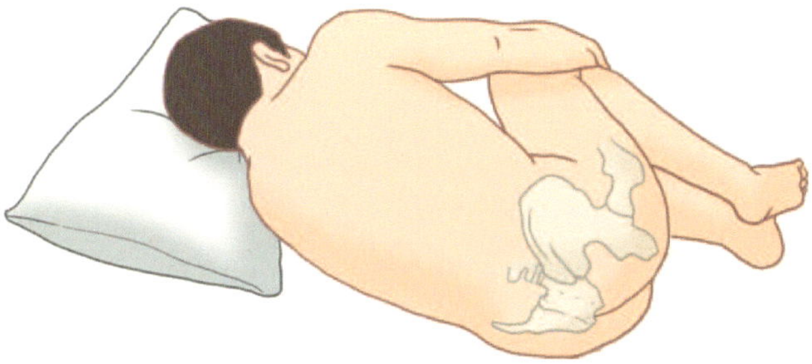

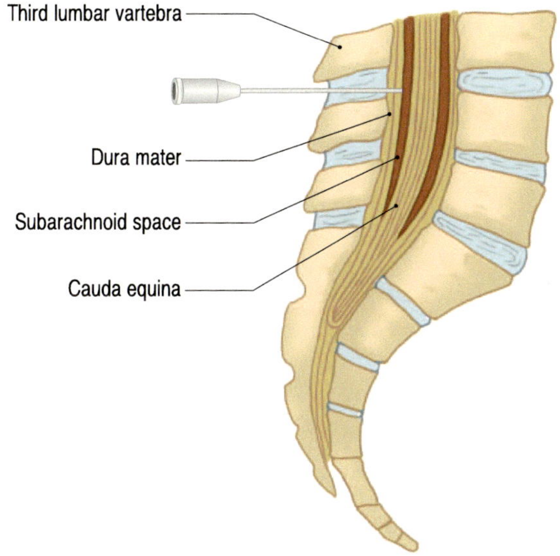
Third lumbar vartebra
Dura mater
Subarachnoid space
Cauda equina

2 복막천자 Abdominal paracentesis

1) 목적

① 복강내 채취물로 검사 및 정확한 진단을 내리기 위함이다.
② 복강내 비정상적으로 모인 액체를 뽑아 불편을 덜어 주기 위함이다.

2) 준비물품

① dressing set
② three Way
③ alcohol & povidine sponge
④ glove
⑤ kelly
⑥ 배액병
⑦ gauze
⑧ 반창고
⑨ 50cc, 10cc syringe 각 1개
⑩ IV set
⑪ 2% lidocaine
⑫ pus pan
⑬ angiocatheter(16G, 18G)
⑭ screen
⑮ 검사물 채취 tube

3) 간호행위

① 손을 씻은 후 준비물품을 챙긴다.
② screen을 치고 대상자에게 절차를 설명한다.
③ 대상자의 상반신을 올려주거나 침상 중앙에 바로 눕힌다. 또는 의자에 앉은 자세에서 시행하기도 한다.
④ dressing set을 풀어 천자 부위를 소독한 뒤 2% lidocaine을 국소마취를 위해 준비한다.
⑤ 천자를 진행하는 동안 대상자가 움직이지 않도록 지지하면서 나타날 수 있는 sign의 유무를 관찰한다.
⑥-1 천자가 계속 진행될 경우: angiocatheter를 고정시킨 후 three way와 chamber를 잘라버린 IV set를 연결시켜 배액이 되도록 tube 끝을 배액병에 고정시킨다.
⑥-2 천자가 끝나면 천자부위를 dressing한 후 휴식을 취하게 해준다.
⑦ 채취물에 병실, 성별, 이름, 나이, 등록번호, 검사물 종류 등을 기입하여 의뢰서와 함께 검사실로 보낸다.
⑧ 사용한 물품들을 챙기고 대상자의 상태, 시행자, 검사물 처리상황 등을 정확히 charting한다.

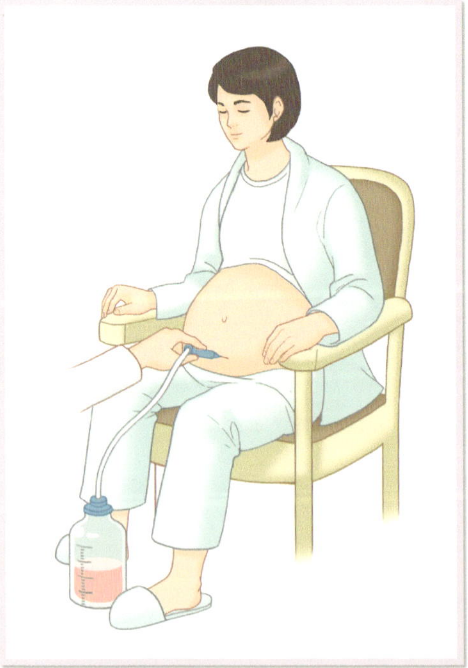

4) 참고

① 복수천자부위: 중력에 의해 복수가 배출되기 좋은 자세에서 Lt.rectus abdominis 또는 배꼽과 치골결합의 중간부위
② 복수액은 고단백이므로 시술 후에는 albumin을 24시간 내에 IV injection한다.
③ 시행 후 출혈과 복막염 유무를 관찰한다.

3 간 생검 Liver biopsy

1) 목적

간조직의 병변의 유무를 정확히 진단하기 위함이다.

2) 준비물품

① liver biopsy set
② pus pan
③ 2% lidocaine
④ alcohol sponge
⑤ glove
⑥ povidine sponge
⑦ 고정액(10% formalin, normal salin)
⑧ screen
⑨ gauze
⑩ 0.9% normal saline
⑪ sand bag
⑫ 10cc & 20cc syringe
⑬ 멸균 4각포 2장
⑭ 반창고

3) 간호행위

① 반드시 사전에 검사 승낙서를 받는다.
② 손을 씻은 후 준비물품을 챙긴다.
③ screen을 치고 대상자에게 절차를 설명한다.
④ 대상자를 supine position로 눕힌 후 Rt. inter costal 6~7 부위를 노출시킨다.
⑤ spinal tap set을 풀어 생검 부위를 소독한 뒤 국소마취를 위해 2% lidocaine을 준비한다.
⑥ 생검을 하기 전에 respiration에 대해 teaching한다(생검이 진행되는 동안은 들숨에서 잠시 호흡을 멈추고 바늘을 뺌과 동시에 정상 호흡을 하도록 한다.).
⑦ 생검 조직은 즉시 고정해야 하므로 10% formalin 고정액과, normal saline 고 정액을 준비한다.
⑧ 검사물에 병실, 이름, 나이, 성별, 등록번호 등을 기록하고 의뢰서와 함께 검사실로 보낸다.
⑨ 생검부위를 dressing한 후 sand bag을 대주어 압박을 가한다.
⑩ 생검 후 3시간은 Rt. lateral position을 취해 절대 안정시킨다.
⑪ 수시로 vital sign을 check하며 출혈 경향이 있을시엔 보고하도록 한다.
⑫ 사용한 물품들을 정리하고 대상자의 상태, 시행자, 시행부위, 검사물 처리상황 등을 정확히 charting한다.

4) 참고

① 검사전 BT & CT, prothrombin time을 확인하여 prothrombin time이 최소한 70% 이상일 때 시행한다.
② 출혈예방을 위해 30분 전에 지혈제를 투여한다.

4 신장 생검 Biopsy of kidney

1) 목적

신장의 조직을 검사하여 질환의 정확한 진단을 하기 위함이다.

2) 준비물품

① 신장 생검 set
② pus pan
③ 2% lidocaine
④ alcohol sponge
⑤ glove
⑥ povidine sponge
⑦ 고정액(normal saline)
⑧ screen
⑨ gauze
⑩ sand bag
⑪ 10cc syringe, 반창고

3) 간호행위

① 사전에 검사 승낙서를 받고 초음파 검사를 한다.
② 손을 씻은 후 준비물품을 챙긴다.
③ screen을 치고 대상자에게 절차를 설명한다.
④ 대상자를 prone position으로 눕힌 후 좌우 T11~12 부위를 노출시킨다.
⑤ 신장 생검 set을 풀어 생검 부위를 소독한 뒤 2% lidocaine을 국소마취를 위해 준비한다.
⑥ 생검을 하기 전에 respiration에 대해 teaching한다(생검이 진행되는 동안은 들숨에서 잠시 호흡을 멈추고 바늘을 뺌과 동시에 정상 호흡을 하도록 한다.).
⑦ 생검 조직을 즉시 고정할 수 있도록 normal saline 고정액을 준비한다.
⑧ 검사물에 병실, 이름, 나이, 성별, 등록번호 등을 기록하고 의뢰서와 함께 검사 실로 보낸다.
⑨ 생검부위를 dressing한 후 지혈을 위하여 supine position을 취하고 sand bag으로 압박을 가한다.
⑩ 생검 후 24시간은 supine position으로 누워 안정을 취할 수 있도록 한다.
⑪ 수시로 vital sign을 check하며 출혈 경향이 있으면 보고하도록 한다.
⑫ 사용한 물품들을 정리하고 대상자의 상태, 시행자, 시행부위, 검사물 처리상황 등을 정확히 charting한다.

4) 참고

① 검사 전에 platelet, CBC, prothrombin time, BT & CT, BUN을 측정한다.
② 검사 전에 Pyelogram, Ultrasonogram을 찍어 위치를 확인한다.
③ 금기: 일측 신장만 정상기능을 할 때, infection 有, tumor 有, 수신증 有, 심한 고혈압 有, 응고장애 有, 비협조적인 자세 有, 심한 신부전 有
④ 출혈 증상: 혈뇨, 요통, 저혈압, hematocrit 감소

5 위내시경GFS

1) 목적

① X-ray로 볼 수 없는 ulcer, myoma, foreign body, 병변을 찾을 수 있다.

② 담석증 대상자의 경우 ulcer의 유무를 확인하기 위함이다.

③ 양성 및 악성 궤양이나 polyp의 유무를 확인하기 위함이다.

④ 병변의 유무를 관찰하기 위함이다.

2) 전처치

① 12시간동안 NPO한다.

② 처방에 의한 IM(valium ½ⓐ) injection

③ gas제거를 위한 oral med와 인후두 국소마취를 위한 함구약을 투여한다.

3) Position

Lt. lateral position

4) 주의사항

① 의치제거

② 내시경관을 삽입할 때 침을 삼키듯하여 통증을 경감할 수 있다.

③ 침은 자연스럽게 흐르도록 하고 곡반을 받쳐준다.

④ 관에 의한 인후통이 있음을 알려준다.

⑤ 위장내 공기로 인해 더부룩할 수 있음을 알려준다.

5) 후처치

검사 후 30분간 안정을 취하도록 한다.

6 초음파 검사USG

1) 목적

(1) abd. hepatobiliary

① liver, gall bladd, spleen, pancrease의 윤곽을 진단하기 위함

② abscess of abd. & 수분의 양을 알 수 있다.

(2) pelvis

골반강내 병변의 유무를 관찰하기 위함이다.

2) 전처치:

(1) abd. hepato

12시간동안 NPO한다.

(2) pelvis

방광을 채워야 검사를 할 수 있으므로 소변을 참거나 saline 200cc를 주입한다.

3) Position

supine position

4) 주의사항

① abd. hepato: NPO

② pelvis: 검사 전까지 방광채우기

5) 후처치

검사 후 식사를 제공하거나 배뇨하도록 한다.

7 혈관조영술 Angiogram

1) 목적

① 출혈 장소를 알아보기 위함이다.

② 간의 혈관분포, 종양의 vein침범 유무, 혈전 등을 보기 위함이다.

2) 전처치

① 반드시 서약서를 받는다.

② 12시간 동안 NPO한다.

③ both inguinal 부위에 skin preparation을 시행한다.

④ 18G로 IV keep

⑤ 처치에 의한 demerol 50㎎을 IM 투약한다.

⑥ position: supine position

⑦ 주의사항: 조영제에 대한 allergy 유무를 확인한다.

3) 후처치

① 검사 후 24시간동안 ABR 한다.

② 12시간은 sand bag을 대주어 압박을 가한다.

③ 출혈 유무를 관찰한다.

8 복부 컴퓨터 단층촬영 Abd. CT

1) 목적

복강내 foreign body (neoplasm, cyst, abscess 등)의 유무를 확인하기 위함

2) 전처치

12시간 동안 NPO한다.

3) Position

supine position

4) 주의사항

① 촬영하는 동안 움직이지 않도록 teaching 한다.

② 촬영하는 동안 숨을 얕게 쉬도록 한다.

5) 후처치

① 검사가 끝나면 구강섭취를 하게 한다.

② 조영제로 인한 allergy, 오심, 구토(nausea & vomiting, N/V) 등 부작용이 있는지 관찰한다.

③ 출혈 유무를 관찰한다.

9 대장경 검사 Colonoscopy

1) 목적

① 양성 및 악성 궤양이나 polyp의 유무를 확인하여 제거하기 위함이다.

② 병변의 유무를 관찰하기 위함이다.

2) 전처치

① 12시간동안 NPO한다.

② 검사일정에 맞게 AM.8h~MD.12h까지 colonlyte 4,000cc를 투약하여 노란색을 띤 변을 볼 때까지 깨끗이 장을 세척한다.

③ 처방에 따른 근육주사 처치를 한다.

3) Position

Lt. lateral position

4) 주의사항

① 검사 후 운전은 당분간 금지한다(valium에 의한 부작용이 나타날 수 있다.).

② 공기가 차면 헛배가 부를 수 있음을 알려준다.

5) 후처치

검사 후 2시간 동안 안정을 취하도록 한다.

10 동위원소 전신 뼈 촬영 Bone scan

1) 목적

① 종양의 bone내 전이가 됐는지 알아보기 위함이다.

② tumor stage를 결정한다.

2) 전처치

핵의학과에서 조영제를 맞고 500~1,000cc의 물을 섭취하도록 한다.

3) Position

전면, 후면

4) 주의사항

① 조영제가 소변으로 배출되므로 옷이나 피부에 묻지 않도록 주의한다.

② 촬영 전에 금속성 액세서리는 제거하도록 한다.

실습보고서

년 월 일				담당교수명
학번		이름		

1. 요추천자시에 취하는 자세와 그 이유를 설명하시오.

2. 복수천자의 목적과 유의점에 대하여 설명하시오.

3. 간생검시에 주의하여야 할 사항에 대하여 설명하시오.

4. 혈관조영술을 실시할 경우 취해야 하는 전 · 후처치에 대해 설명하시오.

부록(기록양식)

간 호 정 보 조 사

입원년월일 ________ 입원횟수(본병원) ________ 현 주 소 전 화 ________ ________

1. 입원상태
   입원경로 : 외래, 응급실, 기타 ________
   입원방법 : 도보, 앉는차, 눕는차, 기타 ________
   활력증후 : 혈압 ________mmHg 체온 ________C 맥박 ________/min
   호흡 ________/min 체중 ________kg 신장 ________cm 기타________

가계도

2. 사회적 상태
   직업 ________ 종교 ________ 성장지역 ________ 교육정도 ________
   결혼상태(기혼, 미혼, 사별, 이혼)
3. 입원동기 및 현재증상 주증상 ________ 발병일 ________
4. 과거 병력
5. 최근투약상태 ________ 6. 가족병력 ________
   ________ 7. 알레르기 : 없음, 있음(약물 음식 기타)
8. 신체적 상태
   호흡기 문제 : 없음, 있음(호흡곤란 ________ 청색증 ________ 기타 ________ 가래 ________)
   마비 및 쇠약 : 없음, 있음 상지(좌, 우) 하지(좌, 우)
   명백한 기형 : 없음, 있음 ________ 보조기구 ________
   시력장애 : 없음, 있음(안경, 콘택트렌즈, 의안) 청력장애 : 없음, 있음(보청기) 의치 : 없음, 있음
   피부상태 : (황달, 소양, 궤양, 두드러기, 빈혈) 피부빛깔 : (정상, 창백, 홍조, 청색증, 황달)
9. 의식 및 정서상태
   지남력 : 시간(있음, 없음) 의식상태 : (명료, 혼돈, 반의식, 무의식)
   장소(있음, 없음) 의사소통(원만함, 곤란함, 불가능, 기타언어장애)
   사람(있음, 없음) 정서상태(안정, 불안, 슬픔, 분노, 우울, 기타 ________)
10. 습관
   대 변 : 횟수 ____ 색깔 ____ 설사 ____ 변비 ____ 동통 ____ 다른 포함물 ____ 기타____
   소 변 : 횟수 ____ 양 ____ 색깔 ____ 냄새 ____ (긴급뇨의, 실금, 동통, 작열감, 기타)
   수면상태 : 수면시간 ____ 수면장애 ____ 수면을 돕는 법 ________
   음 주 : ________ 흡연 : ________ 기타 : ________

작성자 : ________

Chart No.		Name		Sex		Age	

UNIVERSITY HOSPITAL

입원시 간호 및 교육내용

1. 입원시 준비물품 2. 식사시간 3. 면회시간 4. 의사회진시간 5. 보호자 출입증 사용법 6. 낙상방지 7. 전화 8. TV, 냉난방기 사용법 9. 침대, 침상, 식탁 사용법 10. 지정진료신청 및 진단서 발급 11. 가스 및 전열기구 사용금지와 금연 12. 취사장 이용법 13. 귀중품관리 및 도난방지 14. 은행, 우체국, 매점, 공중전화, 후생등 이용

퇴원 간호 요약

퇴원일자 : ______________

진료과 및 예약일 ________ 과 ________ 월 ________ 일

1. 퇴원시 정보
   퇴원방법 : 눕는차 ________ 앉는차 ________ 도보 ________ 응급차 ________
   퇴원후 갈 곳 : 자가 ______ 친척집 ______ 타병원 ______ 연락장소 ______ 전화 ______
   귀가 서약서 : 없음 ________ 있음 ________

2. 퇴원후 환자교육 및 간호
   식 이 : 정상식 ______ 저염식 ______ 당뇨식 ______ 고단백식 ______ 기타 ______
   활동범위 : 절대안정 ________ 안정 ________ 일상생활 ________ 운동 ________
   목 욕 : 제한 ________ 샤워 ________ 통목욕 ________ 비고 ________
   투약시항 및 주의시항

3. 퇴원요약

작성자 : ________

임상 관찰 기록지

Date													
Hospital Day													
post-Op Day													
Hour													
TEMPERATURE	40												
	39												
	38												
	37												
	36												
PULSE & B·P	220												
	210												
	200												
	190												
	180												
	170												
	160												
	150												
	140												
	130												
	120												
	110												
	100												
	90												
	80												
	70												
	60												
	50												
	40												
RESPIRATION	40												
	30												
	20												
WEIGHT													

Chart No.		Name		Sex		Age		Address	

대 학 교 병 원

DATE	HOUR	KIND	IN TAKE	OUT PUT
Chart No.		Name	Sex	Age

Intake & Out put

대 학 교 병 원

<table>
<tr><td>등록번호</td><td></td><td>환자성명</td><td></td><td>연 령</td><td></td><td>주치교수</td><td>( )</td></tr>
<tr><td>주민번호</td><td></td><td>성 별</td><td>남·여</td><td>직 업</td><td></td><td>주 치 의</td><td>( )</td></tr>
<tr><td>현 주 소</td><td colspan="3"></td><td>전 화</td><td></td><td>간 호 사</td><td>( )</td></tr>
<tr><td>출 생 지</td><td></td><td>환자구분</td><td colspan="5">의보·공보·보호·자보·산재·일반·기타</td></tr>
<tr><td>보 호 자</td><td colspan="7">성 명 주소 관계 연락처</td></tr>
<tr><td rowspan="2">입 원 일</td><td colspan="7">응급실 년 월 일 시부터(월 일)까지</td></tr>
<tr><td colspan="7">병 실 년 월 일 입원횟수( )회</td></tr>
<tr><td>입원장소</td><td colspan="7">과 병동 호실</td></tr>
<tr><td rowspan="2">전과기록</td><td colspan="7">과 년 월 일 병동 호실</td></tr>
<tr><td colspan="7">과 년 월 일 병동 호실</td></tr>
<tr><td>퇴 원 일</td><td colspan="5">년 월 일</td><td>재원일수</td><td>일</td></tr>
<tr><td colspan="7"></td><td>분류번호</td></tr>
<tr><td colspan="7">(주)진단명 :</td><td></td></tr>
<tr><td colspan="7"></td><td></td></tr>
<tr><td colspan="7">(부)진단명 :</td><td></td></tr>
<tr><td colspan="7"></td><td></td></tr>
<tr><td colspan="7"></td><td></td></tr>
<tr><td colspan="7">(주)수술명</td><td></td></tr>
<tr><td colspan="7"></td><td></td></tr>
<tr><td colspan="7">기 타</td><td></td></tr>
<tr><td colspan="7"></td><td></td></tr>
<tr><td rowspan="2">치료결과</td><td colspan="7">1) 완쾌 2) 경쾌 3) 불변 4) 치료안함</td></tr>
<tr><td colspan="7">5) 진단뿐 6) 가망없는 퇴원 7) 사망</td></tr>
<tr><td>퇴원형태</td><td colspan="7">1) 퇴원지시후 2) 자의퇴원 3) 탈원 4) 타병원 이송 5) 기타</td></tr>
<tr><td rowspan="2">감 염</td><td colspan="7">1) 수술후 2) 기타처치후 3) 비뇨기계 4) 호흡기계</td></tr>
<tr><td colspan="7">5) 소화기계 6) 기타</td></tr>
<tr><td rowspan="2">사 망</td><td colspan="7">1) 48시간 전 2) 48시간 후 3) 수술중 4) 마취중</td></tr>
<tr><td colspan="7">5) 모성사망 6) 신생아사망 7) 기타</td></tr>
<tr><td>부검여부</td><td colspan="7">1) 비대상 2) 시행 3) 미시행</td></tr>
<tr><td></td><td></td><td></td><td></td><td></td><td colspan="3"></td></tr>
</table>

MR 1-0 입 원 및 퇴 원

퇴 원 요 약

1. 병력:	각 과 별 특 기 사 항
2. 과거병력:	
3. 이학적 소견:	
4. 주요검사소견:	
5. 치료 및 경과:	
6. 진단명:	
7. 수술명:	
8. 예후 및 치료계획:	
주치의 성명: 서명:	주치교수 성명: 서명:

환자의 일반적 정보 및 간호활동					
입원일시		연 령		성 별	
식 이		체 중		신 장	
수술일시		진료구분	일반 관비, 의료보험, 의료보호, 산재, 기타		
활력징후	BP	T	P	R	BW
1. 주요증상					
2. 특이사항					

번호	간호문제	발행일	해결일	번호	간호문제	해결일	발생일

일 시	간호계획 및 지시	평 가	기 타

병동 호실 과 성명 진단명 주치의

일 시	간호사	투 약	시 간	중 지	일 시	치 료	시 간
					일 시	검 사	시 간
일 시		필요시 투약 및 처리					
					일 시	수 술	시 간

Date Adm :		Date	Lab Work	Date Done	Date	X-Ray	Date Done
Diagnosis :							
Operation :							
TPR :							
BP:	Wt:						
I & O							
Remarks :							

Date	Medication	DC	Time	Date	I V	Time
				Date	I M	Time
PRN Medication				Diet		

Room No. Name Sex Age Unit No. Dept

카덱스 57

Date	Nursing Diagnosis	Nursing Care Plan

NURSES RECORD

Date	Hour	Nursing problem (Diagnosis)	Nurses Notes	Signature

참고문헌

강현숙 외 (2011). 근거기반 기본간호학 I, II. 서울: 수문사

고일선 외 (2013). 기본간호학 I, II. 서울: 정담미디어

고일선 외 (2013). 기본간호학실습지침서. 서울: 정담미디어

김금순 외 (2012). 성인간호학 I, II. 서울: 수문사

김금순 외 (2013). 기본간호실습. 파주: 수문사

김분한 외 (2014). 핵심기본간호술기가이드북, 서울: 대한나래출판사

김영숙 외 (2012). 응급간호. 서울: 수문사

김종임 외 (2018) EBN 기본간호학I, II. 파주: 수문사

김종임 외 (2018) EBP 기본간호실무. 파주: 수문사

김태경, 이상주 (2013). 핵심기본간호술 프로토콜. 서울: 수문사

손정태 외 (2013). 기본간호학I, II. 서울: 현문사

손정태 외 (2013). 기본간호학실습. 서울: 현문사

송경애 외 (2011). 기본간호학 I, II. 서울: 수문사

송경애 외 (2011). 기본간호중재의 적용. 서울: 수문사

송경애 외 (2016). 최신기본간호학 I, II. 파주: 수문사

송경애 외 (2016). 기본간호중재와 술기. 파주: 수문사

원종순 외 (2012). 기본간호수기. 서울: 현문사

양선희 외 (2017) 핵심기본간호수기(수정판). 서울: 현문사

임난영 외 (2008). 기본간호중재와 수기. 서울: 수문사

조경숙 외 (2016). 성인간호학 상, 하. 서울: 현문사

홍지연, 현석경 (2012). 기본간호학실습지침서. 서울: 현문사

대한심폐소생협회 (2011). Guideline.

대한심폐소생협회 (2018). 기본소생술. 파주: 군자출판사

한국간호교육평가원 (2017). 간호교육인증평가 핵심기본간호술 평가항목(제4.1판).